LEBERCHIRURGIE

GRUNDLAGEN · GRENZEN · MÖGLICHKEITEN

VON

PROFESSOR DR. KURT STUCKE
OBERARZT DER CHIRURGISCHEN UNIVERSITÄTS-KLINIK WÜRZBURG

MIT 194 ZUM TEIL FARBIGEN ABBILDUNGEN

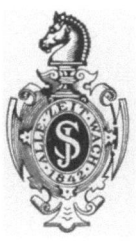

Springer-Verlag Berlin Heidelberg GmbH
1959

Alle Rechte, insbesondere das der Übersetzung in fremde Sprachen, vorbehalten

Ohne ausdrückliche Genehmigung des Verlages ist es auch nicht gestattet, dieses Buch oder Teile daraus auf photomechanischem Wege (Photokopie, Mikrokopie) zu vervielfältigen

© by Springer-Verlag Berlin Heidelberg 1959

Ursprünglich erschienen bei Springer-Verlag OHG · Berlin · Göttingen · Heidelberg 1959
Softcover reprint of the hardcover 1st edition 1959

ISBN 978-3-662-35346-2   ISBN 978-3-662-35345-5 (eBook)
DOI 10.1007/978-3-662-35345-5

Die Wiedergabe von Gebrauchsnamen, Handelsnamen, Warenbezeichnungen usw. in diesem Werk berechtigt auch ohne besondere Kennzeichnung nicht zu der Annahme, daß solche Namen im Sinn der Warenzeichen- und Markenschutz-Gesetzgebung als frei zu betrachten wären und daher von jedermann benutzt werden dürften

MEINER FRAU

Vorwort

Jahrzehntelang war es um die Chirurgie der Leber recht still, jetzt ist auch sie „in Bewegung geraten"! Diese Neubelebung ist nicht etwa eine rein zufällige oder gar künstlich gezüchtete, sie entspringt vielmehr dem sachlichen und zeitlichen Zusammenwirken verschiedener Einzelfaktoren. Nicht zuletzt gehen die stärksten Impulse von der Klinik selbst aus. Hier verlangt die bei den Erkrankungen der Leber in manchem festgefahrene therapeutische Situation eine Auflockerung und Erweiterung der bisherigen Behandlungskonzeptionen. Den aktiveren Tendenzen der Inneren Medizin kommt die moderne „physiologische" Chirurgie auf halbem Wege fördernd entgegen. Doch wäre eine Neuorientierung der Leberchirurgie ganz undenkbar ohne die biochemischen, röntgenologischen und anatomischen Grundlagenforschungen der letzten Jahrzehnte. Und schließlich sind es die Fortschritte der Chirurgie selbst, welche die frühere Auffassung, daß die Leber nur in seltenen Fällen einen operativen Eingriff benötige, als überholt erscheinen lassen.

Aus allen diesen Momenten resultiert eine Renaissance der Leberchirurgie, die nunmehr sich anschickt, den Anschluß an das Leistungs- und Erfolgsniveau der übrigen chirurgischen Sparten zu vollziehen.

Meine Monographie setzt sich das Ziel, Klinik und Praxis über die Grundlagen und den Stand der heutigen Leberchirurgie zu unterrichten, ihre Möglichkeiten aufzuzeigen und ihre Grenzen abzustecken. Befürchtungen, daß mit einer profilierten Leberchirurgie einer weiteren Spezialisierung Vorschub geleistet und damit ein noch weiterer Schritt zur Aufsplitterung der Chirurgie getan wird, sind bei der Leber von vornherein nicht am Platze. Jedes Leberleiden ist ja primär eine Allgemeinerkrankung oder kann sehr schnell den Charakter einer solchen annehmen. Bei der Zentralstellung der Leber und der Vielfalt der gegenseitigen Organbeziehungen und Schädigungskreise ist eine allzu enge und lokalistische Betrachtung nicht gerechtfertigt. Viel größer ist die Gefahr eines allzu weiten Zirkelschlages in allgemeinmedizinische Probleme. Mein Bemühen geht deshalb dahin, die leberchirurgischen Fragen auf ihren eigentlichen Kern zu verdichten. Die Leberchirurgie kann sich aber andererseits, wenn sie die auf sie gesetzten Hoffnungen erfüllen will, nicht nur auf die operative Behandlung örtlich umschriebener Hepatopathien beschränken, sondern wird sich in Zukunft in ungleich größerem Ausmaße als bisher dem Ikterussyndrom, der Lebercirrhose und den Dysregulationen des Gefäßsystems zuwenden müssen. Damit geht die Leberchirurgie einen Schritt weiter, kann dies aber nur tun, wenn sie den festen Boden biologischer und pathophysiologischer Grundlagen nicht verläßt und sich alles Spekulativen enthält.

Wo steht die junge Leberchirurgie heute? Wie weit sind ihre Grenzen zu ziehen? Spricht man von einer Leberchirurgie, so meint man — auch unter Chirurgen — in der Regel Leber- *und* Gallenchirurgie und legt im Unterbewußtsein den Hauptakzent auf die Gallenchirurgie. Diese Einstellung ergibt sich aus der historischen Entwicklung. Von jeher war die Klinik der Leberleiden eine Domäne der Inneren Medizin. Für die Erkrankungen der Gallenwege — in der Mehrzahl ja mechanische Störungen — war hingegen der Chirurg zuständig. So bildeten sich im Laufe der Zeit zwei nosologische Formenkreise, die sich immer mehr auseinanderlebten und schließlich nur noch locker miteinander verbunden waren. Dies galt auch für die Gallenblase, die trotz ihrer anatomischen und funktionellen Zuordnung zur Leber, zum Pankreas und Magen-Darm-Trakt in den letzten 80 Jahren als ein chirurgisches Reservat betrachtet wurde. Diese Entfremdung brachte viele Einseitigkeiten, Enttäuschungen und Mißverständnisse mit sich. Insgesamt eine Fehlentwicklung, der nicht nur die Chirurgen, sondern auch die Internisten im gleichen Maße anheimfielen. Man gewöhnte sich daran, die Gallenblase als ein rudimentäres Hohlorgan anzusprechen, das, einer funktionellen Eigenbedeutung entbehrend, jederzeit ungestraft entfernt werden könne. Die Cholecystektomie, ursprünglich ein echtes therapeutisches Bedürfnis beim Steinleiden erfüllend, wurde zur Methode der Wahl, ja, zur ultima ratio bei allen Cholecystopathien und Dyskinesien der Gallenwege. Routine, Gedankenlosigkeit, mangelnde Kritik und vor allem eine viel zu mechanistische Einstellung ließen die Cholecystektomie zu dem Eingriff an den Gallenwegen schlechthin werden. Rückschläge und Enttäuschungen konnten nicht ausbleiben, und das Pendel schlug stark nach der anderen Seite aus. Die gesamte Gallenblasen- und Gallenwegschirurgie geriet unverdient in Mißkredit. Erst jetzt bahnt sich allmählich eine sachlichere Einstellung und Übereinstimmung in den Auffassungen an. Die Forschungen der letzten Jahrzehnte haben erkennen lassen, daß Gallenblase und Gallenwege einem hochdifferenzierten funktionellen Wechselspiel unterliegen, dem Leber, Pankreas, Magen-Darm-Trakt, Nieren, Herz und Kreislauf in gegenseitiger Abhängigkeit zugeordnet sind. Jeder Eingriff in dieses System kann diese Beziehungen grundlegend ändern. Damit erweitert sich das Feld der chirurgischen Aufgaben an diesen Organen und reduziert sich gleichzeitig.

Ist nun eine zusammenfassende Betrachtung dieser korrelationspathologischen Probleme in einer „Leberchirurgie" zweckmäßig oder gar notwendig? Der Versuch einer Synthese ist praktisch unmöglich und würde auch den Dingen Gewalt antun. Die Chirurgie der Gallenwege, des Magen-Darm-Traktes und des Pankreas haben jede für sich vor der Leberchirurgie einen beträchtlichen Vorsprung. Mein Bestreben geht dahin, der jungen Leberchirurgie zu helfen, die klaffende Lücke in diesem Kreis zu schließen und ihr den Anschluß an die übrigen, weitvorausgeeilten Partner des „Hepato-Pankreas" zu erleichtern. Die Chirurgie der Gallenblase und -wege, der Bauchspeicheldrüse und des Magen-Darm-Traktes werden deshalb nur am Rande erörtert und in meine Betrachtungen nur dann stärker einbezogen, wenn sich ein „Übergriff" aus pathophysiologischen, klinischen oder operativ-technischen Gründen nicht vermeiden läßt.

Eingehender abgehandelt wird dafür die Chirurgie des perihepatischen Raumes, insbesondere des rechten Subphreniums!

Gerade eine Leberchirurgie kann die anatomischen und physiologischen Grundlagen nicht entbehren. Das Feld ist hier so weit, daß ich mich in meiner vornehmlich den chirurgischen Belangen zugedachten Monographie auf die für den Kliniker wichtigen und notwendigen Daten beschränken muß.

Um den Text nicht mit einer Vielzahl von Eigennamen zu belasten, zitiere ich hier nur einige grundlegende Arbeiten. Die von mir eingesehenen und verarbeiteten Abhandlungen sind in dem jedem Kapitel zugeordneten Literaturverzeichnis aufgenommen. Berücksichtigt ist vor allem das Schrifttum der letzten 20 Jahre. Bei der Fülle der in diesem Zeitraum erschienenen Publikationen kann ich aber keinen Anspruch auf Vollständigkeit erheben.

Diese Leberchirurgie ist in jahrelanger intensiver Befassung mit allen hepatologischen Fragen allmählich gereift. Eine frühere Veröffentlichung erschien mir um so weniger verantwortbar, als die Entwicklung dieses jungen Zweiges der

Chirurgie und besonders der modernen Resektionsbehandlung bisher noch nicht mit genügendem Abstand zu übersehen war. Auch jetzt ist noch alles im Fluß, doch neigt sich das Stadium der ersten allgemeinen Orientierung dem Ende zu. Jetzt ist es an der Zeit, die vorliegenden Ergebnisse, Beobachtungen und Erfahrungen zu sichten, auszuwerten und zur Diskussion zu stellen.

Die klinischen Daten und die Mehrzahl der Abbildungen entstammen meiner Würzburger Arbeitsstätte bzw. eigenen Untersuchungen. Vielen Helfern und Mitarbeitern habe ich zu danken: Die Korrosionspräparate des Gefäßsystems wurden mit Hilfe des Präparators J. BERGMANN, die Zeichnungen von J. S. PUPP und die Photographien von O. SCHÖN angefertigt. Fräulein I. LUTZ hat mir bei der Abfassung des Manuskripts unermüdlich geholfen. Einige Röntgenaufnahmen überließen mir die Herren Prof. VOSSSCHULTE, Gießen, HELLNER, Göttingen, WOLLHEIM, Würzburg, FRANKE, Würzburg, und Dr. WANNAGAT, Bad Mergentheim. Makroskopische Präparate stellte mir liebenswürdigerweise das Pathologische Institut Würzburg zur Verfügung. Mein besonderer Dank gilt aber meinem verehrten Chef, Prof. Dr. W. WACHSMUTH, der meine Arbeit fortlaufend mit Rat und Tat unterstützte und förderte, sowie dem Springer-Verlag, Heidelberg, für das großzügige Entgegenkommen bei der Ausstattung und Drucklegung des Buches.

Würzburg, März 1959   KURT STUCKE

Inhaltsverzeichnis

	Seite
A. Allgemeine Betrachtungen zur Leberchirurgie	1
I. Leberfurcht der antiken Medizin	1
II. Die Bedeutung der Hepatoskopie für die Leberchirurgie	2
B. Renaissance der Leberchirurgie	4
C. Physiologie und chirurgische Pathophysiologie der Leber	7
I. Normale Physiologie	7
1. Allgemeines	7
2. Kohlenhydratstoffwechsel	11
3. Eiweißstoffwechsel	13
4. Fettstoffwechsel	14
5. Hormone	16
6. Vitamine	17
7. Blutgerinnung	18
8. Entgiftungsfunktionen der Leber	18
9. Gallenstoffwechsel	19
10. Elektrolyt- und Wasserhaushalt	19
11. Beziehungen von Leber und Herz	22
II. Chirurgische Pathophysiologie der Leber	22
1. Hepatorenales Syndrom und tubuläre Insuffizienz	22
2. Koma hepaticum	26
Literatur	29
D. Spezielle Chirurgie der Leber	32
I. Präoperative Untersuchungen	32
1. Allgemeines	32
2. Klinische Befunderhebungen	32
3. Leberfunktionsteste	33
4. Röntgenuntersuchungen	34
a) Cholangiographie S. 34 — b) Aortographie S. 35 — c) Venographie S. 36 — d) Splenoportographie S. 36	
5. Bioptische Untersuchungen	38
6. Laparoskopie oder Probelaparotomie?	42
II. Allgemeine Vorbehandlung, Narkose, postoperative Maßnahmen	43
1. Prämedikation	43
2. Winterschlaf, Hypothermie, potenzierte Narkose	43
3. Das Operationstrauma und seine Bekämpfung	44
4. Störungen des Wasser- und Elektrolythaushaltes	45
5. Antibiotica und Chemotherapeutica	47
6. Blutersatz	47
7. Nachbehandlung	47
Literatur	48
E. Chirurgische Anatomie der Leber	52
I. Form- und Lagebeziehungen	52
II. Äußere Morphologie	52
III. Gefäßsysteme	54
1. Portale Trias (Glisson-System)	54
a) A. hepatica	54
b) V. portae	56
c) Gallengangsystem	57
2. Lebervenen	58
3. Lymphgefäße und Nerven	60

	Seite
IV. Zweistromhypothese	61
V. Segmentaufbau der Leber	63
VI. Feinstruktur der Leber	71
Literatur	71

Verletzungen und Rupturen 74
    I. Geschichte 74
    II. Subcutane Rupturen 75
        1. Einteilungen 77
        2. Diagnose. 78
        3. Schocksyndrom und lokale Symptome 79
        4. Komplikationen 80
        5. Subkapsuläre Leberrisse 84
        6. Sekundäre Kapselruptur 84
        7. Zentrale Rupturen 85
        8. Leberrupturen als Geburtstrauma 86
        9. Behandlung der Leberverletzungen 86
            a) Indikation zur chirurgischen Versorgung 86
            b) Sofortlaparotomie oder Verlaufsbeobachtung ? 88
            c) Schockbekämpfung 90
            d) Retransfusion des Leberblutes 90
            e) Ruhigstellung und Schmerzstillung. Potenzierung und Winterschlaf . . . 90
        10. Operative Technik 91
            a) Die Wahl des Zuganges 91
            b) Vorläufige Blutstillung 92
            c) Endgültige Versorgung der Leberwunden 94
            d) Lebernähte Intrahepatische Massenligaturen. 94
            e) Resektionsbehandlung der Leberrupturen 95
            f) Drainage und Tamponade 96
            g) Netzplombierung der Leberwunde 97
    III. Offene Leberverletzungen 98
        1. Hieb-, Stich- und Schnittverletzungen. 98
        2. Schußverletzungen der Leber 99
            a) Diagnose 99
            b) Klinik 101
            c) Steckschußverletzungen 101
            d) Geschoßwanderungen 102
            e) Begleitverwundungen 102
            f) Zweihöhlenschüsse 102
            g) Hepato-bronchiale Fisteln und Gallenfisteln 104
    Literatur 104

G. Resektionen 110
    I. Begriffsbestimmungen und Einteilungen. 110
    II. Geschichtliche Vorbemerkungen 112
    III. Biologische Grundlagen der Resektionstherapie. 113
    IV. Indikationen 116
    V. Typische und atypische Resektionen 117
    VI. Operative Technik 121
        1. Allgemeines 121
        2. Hiläre Resektionen 123
            a) Resektion der rechten Leberhälfte. 123
            b) Resektion der linken Leberhälfte 124
            c) Erweiterte Resektion einer Leberhälfte 126
            d) Resektion des anatomisch linken Leberlappens 127
            e) Periphere Resektionen 129
    Literatur 132

H. Chirurgie der örtlichen Hepatopathien 134
    I. Mißbildungen 134

	Seite
II. Cysten	136
III. Tumoren	138
1. Benigne Tumoren	138
2. Maligne Tumoren	144
a) Sarkom	144
b) Primäres Carcinom der Leber	145
c) Gallenblasencarcinom	148
d) Carcinommetastasen der Leber	149
Literatur	151
J. Chirurgie der entzündlichen Erkrankungen	153
I. Leberabsceß	153
1. Pyogener Absceß	153
2. Amöbenabsceß	159
II. Aktinomykose der Leber	161
III. Granulome	165
Literatur	165
K. Chirurgie des Echinococcus	167
I. Echinococcus cysticus	169
1. Klinik	169
2. Behandlung	173
II. Echinococcus multilocularis	185
1. Klinik	187
2. Behandlung	187
Literatur	189
L. Chirurgie des Ikterus	190
I. Allgemeine Vorbemerkungen	190
II. Hämolytischer Ikterus	192
III. Leberentlastende Operationen beim mechanischen Ikterus	194
IV. Dekortikation des Choledochus und Sympathektomie der A. hepatica bei Cholostasen	200
Literatur	204
M. Chirurgie der A. hepatica	206
I. Allgemeines	206
II. Sympathektomien und Unterbindungen	206
III. Aneurysma	209
Literatur	212
N. Chirurgie der portalen Hypertension	214
I. Pathogenese und Klinik	214
II. Indikationen	222
III. Operative Behandlung	222
IV. Kritische Betrachtungen	229
Literatur	232
O. Die Chirurgie des rechten Subphreniums	234
Einleitung	234
1. Leber-Zwerchfellhernien	234
2. Relaxatio diaphragmatica	239
Begriff und Wesen S. 239 — Ätiologie S. 240 — Differentialdiagnose S. 241 — Probethorakotomie und operative Behandlung S. 244	
Literatur	248
3. Morbus Chilaiditi	253
Einleitung S. 253 — Symptome S. 253 — Diagnostik S. 254 — Behandlung S. 256	
Literatur	257

	Seite
4. Traumatische Einwirkungen	258
Zweihöhlenverletzungen, Leberprolaps	258

Entstehung S. 258 — Symptome S. 258 — Diagnose S. 259 — Operative Behandlung S. 259 — Linksseitige Leberprolapse S. 261

Literatur	264
5. Tumoren und Pseudotumoren im rechten Herz-Zwerchfellwinkel	264
Literatur	268
6. Subphrenischer Absceß	268

Chirurgische Anatomie des Subphreniums S. 269 — Ätiologie und Pathogenese S. 269 — Diagnose S. 270 — Behandlung S. 271

Literatur	273
P. Chirurgische Begutachtungsfragen	274
Literatur	281
Schlußbetrachtungen	282
Literatur	285
Namenverzeichnis	287
Sachverzeichnis	295

Berichtigung

S. 7, 3. Zeile v. o.: **Pneumoperitoneum** statt Retroperitoneum

S. 24, 3. Zeile v. u.: und **den** Blut- statt und Blut-

S. 56 unten: *Typus 1.* Die V. portae wird durch das Zusammenfließen der V. mesenterica cranialis und V. lienalis gebildet, wobei die V. mesenterica **caudalis** in die V. lienalis einmündet.

Typus 2. Die V. portae wird durch das Zusammenfließen der V. mesenterica cranialis und V. lienalis gebildet, wobei die V. mesenterica **caudalis** in die V. mesenterica cranialis einmündet.

S. 57 oben: *Typus 3.* Die V. portae wird durch das Zusammenfließen der V. mesenterica cranialis, V. lienalis und V. mesenterica **caudalis** gebildet.

Typus 4. Die V. portae setzt sich aus 4 Venenstämmen zusammen: V. mesenterica cranialis, V. lienalis, V. mesenterica **caudalis** und V. coronaria ventriculi superior.

S. 61, 19. Zeile v. o.: **Ganglion** statt Ganglium

S. 61, letzte Zeile: **seitenunabhängig** statt seitenabhängig

S. 111, 6. Zeile v. o.: **dissoziieren** statt dissozineren

S. 124, letzte Zeile: **der** Bifurkation statt die Bifurkation

S. 190 u. 294: **THIODET, J., u. J. THIODET** statt THIDET, J., u. J. THIDET

S. 193, 25. Zeile v. o.: **normalisieren** statt normalisiert

Abb. 193 b, S. 277, und Abb. 194, S. 280, wurden miteinander verwechselt.

„Alle Teile des Körpers bilden einen Kreis.
Jeder Teil ist zugleich Anfang und Ende."
(Corpus hippocraticum).

A. Allgemeine Betrachtungen zur Leberchirurgie

Die *Chirurgie der Leber* beschränkt sich bis zum Beginn des 20. Jahrhunderts vornehmlich auf die Eröffnung von Abscessen, die Entlastung von Echinococcuscysten und die Versorgung von Verletzungen. Lebereiterungen behandelt man mit scharfen, durchblutungsfördernden Salben, um durch eine feste Verlötung der Peritonealblätter eine Abriegelung der freien Bauchhöhle zu erreichen. Dann eröffnet man den Absceß, ein Vorgehen, das der modernen zweizeitigen Behandlung durchaus entspricht. Echinococcen — von jeher ein ernstes pathologisches Problem des Mittelmeerraumes — geht man nur dann operativ an, wenn die Cysten perforiert oder infiziert sind. Aber auch bei den Verletzungen verhält man sich recht passiv. Verwundungen durch Wurfspieße, Pfeile und Geschosse betrachtet man von vornherein als ein unabwendbares Verhängnis und überläßt die Patienten resigniert ihrem Schicksal. So heißt es bei Hippokrates: „Es verbreitete sich alsbald nach der Verletzung Leichenfarbe über den ganzen Körper, die Augen wurden hohl und leer und der Patient starb noch vor Ende des Marktes, nachdem er bei Tageseinbruch verletzt war."

I. Leberfurcht der antiken Medizin

Um die Chirurgie der Leber bleibt es aber auch in den folgenden Jahrhunderten recht still. Verworren sind die Vorstellungen über die funktionellen Aufgaben der Leber und ihre anatomische Gliederung ist weitgehend unbekannt. Daraus resultiert eine ausgesprochene *Leberfurcht* und eine *fatalistische Einstellung*, die jeden Fortschritt hemmt.

Die Eigenart der Gefäßsysteme und der Blutreichtum dieses voluminösen Drüsenkörpers lähmen, ja machen eine aktive Chirurgie fast unvorstellbar. Über die Leber weiß man auch heute in der Allgemeinheit nicht allzu viel. Deshalb hält es der Amerikaner Palmer für „keine Übertreibung, daß für viele Medizinstudenten und praktische Ärzte die Leber einfach ein großes Organ im rechten Oberbauch darstellt, das im physiologischen Sinne etwas mit der Verdauung und in der Klinik mit der Bildung von Gallensteinen, mit schmerzhaften Schwellungen bei Herzfehlern, mit Carcinommetastasen, mit einem Ascites und mit unstillbaren Blutungen aus Oesophagusvaricen bei einer Cirrhose zu tun hat. Darüber hinaus ist die Leber für die meisten Ärzte eine Art Niemandsland!"

Noch vor knapp 100 Jahren ist jeder chirurgische Eingriff an der Leber verpönt, ja sogar das Tierexperiment gilt als frivol und vermessen. Th. Gluck (1883) muß seine originellen Untersuchungen zur Resektionstherapie gleichsam entschuldigen und verwahrt sich mit bitteren Worten gegen den Vorwurf, „daß ich Leberexstirpationen ausgeführt hätte, um eben noch dieses letzte unpaare Organ der Bauchhöhle herausgeschnitten zu haben, und daß meine einzige Befriedigung bei diesem Experimente an der Technik der Operation und in dem Umstande gelegen hätten, daß die Tiere noch lebens vom Operationstische getragen worden wären, ja, 2 derselben tagelang post operationem eine beklagenswerte Existenz gefristet hätten".

Auch im sog. *Goldenen Zeitalter der Chirurgie*, wie man die Epoche von 1880 bis 1910 gern zu bezeichnen pflegt, geht der stürmische Aufschwung der gesamten Chirurgie mehr oder weniger an der Leber vorbei oder — präziser ausgedrückt — um die Leber herum. BURCKHARDT (1887) stellt zwar die für seine Zeit geradezu kühne und avantgardistische Forderung auf, die Verletzungen der Leber aktiv nach chirurgischen Grundsätzen, d. h. durch Laparotomie, Naht und Tamponade zu versorgen, LANGENBUCH führt im gleichen Jahre die erste erfolgreiche Resektion eines Schnürlappens durch, KOCHER und KÖRTE, KEHR und CZERNY entschließen sich zu Hepatostomien und Hepatoenterostomien. Im ganzen gesehen hält aber die Leberchirurgie mit der allgemeinen Entwicklung nicht Schritt und verkümmert trotz einiger nicht wegzuleugnender Erfolge allmählich immer mehr.

II. Die Bedeutung der Hepatoskopie für die Leberchirurgie

Wenn ANSCHÜTZ (1903) die chirurgische Situation dieser Jahre mit den Worten kennzeichnet: ,,Niemand wagt die Wunden dieses Organs aufzusuchen, geschweige denn mit dem Messer selbst Leberwunden zu setzen'', so will er damit zum Ausdruck bringen, daß dieses Zögern und Verharren nicht zuletzt auf *mythologisch begründeten Vorstellungen* beruht. Die Leber ist ein *Tabu*, ein ,,Noli me tangere'', ein Organ, das über seine eigentlichen somatischen Funktionen hinaus von Urzeiten an als ein beseeltes Gebilde, als das domicilium vitae, der Sitz der Liebe, des Zorns, des Grams, der Träume, ja aller Gefühle angesehen wird. Die *Leber* ist *die Quelle* und der *Ursprung* des *Lebens*, die Keimstätte des Blutes, das Zentrum des ganzen Organismus. Blut, Leben, Seele und Leber sind synonyme Begriffe, unter denen die Leber als Pneuma physicon, als Quelle des Lebens die erste Stelle einnimmt. Leber bedeutet Lebenskraft in seiner größten Steigerung und in seiner Ganzheit. Herz, Hirn und die übrigen Organe sind nur beigeordnet. Im semitischen und akkadischen Sprachkreis nennt man die Leber deshalb ,,kabid'' bzw. ,,kabittu'', d. h. die *schwere*, eine Wortprägung, die nichts anderes als die fundamentale Stellung der Leber, ihre Gewichtigkeit und ihr hohes Ansehen im Konzert der Organe aufzeigen will. Schwer und gewichtig ist auch die Leber beim Embryo und Kleinkind, Sinnbild des keimenden Lebens, Werdens und Wachsens.

Auch bei den Sumerern, im babylonisch-assyrischen Kulturkreis, bei den Etruskern, Griechen und Römern ist die Leber Gegenstand höchster *göttlicher Verehrung*. Diese findet ihren Ausdruck in der *mantischen Eingeweideschau*, die als integrierender Bestandteil praktischer Religionsausübung alle Möglichkeiten der Divination in sich schließt. Die Leber eines Opfertieres repräsentiert gleichsam die Leber Gottes. In der Leber ist der menschliche Gesamtbau als kleinster Teil des Mikrokosmos nochmals verkörpert, ein irdischer Spiegel des großen Ganzen in der himmlischen Welt. Die Leberschau vermittelt den Blick in die Zukunft und damit das Gefühl der Verbundenheit mit den Göttern, nimmt dem Menschen die Angst und läßt ihn am Willen der Götter teilnehmen (Abb. 1a und b).

Opferpriester und Seher üben die Kunst der *Hepatoskopie* an reingehaltenen Opfertieren nach festen Riten und Regeln. Die Leber wird zunächst in situ bzw. in ihren Beziehungen zu anderen Organen betrachtet, dann dem geöffneten Tier entnommen und auf eine Platte oder Schale gelegt. Ausfließen des Blutes, Volumen, Form, Gestalt, Lageverhältnis des Gallen- und Leberganges zur Leberpforte, Gruben- und Keulenbildungen werden eingehend inspiziert. Sind die Erhöhungen und Vertiefungen, Furchen und Druckstellen regelrecht, ist die Lage der Gallenblase und der Gallengänge normal, die Oberfläche glatt und von guter Farbe, so ist auch das Tier der Gottheit willkommen. Sieht die Leber krank aus, fehlen einige Teile oder zeigen sich Mißbildungen oder Verkümmerungen, sind die Götter dem dargebrachten Tier schlecht gesonnen. Wie das Weltganze zerfällt die Leber in eine rechte und in eine linke Hälfte, in eine Pars familia-

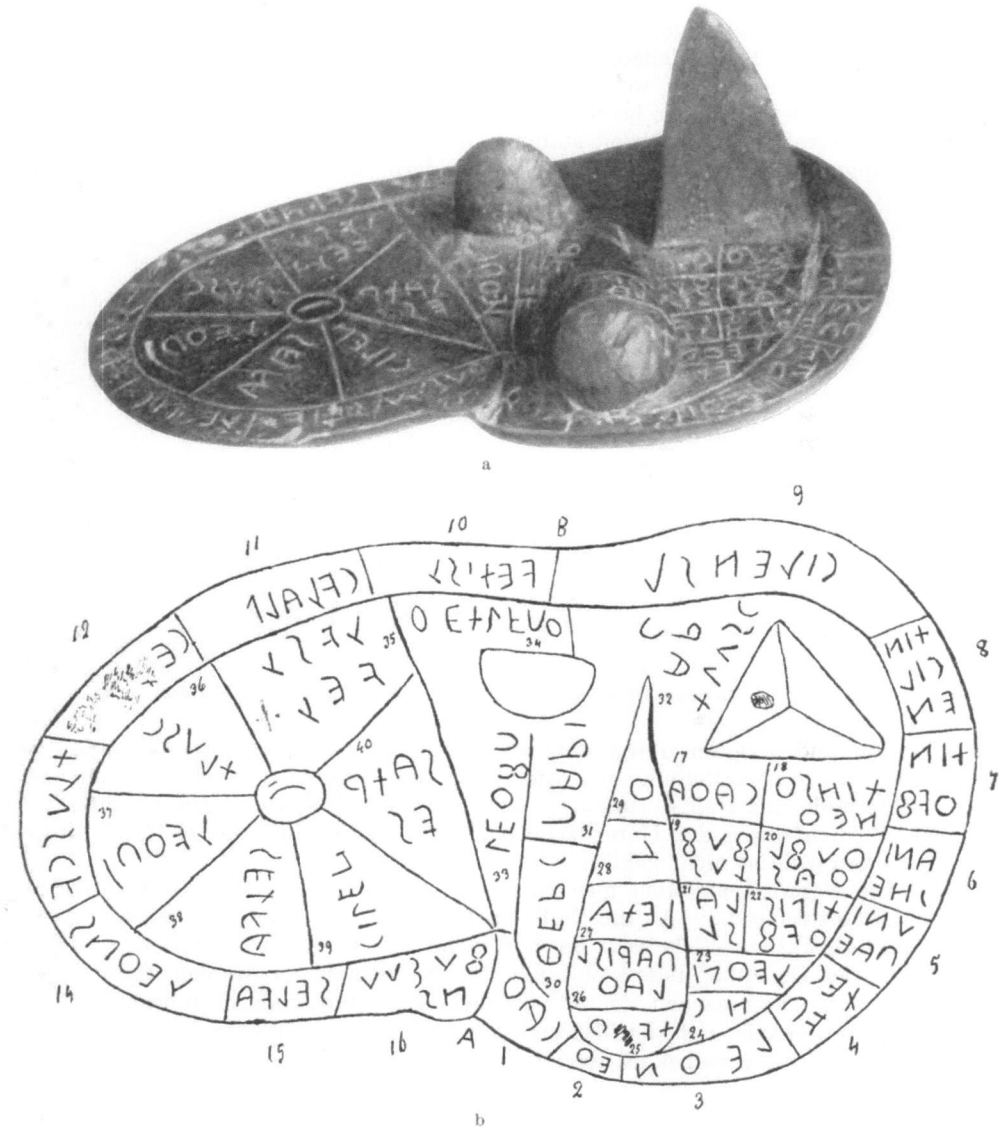

Abb. 1a u. b. Bronzeleber von Piacenza

ris und in eine Pars hostilis, in eine Tages- und Nachtseite. Die rechte Seite stellt im allgemeinen den Herrscher, sein Heer und seine Familie, die linke Seite den Feind dar. So heißt es in der Inschrift des *Nabonnedos*: „Ist der Gallenblasengang lang, so werden die Tage des Fürsten lang sein ... Ist die linke Seite der Gallenblase fest, so wird Dein Fuß den Feind töten."

Bei der Beschreibung hält man sich an eine ganz bestimmte Reihenfolge und stellt ein regelrechtes System der anatomischen Variationen und ihrer Deutungsmöglichkeiten auf. Spezielle, mit vielen Beispielen ausgestattete Schaubücher lehren die Kunst der Mantik und geben die Erkenntnisse und Beobachtungen an die nachfolgende Generation weiter. Darüber hinaus erteilen erfahrene Priester regelmäßigen Anschauungsunterricht am Opfertier und an naturgetreuen Tonmodellen. Einige sind uns erhalten, so die *hetitische Leber* von *Boghaskoï*. Sie ist an der Vorder- und Hinterfläche mit Keilschriftzeichen bedeckt, jedes mit einer bestimmten Zukunftsbedeutung (Abb. 2a und b).

Aus etruskischer Frühzeit stammt die *Bronzeleber* von *Piacenza*. Mit ihren 16 eingravierten Rand- und 24 Innenfeldern, ihren mächtig vorspringenden

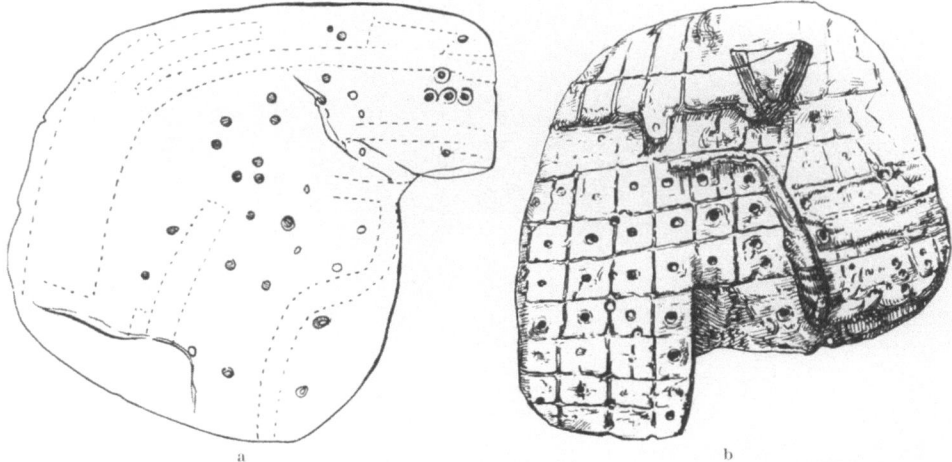

Abb. 2a u. b. Babylonisches Lebermodell, 2000 v. Chr. Britisches Museum

Keulen und Fingern, ihren aufgezeichneten Götternamen hat sie starke Beziehungen zur Aufteilung und Auslegung des Himmels. Sie läßt bereits eine rechte und linke Hälfte, Incisuren, Erhebungen und Vertiefungen erkennen. Ob die Feldeinteilung der Unterfläche eine rohe Skizzierung der Gefäßstrukturen bedeuten soll, ist nicht geklärt.

Die *Hepatoskopie* stellt gleichsam den *Anfang* einer *systematischen anatomischen Forschung* dar. An die Stelle spekulativer Anschauungen treten morphologische Fakten. Viele jetzt noch übliche Bezeichnungen entstammen dieser Zeit. Der Gedanke, diese wohlfundierten Kenntnisse für die chirurgische Heilkunst nutzbar zu machen, kommt aber nicht auf. Stärker als alle morphologischen Realitäten erweist sich der Mythos! Die Leber dient der Offenbarung des göttlichen Willens, entscheidet über das Schicksal des Volkes, Krieg und Frieden, Leben und Tod des Regenten. Alles das schafft ihr eine Sonderstellung, die sie aber gleichzeitig der nüchternen Profanität ärztlichen Handelns entzieht!

B. Renaissance der Leberchirurgie

Eine *spezielle Leberchirurgie* hat es bisher nicht gegeben. Der temporäre Aufschwung um die Jahrhundertwende kann nicht darüber hinwegtäuschen, daß die Leberchirurgie insgesamt weit hinter ihrer Zeit zurückbleibt und den Anschluß an die Gesamtentwicklung nicht zu halten vermag. Während die Chirurgie der

Gallenwege in den folgenden Jahrzehnten sehr stark ausgebaut und verfeinert wird, bleibt die Leberchirurgie aus den bereits skizzierten Gründen auf halbem Wege stehen. Worauf ist nun der geradezu *stürmische Aufschwung* im letzten Jahrzehnt zurückzuführen ? Handelt es sich um ein zufälliges oder um ein zwangsläufiges Geschehen ? Diese Fragen kann man nicht generell beantworten. Vielmehr sind für die *Neubelebung* der Leberchirurgie recht verschiedene Momente verantwortlich zu machen:

1. Die *Lebererkrankungen* haben sich im letzten Jahrzehnt in beängstigender Weise *gehäuft*. Im Gefolge des letzten Krieges nimmt die infektiöse Hepatitis einen geradezu epidemieartigen Charakter an. Hepatopathien verschiedenster Genese, Gallengangsentzündungen und Dystrophien, Steinleiden, Stoffwechselstörungen und Pankreasaffektionen stellen an die Diagnostik und Therapie höchste Anforderungen. In der *internen Diagnostik* hat sich neben den rein klinischen und labormäßigen Untersuchungen die *Laparoskopie* immer mehr durchgesetzt Dennoch bleiben genügend Fälle übrig, bei denen der Internist der chirurgischen Diagnostik nicht entraten kann. Viele Cholostasen, Ikterusformen und Lebertumoren können nur in direkter Sicht des Auges bzw. durch histologische Untersuchungen und Palpationen genügend abgegrenzt und bestimmt werden.

Somit bleibt die *Laparotomie* in vielen Fällen eine conditio sine qua non. Dies um so mehr, als die diagnostische Klärung zwanglos im gleichen Akt zu einer aktiven chirurgischen Therapie erweitert werden kann.

2. Ganz allgemein wird ja die *Hepatologie* überhaupt *zunehmend chirurgischer*. Viele Formen der Lebercirrhose, die Blutungen aus den gestauten Oesophagus- oder Magenvaricen, der Ascites und das internistisch nicht mehr beeinflußbare hepatorenale Syndrom verlangen nicht allzu selten und oft sehr dringlich chirurgische Hilfe. Dabei verschiebt sich das Schwergewicht immer mehr von der operativen Behandlung der recht problematischen Spätfälle zur *prophylaktischen Chirurgie!* Will man die Durchblutung der Leber wirksam fördern, den portalen Überdruck rechtzeitig entlasten und den Ikterus vollständig beseitigen, können nur *Präventivmaßnahmen*, wie z. B. die Dekortikation des Ductus choledochus oder die Sympathektomie der A. hepatica sinnvoll und nützlich sein.

3. Die Zahl der *gut-* und *bösartigen Geschwülste* der Leber steigt ständig. Untersuchungen von pathologischer Seite weisen aus, daß sich hier eine analoge Entwicklung anzubahnen scheint wie beim Bronchialcarcinom. Der Ausbau der Thoraxchirurgie vor etwa 15 Jahren ging ja auch zeitlich parallel mit dem statistisch signifikanten Anwachsen der Bronchialcarcinome. Wie so häufig in der Medizin zwingen auch in der Hepatologie die therapeutischen Bedürfnisse zu einer theoretisch zunächst nicht recht fundierten chirurgischen Aktivität!

4. Allen *Antibiotica* zum Trotz — oder gerade wegen der Antibiotica — sieht man in den letzten Jahren beängstigend viele *intrahepatische* und *subphrenische Absceßbildungen*. Und man hat durchaus den Eindruck, daß die Infektionen ausgesprochen hartnäckig und therapeutisch schlecht zu beeinflussen sind. Damit wird das obsolete Absceßleiden im Gewande der Antibiotica erneut zum klinischen Problem. Mit internen Mitteln ist eine Heilung kaum zu erwarten, und das alte chirurgische Prinzip des „ubi pus, ibi evacua" gewinnt wieder an Bedeutung.

5. In dem funktionellen System: Leber — Gallenblase — Pankreas — Magen — Darm ist allein die *Leber* in ihrer chirurgischen Entwicklung zurückgeblieben. Dies wirkt sich hemmend für die Gesamtheit dieser *Leistungseinheit* aus. Andererseits kommen der *jungen Leberchirurgie* die *bei den anderen Partnern* erzielten *Fortschritte jetzt fördernd* zugute.

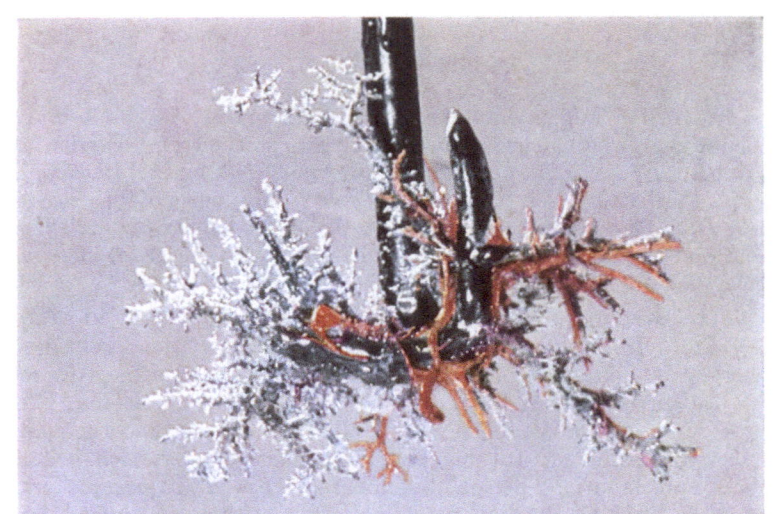

a

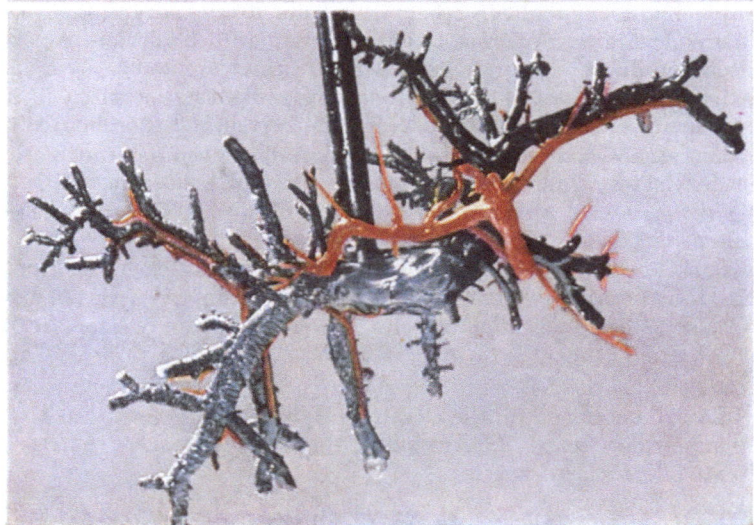

b

c

6. Die Verfeinerung der Leberdiagnostik ist nicht zuletzt dem Ausbau *röntgenologischer* Methoden zu verdanken. Genannt seien nur die transcutane oder laparoskopische *Splenoportographie*, die *Cholangiographie*, das Retroperitoneum und die verschiedenen Verfahren zur Darstellung des subphrenischen Raumes. Im Verein mit dem immer enger werdenden Netz der *Leberfunktionsproben* lassen sich hier so differenzierte Befunde erheben, daß *klare operative Indikationen* gestellt werden können.

7. Die fortschreitende Mechanisierung und Motorisierung und nicht zuletzt die Auswirkungen des Massenverkehrs steigern die Häufigkeit der *stumpfen Bauchverletzungen* in beängstigender Weise. Die Mehrzahl der Leberrupturen ist mit anderen Verletzungen *kombiniert*. Damit bekommt die *Lebertraumatologie* ein ganz anderes Gesicht und wird zunehmend komplizierter. Durch die Fortschritte der allgemeinen Chirurgie, insbesondere die Standardisierung der Schockbekämpfung, den Ausbau des Bluttransfusionswesens und das Wissen um die Bedeutung des Elektrolyt- und Wasserhaushaltes werden die Möglichkeiten einer *aktiven* Leberunfallchirurgie stark erweitert.

8. Mit der Einführung der *Intubationsnarkose* wird die Leber immer mehr zu einem *thorax-chirurgischen* Organ. Jetzt wird es selbstverständlich, die oberen, seitlichen und zentralen Bereiche der Leber *direkt*, d. h. *transpleural*, anzugehen. Es besteht kein Zweifel, daß rein abdominell ein weiterer Ausbau der Leberchirurgie kaum möglich war.

9. Diese Entwicklung der Leberchirurgie koincidiert mit zum Teil ganz neuartigen Erkenntnissen über die *Innenarchitektur der Leber*. Als Ergebnis dieser *anatomischen Forschungen* läßt sich eine weitgehende Übereinstimmung über den gefäßgebundenen Aufbau der Leber verzeichnen (Abb. 3). Die Einteilung in *Segmente* und andere chirurgisch angreifbare anatomische Einheiten gestattet *typische* und *systematische Operationen*. Die frühere Willkür der oft blinden Eingriffe weicht zunehmend einer geordneten Planung. Damit wird die junge Leberchirurgie auf ein festes Fundament anatomischer und pathophysiologischer Grundlagen gestellt!

C. Physiologie und chirurgische Pathophysiologie der Leber

I. Normale Physiologie

1. Allgemeines

Die erweiterten chirurgischen Aufgaben an der Leber sind nur zu bewältigen, wenn sie eine gesicherte *physiologische* und *pathophysiologische Grundlage* haben. Den Chirurgen müssen deshalb alle diejenigen Fragen des intermediären Stoffwechsels interessieren, die durch die Operationen an der Leber irgendwie in Mitleidenschaft gezogen werden. Er muß sehr sorgfältig abwägen, ob und wieweit dieses hochdifferenzierte Organ überhaupt den Belastungen eines chirurgischen Eingriffes gewachsen ist. Die Indikation bestimmt nicht zuletzt die Ausgangslage des Kranken. Werden örtlich umgrenzte Hepatopathien in einer sonst gesunden Leber operiert, dann sind auch keine allzu großen Rückwirkungen für die Leber und den Gesamtorganismus zu erwarten. Bestehen jedoch Schädigungen oder sind die vielgeleisigen Organfunktionen irgendwie gestört, gehen die Ausstrahlungen eines operativen Eingriffes weit über das unmittelbar beteiligte Objekt

---

Abb. 3. Ausgußpräparate der V. portae und A. hepatica. Keine Anastomosen zwischen der rechten und linken Leberhälfte

hinaus. Eine einzige Unterbrechung in dem feinen Triebwerk der gekoppelten Reaktionen und Organkorrelationen wird zum Ausgangspunkt umfassender Allgemeinstörungen und von Folgekrankheiten in anderen Systemen.

Die *Leber* ist neben den Lungen das einzige Organ, das von zwei völlig verschieden zusammengesetzten Blutströmen gespeist und durchflossen wird. Daran hat nach den Untersuchungen von SCHWIEGK (1932) die A. hepatica einen Anteil von 20—25%, die Pfortader von 75—80%. Der A. hepatica fallen die *nutritiven*, der Pfortader die *funktionellen* Aufgaben im Leberbereich zu. In den Doppelkreislauf des Herzens und des Magen-Darm-Traktes eingeschaltet, wird sie zum *Filter-* und *Speicherorgan* erster Ordnung. Sie *reguliert* den *Wasser-* und *Elektrolythaushalt*, wacht über das *Gleichgewicht* der *Säuren* und *Basen* und steuert die *Diurese*.

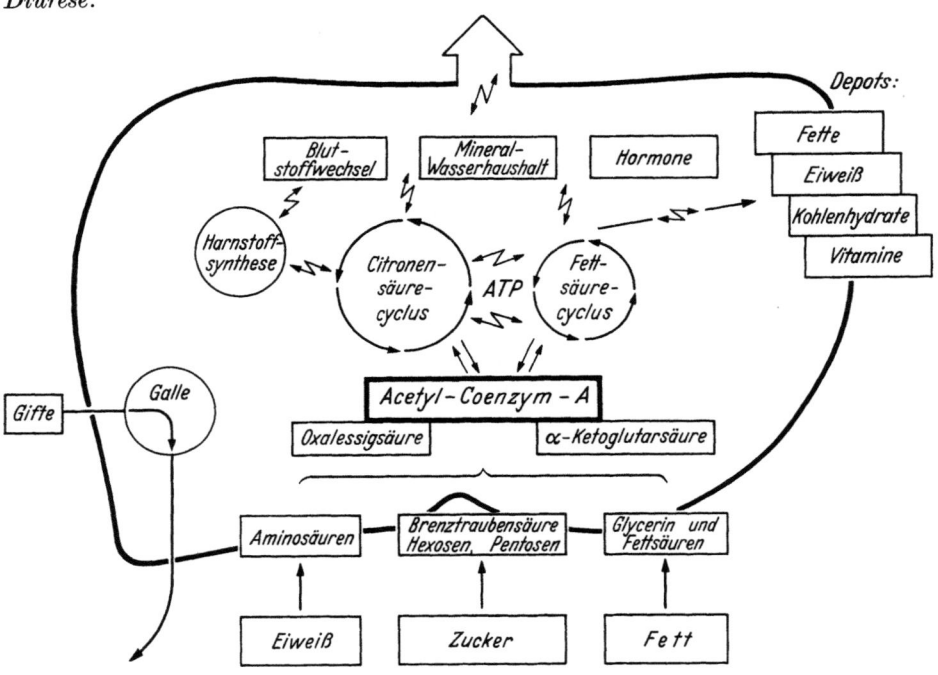

Abb. 4. Die Leber als Zentrallabor

Sie ist das große *Zentrallaboratorium* des menschlichen Organismus, ja, es gibt kaum einen Stoffwechselvorgang, an dem die Leber nicht irgendwie Anteil hätte. Sie nimmt die aus der Nahrung stammenden Stoffe auf, erschließt sie und baut sie zu körpereigenen Elementen auf. Diese vielschichtigen Vorgänge bewältigen die in ihrer Struktur eigentlich doch recht monotonen und an sich völlig identischen Zellverbände der Leber. Dies ist um so erstaunlicher, als die Stoffwechseltätigkeiten in ihrer Vielfalt höchst differenziert sind. Eiweiße, Zucker, Fette, Vitamine, Hormone, Mineralien, sie alle werden in der Leber körpereigen aufbereitet und dem Organismus zugeführt. Sympathicus und Parasympathicus, Hypothalamus und Zwischenhirn fungieren als Leit- und Schaltstätten dieser höchst komplizierten Organleistungen, die allein von dem eigentlichen Leberparenchym und den zum reticuloendothelialen System gehörenden Kupfferschen Sternzellen bewältigt werden (Abb. 4).

Schon in der Antike nahm die *Leber* im Konzert der Organe einen übergeordneten Rang ein. Die Milz ist ihr — in der Lehre der Alten — ein dienstbarer

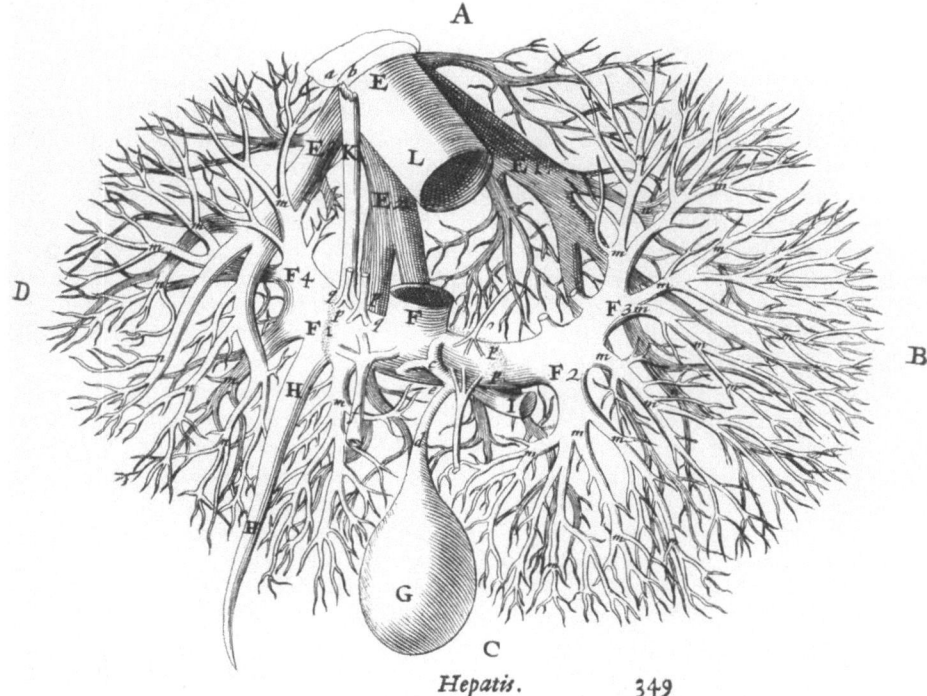

Hepatis.

TABULÆ ISTÆ HEPAR A PARENCHYMATE SUO LIBERATUM EXHIBENT.

Figura prima simam ejus partem, una cum vasis ibidem conspicuis repræsentat.

A. *Pars hepatis dorso vicina.*
B. *Latus illius dextrum.*
C. *Anterior ejus fimbria.*
D. *Latus sinistrum.*
E. *Vena cava, ubi diaphragma pertransit.*
E.1. E.2. E.3. *Tres ejus rami primarii, in universum fere hepar distributi.*
F. *Vena Portæ sursum reflexa, ut alia vasa facilius in conspectum veniant.*
F.1. F.2. F.3. F.4. *Quatuor rami Portæ, in simi hepatis quadrantes dispersi: quintus autem ab hoc latere conspici nequit.*
G. *Vesica fellea.*
H H. *Vena umbilicalis in ligamentum degener.*
I. *Ductus communis.*
K. *Canalis venosus, ligamenti jam munus obiens.*
L. *Cavæ descendentis truncus.*
a. *Membrana hepar investientis portiuncula.*
b. *Pars diaphragmatis cavam circumplectentis.*
c. *Porus bilarius.*
d. *Meatus cysticus.*
e. *Vasorum horum concursus.*
f. *Arteria hepatica.*
o o. *Nervi hepatici.*
p p p p. *Capsula communis aperta.*
q q. *Lymphæ-ductus.*
m m m &c. *Portæ ramuli minores.*
n n n &c. *Cavæ ramusculi.*

Abb. 5a u. b. Gefäßtopographie der Leber. (F. GLISSON, Anatomia hepatis 1659)

Geist, der die Lebersäfte rein und klar zu erhalten hat, während sie selbst aus dem Chylus Blut bereitet. Störungen des Mischungsverhältnisses von Blut, Schleim, heller und dunkler Galle bedeuten *Dyskrasie*, also Krankheit. Dringlichste ärztliche Aufgabe war es, die Leber gesund und damit auch die anderen Organfunktionen harmonisch zu erhalten. Aus der Dyskrasie ist in der Sprache unserer Zeit ein stress, ein Zusammenbruch der vegetativen Funktionen, ein Schock geworden. Ihr Wesen ist das gleiche und gleichsinnig ist auch das pneuma physicon und die Säftelehre der Antike mit dem *„Zentrallabor"* der Gegenwart! In der Zwischenzeit war die Leber jahrhundertelang ihrer führenden Stellung entthront. Erst die naturwissenschaftlich ausgerichteten Forschungen des 18. und 19. Jahrhunderts wiesen ihr wieder die dominierende Stellung zu, die ihr tatsächlich gebührt (Abb. 5a u. b).

Wie jedes andere Gewebe unterliegt die *Leberzelle* den Gesetzen der Kompensation, der Gegenregulation, der Energieentfaltung und der Koppelung. Sie unterliegt aber auch dem Prinzip der vegetativen Gesamtumschaltung, der Wechselwirkungen und einem zweiphasigen Reaktionsmechanismus (HOFF). Gerade an der Leber läßt sich die Vorstellung von einem Glied in der Kette der vegetativen Rhythmik nachhaltig demonstrieren. Dreht man an einem beliebigen Punkt dieses Systems ineinandergreifender Zahnräder, so werden alle Teilstücke in Bewegung gesetzt (HOFF, ZIEGLER). Diese wechselnden Abhängigkeiten gehen über die einfachen Stoffwechselfunktionen des Zucker-, Fett- und Eiweißhaushaltes weit hinaus, sind höchst komplex und kompliziert.

Die früheren Auffassungen über die Tätigkeiten der Leber gründeten sich vornehmlich auf anatomisch-histologische Untersuchungen, auf Autopsien und Probeexcisionen. Von einer Funktionsdiagnostik im engeren Sinne konnte somit nicht die Rede sein, wenn auch die morphologischen Auswertungen tiefe Einblicke in die Leberpathologie ermöglichten. Auch heute ist die feingewebliche Untersuchung ein wichtiger Bestandteil der klinischen Hepatologie. Die routinemäßigen Leberbiopsien tragen zur Kenntnis nosologischer Fragen maßgebend bei.

Die eigentlichen *Funktionsforschungen* der Leber basierten auf dem Versuch, durch eine *völlige Organausschaltung* Aufschlüsse über ihre Aufgaben zu erhalten. Diese theoretisch bestechende Konzeption ist jedoch in der Praxis kaum zu realisieren. Die Eliminierung einer so lebenswichtigen Drüse setzt so fundamentale Änderungen im Gesamtorganismus, daß von echten biologischen Bedingungen nicht mehr gesprochen werden kann. Die *Teilresektion* des Lebergewebes erwies sich ebenfalls für die experimentellen Funktionsforschungen als unzureichend, da ja bekanntlich die Restleber mit einer unerhört großen Leistungskapazität ausgestattet ist. Eine fraktionierte Ausschaltung vermittelt somit recht unzuverlässige Daten. Konkurrierend trat dann die *Ecksche Fistel* auf den Plan. Durch die Umschaltung bzw. Einengung der Pfortader ließen sich schon sehr viel exaktere Vorstellungen über die Leberfunktionen gewinnen. Aber auch hier ist der Einwand berechtigt, daß bei einer vollständigen Umleitung des „funktionellen" Portalblutes die Untersuchungsergebnisse nur bedingten Wert haben. Die Bestrebungen, eine *dosierte* Drosselung des Blutes zu erzielen, scheiterten an der methodischen Unsicherheit. Auf der gleichen Ebene liegen die Versuche, Teilhepatektomien mit Pfortaderumleitungen zu koppeln, auch sie erlauben keine sicheren Aussagen.

An die Stelle aller dieser doch zu mechanistischen Experimente treten immer mehr *funktionell* ausgerichtete *Prüfungsmethoden*. Sie berücksichtigen das dynamische Moment des Leistungsprinzipes. Man stellt die Leber vor ganz bestimmte Aufgaben, deren Bewältigung ihr Arbeitsvermögen und ihre Arbeitsbreite erkennen läßt.

Die Vielzahl der *Funktionsteste* gestattet im Verein mit den *bioptischen* Untersuchungen eine recht exakte Überprüfung der metabolischen und entgiftenden Tätigkeiten der Leber. Die modernen biochemischen Fermentforschungen, die Messungen im fließenden Blut mittels Lebervenenkatheter und nicht zuletzt mit Isotopen geben ein recht treffsicheres Bild über die Gesamt- und Einzelleistungen des Organs.

2. Kohlenhydratstoffwechsel

Der *Kohlenhydratstoffwechsel* ist der wichtigste energieliefernde Prozeß für den Organismus. Darin ist die Leber maßgeblich beteiligt und dennoch können 80—90% des Organes entfernt werden, ohne daß eine Hypoglykämie oder eine Herabsetzung der Glucosetoleranz auftritt. Wie man von vielen krankhaften Zuständen, z. B. der Cirrhose, weiß, genügen kleine funktionstüchtige Leberreste, um eine normale Blutzuckerregulation zu ermöglichen. Die Kohlenhydrate werden als Poly- und Monosaccharide aus dem Darmblut über die V. portae in die Leber geschleust. Hier werden sie teils zu Glykogen gespeichert, teils gehen sie direkt in den Blutstrom über. Glykogenese und Glykogenolyse laufen synchron und enzymatisch gekoppelt nebeneinander her, gesteuert durch ein kompliziertes System vegetativer Regulationen. In diese enge Funktionsgemeinschaft sind auch das inkretorische Pankreas mit seinen sich ergänzenden Hormonen, Glucagon und Insulin, die Nebennieren, die Hypophyse und die vegetativen Zentren des Zwischenhirns, der Sympathicus und der Parasympathicus gleichwertig eingeschaltet. Assimilationen und Dissimilationen unterliegen rhythmischen Schwankungen, die nicht zuletzt von dem jeweiligen Energiebedarf der Muskeln und Organe abhängig sind. *Schalt- und Zentralstelle der gesamten Blutzuckerregulation ist jedoch die Leber!* Alle humoralhormonalen und nervalen Abläufe sind ohne sie nicht denkbar. Sie allein ist imstande, bei fehlendem Angebot aus Nichtkohlenhydraten Zucker zu bilden. Diese Notmaßnahme hat zwar nur einen zeitlich begrenzten Wirkungsbereich, stellt aber eine höchst beachtliche organspezifische Leistung dar.

Eine solche ist auch die Fähigkeit der Leber, die bei der Muskeltätigkeit entstehende Milchsäure wieder zu Glykogen aufzubauen. Die Kohlenhydrate haben aber auch lebhaften Anteil an der *Biosynthese des Eiweißes*. Ebenso bestehen enge Bindungen zum *Fettstoffwechsel*. Alle diese Umsetzungen, die unter der Vermittlung einer großen Anzahl von Fermenten erfolgen, sind ohne die Leber nicht denkbar.

$$CH_3-\overset{\overset{O}{\|}}{C}-COOH + HSCoA + DPN^+$$
Brenztraubensäure — Coenzym A — Diphosphorpyridinnukleotid (oxydiert)

$$\Updownarrow$$

$$CH_3-\overset{\overset{O}{\|}}{C}-SCoA + CO_2 + DPNH + H^+$$
Acetyl-Co A — Diphosphorpyridinnukleotid (reduziert)

Abb. 6. Bildung von Acetyl-Co A bei der Oxydation der Brenztraubensäure (nach LYNEN)

In den Leberparenchymzellen werden die Zucker aufgespalten und durchlaufen dann den Weg einer *Phosphorylierung*. Unter der katalytischen Einwirkung der Hexokinase und mit Hilfe der *Adenosintriphosphorsäure* (ATP) entstehen Hexophosphate. Auf die weiteren dissimilatorischen oder assimilatorischen Abläufe und auf die einzelnen Phasen dieser Umwandlungen bis zur

Polymerisierung zum Glykogen soll hier nicht näher eingegangen werden. Hypophyse, Nebenniere und Pankreas greifen aktivierend in diese Reaktionen ein und leisten wertvolle Schrittmacherdienste. Sie beschleunigen die Bereitstellung der Glucose und steuern ihre Ausschüttung. Aber auch der weitere Abbau der Kohlenhydrate bis zu *Brenztraubensäure* und alle Spaltungen und Dephosphorylierungen spielen sich in der Leber ab.

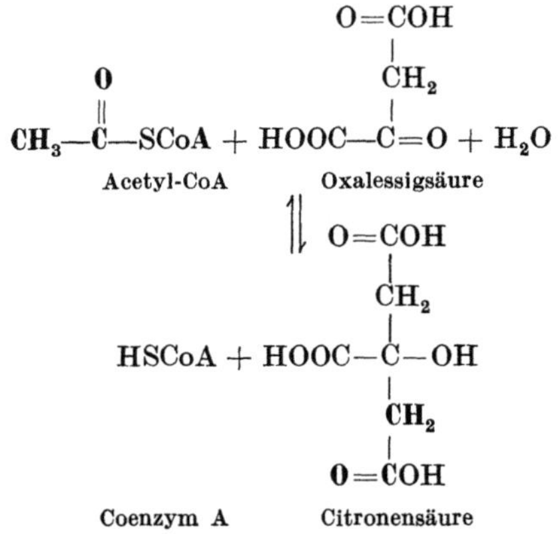

$$\begin{array}{c}
\text{O} \\
\text{CH}_3-\overset{\|}{\text{C}}-\text{SCoA} + \text{HOOC}-\overset{\text{CH}_2}{\underset{\text{C}=\text{O}}{|}}-\text{COH} + \text{H}_2\text{O} \\
\text{Acetyl-CoA} \quad \text{Oxalessigsäure} \\
\updownarrow \\
\text{HSCoA} + \text{HOOC}-\overset{\text{O}=\text{COH}}{\underset{\text{CH}_2}{\underset{|}{\overset{|}{\text{C}}-\text{OH}}}}-\text{COH} \\
\text{Coenzym A} \quad \text{Citronensäure}
\end{array}$$

Abb. 7 Citronensäure-Synthese aus Acetyl-Co A (nach LYNEN)

Die Brenztraubensäure nimmt überhaupt eine Schlüsselstellung im Stoffwechsel ein. Sie ist die eigentliche Schaltstelle beim Übergang in die oxydative Phase des Citronensäurecyclus.

Die Adenosintriphosphorsäure stellt die Energien für die Muskelarbeit und ist irgendwie an allen wichtigen Synthesevorgängen beteiligt. Der Kohlenhydratstoffwechsel dient dazu, die ATP-Depots und damit alle Lebensfunktionen wieder aufzuladen. Deshalb ist die Stabilität der ATP-Konzentration für die Aufrechterhaltung der wichtigsten intermediären Stoffwechselvorgänge unerläßlich. Der Übergang von der Glykolyse zum Citronensäurecyclus erfolgt über die energiereiche *aktivierte Essigsäure*, das *Acetyl-Coenzym A*. Liegt ein Überangebot an Kohlenhydraten vor, können sie zur Fettsynthese verwendet werden, wie andererseits aus dem mit der Nahrung zugeführten Fett oder Eiweiß Glucose gebildet werden kann.

Die *Fermente* der Glykolyse und des Citronensäurecyclus sind im Cytoplasma bzw. in den Mitochondrien der Zelle lokalisiert. Im Citronensäurencyclus werden

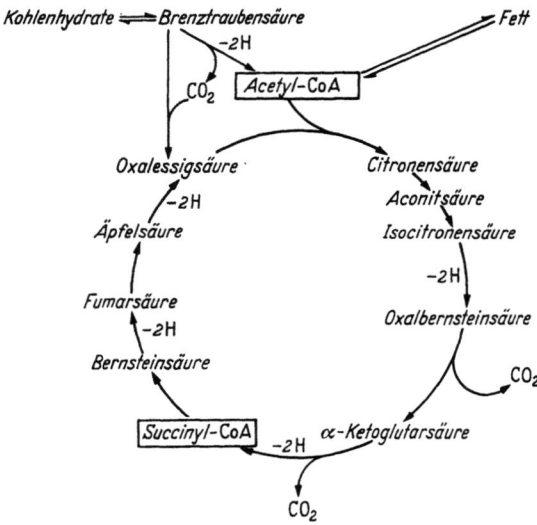

Abb. 8. Der Citronensäurecyclus (nach LYNEN)

zwei weitere Kohlensäuremoleküle und auch Wasserstoffatome frei. Die Bindungen zwischen Phosphorylierung und Oxydation können durch Thyroxin entkoppelt werden (MARTIUS). Hierdurch kommt es zu erhöhten Kohlenhydratoxydationen mit zahlreichen Folgereaktionen. Diese „dynamische Biochemie" (LYNEN) unterliegt eigenen Selbstregulierungen trotz der engen Beziehungen zwischen den einzelnen Stoffwechselgebieten, trotz der Reaktionskoppelungen und trotz der Energie- und Substrataustausche. So hat die Leber einen „homeostatischen Mechanismus" im Hinblick auf ihren Kohlenhydrathaushalt. Fermenthemmungen und Rückkoppelungsmechanismen spielen in diesem ganzen Geschehen eine entscheidende Rolle.

Unter *normalen Bedingungen*, zu denen wir ja auch die örtlich umschriebenen Krankheitsprozesse der Leber mehr oder weniger rechnen können, sind die Reaktionsabläufe in aller ihrer Differenziertheit so wohlgeordnet, daß ausgedehnte Dezimierungen und operative Belastungen ohne weiteres möglich sind. So kann man auch einen rupturierten Leberanteil in geziemender Ausdehnung ohne Schaden resezieren. Hier hat man ja gleichsam die Idealbedingungen, wie man sie im Experiment anstrebt und nachzuahmen versucht, vor sich. Beträchtliche Substanzverluste werden ohne Störungen des Kohlenhydratstoffwechsels hingenommen. Nach kurzdauernden Schwankungen pendeln sich die vorübergehend irritierten Fermentreaktionen wieder aus und nach einigen Tagen sind sämtliche Funktionsteste nicht mehr pathologisch.

Ganz anders sind jedoch die Verhältnisse bei *diffusen Leberschädigungen* oder bei Krankheitszuständen, die sich auf die fermentativen Schlüsselreaktionen hemmend oder beschleunigend auswirken. Bestehen *Fermentblocks*, sind die Phosphorylisierungen durch Permeabilitätsstörungen, Veränderungen der Durchblutung, An- oder Hypoxien in Mitleidenschaft gezogen oder gar aufgehoben, dann sind naturgemäß auch die krankhaft veränderten Leberzellen nicht mehr imstande, ihren Aufgaben im Kohlenhydratstoffwechsel nachzukommen. Die Fähigkeit, aus einfachen Zuckern Glykogen zu speichern und wieder abzugeben, die Milchsäure zu synthetisieren und aus Aminosäuren über den Citronensäurecyclus Eiweiße in Zucker umzubauen oder gar aus Fetten neue Kohlenhydrate zu schaffen, ist geschwunden.

Welche Folgerungen sind aus diesen Gegebenheiten für die chirurgische Praxis zu ziehen ? Ist sich der Chirurg des Unvermögens der Leber, die Nahrungsstoffe auszuwerten und umzubauen, bewußt, so wird er erst dann einen Eingriff durchführen, wenn eine optimale Leberleistung — relativ betrachtet — mit konservativen Behandlungsmaßnahmen erreicht ist. Kriterien sind hier die Leberfunktionsteste!

3. Eiweißstoffwechsel

Bei den innigen Verflechtungen und Abhängigkeiten aller Stoffwechseltätigkeiten der Leber bedürfen auch die anderen Partner — *Eiweiße und Fette* — einer kritischen Betrachtung. Jede Operation führt zu Blutverlusten, Eröffnung von Lymphgängen, Zerstörung von Zellsubstanzen und damit auch zu Veränderungen und Umschichtungen im Eiweißhaushalt. Operiert man nun an der Leber, als dem für die Eiweißsynthese verantwortlichen Organ selbst, so drängt sich sofort die Frage auf: Welche und wie große Verluste von Lebersubstanz können ohne Störungen des *Eiweißstoffwechsels* gesetzt werden? Die mit der Nahrung zugeführten, im Darm gespaltenen Eiweißbausteine werden ja gemeinsam mit den übrigen Stoffen über die Pfortader in den *allgemeinen Treffpunkt Leber*, den *metabolic-pool*, geschleust und hier zu körpereigenen Bestandteilen assimiliert.

Unsere Kenntnisse über den *Eiweiß-* und *Aminosäurestoffwechsel* gründen sich zunächst auf den älteren Versuchsmethoden der *Entleberung* bzw. der Dezimierung der Leber. Sie ließen erkennen, daß die Leber für die Zufuhr und Resorption stickstoffhaltiger Substanzen, wie überhaupt für den gesamten Eiweißstoffwechsel, die zentrale Umschlagstelle ist. Mit der normalen und der umgekehrten Eckschen Fistel konnte nachgewiesen werden, daß in der Leber Antikörper für viele Eiweißspaltprodukte gebildet werden und die Produktion des Plasmaeiweißes und jederzeit abrufbarer sonstiger Eiweiße von ihrer ungestörten

Tätigkeit abhängig ist. Die zum Aufbau der Eiweißkörper dienenden Aminosäuren werden mit der Nahrung zugeführt. Sie sind die Quellen und Ausgangssubstanzen der Purine, Pigmente und Hormone, z. B. des Adrenalins, aber auch anderer für den Stoffwechsel wichtiger Gruppen, wie z. B. der Sulfhydrylgruppen und des Phenolringes. Für den Menschen sind die Aminosäuren unentbehrlich. Die wichtigsten *essentiellen Aminosäuren* sind (zit. nach WEWALKA): Methionin, Phenylalanin, Tryptophan, Leucin, Isoleucin, Valin, Theonin, Lysin. Darüber hinaus sind eine Vielzahl anderer Aminosäuren, von denen hier nur die Glutaminsäure, Cystin, Cystein, Tyrosin, Prolin, Glutamin und die α-Amino-Buttersäure genannt seien, für die Stickstoffbilanz unbedingt erforderlich. Fällt z. B. Methionin aus, muß Cystin an seine Stelle treten, während andere Aminosäuren nicht ersetzt werden können. Durch Fütterungsversuche ist der *lipotrope* Charakter vieler Aminosäuren bekannt geworden. Sie wirken durch die Abgabe von labilen Methylgruppen, Umsetzungen, die ebenfalls nur mit Hilfe des ATP und des Acetyl-Coenzym-A möglich sind. Ein Mangel an bestimmten Aminosäuren führt zur *Fettleber*, aus der sich eine diffuse Fibrose entwickeln kann. Gibt man eine cystinarme Diät, lassen sich im Tierversuch massive Lebernekrosen erzielen.

Die Leber verfügt über ausreichende Proteinreserven, die sowohl für die Aufrechterhaltung des Eiweißstoffwechsels als auch für die Bildung von Hämoglobin und Plasmaproteinen zur Verfügung steht. Sie ist als eine der Hauptproduktionsstätten der lebenswichtigen Eiweißarten, des Albumins, Fibrinogens und der Globuline anzusehen. Radioisotopisch läßt sich ein Verlust markierter Proteine bei stärkeren Schädigungen feststellen. Jedes Leberdefizit wird durch die Proteinreserven der Muskulatur und der Haut wieder ausgeglichen und damit das dynamische Gleichgewicht der Körperproteine gewahrt (WHIPPLE). Nach den bisherigen Auffassungen werden α- und β-Globulin von den Leberzellen selbst, γ-Globulin im reticuloendothelialen System gebildet. Die Leber ist zweifellos die Hauptspeicherstelle, von der je nach Bedarf Eiweiße in verwandelter Form abgegeben werden können. Die Bewerkstelligung dieser Umsetzungen und Transporte erfolgt durch den sog. Transpeptidationsmechanismus bzw. nach den Prinzipien der Schablonentheorie (ÜHLEIN).

Sehr viel komplizierter, aber gleich dringlich, ist dieser ganze Komplex für die Chirurgie. Auch hier gilt das bei der kritischen Betrachtung des Kohlenhydratstoffwechsels Gesagte, daß bei rein örtlich begrenzten Hepatopathien keine nachhaltigen Störungen der Gesamteiweißsynthese zu erwarten sind. Stehen alle Aminosäuren im ausreichenden Maße zur Verfügung und können sie über den Blutstrom der V. portae mechanisch unbehindert den Leberzellen zugeführt werden, bestehen auch keine Bedenken gegen einen operativen Eingriff.

4. Fettstoffwechsel

Der Leber liegt ferner die Aufgabe ob, die *Neutralfette* zu oxydieren und zu körpereigenen Bausteinen zu verarbeiten. Die Synthese geht wie im Eiweiß- und Kohlenhydratstoffwechsel über das *Acetyl-Coenzym A*. Der weitere Ablauf der Fettverdauung erfolgt im innigen Zusammenhang mit dem Eiweiß- und Kohlenhydratstoffwechsel im Citronensäure- und Fettsäurecyclus der Leber und ist auch hier von der Gegenwart des ATP abhängig. Im Citronensäurecyclus werden die Fette aufgeschlüsselt und die Neutralfette und Phosphatide synergistisch umgesetzt. *Lipotrope Stoffe*, speziell das Cholin, stehen in innigen Beziehungen mit dem Fettstoffwechsel. In den Phosphorlipoiden des die Leber verlassenden Blutes werden dem Organismus große Reserven für die Energieentfaltung zur Verfügung gestellt. Die Leber ist als das Schlüsselorgan für die Phosphatidsynthese und für den gesamten Fettstoffwechsel anzusehen, wenn auch unter normalen Verhältnissen nicht allzuviel Fett in der Leber gespeichert wird (HARTMANN). Ist die Leber erkrankt, kann sie das Neutralfett nicht in Phosphatide umwandeln, wie auch bei Mangel an lipotropen Substanzen eine normale Regulation des Fettstoffwechsels unmöglich wird. In der Leber werden auch die *Acetonkörper* gebildet. Unter Abspaltung von Essigsäure werden Fettsäuren in der Leber abgebaut und dehydriert. Für diese Oxydationen müssen Kohlenhydrate zur Verfügung stehen. Aus experimentellen Nekrotisierungen des Lebergewebes und aus Isotopenversuchen ist bekannt, daß der oxydative Abbau der Fettsäuren an eine ungestörte fermentative Tätigkeit im Citronensäurecyclus geknüpft ist. Auf die Möglichkeiten der Übergänge von Oxy- und Ketonsäuren in Eiweiße und von Acetonkörperbildungen aus Aminosäuren sowie die Umwandlungen von Kohlenhydraten in Fette ist bereits hingewiesen. Unter experimentellen Bedingungen, bei Sauerstoffmangel, Vergiftungen, Ferment-

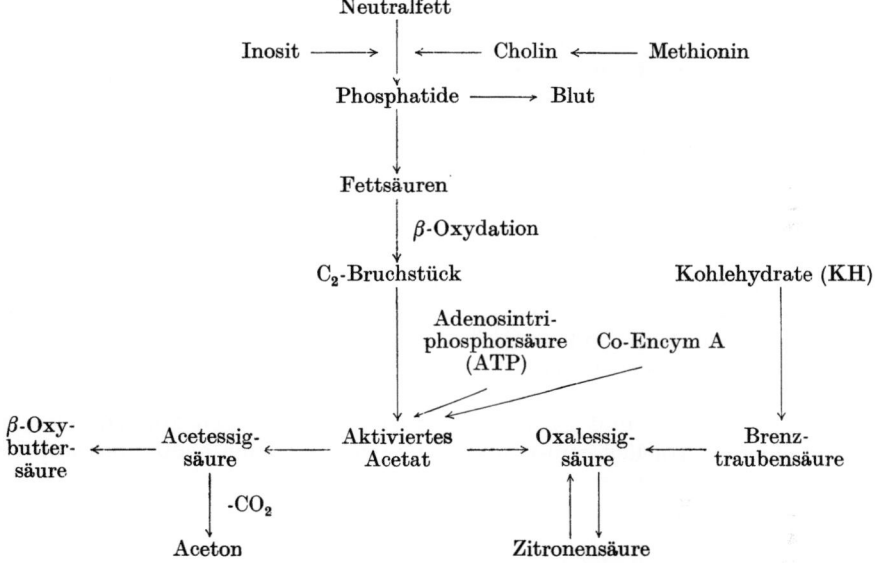

Abb. 9. Vereinfachtes Schema des Fettabbaus in der Leber mit den möglichen Störungsstellen (nach HARTMANN)

blockierungen und im Hunger verfettet die Leber. Da jedoch die Bilder von der physiologischen Vermehrung des Leberfettgehaltes bis zur pathologischen Verfettung sehr wechseln, sind auch der Begriff der sog. *Fettleber* und ihr Übergang in eine Cirrhose umstritten. Beim Diabetes, beim Alkoholiker, bei der Tuberkulose ist das Bild der Fettleber durchaus geläufig. Bei den gleichen Erkrankungen ist aber auch der Übergang zur irreversiblen Cirrhose fließend. Die Grenzen zur lipolytischen Insuffizienz sind ebenfalls nicht genau abzustecken. So läßt sich nur durch eine Synopsis der klinischen Gesamtbefunde ein einigermaßen sicheres Bild über Art und Ausmaß der Fettstoffwechselstörungen gewinnen. Die Schwierigkeit liegt in der Abgrenzung des schon Pathologischen vom noch Physiologischen. Herauszustellen ist für unsere chirurgischen Belange, daß alle die so innig miteinander verkoppelten metabolischen Beziehungen der drei großen Nahrungsstoffe sich fast ausschließlich in der Leber abspielen.

Als Motoren der so komplizierten Stoffwechselvorgänge sind Substanzen anzusprechen, die in Form chemischer Energie in den Pyrophosphatbindungen der Adenosintriphosphorsäure (ATP) ruhen. In 3 Abbauphasen werden weitere Energien frei, die für den Stoffwechsel benötigt werden.

Die 1. Abbaustufe ist die der Aminosäuren, der Hexosen, der Glycerine und Fettsäuren. Sie dient vorwiegend der Erzeugung von Wärme und der Vorbereitung der Nahrungsstoffe für die eigentliche Energielieferung.

In der 2. Abbauphase werden diese Substanzen in nur drei verschiedene Endprodukte, nämlich die Essigsäure, die α-Ketoglutarsäure und die Oxalessigsäure fermentativ umgewandelt. Die Essigsäure ist in der Form des Acetyl-Coenzym A das Hauptprodukt dieses Vorganges. Die Umwandlung von 30 Ausgangsstoffen in diese 3 Grundeinheiten verläuft verhältnismäßig einfach (KREBS).

In der 3. Phase schließlich gehen die 3 Nahrungsgrundstoffe einen gemeinsamen Weg bis zum Endabbau über den Citronensäure- und Fettsäurecyclus. Die Anzahl der Gesamtreaktionen ist zwar bei der Verschiedenartigkeit der Ausgangsmaterialien hoch, mit der Zahl von 18 verschiedenen Typen jedoch auch wieder relativ klein. Diese Reaktionstypen lassen sich, zumindest für die energieliefernden Abläufe noch weiter, nämlich auf 6, reduzieren. Bei der Vielzahl der gesamten Umsetzungen, Oxydationen und Reduktionen wahrlich eine erstaunlich geringe Zahl!

Tabelle 1 (nach KREBS:)
Die energieliefernden Reaktionen im engeren Sinne (Reaktionen, die direkt zur ATP-Synthese führen)

    2 Stufen der anaeroben Glykose
    3 Stufen der Oxydation der reduzierten Pyridin-Nucleotide
    α-Ketosäure + Pyridin-Nucleotid
    Carbonsäure + CO^5 + hydriertes Pyridin-Nucleotid

Gesamtzahl: 6.

Für die chirurgische Praxis ist es ferner wichtig zu wissen, daß selbst die *ausgedehnte Dezimierung* der Leber zu *keiner Beeinträchtigung der Serumlipoidkonzentration* führt. Zwar sind einige Tage nach der Resektion Fettverschiebungen im Serum nachweisbar, sie pendeln sich aber unter Normalbedingungen sehr schnell wieder aus, wohl nicht zuletzt deshalb, da bei gestörtem Fettstoffwechsel Kohlenhydrate und Eiweiße vikariierend einspringen können. Der Ansatzpunkt einer eventuellen Substitutionstherapie liegt auch heute noch auf diesem Sektor. Bei Störungen des Fettstoffwechsels sind Gemische von Aminosäuren und Kohlenhydraten die wirksamste Therapie!

5. Hormone

Die Bedeutung der *Hormone* für die Funktionen der Leber ist heute als erwiesen anzusehen. Die Leber ist in das Wechselspiel sämtlicher Hormone stark einbezogen. Bekannt ist ja schon seit langem die neuro-hormonale Beeinflussung des Zuckerstoffwechsels, die MEYTHALER auf dem Wege über die *Adrenalinausschüttung* erklärt. Auf die Hormone des Pankreas, das *Insulin* und *Glucagon*, wurde bereits hingewiesen. Das Schilddrüsenhormon, das *Thyroxin*, ist nach den Untersuchungen von MARTIUS für die Funktion des Vitamin K in der Leber und insbesondere in der Atmungsketten-Phosphorylierung als integrierend anzusehen. Thyroxin wirkt entkoppelnd auf die oxydative Phosphorylierung von Lebermitochondrien. Thyreotoxische Leberveränderungen sind überdies mehrfach im Tierversuch wie auch beim Morbus Basedow nachgewiesen worden. Da gleichzeitig morphologische Veränderungen der *Nebennierenrinde* vorlagen, hat man den Eindruck, daß für das Zustandekommen der Thyroxinleber den Nebennieren eine maßgebende Rolle zukommt. Bei der Koppelung sämtlicher Inkrete ist die Einbeziehung der *Sexualhormone* um so naheliegender, als man aus der Leberpathologie sehr wohl um entsprechende Störungen und Ausfallserscheinungen z. B. Gynäkomastie, Hodenatrophie, Dysmenorrhoe usw. weiß. Offensichtlich sind die zirkulierenden Hormone an spezifische Eiweißkörper gebunden, wobei sich die Leber vermittelnd oder hemmend in diese Bindungen einschalten kann. Dem Vitamin E als Antioxydant verschiedener Fermentsysteme kommt hierbei eine große Bedeutung zu.

6. Vitamine

Das *Vitamin A* wird in der Leber fermentativ aus Carotin gebildet, deponiert und bei Bedarf abgegeben. Unbestimmt ist bisher, ob der Vitamin A-Stoffwechsel mit dem eigentlichen Leberparenchym oder mit dem Reticuloendothel in Zusammenhang steht. Bei Mangel an Vitamin A sinkt das Cholesterin ab, höchstwahrscheinlich durch eine Hemmung des Ferments Carotinase.

Vitamin B, vor allem Vitamin B_{12}, ist für den Kohlenhydratstoffwechsel unerläßlich. Experimentellen Forschungen über die regulierenden Einflüsse des Vitamin B-Komplexes machen es sehr wahrscheinlich, daß die B-Vitamingruppen, insbesondere Lactoflavin und Nicotinsäureamid, große Bedeutung für die Atemfunktionen der Leberparenchymzellen bzw. den Ausgleich der Redox-Systeme haben. Da die verschiedenen Komponenten des Vitamin B-Komplexes sich gegenseitig ergänzen, kommt es sehr auf die Einzelwirkung der gesamten Vitamin B-Gruppe für die Fermentaktivierung an. Von klinischer Seite wird der Einfluß des B-Vitamins auf die Diurese und die Regulierung der Natrium- und Kaliumausscheidung und damit auf den ganzen Wasserhaushalt hervorgehoben (BEIGLBÖCK). Ein Mangel an Vitamin B-Komplex führt bei Diätschäden zu fettigen Degenerationen mit nachfolgender Cirrhose. Die Mehrzahl der B-Vitamine, so z. B. das Vitamin B_{12}, läßt sich aus der Leber isolieren und wird hier gespeichert. Vitamin B_{12} spielt eine wichtige Rolle bei der Bildung der Nucleoproteine. Schutzeffekte werden den B-Vitaminen auch bei Tetrachlorkohlenstoffvergiftungen zugeschrieben. Aus dem Vitamin B-Komplex ragen das Riboflavin, die Pantothensäure und das β-Biotin (Vitamin H) hervor.

Die Beziehungen des *Vitamin C* zur Leber sind recht innig. Bei Anwesenheit von Ascorbinsäure werden die Oxydationsprozesse im Zuckerhaushalt verstärkt und beschleunigt. Vitamin C ist an der Bildung der bindegewebigen Grundsubstanz der Leber beteiligt. Größere Vitamin C-Speicher sind aber bisher in der Leber nicht festgestellt. Die Blutungsneigung bei manchen Lebererkrankungen scheint das Vitamin C auf Grund neuerer Untersuchungen nicht so stark zu beeinflussen, wie man früher annahm. Wie alle Vitamine wird auch das Vitamin C durch *Diätschäden* zerstört.

Das *Vitamin E (α-Tocopherol)* ist ein unentbehrlicher Faktor für den gesamten Leberstoffwechsel. Seine Menge und Konzentration sind altersabhängig. Bei Mangel an Vitamin E entwickeln sich schwere Leberparenchymschädigungen, Granulabildungen im Zellplasma und Zerstörungen der Zellkerne. Vitamin E ist offensichtlich ein Schutzstoff für die Leber, vornehmlich für die zur Aufrechterhaltung normaler Leberfunktionen notwendigen Aminosäuren. Es steht in engen funktionellen Wechselbeziehungen zum Oxydations- und Reduktionssystem der Leber und ist innig mit der enzymatischen Steuerung des gesamten Eiweiß- und Kohlenhydratstoffwechsels gekoppelt. Es fängt toxische Stoffwechselprodukte und bestimmte schwefelhaltige Substanzen ab, übt also regulierende Einflüsse aus und begünstigt die Regeneration geschädigter Leberzellen. Vitamin E-Mangelerscheinungen treten bei Erkrankungen des Magen-Darmkanals und bei Pankreopathien auf. Aber auch bei Störungen des Bilirubinstoffwechsels und bei langanhaltendem Ikterus wird das Vitamin E modifiziert, bzw. geht in andere Verbindungen über. Vitamin E verzögert die oxydative

Zerstörung des Carotins und des Vitamin A in Fetten und fördert quantitativ und qualitativ die Resorption und Auswertung der Provitamine A. Vitamin E übt also einen Spareffekt für das Vitamin A aus und kann Vitamin A-Mangelsymptome beseitigen (BECKMANN). Ebenso spielt das Vitamin E bei der Phosphorylierung und als Atmungskatalysator eine Rolle.

Vitamin F wirkt stimulierend auf die Regenerationsprozesse der Lebersubstanz. Nach partiellen Hepatektomien lassen sich im Tierexperiment Lebervergrößerungen nach Vitamin F-Gaben nachweisen. Ferner dient es als Energiespeicher für die Proteinsynthese und als Lieferant plastischen Materials für die Herstellung neuer Zellen. Vitamin F hat nicht nur katalytische Eigenschaften, z. B. beim Aufbau neuer Lipoproteinkomplexe, sondern wirkt auch als Nährstoff.

Das *Vitamin K* ist an den Phosphorylierungsprozessen der Leber direkt beteiligt und für die Bildung gerinnungsfördernder Proteine, z. B. des Prothrombins unerläßlich. Bei Verschlußikterus und gestörter Fettresorption wird das fettlösliche Vitamin K abgebaut. K-Hypovitaminose führt zu Veränderungen der gerinnungsfördernden Substanzen und damit zur hämorrhagischen Diathese. Für die chirurgische Praxis ist der Vitamin K-Mangel eine schwere Belastung. Jeder Eingriff, selbst eine Probeexcision, wird bei stärkerem Fehlen des Vitamins zu einer gewagten Operation.

Im *Stoffwechsel aller Vitamine* spielen die *Leberzellen* eine wichtige, wenn nicht gar die entscheidende Rolle. Sie sind ihre Hauptspeicherungsstätte, andererseits ist jedoch der Leberstoffwechsel ohne Vitamine nicht denkbar.

7. Blutgerinnung

Die Bedeutung der Leber für den *Blutgerinnungsablauf* ist erst in den letzten Jahren sichergestellt worden. Bedenkt man, daß das *Fibrinogen* vorwiegend in der Leber gebildet wird, bzw. daß bei extrahepatischer Bildung sich die Leber in den Gerinnungsmechanismus einschaltet und sie auch für die *Synthese und Deponierung des Prothrombins* eine zentrale Stellung einnimmt, so kommt es durch eine Leberschädigung zu einem Versagen des gesamten Gerinnungssystems, meistens zu einer Störung in der Vorphase, zum Mangel an Prothrombin und der Faktoren V und VII. Durch den Ausbau der gerinnungsphysiologischen Bestimmungen (QUICKZEIT, Prothrombin, Faktor V, Faktor VII, Serumpotential der Blutthrombokinase) konnten für die Praxis wichtige Erkenntnisse für die Gerinnungsvorgänge in der Leber gewonnen werden. Sie verhalten sich bei den verschiedenen Erkrankungen der Leber sehr unterschiedlich: So sinken z. B. die Faktoren V und VII bei Hepatitis und leichteren Formen von Leberschädigungen nur geringfügig ab. Findet sich ein stärkerer Abfall des Faktors V, so liegt meistens eine schwere Parenchymschädigung bzw. eine Lebercirrhose vor. Auf die Einzelheiten der sehr komplizierten Gerinnungsvorgänge kann in diesem Rahmen nicht weiter eingegangen werden.

8. Entgiftungsfunktionen der Leber

Die *Entgiftungsfunktionen* der Leber können für den Erfolg eines operativen Eingriffes an Leber und Gallenwegen entscheidend sein. Geht der Leber die Fähigkeit verloren, die aus dem Magen-Darm-Kanal eingetretenen Giftstoffe unschädlich zu machen, ist die Prognose ernst. Viele toxische Substanzen werden in der Leber an *Schwefel-* oder *Glucuronsäure* gebunden, umgearbeitet oder absorbiert, bzw. in ungiftige Stoffe überführt und mit dem Urin ausgeschieden.

parenchymschäden und im Koma hepaticum vermindert. Magnesium ist für die Aktivierung von Fermentsystemen im Kohlenhydratstoffwechsel, bei der Proteinsynthese und im Vitaminhaushalt unentbehrlich.

Ebenso ist *Calcium* in der Leber nachgewiesen. Calcium spielt im Fettstoffwechsel und bei der Bildung von Gallensäuren eine Rolle.

Die Konzentrationsunterschiede der Ionen innerhalb und außerhalb der Zellen sind von der Membranpermeabilität, der Austauschmöglichkeit gleichgeladener Ionen und dem Energiestoffwechsel abhängig, also von Reaktionen, die sich gerade in der Leber durch eine hohe Sensibilität auszeichnen.

Der Umstand, daß die Leber in die Passage der aus dem Darm aufgenommenen Flüssigkeit zum Herzen eingeschaltet ist, macht sie schon rein anatomisch zu einem wichtigen Bestandteil des gesamten *Wasserhaushaltes*. Die früheren Ansichten über die Speicherfunktionen der Leber sind durch neuere Untersuchungen dahingehend erweitert worden, daß die Leber über einen Schleusenmechanismus verfügt, der einer Steuerung durch das autonome Nervensystem unterliegt. Die Depoteigenschaft der Leber muß sich somit naturgemäß schon auf das Vorflutergebiet des Magen-Darm-Traktes auswirken. Daher liegt der Gedanke nahe, die Leber auch als *Blutspeicher* und *Kreislaufregulationsorgan* in dem bereits aufgezeigten Sinne anzusprechen. Wenn jedoch betont wird, daß unter bestimmten Umständen die Hälfte der gesamten Blutmenge im hepatoportalen Raum aufgenommen werden könne, und daß die Leber über zusätzliche Speicherungspotentiale über die Norm hinaus verfüge, so sind diese Anschauungen nicht unwidersprochen geblieben. Die deponierenden Funktionen der Leber sind bisher nicht genau erwiesen, andererseits besteht kein Zweifel, daß die Beziehungen zur *zirkulierenden Blutmenge* recht eng sind. Bei Störungen der Leberfunktionen, so z. B. durch Mangeldurchblutungen, können die *gefäßerweiternden und blutdrucksenkenden Substanzen (vaso-depressor-materials = VDM)* in der Leber nicht genügend abgebaut werden. Das *antidiuretische Hormon (ADH)* des Hypophysenhinterlappens, bzw. des Hypothalamus, das bekanntlich in der Leber durch organeigene Fermentsysteme inaktiviert wird, kommt bei Leberschäden voll zur Wirkung. Überdies besitzt die Leber ein eigenes antidiuretisches Prinzip, das nach den Untersuchungen von SHORR und MA mit dem *Ferritin* identisch ist. Bei Mangeldurchblutungen, im Schock, Kollaps und unter anderen Krankheitszuständen tritt diese Substanz in das Serum über und erwirkt eine vermehrte Produktion von ADH durch Reizung des Hypophysenhinterlappens. Bei Lebererkrankungen werden diese hormonalen Funktionsabläufe in der Leber selbst gehemmt. Verminderung des Herzminutenvolumens mit gleichzeitiger Bradykardie, Absinken des Blutdruckes und eine Verringerung der zirkulierenden Blutmenge erwirken ihrerseits wieder Störungen der Leberdurchblutung und damit einen weiteren Anstieg der VDM-Substanzen. Das unter normalen Bedingungen ausbalancierte Gleichgewicht zwischen den VDM- und den VEM-Substanzen — letztere als *vaso-excitor materials* = VEM bezeichneten Stoffe sind die Antagonisten der erstgenannten — wird gestört. Die „zirkulatorische Homeostase" verschiebt sich, der weitere Anstieg der VDM-Substanzen führt zu einer Verschlechterung der Nierendurchblutung und schließlich zu dem klinischen Syndrom der *tubulären Insuffizienz* (WOLLHEIM). Schreitet diese Entwicklung durch stärkere Hämolysen, Blutungen, Gefäßinsuffizienz usw. fort, können auch die antagonistischen Nebennierenrindenhormone nicht mehr zum Tragen kommen. Alle die jetzt so viel diskutierten Probleme des *Aldosteronismus* in seinen Korrelationen zum *kolloidosmotischen* Druck, zum Gleichgewicht der Säuren und Basen und zur Gesamtheit der humero-hormonalen Regulationen spielen hier herein.

11. Beziehungen von Leber und Herz

Für die Beziehungen von *Leber und Herz* ist die Beobachtung H. REINs, daß beim Hund eine Drosselung der rechten Coronararterie bei einem bestimmten Punkt regelmäßig zu einer Hyperämie von Milz und Leber führt, von großer Bedeutung. Dieses Phänomen wird als ein durch Sauerstoffmangel ausgelöster und humoral gesteuerter Reflex bzw. als eine Schutzmaßnahme des Organismus angesehen. Bei manchen Lebererkrankungen konnten auch Störungen des Stoffwechsels mit Schwund des Herzmuskels festgestellt werden, die man als *hepatogene Herzinsuffizienz* bezeichnet. Ihr Ausmaß und ihre Schwere wird von dem Leberparenchymschaden bestimmt. Mit der Ausheilung dieses Schadens wird auch die Herzdynamik wieder normal.

Als Ursache der hepatogenen Herzmuskelschwäche konnte im Tierexperiment eine Blockade der anaeroben Glykolyse nachgewiesen werden, die auf eine Fermentinsuffizienz zurückzuführen ist (KÖHLER).

Neben den rein *humoralen* Beziehungen zwischen Herz und Leber bestehen aber auch solche *hämodynamischer* Natur. Die sog. hepatogene *Myokardose* bzw. das Myokardose-Syndrom prägt sich in Störungen der Herzmuskelfunktion, wie z. B. in einer Dyspnoe, Frequenzänderungen des Kreislaufes, Cyanose, Leistungsschwäche, Müdigkeit usw. aus. Sie wird durch Dysproteinämien und Elektrolytverschiebungen, Lebererkrankungen, infektiöse Prozesse, Nierenleiden, Magen-Darmaffektionen usw. hervorgerufen. Bei Messungen des Lebervenendruckes sah man bei Leberschäden erhöhte Werte als Folge einer eingeschränkten „Vorfluterfunktion" und einer Blutanhäufung in den herznahen Venen. Die zirkulierende Blutmenge erwies sich als erniedrigt. Wahrscheinliche Ursachen sind eine Blutstauung in der Leber und im venösen Kreislauf, ein Plasmaaustritt aus der Gefäßbahn sowie der Ausfall der neuroreflektorischen Funktionen im Sinne des Reinschen Pressoreceptors im Gebiet der A. hepatica (Hypoxie-Lieninprinzip). Viele klinische Beobachtungen bestätigen die hervorragende Bedeutung der Leber für die Herz-Kreislaufarbeit. Wahrscheinlich gibt es auch ein in der Leber gebildetes Herzhormon (HORSTERS), eine digitalisartige Substanz, deren Vorstufe aus Gallensäuren in der Leber entsteht.

Heute bestehen kaum noch Zweifel, daß die kardio-hepatischen Dissonanzen vorwiegend auf Stoffwechselstörungen des Kohlenhydrat- und Eiweißstoffwechsels zurückzuführen sind. Nicht zuletzt spricht die Tatsache, daß eine entsprechende diätetische Behandlung sich bei diesen Störungen recht günstig auswirkt, in diesem Sinne.

II. Chirurgische Pathophysiologie der Leber
1. Hepatorenales Syndrom und tubuläre Insuffizienz

Der Begriff des *hepatorenalen Syndroms* basiert auf der Beobachtung von Nierenstörungen nach operativen Eingriffen an Leber und Galle (NONNENBRUCH). So mußte der Gedanke aufkommen, daß allein das Operationstrauma, im weitesten Sinne des Wortes, für die auftretenden Nierenschädigungen verantwortlich zu machen sei. Narkose, mechanische Irritationen der Leber- und Gallenwege, unvermeidbare Blutungen, postoperative Komplikationen wurden als ursächliche Momente für die Korrelationsstörungen zwischen Leber und Niere angesehen. Da aber auch bei Erkrankungen des Leberparenchyms Veränderungen der Nierenfunktion auftreten und andererseits Leberschäden bei primären Nierenerkrankungen vorkommen, geriet die traumatisch-mechanische Hypothese ins Wanken.

Die funktionellen Bindungen zwischen beiden Organsystemen sind ja von Haus aus recht innig. Erinnern wir uns nur der gekoppelten Vasoregulationen, der Ausscheidung in der Leber gebildeter Stoffe durch die Nieren, der Inaktivierung des Antidiuretins in der Leber und vor allem der Gesamtheit der vom einen zum anderen Organ unmittelbar ausstrahlenden Krankheitszustände, dann muß der klinische Begriff eines hepatorenalen Syndroms sehr viel weitergefaßt werden. Bei den heutigen Vorstellungen lassen sich hier die

Darmfäulnisprodukte, Fremdstoffe, Alkaloide und Substanzen, die eine Hydroxylgruppe tragen, werden durch die Glucuronsäure entgiftet. Als weiterer entgiftender Mechanismus ist die *Acetylierung* hervorzuheben, die, ebenso wie die Glucuronsäurepaarung, vom Kohlenhydratgehalt der Leber abhängt. Die Entgiftungsvorgänge sind weiterhin abhängig von der Wirksamkeit der sog. *lipotropen Stoffe*. Und so ist es gut verständlich, daß Leberschädigungen aller Art zu einer Herabminderung der Entgiftungsfunktionen für den Gesamtorganismus und andererseits wieder zu einer erhöhten Eigenempfindlichkeit des Organs gegenüber den toxischen Substanzen führen müssen.

9. Gallenstoffwechsel

Der *Gallenstoffwechsel* setzt sich aus der Produktion der Galle in den Leberzellen, der Sekretion in die Gallencapillaren und der Exkretion in die Gallengänge zusammen. Gallenbestandteile sind: Wasser, Salze, Gallenfarbstoffe, Gallensäuren, Cholesterin, Lecithin und Fette. Die Galle wird in den Dünndarm transportiert, dort resorbiert bzw. ausgeschieden. Auf nähere Einzelheiten des Gallensäurecyclus und des Bilirubinstoffwechsels wird im Rahmen der noch zu besprechenden Schädigungen und Betriebsstörungen des Gallestoffwechsels eingegangen.

10. Elektrolyt- und Wasserhaushalt

Die Leber ist eine der wichtigsten Speicherstätten des den Elektrolyt- und Wasserhaushalt beherrschenden *Kaliums*. Ja, sie gilt sogar als ein ausgesprochener *Kaliumfänger*. Über die Bedeutung des Kaliums für den Organismus und den *Gesamtstoffwechsel der Leber* soll hier nur so viel ausgesagt werden, daß das Kalium als der wichtigste Alkaliträger vielfältig in das dynamische Geschehen der Zelltätigkeit eingreift. Gerade in der Leber mit ihrem lebhaften und vielseitigen Stoffwechselgeschehen ist verhältnismäßig viel Kalium enthalten. Innige Beziehungen zum Glykogenaufbau sind seit langem bekannt. Kalium wird bei der Glykogenese gebunden, um beim Abbau wieder freigesetzt zu werden. Körperliche Leistungen, Ermüdung und Schädigungen der Zellen läßt Kalium frei werden, das dann gemeinsam mit der Milchsäure wahrscheinlich in der Transportform des Lactates, in die Leber zurückströmt.

Kalium ist an einer ganzen Reihe lebereigener *Fermentreaktionen* beteiligt bzw. die Aktivität der Enzyme ist von Kaliumionen abhängig. Kalium wird benötigt, um energiereiche Phosphatverbindungen aufzubauen, es aktiviert die Dephosphorylierung der Phosphorbrenztraubensäure und die Umwandlung von Brenztraubensäure zu Phosphopyruvaten. Auch das Coenzym A ist ohne Kalium nicht wirksam. Kaliumbestimmungen mit dem Flammenphotometer können den Aktivitätsgrad der Fermentreaktionen festlegen. Ebenso erweisen Tierversuche mit radioaktivem Kalium die große Aktivität des Kaliums und seinen schnellen Austausch in der Leber. Die Beziehungen des Kaliums in der Leber zum Säure-Basenhaushalt, zu den Nebennierenrindenhormonen und damit indirekt zum ganzen Proteinstoffwechsel können hier nur angedeutet werden. Das Kalium der Nahrung gelangt über die Pfortader zur Leber und von dort in den Kreislauf. Zum größten Teil wird es über die Nieren, zum geringeren durch die Haut und den Darm wieder ausgeschieden. Man vermutet *zwei innere Kreisläufe* des Kaliums die weitgehend von der Diurese und dem Säure-Basengleichgewicht, also auch der Nierenfunktion abhängig sind (Abb. 10). Liegt eine *tubuläre Insuffizienz* vor, besteht die Gefahr einer toxischen *Hyperkaliämie*. Die verminderte Ausscheidung von Kalium durch die Nieren ist überhaupt die häufigste Ursache für eine Kaliumintoxikation. So ist bei schlechter Nierenleistung davor zu warnen, Konservenblut zu transfundieren, da hier mit der Einverleibung größerer Kaliummengen zu rechnen ist. Bei einer Niereninsuffizienz, insbesondere in den anurischen oder oligurischen Phasen, haben Werte über 25 mg-% Kalium eine schlechte Prognose.

Auf der anderen Seite ist der *Kaliummangel* für die Leberchirurgie von großer Bedeutung, da ja gerade durch das Operationstrauma, Erbrechen, Durchfälle, Sekretion galliger Flüssigkeit Kalium verlorengeht. Aber auch die länger dauernde Verabfolgung von *Nebennierenrindenhormomen und ACTH* führt zu Kaliummangelerscheinungen verschiedener Schweregrade, zu einer postoperativen Darmatonie, ja, zum paralytischen Ileus. Auf die Störungen der Herztätigkeit soll

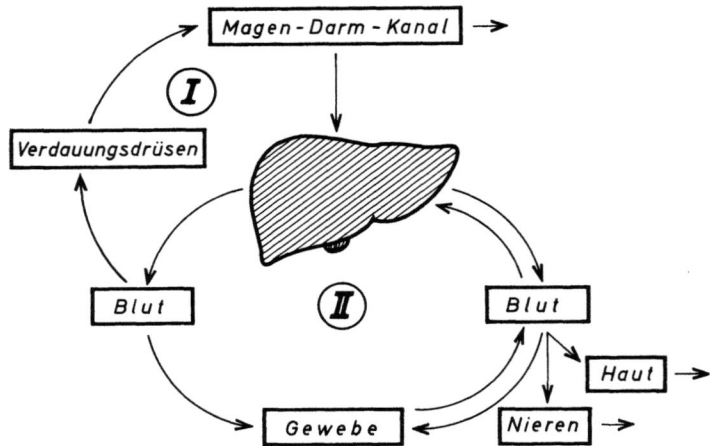

Abb. 10. Die zwei inneren Kreisläufe des Kaliums

hier nur am Rande hingewiesen werden. Hieraus ergibt sich, daß dem Kaliumhaushalt schon *vor der Operation* größte Aufmerksamkeit zu schenken ist. Ein Zuviel oder ein Zuwenig von Kalium ist aber auch in der *postoperativen Phase* von entscheidender Bedeutung. Jede Kaliumgabe ist in der Leberchirurgie kontraindiziert bei gleichzeitigen Störungen der Nierentätigkeit, vor Beseitigung eines Schocks oder Kollapses, vor Beseitigung einer Dehydration und bei einer Nebenniereninsuffizienz. Auf der anderen Seite müssen *Kaliummängel* rechtzeitig ausbalanciert werden. Alle diese oft recht komplizierten Bestimmungen und Beurteilungen, die nur mit gleichzeitiger Berücksichtigung der Verschiebungen im Gesamtwasserhaushalt, des Säure-Basen-Gleichgewichtes, der Elektrolyte, der Nierenleistungen und der Herz- und Kreislaufverhältnisse durchgeführt werden sollten, verlangen in jedem Falle den Rat und die Hilfe eines erfahrenen Internisten und ein leistungsfähiges Labor.

Für die Leberchirurgie ist mehr noch, wie für andere chirurgische Teilfächer, die quantitative Volumenbestimmung der einzelnen Flüssigkeitsräume und die Bestimmung der Alkalireserve vordringlich. Darüber hinaus orientieren EKG. Flammenphotometrie, Elektrophoresen, Blutbilder usw. über die Gesamtsituation.

Von den übrigen Mineralien ist das *Magnesium* in größerer Menge in der Leber enthalten. Beim Verschlußikterus ist Magnesium vermehrt, bei Leber-

Probleme des Wasser- und Elektrolythaushaltes nicht ausklammern oder abgrenzen. Ja, sogar die niereneigenen Erkrankungen, die mit Hämaturien, Ödemen, Blutdrucksteigerung usw. einhergehen, kann man nicht prinzipiell hiervon scheiden. Andererseits besteht jedoch kein Zweifel, daß unter den extrarenal bedingten Nierenstörungen die Leber- und Gallenleiden am gewichtigsten sind. Dies läßt auch das Ergebnis einer von GEISSENDÖRFER unlängst erstellten Umfrage erkennen, nach der im chirurgischen Bereich renale Störungen vorwiegend im Gefolge von Leber- und Gallenerkrankungen auftreten.

Tabelle 2

Krankheit	Zahl	Gestorben	Geheilt	Unbekannt
Leber-Gallenoperationen	64	25	14	25
Hepatitis	1	1	—	—
Leberschuß	1	1	—	—
Suphrenischer Absceß (Peritonitis)	1	—	1	—
Bauchhöhlenblutungen und Nierenlager-Hämatom	1	1	—	—
Porto-cavale Anastomose	2	2	—	—
Gallensteinileus + Carcinom + Lebermetastasen	1	1	—	—
Nebennierenrindentumor	1	—	—	1
	72	31 (=43%)	15 (=21%)	26 (=36%)

Ätiologie. Die *Ätiologie* und *Pathogenese* dieser Störungen ist bisher nicht endgültig geklärt. Dies liegt nicht zuletzt daran, daß ein ausgesprochenes Mißverhältnis zwischen morphologischen Befunden und klinischen Erscheinungen besteht. Man dachte zunächst an ein rein hämatogenes Nierenversagen mit Einschwemmungen von Gallensäuren und Gallenfarbstoffen im Sinne einer cholämischen Nephrose. Des weiteren wurden Autointoxikationen durch zerfallendes und zerstörtes Lebereiweiß, elektive Schädigungen der Tubuli contorti und der Gefäßendothelien und degenerative Veränderungen im Nephron als ursächliche Momente angeschuldigt. Man glaubt auch an das Fehlen bestimmter lipotroper Stoffe, krankhafte Molekularvergrößerungen der Eiweißkörper, an eine pathologische Durchlässigkeit bzw. Permeabilitätsstörung der Nierenfilter, Hypoxien, Antigenwirkungen, Alterationen im Gleichgewicht und in der Konzentration der Fermente. Auch die gemeinsame Phylogenese von Leber und Nieren wurde zeitweilig für dieses Syndrom verantwortlich gemacht.

Im Streit um das Primat von Leber oder Niere neigt man im allgemeinen dazu, der Leber eine gewisse Vorrangstellung einzuräumen. Ist die giftneutralisierende Fähigkeit des Leberparenchyms geschädigt oder verlorengegangen, so entstehen in den nekrotischen Leberherden toxische Substanzen bzw. werden ihr zusätzlich vom Darm aus zugeführt. Bei dem Ausfall der Leber muß die Niere ihre Entgiftungsfunktionen übernehmen, ist aber diesen Anforderungen weder quantitativ noch qualitativ gewachsen. Die Folge ist eine Nierenschädigung und die Retention harnpflichtiger Stoffe.

Von pathologisch-anatomischer Seite versuchte man ebenfalls den Begriff des hepatorenalen Syndroms stärker einzuengen. Die Befunde zeigten aber immer wieder nur gleichartige degenerative Zellveränderungen, trübe Schwellung, Zellnekrosen des Tubusepithels im Sinne einer Glomerulonephrose und fließende Übergänge zur interstitiellen Nephritis. Die histologischen Bilder stehen andererseits oft in einem krassen Mißverhältnis zu dem Ausmaß der funktionellen Störungen. Und so besteht die Ansicht zu Recht, daß eine Einzelursache für den *klinischen Begriff des hepatorenalen* Syndroms nicht ausreicht. Die Niere ist letzthin nur das im Vordergrund stehende Erfolgsorgan, an dem sich alle möglichen Schädigungen reflektorisch auswirken können. Daß die Leber in ihrer Schlüsselstellung für alle Stoffwechselvorgänge und fermentativen Umsetzungen hier eine führende Rolle einnehmen kann, liegt gedanklich nahe. Wahrscheinlich handelt es sich bei den sekundären Nierenschädigungen um vasodepressorische oder über den Splanchnicus laufende neurovasotoxische Einwirkungen.

Alle diese Faktoren führen zu einer *Verschlechterung der Nierendurchblutung*, zu einer Verminderung der aktiven Blutmenge und zu dem klinischen Syndrom der *tubulären Niereninsuffizienz* (WOLLHEIM, MOELLER).

Deshalb sollte man auch die nicht recht glückliche Bezeichnung „hepatorenales Syndrom" zugunsten des größeren, umfassenderen und präziseren Begriffes der *tubulären Insuffizienz* aufgeben.

Hierunter faßt man eine Vielzahl von Erkrankungen zusammen, die mit einer Einschränkung der tubulären Funktion einhergehen und von den Nephrosen abzutrennen sind. Ihre Kennzeichen sind eine Oligurie mit niedrigem spezifischem Gewicht, eine Hyperkaliämie, eine Hyponatriämie und ein frühzeitiger Rest-N-Anstieg. Die tubulären Störungen können völlig restituieren, stellen also reversible Insuffizienzerscheinungen der Niere dar. Viele Krankheitsbilder, wie die interstitielle Nephritis, die Pyelonephritis in ihren akuten und chronischen Formen, hypoplastische renale Veränderungen, kindliche Nephropathien werden unter dem Sammelbegriff der chronischen tubulären Insuffizienz zusammengefaßt. Weiterhin führen Vergiftungen durch chemische Substanzen, Sulfonamide, Tetrachlorkohlenstoff, aber auch viele extrarenale Einflüsse, wie im Kochsalzmangel durch langdauerndes Erbrechen, Diarrhoen, Ileus, Peritonitis (hypochlorämische Urämie), Exsikkosen, Nebenniereninsuffizienz, diabetisches Koma zu Schädigungen der Nierenfunktion. Massive Magen- und Darmblutungen, Vasomotorenkollaps, Gallenblasenkoliken, Infektionen, das Crush-Syndrom, Transfusionsschäden und vor allem auch *Lebererkrankungen* lösen deutliche tubuläre Funktionsstörungen aus.

Symptome. Im Urin werden Phenole, Indican, rote Blutkörperchen, hyaline und granulierte Zylinder gefunden. Die Reststickstoffwerte steigen an, die Kochsalzwerte sinken ab. Der Patient gerät zunächst in ein *Präkoma* mit Bewußtseinstrübungen, Krämpfen, motorischer Erregung, Temperaturanstieg und einer Erhöhung des Blutdruckes. Schließlich gehen dann diese Erscheinungen in eine komplette *Urämie* über. Bemerkenswert ist dabei lediglich — und damit wird die hepatogene Komponente dieses Syndroms unterstrichen —, daß diese schweren Nierenstörungen besonderes gern im Anschluß an bzw. bei einem mechanisch bedingten *Ikterus* auftreten. Die Serumbilirubinwerte steigen an, das Urobilinogen ist pathologisch vermehrt.

Therapie. Die *Therapie* dieses Syndroms wird der Vorschädigung der Leber und den Ausfallerscheinungen von seiten der Niere in gleicher Weise Rechnung tragen müssen. Gerade in der Behandlung dieser Erscheinungen bahnt sich in den letzten Jahren ein bemerkenswerter Wandel dadurch an, daß das Krankheitsbild des hepatorenalen Syndroms immer mehr in den größeren Zusammenhang der Störungen des Elektrolyt- und Wasserhaushaltes gestellt wird.

Besteht nur eine leichte tubuläre Schädigung durch eine Infektion oder Intoxikation bzw. durch Nachwirkungen des Eingriffes selbst, dann läßt sich diese verhältnismäßig gut beseitigen. Es gilt, die Funktion der Nieren zu bessern und die anfallenden harnpflichtigen Stoffe zu vermindern und auszuschleusen. Besteht bereits eine schwere Ausscheidungsstörung, eine Oligurie oder Anurie, dann steigt auch der Rest-N meistens sehr schnell an, die Elektrolyte geraten in Unordnung, eine *Acidose* tritt auf. In diesen Stadien geht es darum, das Gefäßsystem durch Plasma- oder Bluttransfusionen wieder aufzufüllen, die Bluteindickung zu beseitigen und Blut- und damit auch den Filtrationsdruck konstant zu erhalten. Periphere Kreislaufmittel sind bei einer Gefäßinsuffizienz und Hämokonzentration im Verein mit Plasmagaben geeignet, die Funktion der erkrankten Nieren zu bessern.

Daß in solchen Situationen auch nur geringe *Bluttransfusionsschäden* eine schwerwiegende Belastung darstellen, liegt auf der Hand.

Im anurischen bzw. oligurischen Stadium kommen als *aktive* Behandlungsmethoden *Austauschtransfusionen, peritoneale Dialysen, Intestinalspülungen,* die *Dekapsulation* und schließlich die *künstliche Niere* in Betracht. Neben rein diätetischen Maßnahmen muß in diesem Stadium vorwiegend auf die Regulierung des Mineralstoffwechsels und Wasserhaushaltes Wert gelegt werden. Eine kohlenhydrat- und fettreiche, eiweißarme bis eiweißfreie Diät kann die tägliche Harnstoffausscheidung stark reduzieren. Zu empfehlen ist der sog. *Hammersmith-Cocktail* (400 g Glucose, 100 g Erdnußöl, Gummi arabicum qu. s. Aqu. dest. ad 1000,0). Die späteren Kostformen sind mit den Internisten abzustimmen. Die Flüssigkeitszufuhr sollte bei Anurie mindestens 1 Liter betragen, bei Oligurie sind die ausgeschiedenen Urinmengen hinzuzurechnen. Daß hier je nach Stadium individuell zu verfahren ist, wird um so einleuchtender, wenn man sich einer schnellen Übergangsmöglichkeit in das Stadium einer *Polyurie* bewußt bleibt. Eine Standard-Therapie der akuten tubulären Niereninsuffizienz gibt es nicht. Die *Prognose* ist in fortgeschrittenen Fällen schlecht. Der Schwerpunkt der Behandlungsmöglichkeiten liegt bisher noch in der *rechtzeitigen therapeutischen Beeinflussung der Frühstadien.*

Vermag die Leber ihren großen Bedarf an Aminosäuren für den Aufbau der Körpereiweiße, für die Harnstoffsynthese und für die Entgiftung mit Hilfe einer ungestörten Fermenttätigkeit ausreichend zu decken, dann darf in der *präoperativen Phase* nichts unternommen werden, was geeignet sein könnte, diese Abläufe brüsk zu unterbrechen oder zu stören.

Die Zufuhr von *Fremdblut* ist in dieser Hinsicht ein viel zu wenig beachteter Faktor. Oft aus hämodynamischen Gründen gegeben, sind die Rückwirkungen auf den Eiweißstoffwechsel sicherlich nicht gering. Aber auch die vor abdominellen Eingriffen allgemein übliche „*Darmsterilisation*" führt zu Veränderungen der Bakterienflora und damit zu Störungen der Eiweißbildung bzw. zu einem ungenügenden Abbau. Hier ergeben sich interessante Verbindungen zu den für die chirurgische Praxis so wichtigen Vergiftungserscheinungen des Koma hepaticum. Durchfälle, Eiweißspaltprodukte maligner Tumoren, Fieber, Nierenschäden erzeugen toxische Wirkungen, die im Verein mit den zusätzlichen Schäden des operativen Stress zu einem völligen Leber- und Nierenversagen im Sinne des hepatorenalen Syndroms oder besser einer hepatogenen *tubulären Niereninsuffizienz* führen können.

Ist schon bei der Unfallruptur der gesunden Leber eine *Aminoacidurie* nachzuweisen und gehen hier eine ganze Reihe von Aminosäuren, z. B. Methionin, Cystin, Leucin, also essentielle Eiweißträger, verloren, so hat im übertragenen Sinne eine *Operation* gleichwertige Effekte. Die Manipulationen an der Leber führen zu einer Ausschwemmung von Eiweißsubstanzen, eine Tatsache, die zu der Konsequenz zwingt, an der Leber selbst möglichst gewebsschonend zu operieren. Das brüske Kanten der Leber über den Rippenbogen — wie es bei Cholecystektomien allenthalben üblich ist — und andere allzu grobe Hantierungen haben nicht selten schwerere toxische Allgemeinreaktionen zur Folge, wie man sie nach der wenig belastenden und schnell durchgeführten Gallenblasenentfernung eigentlich gar nicht erwartet. Hier genügen relativ kleine Insulte, um die mühsam ausbalancierten Korrelationen entgleisen zu lassen.

Daß die *Frühoperation* für die hepatorenal gefährdeten Patienten in vielen Fällen die beste Prophylaxe ist, beweist die Tatsache, daß eine tubuläre Insuffizienz um so häufiger ist, je länger ein Verschlußikterus besteht. Wenn auch die Therapie gleichzeitig die Leber- und Nierenseite zu berücksichtigen hat, so steht letztlich doch die tubuläre Insuffizienz im Vordergrund des Geschehens.

2. Koma hepaticum

Die Kenntnis des als *Koma hepaticum* bezeichneten Leberversagens ist für den Chirurgen um so wichtiger, als der Zusammenbruch sämtlicher Leberfunktionen nicht nur bei Operationen an der Leber und den Gallenwegen auftreten kann. Darüber hinaus bestehen Beziehungen zum sog. *hepatorenalen Syndrom* und zur *tubulären Niereninsuffizienz*.

Die Begriffe des *Komas* und der *Leberinsuffizienz* gehen fließend ineinander über. Das Koma kommt letztlich dem schwersten Grade des Leberversagens gleich. Vorausgehende leichtere Stadien des *Präkomas* und delirante Erscheinungen mit Hypermotorik und Erregungszuständen leiten über in ein Stadium des *tiefen Schlafes* und der *völligen Bewußtlosigkeit*.

Ätiologie. Die *Pathogenese* des Leberkomas ist bisher nicht eindeutig geklärt. Das Unvermögen der Leber, *Ammoniak* unzureichend entgiften zu können, ist offensichtlich eine zu einfache Erklärung! Die Pathophysiologie des Leberkomas ist eine weit differenziertere, wenn auch die Vorstellungen von der Ammoniak- und Stickstoffvergiftung nach wie vor im Vordergrund stehen. Sie erhalten aber dadurch eine ganz andere Beleuchtung, daß ganz bestimmte Nahrungsstoffe komaähnliche Bilder erzeugen können. Geht der Leber die Fähigkeit verloren, die im Darm gebildeten stickstoffhaltigen Substanzen zu entgiften, dann gelangen diese volltoxisch über den Kollateralkreislauf in die V. cava und damit schließlich zum Gehirn, dessen Störungen dem Krankheitsbild ihren Namen *„portocavale Encephalopathie"* gegeben haben. Für das *Zustandekommen* des Leberkomas müssen aber auch, zumal normale Ammoniakwerte bei voll ausgebildetem Koma gefunden werden, andere Stoffe, insbesondere *Eiweißabbauprodukte*, eine Rolle spielen. Hier wird vornehmlich die toxische Wirkung des Methionins diskutiert. Ist die Leber nicht mehr imstande, Ammoniak und Harnstoff zu bilden, dann passieren die Aminosäuren unverarbeitet das Organ und tragen zur Eiweißvergiftung bei. Aber auch andere Gewebe können trotz hoher arterieller Ammoniakkonzentration weitere Ammoniakquellen sein. So läßt sich im Koma fast immer eine tubuläre Nierenschädigung nachweisen, die denkbar macht, daß die Tubuluszellen zusätzliches Ammoniak an das Blut abgeben (KÜHN).

Offensichtlich liegen also verschiedene tiefgreifende *enzympathophysiologische Vorgänge* vor, die schließlich und endlich in das Leberkoma einmünden. Zwei größere Gruppen, nämlich a) akute Erscheinungen im Gefolge der Leberdystrophie und b) das Endstadium einer langsam verlaufenden Lebercirrhose sind grundsätzlich voneinander zu trennen. Im *internistischen Bereich* herrschen die *postcirrhotischen Komazustände* vor, während der *Chirurg* sich fast ausschließlich mit der *akuten Leberinsuffizienz* zu befassen hat. Als *auslösende Faktoren* kommen *Blutungen* in den Magen-Darm-Kanal, aber auch Störungen nach chirurgischen Interventionen in Betracht. Narkose, unzweckmäßige Medikamente, wie Phenothiazine und Barbiturate, Entblutungskollapse, Oligo- oder Anurien, Störungen des Wasser- und Elektrolythaushaltes, das „hepatorenale Syndrom" und nicht zuletzt der akute Operationsstress sind hier besonders zu nennen. Ist der Choledochus verlegt, die Resorption der Eiweiße gestört oder wird das Lebergewebe in der Gefäßversorgung geschädigt, dann treten auch weitreichende Veränderungen der Zellpermeabilität auf. Erhöhungen des Serumfermentspiegels und Erniedrigungen der Transaminasen weisen auf Synthesestörungen der Fermente hin. Eine Hemmung des Stickstoffabbaus ist die unausbleibliche Folge. Wenn KALK *akute Lebernekrosen* als die anatomische Grundlage des Leberkomas ansieht, so ist in diesem Blickwinkel der *chirurgische Eingriff* in seiner Gesamtheit — bzw. die der Indikation zum Eingriff zugrunde liegende Krankheit — als manifestierender Faktor anzusprechen.

Symptome. Das hepatische Koma beginnt oft schleichend und manifestiert sich in abwegigen seelischen und geistigen Verhaltensweisen. Euphorien wechseln mit apathischen Zuständen, die Persönlichkeit enthemmt sich und wird desorientiert. Die Merkfähigkeit ist herabgesetzt, schließlich treten Gedächtnisstörungen, Verwirrtheit und Dämmerzustände auf. Diese psychischen Veränderungen sind gepaart mit abnormen motorischen Ausfällen, z. B. Gegenhalten und Nachgreifen, Wiederholen von verlangten Bewegungen usw.

Kennzeichnend sind ferner ein rhythmisch schlagender (flapping) Tremor der Hände und schließlich tonisch-klonische Krämpfe sämtlicher Muskelgruppen. Sie sind prognostisch als ungünstig anzusehen und stellen den Übergang zum eigentlichen Koma dar. Die tiefe Bewußtlosigkeit und die sonstigen cerebralen Störungen beruhen auf einer erhöhten Ammoniakkonzentration. Die Acethylcholinbildung im Gehirn wird gehemmt, ebenso ist ein Glutaminsäuremangel in Rechnung zu stellen. Das Elektroencephalogramm zeigt charakteristische Veränderungen.

Klinik. Beim *echten Leberkoma* stehen die Symptome des Foetor hepaticus, der Kussmaulschen Atmung, der Blutungen und Kreislaufveränderungen im Vordergrund. Sie sind vergesellschaftet mit dem raschen Abfall der Albumine, einer Umkehr des Albumin-Globulin-Quotienten im Serum, Fermentstörungen, Sturz der Cholesterinester, einem Rückgang der Harnstoffausscheidung und schließlich den charakteristischen cerebralen Ausfallserscheinungen.

Die Semiotik des reinen *hypokaliämischen Komas* ist eine ganz andere. Beide Syndrome lassen sich mit Hilfe eines von KALK gegebenen Schemas gut voneinander abgrenzen:

	Leberkoma	Hypokaliämisches Koma
Lebergeruch der Ausatmungsluft	vorhanden	fehlt
Lebergeruch des Körperschweißes	oft vorhanden	fehlt
Dyspnoe	Kussmaulsche Atmung	Fischmaulatmung
Ikterus mit rötlicher Komponente	fast immer vorhanden	fehlt
„Rote Zunge"	vorhanden	fehlt
Aufschießen vor Lebersternchen	vorhanden	fehlt
Flächenförmiges rötliches Exanthem im Bereich des Oberkörpers (Gesicht, oberes Brustbeinende)	vorhanden	fehlt
Palmaerythem	oft vorhanden	fehlt
Hautblutungen (Purpura, Ekchymosen)	oft vorhanden	fehlt
Spechtschlagphänomen (energetisch-dynamische Herzinsuffizienz)	fehlt	vorhanden
Ileus	fehlt	vorhanden

Therapie. Postoperative Komplikationen können *beide* Komaformen auslösen. Die *Behandlung* ist aber grundsätzlich eine verschiedene, wenn auch zugegeben werden muß, daß unter den besonderen chirurgischen Bedingungen die eine Form in die andere übergehen kann. Die *Standardtherapie* des Komas ist entsprechend zu differenzieren. Stehen die *hypokaliämischen* Erscheinungen mit den Zeichen eines atonischen Ileus und Herzdysregulationen im Vordergrund, dann werden bei entsprechenden Bilanzausgleichen diese Störungen sich relativ einfach beseitigen lassen. Sehr viel schwieriger ist die Behandlung eines *echten* Leberkomas, also des Umschlages aus dem kompensierten Stadium in das der Insuffizienz. Immer wieder wird die große Bedeutung der Blutung für die Entstehung des Komas hervorgehoben!

Aber auch schon in der *präoperativen* Phase lassen sich viele Gefahrenquellen durch sachgemäße Vorbehandlung ausschalten. Die Störungen des Eiweißstoffwechsels und Säurebasengleichgewichtes sind durch eine zweckmäßige eiweißarme Kost zu beheben. Ebenso wichtig ist das Vermeiden bestimmter schädigender Medikamente und Pränarkotica. Genaueste Kontrollen des Eiweißhaushaltes und Leberfunktionsteste weisen hier den richtigen Weg. Der Wasser- und Elektrolythaushalt, insbesondere die Verschiebungen und die Ausfuhr der Flüssigkeiten sind laufend zu überwachen. Und es darf nicht operiert werden, bevor nicht alle Dysregulationen beseitigt und ausgeglichen sind. Infektionen, Bronchopneumonien und die verschiedenen Formen der Enteritis, Änderungen der Bakterienflora des Darmes durch Breitbandantibiotica können prädestinierend für die Entstehung eines postoperativen Leberkomas sein. Vielfach bedeutet aber auch die *Frühoperation* die beste Prophylaxe. Die Wahl der *Betäubungsart* ist sicherlich nicht gleichgültig. Viele Chirurgen führen deshalb alle Leber- und Gallenoperationen in Periduralanaesthesie durch und erreichen hiermit eine bessere Gewebsdurchblutung.

Ein Leberkoma tritt besonders häufig in der *postoperativen* Phase auf. Wenn sich auch aus dem Operationstrauma und etwaigen Komplikationen ganz spezielle Behandlungsprinzipien ergeben, so wird der Chirurg sich hier gern die Erfahrungen der internen Komatherapie zunutze machen. KALK hat sich folgende Behandlung beim Leberkoma bewährt:

1. Absetzen jeglicher Eiweiß-Zufuhr in der Nahrung.
2. Einlegen einer Duodenal-Dauersonde und Absaugung des Duodenalsekrets.
3. Intravenöse Dauertropfinfusion folgender Mischung: 500 cm³ Tutofusin oder Sterofundin oder Ringerlösung; 2 Ampullen Lävocholin-DTI; 1—2 Ampullen Lävosan-DTI; 1 Ampulle Vitamin B-Komplex; 2 Ampullen zu 10 cm³ Kaliumchlorid 10%; 25 mg Solu-Decortin; $^1/_4$ mg Strophanthin; 1 Ampulle Pervitin.

   Tropfgeschwindigkeit 40—60 Tropfen pro Minute, in 24 Std bis zum Erwachen aus dem Koma 3—4 Infusionen (beim Nachfüllen Strophanthin, B-Komplex und Kalium weglassen oder reduzieren). Je nach Art und Schwere des Komas können zusätzlich oder im Austausch der Infusion zugesetzt werden:

   Glutaminsäure (in Form von Kalium- oder Magnesium-Glutamat), Pancortex 5 cm³ anstatt Decortin (bei leichteren Fällen). Hepsan-Infusions-Ampullen anstatt Lävocholin bei Cholinempfindlichkeit. Breitspektrum-Antibiotica (auch per os) bei Cirrhose-Koma mit Verdacht auf Ammoniak-Intoxikation.
4. Bei motorischer Unruhe: Scopolamin. Keine Barbiturate! Keine Phenothiazine!

Für die *chirurgische* Praxis sind hier einige Abstriche und Zusätze vorzunehmen. Die vollständige Eiweißkarenz ist im Hinblick auf die hämodynamischen Verhältnisse des Kreislaufes, die Bilanz des Wasser- und Elektrolythaushaltes und für die Wundheilung nicht unbedenklich. Auch der Anwendung der Nebennierenrindenhormone wird man aus den gleichen Aspekten nicht immer oder nur bedingt zustimmen können. Breitspektrumantibiotica sind in der postoperativen Phase ebenfalls nicht unproblematisch. Gerade bei lebergeschädigten Patienten sehen wir häufig *enteritische Störungen*, die dann ihrerseits zu einer völligen Desorganisation im Elektrolyt- und Wasserhaushalt und schließlich zu hepatorenalen Erscheinungen im Sinne einer bedrohlichen Oligurie oder Anurie führen können. Die kontrollierte Zufuhr von Flüssigkeit und insbesondere die Dauerabsaugung des Duodenalsekretes, reichliche Gaben von Vitaminen dürften in der postoperativen Phase als indifferente *Standardmaßnahmen* im Vordergrund stehen. Die speziellen Probleme des Chirurgen im Hinblick auf Elektrolythaushalt, Herz- und Kreislauf, Darmperistaltik, Nierensekretion und Ausscheidung Thrombosen und Embolien gestatten keine einseitigen Maßnahmen. Alles kommt darauf an, die ersten Zeichen des Komas frühzeitig zu erkennen. Dieses Moment ist für den Erfolg der Therapie von entscheidender Bedeutung. Daß bei der Vielzahl der pathophysiologischen, chirurgischen und internistischen Probleme die therapeutischen Konzeptionen und Maßnahmen sich überschneiden und das Bild einer ausgesprochenen Polypragmasie hervorrufen können, soll an folgendem Beispiel erläutert werden:

46jähriger Mann. 1939—1949 Kriegsdienst und russische Kriegsgefangenschaft. 1944 Ruhr, 1945 Durchfälle, 1949 schwerer Leberschaden festgestellt. Seit 1955 leichter Diabetes, Ende März 1957 kolikartige Leber- und Gallenbeschwerden, Ikterus im Anschluß an eine Zahnvereiterung. Diagnose: Lebercirrhose bei gleichzeitigem Gallensteinleiden. Da hierdurch das Grundleiden erheblich verschlimmert wird, Einweisung zur Cholecystektomie in die Chirurgische Univ.-Klinik. Entsprechende internistische Vorbereitung. Leberfunktionen bei der Aufnahme reduziert: Takata-Ara 40 mg-%, Thymoltrübungstest 8 E, Zinksulfattest 8 E, Gesamtbilirubin: 1,74 mg-%, davon direktes Bilirubin 1,01, indirektes 0,73 mg-%. BSG. 50/72 mm. — Laparotomie in Intubationsnarkose: Fortgeschrittene Lebercirrhose, Gallenblasenhydrops. Ektomie der Gallenblase. Postoperativ weitere Leberschutzinfusionen und Vitamin K. Normale Blutzuckerwerte unter 60 E Depotinsulin. — 3 Tage p. op. Abfall des Blutdruckes auf 65 mm-Hg. Infusionen mit Kochsalz-Traubenzucker-Lävosan-Pancortex, Cholin, Cordalin, Vitamin K, Vitamin B. Patient wird *komatös!* Gute Nierensekretion, im Urin Eiweiß, hyaline und granulierte Zylinder, Rest-N 61 mg-%, Kochsalz- und Kaliumwerte normal, Ansteigen des Blutdruckes. Am Abend starke *Nachblutung* aus dem Bauchdrain, Bluttransfusionen, Tachostyptan, Hämocoavit, Styptiron, Strophantin, Cordalin, Pancortex-Plasma i. v. — Im Laufe des Nachmittags *tiefes Koma* mit Beschleunigung des Pulses. Erneute Blutung aus dem Drain, Zuckerwerte lassen sich um 200 mg-% halten. Elektrolytwerte normal, Kussmaulsche Atmung, allmählich einsetzende Oligurie, Bewußtseinstrübung, Abfall des Blutdruckes, Anstieg des Pulses. Duodenalabsaugung. Fortlaufende Gaben von Effortil, Dolantin, Stypturon, Tachostyptan, Lävocholin, Digipurat usw. Am gleichen Tage verstirbt der Patient unter den Zeichen eines Leberkomas. Bis zum Exitus konnten die Blutzuckerwerte konstant gehalten werden. Bei der Autopsie wurden Oesophagusvaricen, eine Pfortaderthrombose, Blutungsherde in der Magen- und Darmschleimhaut und blutige Flüssigkeit im Magen-Darm selbst gefunden. Das Operationsgebiet war intakt. Pathologisch-anatomische Diagnose: Herz- und Kreislaufversagen bei progredienter Lebercirrhose, Cholämien, frische Pfortaderthrombose, Oesophagusvaricen.

In diesem Falle genügte bereits das relative kleine Operationstrauma, um die Cirrhose zu dekompensieren. Auslösender Faktor für den komatösen Zustand wurde dann die cholämische Blutung aus den gestauten Varicen des Magen-Darm-Traktes. Erschwerend kam letzlich noch der Diabetes hinzu, so daß alle therapeutischen Bemühungen fehlschlagen mußten.

Literatur

Ausführliche Schrifttumsangaben bei: BECKMANN (1953), WIEMERS u. KERN (1957) und BERNING (1958).

ABDERHALDEN, R.: Die Hormone. Berlin-Göttingen-Heidelberg: Springer 1952.
AEBI, H.: Die Dynamik des Elektrolyt- und Wasserhaushalts. Dtsch. med. J. **7**, 13 (1956).
ALLEGRI, A., M. FORESTI e G. F. RIZZOLINI: La vitamina F nella rigenerazione epatica. Arch. Sci. med. **97**, Nr 6 (1954).
ARTMANN, E. L., and R. A. WISE: Hypokalemia in liver cell failure. Amer. J. Med. **15**, 459 (1953).
BAUR, H.: Neuere Fragen der Diagnose, Antibiose und Milieuentgleisungen bei chirurgischen Gallenwegserkrankungen. Langenbecks Arch. klin. Chir. **282**, 779 (1955).
BECKMANN, K.: Die Krankheiten der Leber und der Gallenwege. In Handbuch der inneren Medizin (Verdauungsorgane, Teil II). Berlin-Göttingen-Heidelberg: Springer 1953.
BECKMANN, R.: Über Beziehungen zwischen Leber und Vitamin E (Tocopherol). Acta hepat. (Hamburg) **3**, 213 (1955).

Beiglböck, W.: Über Reaktionen des Lebergewebes und deren Beeinflussung durch Fermentsysteme und Fermentgifte. Acta hepat. (Hamburg) **3**, 75 (1955).
— Die Beeinflussung des Mineralstoffwechsels durch die gesunde und kranke Leber. Acta hepat. (Hamburg) **3**, 239 (1955).
Benda, L.: Zum Problem des hepatorenalen Syndroms. Dtsch. med. Wschr. **79**, 1035, 1091 (1954).
— Über Beziehungen der Leber zum Wasserhaushalt. Acta hepat. (Hamburg) **3**, 258 (1955).
Benhamou, J. P., L. Hartmann et R. Fauvert: Le coma hépatique transitoire. Presse méd. **63**, 1451, 1495 (1955).
Bernhard, K.: Isotope als Indikatoren zur Erforschung des Lipoidstoffwechsels. Schweiz. med. Wschr. **84**, 506 (1954).
Berning, H.: Pathologie und Therapie des Wasser- und Elektrolythaushaltes. Gastroenterologia (Basel) **90**, 149 (1958).
Brandis, H. J. v.: Schäden des Wasserhaushaltes bei Erkrankungen von Gallenblase und -wegen und ihre Beseitigung vor der Operation. Langenbecks Arch. klin. Chir. **287**, 613 (1957) (Kongreßband).
Brosig, W., u. H. Ludewig: Wert der konservativen und chirurgischen Maßnahmen bei Anurie. Langenbecks Arch. klin. Chir. **287**, 603 (1957) (Kongreßband).
Buchborn, E., Kh. R. Koczorek u. H. P. Wolff: Aldosteronausscheidung und tubuläre Nierenfunktion. Klin. Wschr. **35**, 452 (1957).
Busanny-Caspari, W., H. Seckfort u. A. Andres: Serum- und Leberlipoide nach Teilhepatektomie. Verh. der Dtsch. Ges. für Verdauungs- u. Stoffwechselkrankheiten, XIX. Tagg in Bad Kissingen. Ber.-Gastroenterologie (Basel) Suppl. **90**, 49 (1958).
Cachera, R.: Le coma hépatique. Sem. Hôp. Paris **31**, 27 (1955).
Cameron, C. B.: Steroid hormone metabolism. In: The liver: Some Physiological and clinical aspects. Brit. med. Bull. **13**, 119 (1957).
Cardi, E.: The hepatorenal syndrome. A historical review. Amer. Arch. Surg. **2**, 73 (1956).
Carstensen, E.: Die Bedeutung des Mineralstoffwechsels in der Chirurgie. Chirurg **29**, 536 (1958).
Deterts, U.: Über den Kaliumstoffwechsel. Mat. Med. Nordmark Beibl., Nr 19 (1956).
Dianzani, M. U.: Uncoupling of oxidative phorphorylation in medichondria from fatty livers. Biochim. biophys. Acta **14**, 514 (1954).
Dorn, W.: Das VEM-VDM System. Mat. Med. Nordmark **9** (2), 49 (1957).
Eger, W.: Beiträge zur experimentellen Lebernekrose, zu ihrer Entstehung und ihrer Verhütung. Acta hepat. (Hamburg) **3**, 57 (1955).
Fischler, F.: Über die experimentellen Grundlagen der Leberfunktionsprüfungen. Regensburg. Jb. ärztl. Fortbild. **2**, 21 (1951).
Frey, E., u. J. Frey: Die Funktion der gesunden und kranken Niere. Berlin: Springer 1950.
Geissendörfer, R.: Anurie als Komplikation bei chirurgischen Erkrankungen. Langenbecks Arch. klin. Chir. **287**, 562 (1957) (Kongreßband).
Hertel, H.: Zur Physiologie und Pathologie des Kaliumstoffwechsels. Mat. Med. Nordmark **6**, 4—8 (1954).
Heusser, H.: Klinik und Wasser- und Salzhaushalt. Melsunger Med. pharm. Mitt. H. 89 (1958). Sonderheft mit den Vorträgen des 2. Dtsch. Elektrolyt-Symposiums 1958 in Kassel.
Hoff, F.: Klinische Physiologie und Pathologie, 3. Aufl. Stuttgart: Georg Thieme 1953.
Jörgensen, G.: Über die Beziehungen zwischen Leber und Herz und ihre therapeutischen Konsequenzen. Mat. Med. Nordmark **6**, 235 (1954).
Jürgens, J.: Blutgerinnung bei Leberkrankheiten. Mat. Med. Nordmark **8**, 441 (1956).
Kalk, H.: Die Klinik der akuten Leberinsuffizienz. Gastroenterologia (Basel) **90**, 271 (1958).
— Über bioptische Befunde bei und nach Leberkoma bzw. nach akuter Lebernekrose. Ciba-Symp. **6**, 47 (1958).
Krebs, H. A.: Die energieliefernden Reaktionen des Stoffwechsels. Verh. der Ges. Dtsch. Naturforscher und Ärzte, 99. Tagg, Hamburg, 1956.
Kretzschmar, G.: Leber- und Wasserhaushalt. Mat. Med. Nordmark **6**, 5, 40, 112, 118, 188 (1954).
Kühn, H. A.: Die Pathogenese des Koma hepaticum. Dtsch. med. Wschr. **83**, 658 (1958).
Letterer, E.: Anurie als Komplikation bei chirurgischen Erkrankungen. Langenbecks Arch. klin. Chir. **287**, 549 (1957).
Lindenschmidt, T. O.: Pathophysiologische Grundlagen der Chirurgie. Stuttgart: Georg Thieme 1958.
Lynen, F.: Coenzym A, ein Bindeglied zwischen energieliefernden und -verbrauchenden Reaktionen des Zellstoffwechsels. Verh. der Ges. Dtsch. Naturforscher und Ärzte, 99. Tagg, Hamburg 1956.
Martin, N. H., and A. Neuberger: Protein metabolism and the liver. In: The liver: Some physiological and clinical aspects. Brit. med. Bull. **13**, 113 (1957).

MARTINI, G. A.: Das Leberkoma. Acta hepat. (Hamburg) 4 (I), 252 (1956).
— Klinik und Therapie der chronischen Leberinsuffizienz. Gastroenterologia (Basel) 90, 240 (1958).
MARTIUS, C.: Die oxydative Phosphorylierung und ihre hormonelle Steuerung. Verh. der Ges. Dtsch. Naturforscher u. Ärzte, 99. Tagg, Hamburg 1956.
MAURER, G., u. L. HOFMEISTER: Die praktische Bedeutung des Wasser- und Elektrolythaushaltes in der chirurgischen Behandlung. Vortr. prakt. Chir. H. 35 (1958).
MOELLER, J.: Tubuläre Nierenerkrankungen. Klinik der Gegenwart, Bd. 4. München u. Berlin: Urban & Schwarzenberg 1957.
MORE, R. H., and C. N. CROWSON: Glomerulotubular nephrosis correlated with hepatic lesions. A. M. A. Arch. Path. 60, 63, 73, 85 (1955).
NAJARIAN, J. S., and H. A. HARPER: Etiology and treatment of ammonia intoxication associated with disease of the liver. Surg. Gynec. Obstet. 106, 577 (1958).
PHEAR, E. A., SH. SHERLOCK and W. H. J. SUMMERSHILL: Blood ammonium levels in liver disease and „hepatic coma". Lancet 1955, No 6868, 836.
ROBBERS, H., u. K. RÜMELIN: Fettleber-Cirrhose. Acta hepat. (Hamburg) 3, 102 (1955).
RODECK, H.: Das antidiuretische Hormon und seine Bedeutung für die Regulation des Wasserhaushaltes. Ärztl. Wschr. 13, 52, 75, 124, 152 (1958).
RÜMELIN, K.: Fettleber-Zirrhose. Acta hepat. (Hamburg) 3, 217 (1955).
SCHEGA, H. W.: Das Infusionsödem der Darmwand und seine therapeutische Beeinflußbarkeit. Gastroenterologia (Basel) 90, 231 (1958).
SCHMIDT, E., u. V. G. SCHMIDT: Fermentuntersuchungen beim Leberkoma. Gastroenterologia (Basel) Suppl. 69, 90 (1958).
SCHÜTTE, E.: Zur Physiologie und Pathologie des Elektrolyt- und Wasserhaushaltes. Melsunger Med. pharm. Mitt. H. 89 (1958).
— Normale Physiologie des Wasser- und Elektrolythaushaltes. Gastroenterologia (Basel) 90, 133 (1958).
SCHWIEGK, H.: Untersuchungen über die Leberdurchblutung und den Pfortaderkreislauf. NAUNYN-SCHMIEDEBERG's Arch. exp. Path. Pharmak. 168, 693 (1932).
SHERLOCK, SH.: Liver failure. In: The liver: Some physiological and clinical aspects. Brit. med. Bull. 13, 137 (1957).
— Die Pathophysiologie des Leberkomas. Gastroenterologia (Basel) 90, 235 (1958).
SHORR, E., B. W. ZWEIFACH, R. F. FURCHGOTT and S. BAEZ: Hepatorenal factors in circulatory homeostasis. Tissure origins of the vasotropic principles VEM and VDM. Circulation 3, 42 (1951).
SIEDE, W.: Therapie des Leberkoma. Gastroenterologia (Basel) 90, 291 (1958).
STAUB, H.: Zur Therapie diffuser hepatocellulärer Erkrankungen. Freiburger Symposion über Pathologie, Diagnostik und Therapie der Leberkrankheiten. Berlin: Springer 1957.
STUCKE, K.: Elektrolyt- und Wasserhaushalt bei chirurgischen Eingriffen. Melsunger Med. pharm. Mitt. H. 89 (1958). Sonderheft mit den Vorträgen des 2. Dtsch. Elektrolyt-Symposiums 1958 in Kassel.
ÜHLEIN, E.: Der Feinbau der Eiweißkörper, Mat. Med. Nordmark 7, (9) 320 (1955).
VENRATH, H., W. BOLT, W. HOLLMANN, H. VALENTIN u. H. KESTELOOT: Über die Blutdepots beim Menschen. Sportmedizin H. 7 (1957).
— — — — Untersuchungen zur Frage der Blutdepots beim Menschen. Z. Kreisl.-Forsch. 46, 612 (1957).
WEWALKA, F.: Beziehungen zwischen Störungen des Aminosäurestoffwechsels und Leberkrankheiten. Acta hepat. (Hamburg) 4, I, 137 (1956).
WHIPPLE, G. H.: Das organische Gleichgewicht von Körperproteinen, Haemoglobin, Plasma- Organ- und Gewebsproteinen. Vortr. 4. Tagg der Nobelpreisträger, Lindau 1954.
WIEMERS, K., u. E. KERN: Die postoperativen Frühkomplikationen, ihre Behandlung und Verhütung. Georg Thieme Stuttgart: 1957.
WILDHIRT, E.: Die moderne Therapie des Leberkomas. Mat. Med. Nordmark 7, 5—6 (1956).
— Therapie des Leberkomas. Gastroenterologia (Basel) Suppl. 90, 63 (1958).
WILLENEGGER, H.: Wie weit muß sich der Chirurg auch im mittelgroßen und kleinen Krankenhaus mit dem Elektrolytproblem befassen und wie kann er entsprechende Aufgaben praktisch lösen? Melsunger Med. pharm. Mitt. H. 89 (1958). Sonderheft mit den Vorträgen des 2. Dtsch. Elektrolyt-Symposiums 1958 in Kassel.
WOLLHEIM, E.: Kreislauf und Wasserhaushalt bei Hepatitis. Dtsch. med. Wschr. 76, 789 (1951).
— Über die tubulären Funktionsstörungen der Niere. Verh. dtsch. Ges. inn. Med. 58, 211 (1952).
WU, CH., J. L. BOLLMANN and H. R. BUTT: Changes in free amino acides in the plasma during hepatic coma. J. clin. Invest. 34, 845 (1955).
ZIEGLER, E.: Neuere Ergebnisse über die Regulation des Kohlenhydratstoffwechsels. Mat. Med. Nordmark 6, 281, 323, 365, 409 (1954); 7, 1, 52, 94, 149, 191, 223 (1955).

D. Spezielle Chirurgie der Leber

I. Präoperative Untersuchungen

1. Allgemeines

Bei der dominierenden Stellung der Leber im gesamten Stoffwechsel, bei ihren engen Korrelationen zu Magen, Darm, Nieren, Herz und Kreislauf kann eine exakte Operationsindikation nur dann gestellt und verantwortet werden, wenn man das gesamte klinische Bild genügend beurteilen kann. Hierzu benötigt der Chirurg nicht nur eine sorgfältige Auswertung der *Vorgeschichte* und der routinemäßig erhobenen *klinischen Befunde*, sondern darüber hinaus noch eine umfassende Prüfung sämtlicher *Leberfunktionen* im engeren und weiteren Sinne. Für die Erschließung der Stoffwechsel- und Fermenttätigkeiten der Leber steht eine Vielzahl von Leberfunktionsproben und Labortesten zur Verfügung. Weitere Anhaltspunkte vermitteln die Leberbiopsien und die Röntgenuntersuchungen. Alle diese Voruntersuchungen gestatten dann eine einigermaßen sichere Aussage über das klinische Gesamtbild.

2. Klinische Befunderhebungen

Die *klinische* Untersuchung der Leber ist im ganzen gesehen nicht sehr aufschlußreich. Ihre Lage in der Kuppe des Zwerchfells entzieht sie mehr oder weniger

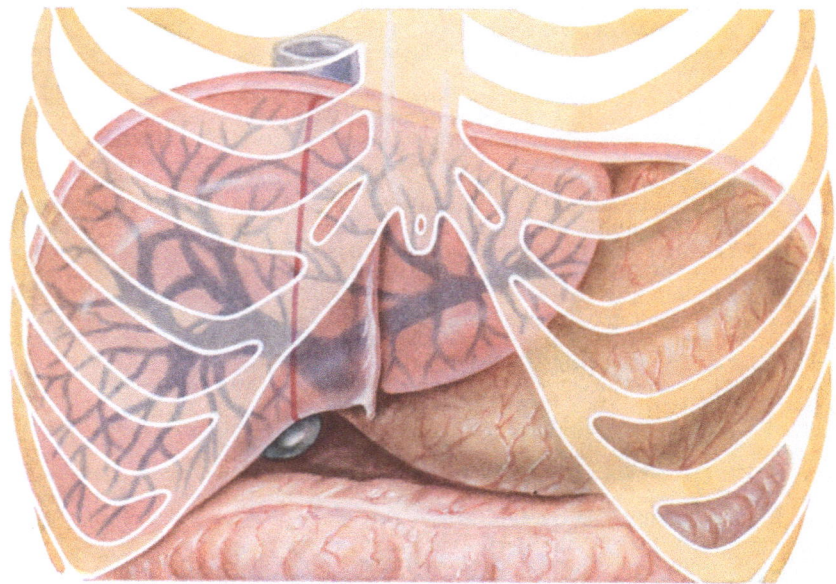

Abb. 11. Synopsis der Rippen, Leber und Baucheingeweide. Cava-Gallenblasenlinie eingezeichnet

jeder direkten Erfassung, z.B. durch die Palpation. Nur bei Verlagerungen und Vergrößerungen ragt sie auf der rechten Seite über den Rippenbogen hinaus. Auch im Mittel- oder linken Oberbauch ist sie nur unzureichend zugänglich. Oben von der Lunge und unten von den Därmen bzw. vom Magen überdeckt, kann sie *perkutorisch* kaum erfaßt werden; es sei denn, es lägen Enteroptosen oder ausgesprochene Lebervergrößerungen vor. Andererseits ändert die Leber je nach dem Füllungszustand der Eingeweide, beim Lungenemphysem, bei Flüssigkeitsansammlungen, bei Entzündungsprozessen im Brust- und Bauchraum ihre Position. Zu beachten ist auch, daß die Leberprojektionen je nach Körperhaltung, im Stehen oder in der Horizontale, bei oberflächlicher oder tiefer Atmung wechseln. Oft ist es schwierig zu entscheiden, ob es sich um eine scheinbare oder wirkliche Lebervergrößerung oder um einen Lebertiefstand handelt. Eine Änderung der Druckverhältnisse oder des Tonus der Bauch- und Intercostalmuskulatur, eine Lockerung des Bandapparates, sie alle wollen in Rechnung gestellt werden. Die Leberdämpfung reicht unter normalen Verhältnissen von der 5. Rippe rechts, in der Axillarlinie bis zur 11. Rippe nach unten, in der Mamillarlinie bis zum Rippenbogen und in der Medianlinie bis etwa in die Mitte zwischen Schwertfortsatz und Nabel und zieht dann zur Herzspitze (Abb. 11).

3. Leberfunktionsteste

Die *Funktionsprüfungen* der Leber sind in vieler Hinsicht keine echten organspezifischen Tätigkeitsteste und können nur gemeinsam mit den Ergebnissen aller anderen Untersuchungen ein Bild über die Art und das Ausmaß der Schädigung vermitteln. An Leberfunktionsproben gibt es jetzt etwa 200, ein Zeichen für die Unsicherheit und den begrenzten Wert aller Kontrollen. Immer wieder werden neue verfeinerte Prüfungsmethoden angegeben, denen eine besondere und eigene Leberempfindlichkeit nachgerühmt wird. Hierzu ist jedoch zu sagen, daß für die chirurgischen Belange nur ein verhältnismäßig kleiner Teil von Leberfunktionsproben notwendig ist. Die Patienten sind ja fast immer vorher einer intensiven internistischen Untersuchung unterzogen, so daß dem Chirurgen nur noch relativ wenige Laboraufgaben obliegen. Einige sind jedoch immer deshalb vonnöten, da die Leberfunktionsteste nicht nur den Anfangsbefund registrieren, sondern Ausgangspunkt einer *Verlaufskontrolle vor, während* und *nach* dem Eingriff sein sollen. Aber auch hier ist der Vorbehalt zu machen, daß bei der Empfindlichkeit sehr vieler Teste, insbesondere der Eiweiße, und bei der Mannigfaltigkeit der therapeutischen Handlungen alle Laborwerte recht schwankend sein können. Denken wir nur an die den Eiweißhaushalt belastenden Wundheilungen, Temperaturanstiege, eine postoperative Bronchitis oder sonstige Infektionen, Störungen der Harnbereitung und -ausscheidung, so müssen alle Aussagen mehr oder weniger in ihrem Wert beeinträchtigt werden.

Bei kritischer Betrachtung kann man für den *chirurgischen Hausgebrauch* die Vielzahl der Leberteste auf einige wenige reduzieren. Neben den üblichen, allgemeinen Untersuchungen, wie Kontrolle von Temperatur, Puls, Blutdruck, Urin, Wa.R., Senkungsgeschwindigkeit haben sich in der Klinik als ausreichend erwiesen:

1. für den Eiweißhaushalt: a) Elektrophorese, b) Takata-Ara-Reaktion, c) Weltmannsches Koagulationsband, d) Cadmium-Sulfatprobe, e) Thymoltrübungstest.
2. für den Kohlenhydratstoffwechsel: Galaktosebelastung.
3. für den Fett- und Lipoidstoffwechsel: Bestimmung des Cholesterins und der Cholesterinester.
4. für den Gallenfarbstoffwechsel: Prüfung des Bilirubins im Serum, Nachweis von Urobilin und Urobilinogen, Ehrlichsche Aldehydprobe, Schlesingersche Reaktion.
    Zur Differentialdiagnose des Ikterus: Bestimmung der alkalischen Serumphosphatase, Vitamin K-Test.
5. für die Ausscheidungs- und Entgiftungsfunktionen: Hippursäuretest bei normaler Nierenfunktion. Bromsulfphthalein-Probe und Bilirubinbelastung.
6. für den Wasserhaushalt: 6 Std Wasserversuch von WOLLHEIM. Volhardscher Wasserversuch, Clearance-Prüfungen.
7. Sonstige Prüfungen: Nachweis des Serumeisens, Bestimmung von Prothrombin, Faktor V und VII.

Die engen hepatorenalen Korrelationen verlangen bei jeder Operation an der Leber eine sorgfältige Beobachtung der *Nierenleistung*. Neben den üblichen Urinkontrollen ist die Ausscheidung und das Konzentrationsvermögen zu überwachen.

Clearanceproben stellen keine zusätzliche Belastung dar und sind deshalb der wertvollste Indicator der jeweiligen Leber- und Nierenleistung.

Die Nierenfunktionsprüfung mit Phenolrot erfolgt unter Grundumsatzbedingungen. Morgens erhält der Pat. nüchtern 600 cm³ ungesüßten Tee, der schnell auszutrinken ist. Nach 45 min Entleerung der Blase durch Katheterisierung. Anschließend Injektion von 1 cm³ Phenolrot intravenös. Der Urin wird aufgehoben, nach genau 15 min vollständige Entleerung der Blase. Die Colorimetrierung erfolgt im Vergleich mit dem ersten Urin. Pathologisch sind Werte unter 30%.

Wenn zumutbar, soll auch ein Volhardscher Wasserversuch vorgenommen werden. Des weiteren sind zu überprüfen: Reststickstoff im Serum, die Elektrolyte Natrium und Kalium im Serum sowie die Chlorausscheidung im Urin. Die präoperative Nierendiagnostik muß weiterhin die Alkalireserve zur Prüfung des Säure-Basengleichgewichtes oder eine p_H-Bestimmung im Blut einbeziehen. Auch der Wollheimsche Wasserversuch soll, wenn irgendwie möglich, durchgeführt werden. Zur Festlegung der hepatorenalen Wasserhaushaltsstörungen gewährt er ebenso gute Einblicke, wie für den Ablauf der Erkrankung und den Effekt unserer therapeutischen Maßnahmen.

Von den vielen *Lebertesten*, deren Ergebnisse *vor* der Operation in genügender Breite vorliegen müssen — von ihrem Ausfall hängt nicht zuletzt die Operabilität überhaupt ab —, sind *unmittelbar vor der Operation* nur *einige Proben* zur *abschließenden* Kontrolle erforderlich: die Bestimmung des Bilirubins im Serum, der Thymoltrübungstest, die Cholesterinbestimmung im Serum, Galaktoseprobe und schließlich die alkalische Phosphatase. Selbstverständlich wird bei Bedarf der Kreis dieser Teste erweitert werden müssen. Aber im allgemeinen genügt in diesem Stadium eine beschränkte Auswahl.

4. Röntgenuntersuchungen

Für die Abgrenzung der chirurgischen Hepatopathien sind neben den rein klinischen und labormäßigen Untersuchungen *Röntgenverfahren* heranzuziehen. *Leeraufnahmen* lassen bereits verkalkte Hämangiome, Echinococcusblasen, Fremdkörper, Luft- und Flüssigkeitsansammlungen innerhalb und außerhalb der Leber erkennen. Tomogramme geben nähere Hinweise bei Abscessen, Cysten und Interpositionen von Darmanteilen. *Indirekte Röntgenmethoden,* wie die Durchleuchtung des Thorax, des Magen-Darm-Kanals und intravenöse Pyelographien vermitteln weitere wichtige Aufschlüsse über die Art und Ausdehnung des Leidens.

Als *speziellere* Untersuchungsmethoden kommen in Betracht:

a) Cholangiographie,
b) Aortographie,
c) Venographie,
d) Splenoportographie.

a) Die orale und intravenöse *Cholangiographie* gibt ganz bestimmte funktionelle und morphologische Hinweise, die jedoch vornehmlich für die Diagnostik der extrahepatischen Gallenwege wertvoll sind. Selbst durch eine Verbesserung der Bildqualität und der Kontrastmittel lassen sich über die intrahepatischen Verhältnisse keine allzu sicheren Anhaltspunkte gewinnen.

Auch die *laparoskopische Cholangiographie* (ROYER), die direkte Injektion der Kontrastmittel in die Leber bzw. in die Gallenblase, ist mit soviel Mängeln behaftet, daß sie heute kaum noch Anwendung findet. Die Gefahr einer galligen

Peritonitis ist immer gegeben. Bei dem heutigen Stand der röntgenologischen Diagnostik ist diese Methode auch nicht mehr recht vertretbar.

Hingegen ist die *intraoperative Cholangiographie*, erstmalig von MIRIZZI (1931) angegeben, ein sehr brauchbares Verfahren, um sich in unklaren Situationen über die Innenstruktur der Leber zu informieren. Einzel- oder Serienbilder geben dem Chirurgen gute Hinweise für sein weiteres Vorgehen.

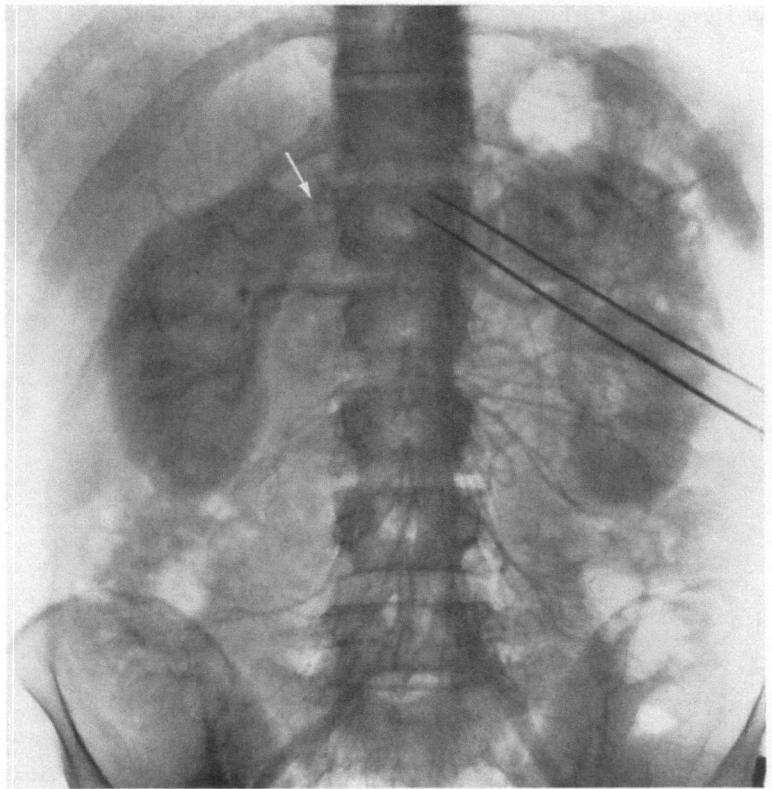

Abb. 12. Aortographie, Tripus Halleri bzw. A. hepatica communis durch Pfeil gekennzeichnet

b) Die *Angiographie* der *Bauchaorta* hat in der üblichen Technik nur einen begrenzten Wirkungsbereich, da der Tripus Halleri durch direkte Punktion nur schlecht zu erreichen ist (Abb. 12). Neue Möglichkeiten erschließt hier die *selektive abdominelle Arteriographie* mittels Katheter entweder durch die A. brachialis oder die A. femoralis. Die femorale Darstellung ist aber bisher nicht recht befriedigend gelungen, hingegen läßt sich über die A. brachialis eine gute Übersicht der Leberarchitektur gewinnen. Der Schnabel des eingeführten Katheters wird unter Röntgenkontrolle in Höhe des Tripus Halleri nach rechts gedreht und in das Lumen der A. hepatica vorgeschoben. Hierdurch wird der Kontraststoß auf das Aufzweigungsgebiet der Leberarterie verteilt, so daß man wertvolle Aufschlüsse über das ganze Gefäßnetz erhält (Abb. 12). Bei Lebercirrhosen zeigen sich Veränderungen bezüglich der Gefäßlichtung und ihrer Krümmung, in fortgeschrittenen Fällen besteht eine Kaliberzunahme der größeren Äste, während die kleineren reduziert erscheinen.

c) Die *Darstellung der Lebervenen* läßt sich durch rasche Injektion des Kontrastmittels gegen den Blutstrom erreichen. Der früher übliche Weg über die V. femoralis ist zugunsten der Katheterung von der oberen Hohlvene her verlassen. Ohne Schwierigkeiten läßt sich die Einmündungsstelle der Lebervenen erreichen und das Kontrastmittel injizieren. Die Injektion gegen den Blutstrom bewirkt jedoch häufig eine ,,Überspritzung", so daß dann zusätzlich die portal-venösen Anastomosen, ja sogar die letzten Verzweigungen des Pfortadersystems aufgefüllt werden. Diese unnatürlichen Effekte sind oft schwierig zu deuten. Insgesamt

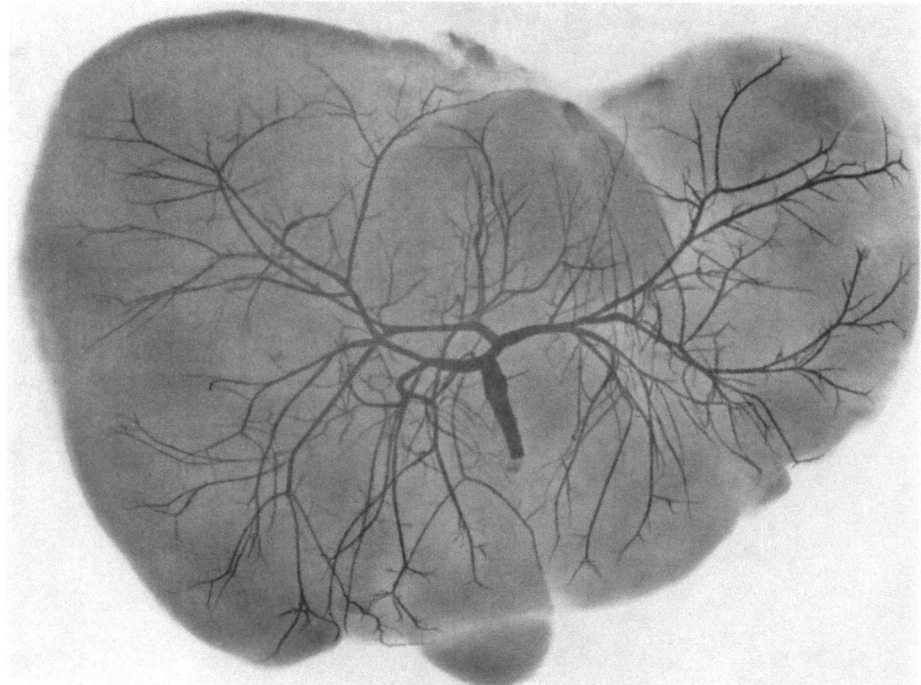

Abb. 13. Aufzweigung der A. hepatica in den beiden Leberhälften. Postmortales Arteriogramm

ist die Methode bisher allenfalls für die Darstellung grobzeichnender Veränderungen wie z.B. expansiv wachsender Tumoren praktisch verwertbar.

d) Die *Splenoportographie* hat sich bisher als brauchbarste Methode zur Darstellung der Leber erwiesen. Das in die Milz injizierte Kontrastmittel gestattet — unter Normalverhältnissen — einen ausgezeichneten Überblick über die Innenanatomie der Leber. In der ersten Phase stellen sich die Gefäßbäume plastisch dar, in der zweiten verteilt es sich über die feinsten Aufzweigungen diffus bis in das Parenchym, wird somit zur *Hepatographie*.

Drei in ihrer Technik grundsätzlich verschiedene Methoden sind üblich:
        a) die percutane transparietale Splenoportographie,
        b) die laparoskopische Splenoportographie,
        c) die intraoperative Splenoportographie.

a) Die *percutane Splenoportographie* gestattet im Prinzip die gleichen röntgendiagnostischen Möglichkeiten wie die übrigen Techniken. Gegen diese Methode muß jedoch gerade der Chirurg ernste Bedenken erheben. Die ,,blinde" Punktion der Milz durch den Intercostalraum hindurch ist für das chirurgische Denken etwas Unheimliches und Unmögliches. ANACKER konnte in etwa 1% der Fälle schwere Komplikationen zum Teil mit tödlichem Ausgang registrieren. Hitzegefühl, Übelkeit und Erbrechen sind dabei noch relativ harmlose Erscheinungen. Schon ernster stimmen Berichte über Injektionen des Kontrastmittels in den Magen, in den Darm und in das freie Abdomen. Größte Bedenken müssen jedoch aufkommen, wenn man von massiven Blutungen und zweizeitigen Milzrupturen hört. Die Hauptursache der Nachblutungen liegt in der Erweiterung und Vergrößerung der Punktionswunde. Bei der üblichen Technik wird die Punktionsnadel im Intercostalraum fixiert. Die Atemexkursionen schieben dann die in der Milz liegende Nadelspitze hin und her, ein folgenschwerer Vorgang, der dazu Anlaß gab, die Atmung in intratrachealer Narkose kurzfristig zu unterbrechen. Alles dies ist höchst unsicher und gewagt!

Die an sich in der diagnostischen Ausbeute wertvolle Methode wird durch diese Komplikationen aufs schwerste belastet. Wichtige Aufschlüsse gibt die Splenoportographie bei Splenomegalien, Systemerkrankungen, vielen Formen von Cirrhosen, extrahepatischen portalen Thrombosen, bei Lebertumoren und Leberabscessen. Größere raumfordernde Prozesse bringen Veränderungen bzw. einen Füllungsausfall der Gefäße mit sich. Die umgebenden Areale zeigen verstärkte kompensatorische Füllung und einen Reflux in den Pfortaderzuflußgebieten. Für kleinere Tumorbildungen, insbesondere auch Lebermetastasen, reicht aber die Treffsicherheit der Methode bisher nicht aus.

b) Einen außerordentlichen Fortschritt stellt die *Splenoportographie unter Sicht des Auges* dar (WANNAGAT). Nach Anlegen des bei der *Laparoskopie* üblichen Pneumoperitoneums wird eine modifizierte Saugmann-Nadel unterhalb des linken Rippenbogens zwischen der Linea axillaris media und anterior in die Milz eingestochen. Die Lage der Nadel läßt sich durch eine Zentimetermarkierung genau bestimmen. Hämorrhagien können vermieden werden, wenn man die Nadel nicht allzu tief in das Milzgewebe vorwärtsstreibt und sie über die vorher bestimmte Gerinnungszeit hinaus liegenläßt. Gelegentliche Nachblutungen sind durch Koagulation mit Hochfrequenzströmen zu beherrschen.

Die laparoskopische Splenoportographie wurde von WANNAGAT im Laufe der Zeit zu einer sehr treffsicheren Methodik ausgebaut. Ein großer Vorteil ist die Möglichkeit, neben der funktionellen Röntgendiagnostik gleichzeitig den Milzinnendruck messen und die Erythrocytenresistenz bestimmen zu können. Ernstliche Komplikationen hat WANNAGAT — bei weit über 300 Splenoportographien — bisher nicht beobachtet. Die Schattenseiten der blinden Methoden fallen weg. Die Röntgenbilder selbst vermitteln höchst instruktive Vorstellungen über den Aufbau, die Arbeitsleistung und die Rhythmik der Leber und der ihr unmittelbar vorgeschalteten portolienalen Venenbezirke.

Technik. In LA. Anlegen eines Pneumoperitoneums an „typischer" Stelle. Einstich der 15—17 cm langen Saugmann-Nadel unter dem linken Rippenbogen bis 2,5—3 cm tief in das Milzparenchym. Injektion von 20—40 ml eines entsprechenden Kontrastmittels, Injektionstempo 7—10 sec für 20 ml. 1. Röntgenaufnahme in der 7.—8. Injektionssekunde, 2. Bild etwa in der 20. sec. Zielaufnahme bei Atemstillstand. Verwendet werden das Siemenssche Siroskop mit dem Explorator super und leichte Kassetten ohne Bleieinlage. Der Abstand Film—Focus beträgt etwa 70 cm. Die Filmschwärzung ist bei 65—75 kV und 70 m As befriedigend, Filmgröße 35,6 × 35,6 cm. Die Aufnahmen werden individuell in Rechtsoder Linkslage unter Berücksichtigung der Strömungsgeschwindigkeit geschossen. In der Regel genügen 2—3 Aufnahmen in verschiedenen Positionen und zeitlichen Abständen. Vor und nach der Kontrastmittelinjektion Messung des Milzinnendruckes. Bei unklarer Situation Seriogramme mit der Janker-Kassette.

Dieses Vorgehen gestattet eine genaue Kontrolle des Kontrastmittelabflusses im Leuchtschirm, die Registrierung der Strömungsgeschwindigkeit und schaltet die Fehlerquellen des Einzelbildes aus. Diese Methode stellt unseres Erachtens eine wirkliche diagnostische Bereicherung dar und vermittelt morphologische und funktionelle Aufschlüsse bei portalen Kreislaufstörungen, extrahepatischen und intrahepatischen Stromeinengungen, Blockbildungen, Tumoren und Cysten der Leber (Abb. 14a).

Recht interessant, aber bisher zu wenig erprobt ist die *indirekte Splenoportographie über die A. lienalis* (GOLLMANN). Nach der Seldinger-Methode wird die A. femoralis punktiert und ein Katheter über einem Führungsdraht bis zum Abgang der Milzarterie vorgeschoben. Diese läßt sich besser darstellen und erreichen als die A. hepatica. 20—30 cm^3 50%iges Kontrastmittel werden innerhalb von 5—6 sec injiziert. Etwa 8—12 sec später sind die V. lienalis und anschließend der Portalbaum intensiv kontrastgefüllt. Diese neuartige Methode behebt die Gefahren einer komplizierenden Milzverletzung und erweitert durch die gleichzeitige Darstellung der A. und V. lienalis den diagnostischen Gesichtskreis. Größere praktische Erfahrungen liegen jedoch bisher nicht vor.

Für alle Angiographien der Leber und Milz hat sich das *Biligrafin* gut bewährt. Bei strenger Beachtung der üblichen Kontraindikationen, wie z.B. Kontrastmittelüberempfindlichkeit, akuter Leberschädigungen und Entzündungen, tubulärer Insuffizienz, Herz- und Kreislaufstörungen, Lungenentzündungen, Morbus Basedow, Kachexie sind nachteilige Störungen nicht zu erwarten.

Zusammenfassend läßt sich feststellen, daß die Röntgendarstellungen der Lebergefäße und Gallengänge die Entwicklung der Leberchirurgie insgesamt sehr gefördert haben. Der Anstoß zu dieser Methodik ging von Chirurgen aus. Sie hat, wenn man von der blinden percutanen Splenoportographie absieht, auch weiter ihre chirurgische Linie gewahrt. Im Verein mit der gesamten klinischen und labormäßigen Leberdiagnostik stellen die Röntgenverfahren einen wirklichen Fortschritt dar. Sie müssen nur sinnvoll und zur rechten Zeit eingesetzt werden.

Vor der Operation ist die laparoskopische Splenoportographie nach WANNAGAT in der Hand des Geübten die Methode der Wahl. Der Chirurg wird jedoch aus seiner Grundeinstellung heraus, Punktionen blutreicher Organe nur unter Sicht des Auges vorzunehmen, lieber die *direkte* Milzpunktion vorziehen. Im Ausbau befinden sich die selektive Arteriographie und Venographie der Milzgefäße nach der Seldinger-Methode sowie die Angiographie der Lebervenen über die obere V. cava. Größere praktische Erfahrungen liegen aber bisher nicht vor. Ergänzenden Wert hat die intravenöse Cholangiographie.

c) *Während der Operation* ist bei allen Gefäßerkrankungen im Portalbereich die *direkte Splenoportographie* das beste Verfahren. Zur Darstellung von raumfordernden Prozessen, Tumoren, Cysten und Abscessen ist sie weniger belastend, gefahrlos wiederholbar und ebenso sicher.

5. Bioptische Untersuchungen

Die großen Fortschritte der klinischen Hepatologie beruhen nicht zuletzt auf dem Ausbau der *bioptischen* Untersuchungsverfahren. Hier sind zwei prinzipiell verschiedene Methoden zu unterscheiden:

1. *die Blindpunktion,*
2. *die Laparoskopie.*

Die Indikationen für beide Verfahren sind zwar grundsätzlich die gleichen, ihr Wert jedoch ein recht unterschiedlicher.

Die *Blindpunktion* wird unterhalb des rechten Rippenbogens oder intercostal, ja sogar transthorakal in Lokalanaesthesie vorgenommen. Das Lebergewebe wird entweder mittels eines Spezialinstrumentariums aspiriert oder ausgestanzt.

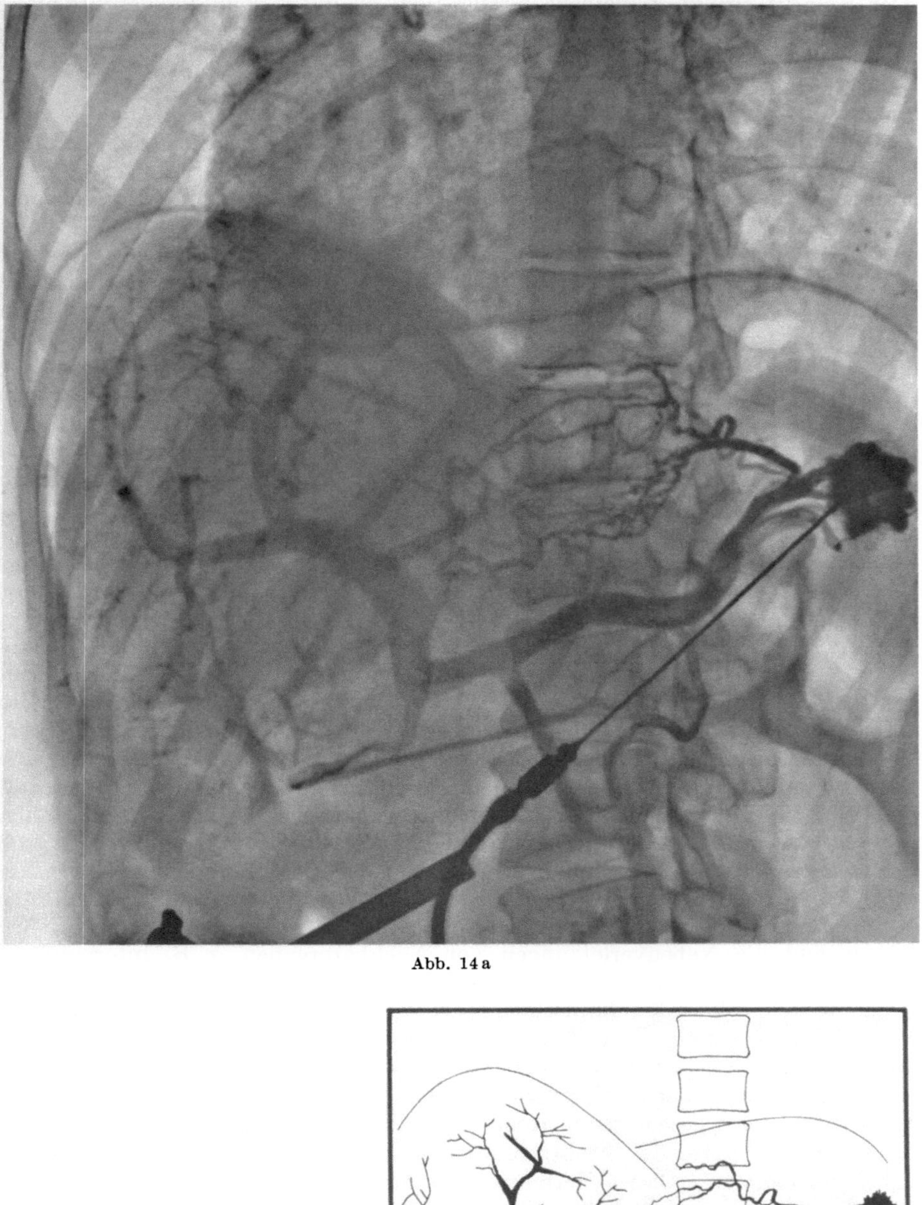

Abb. 14a

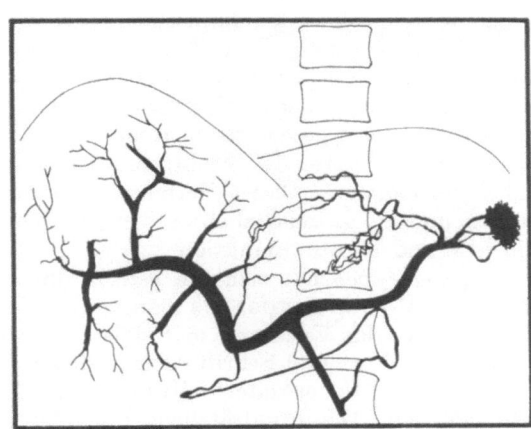

Abb. 14. Laparoskopisches Splenoportogramm. Subakut-chronische Hepatitis mit Gefäßveränderungen in der rechten Leberhälfte. Diffus fortschreitender cellulär-infiltrativer Entzündungsprozeß mit sekundärer portaler Stase. Umgehungskreislauf über die Magen- und Netzgefäße. Aufnahme Dr. WANNAGAT, Bad Mergentheim

Abb 14b.

Der Eingriff erfolgt in völliger Exspiration, erfordert somit die Mitarbeit des Patienten. Bei der Blindpunktion der Leber muß schon aus Gründen der Methodik die Versagerquote relativ groß sein. Sieht man die pathologische Leberveränderung nicht, bzw. liegt ein örtlich umschriebenes Leiden vor, dann ist es mehr oder weniger dem Zufall überlassen, ob man ein echtes Substrat gewinnt. Die diagnostischen Aussagen verlieren an Prägnanz und Sicherheit, Fehldiagnosen können nicht ausbleiben. Bei vergleichenden Nachprüfungen ergaben sich auch zwischen Biopsie- und Autopsiebefunden große Differenzen: Bei Carcinommetastasen, Granulomen, Hämangiomen und anderen circumscripten Erkrankungen weichen die Ergebnisse in über $1/3$ der Fälle voneinander ab. Auch bei der Narbenleber, bei der ja gesundes und krankes Gewebe nebeneinander vorkommt, bestanden vielfach Fehldiagnosen. Hingegen herrschte bei diffusen Leiden, z. B. Hepatitis und Cirrhose, zwischen beiden Untersuchungsreihen weitgehende Übereinstimmung (Abb.15).

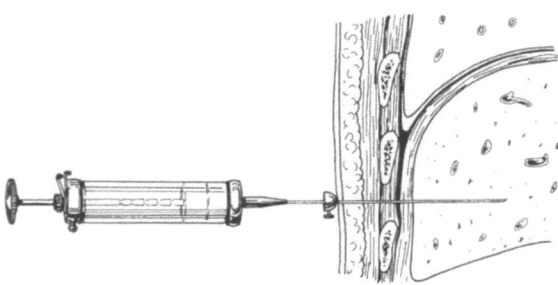

Abb. 15. Blinde Leberpunktion. Die Nadel ist durch die Brust- bzw. Bauchwand in die rechte Leberhälfte eingeführt. Umgezeichnet nach NETTER

Vom chirurgischen Standpunkt aus sind aber noch sehr viel ernstere Einwände vorzubringen. Die Blindpunktion der blut- und gefäßreichen Leber ist immer mit einem großen Risiko verbunden. Jede spätere Kontrollmöglichkeit entfällt und man kann nur hoffen, daß keine stärkere Blutung eintritt. Auch die neueren Funktions- und Stanznadeln mit Trokar-Wirkung sind verhältnismäßig dick konstruiert, um genügend Gewebsmaterial für die bioptische Untersuchung gewinnen zu können. Nicht nur, daß hierdurch ein Intercostalnerv oder eine Arterie getroffen oder ein intrahepatisches Gefäß bzw. ein Gallengang verletzt werden kann, auch an der Leberkapsel selbst ist die Rupturgefahr groß. Die Rechtsseitlagerung nach dem Eingriff mit der Zielsetzung einer Tamponade ist doch eine recht unsichere Sache. Liegt eine größere Verletzung vor, kann hierdurch ein Austritt von Blut oder Galle nicht vermieden werden. Als weitere Gefahren sind die Nebenverletzungen von Nachbarorganen, z. B. interponierter Colonanteile, der Nieren, Nebennieren und der Lunge hervorzuheben. Alle diese Momente schränken den klinischen Wert dieser in den USA weitverbreiteten Methode erheblich ein. Sie ist nicht zu verantworten, wenn weit bessere und ungefährlichere diagnostische Möglichkeiten zur Verfügung stehen.

Das gleiche Prinzip verfolgt die *Histotomie* der Leber nach NEUMANN. Mit einem vorn scharf geschliffenen Rohr von 1,8 mm Lichtungsweite wird mit Hilfe eines schnell rotierenden Elektromotors ein kräftiger Gewebszylinder aus der Leber entnommen. Dieses Verfahren hat bisher keinen weiteren Anklang gefunden und ist grundsätzlich in der gleichen kritischen Beleuchtung zu sehen wie jede andere Blindpunktion.

Demgegenüber hat sich die *gezielte Biopsie* jetzt überall durchgesetzt. Die im Jahre 1910 von JAKOBAEUS inaugurierte *Laparoskopie* verdankt ihren Ausbau H. KALK, der das Verfahren methodisch sehr verbesserte und sich für seine Anwendung in Wort und Schrift immer wieder energisch einsetzte.

Im Jahre 1942 erweiterte KALK die Methode durch die zusätzliche *gezielte Leberpunktion*. Die grundsätzliche Einstellung, daß die Laparoskopie nur dann berechtigt sei, wenn einzig und allein nur noch durch sie eine diagnostische

Klärung erreicht werden kann, hat ihr ein weites und doch wieder wohlabgegrenztes Feld erschlossen.

Die *Indikationen* zur gezielten Leberpunktion sind heute fest umrissen. Sie ist angezeigt
1. zur Abgrenzung einer anderweitig nicht zu klärenden Hepatomegalie,
2. bei allen Formen von diffusen Leberparenchymschäden, bei der Cirrhose und der Narbenleber,
3. zur Differentialdiagnose des mechanischen und parenchymatösen Ikterus.

Aber auch hier schränkt sich die Anwendung ein, wenn gleichzeitig Bauchfelladhäsionen nach ausgedehnten Laparotomien, nach einer Appendicitis oder

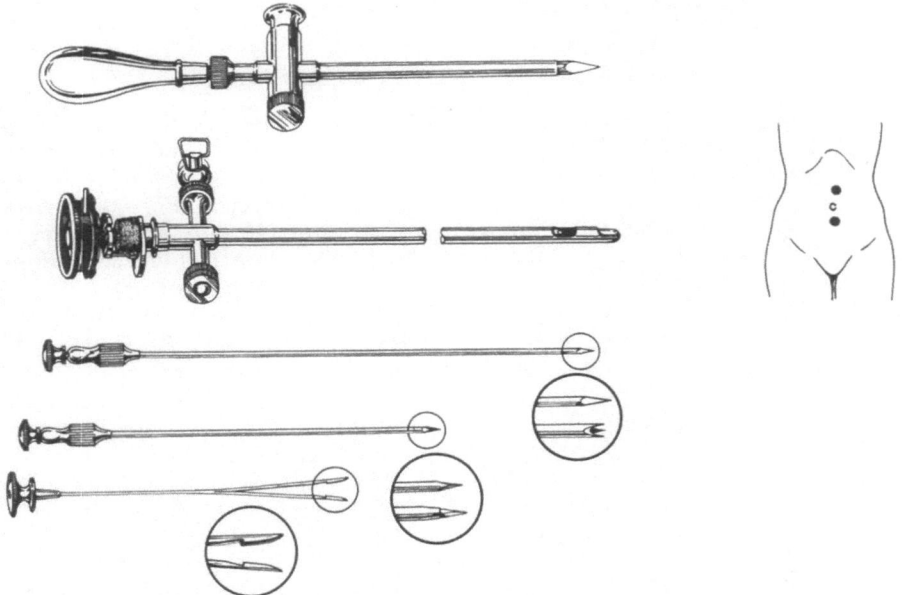

Abb. 16. Verschiedene Laparoskopieinstrumente (Trokar zur Punktion, Laparoskop, Kanülen und Nadeln nach VIM-SILVERMAN bzw. TERRY-GILMANN). Einführungsstellen für das Laparoskop bzw. die Anlegung eines Pneumoperitoneums (in Anlehnung an KALK, NETTER und SCHMIDT)

Magenperforation oder gar akute Erkrankungen des Magen-Darm-Traktes und der Gallenblase vorliegen. Die *Kontraindikationen* ergeben sich aus den potentiellen Gefahren: Diese können allein durch das *Pneumoperitoneum* bedingt sein, weitere unliebsame Störungen können durch die *Punktion* entstehen. Die Luftfüllung des Bauches kann zur Lösung frischer Adhäsionen, zur Perforation von Abscessen und zur Ausbreitung einer Peritonitis führen. Über entsprechende Zwischenfälle ist häufiger berichtet worden. Gelegentlich tritt auch ein Haut- und Mediastinalemphysem bei einer angeborenen oder erworbenen Zwerchfellhernie auf. Ferner sind Luftaufblähungen des Netzes beobachtet worden. Auch bei Dekompensationszuständen des Herzens und Kreislaufes führt der Zwerchfellhochstand zu einer zusätzlichen Belastung.

Die Gefahren sind bei der *gezielten* Laparoskopie ungleich geringer als bei der *Blindpunktion*. Die Leber kann gut eingesehen und eine Hämorrhagie kontrolliert werden. Weiterhin lassen sich Punktionen an mehreren Stellen und in den verdächtigen Bezirken durchführen, während bei der Blindpunktion ja vornehmlich nur die rechte Leberhälfte mit der Nadel erreichbar ist.

Technik. Das Instrument wird in L.A. an „typischer" Stelle, etwas oberhalb des Nabels und etwas links von der Medianlinie eingeführt. Das Laparoskop setzt sich aus einem Trokar mit Hülse, Lampenträger und Optik zusammen. Verschiedene Instrumentarien sind in Gebrauch, so das *Henningsche* Instrument und das von KALK angegebene Heynemann-Gerät mit verschiedenen Optiken, zusätzlichem Kauter, Probeexcisionszangen, einem Lampenträger und Operationsschaft. Ferner stehen Sonderinstrumente, wie z.B. ein Taststab mit stumpfer Spitze, Vorrichtungen zur Punktion der Gallenblase, zur Photographie usw. zur Verfügung. Das Pneumoperitoneum erfolgt in der üblichen Weise mit einer Luftfüllung von 2000—6000 cm³ (Abb. 16).

Alles in allem ist „zweifellos die Laparoskopie als gezielte Biopsie gegenüber der Blindpunktion die diagnostisch wertvollere und auch harmlosere Methode" (GROS). Fehldiagnosen sind bei Begrenzung der Indikationsbereiche selten, insbesondere in der Hand des Erfahrenen und Geübten.

6. Laparoskopie oder Probelaparotomie?

Für den Chirurgen stellt sich die naheliegende Frage, ob die *Laparoskopie* überhaupt berechtigt und nicht der gleiche Effekt besser und sicherer durch eine *Probelaparotomie* erreicht werden kann. Zur Erörterung dieses Problems sind zunächst einige *gegen* die Probelaparotomie vorzubringende Einwände anzuführen. Eine Probelaparotomie muß, wenn sie sinnvoll sein will, immer in Allgemeinnarkose durchgeführt werden. Ein kleiner Schnitt in der Medianlinie des Oberbauches vermittelt keinen genügenden Überblick über die an sich schon schlecht darstellbare Leber. Sie würde nur einen Teilausschnitt der vorderen bzw. unteren Leberpartien sichtbar machen und keine Beurteilung der Gesamtsituation gestatten. Der bei der Laparotomie fraglos vorhandene Vorteil einer *Palpationsmöglichkeit* kann nur durch eine entsprechend große Schnittführung wahrgenommen werden. Deshalb muß jede Probelaparotomie, insbesondere dann, wenn Verwachsungen vorliegen, in Allgemeinnarkose durchgeführt werden. Des weiteren ist die Frage zu erörtern, ob bei der Laparotomie ohne weiteres eine allen Ansprüchen genügende *Probeexcision* aus der Leber vorgenommen werden kann. Liegt an der Oberfläche keine sichtbare Veränderung vor und läßt sich kein sicherer Palpationsbefund erheben, dann muß entweder mit der Punktionsnadel Gewebe entnommen oder der verdächtige Bezirk operativ angegangen werden. Die Probeexcision aus dem Leberrand ist unzureichend, ja irreleitend (RÖSSLE). Hier finden sich vorwiegend bindegewebige Formationen, also parenchymloses oder parenchymarmes Gewebe, das von der „Innenleber" völlig differieren kann. Der negative Befund einer Probeexcision sagt deshalb nichts aus! Der große Vorteil der Laparotomie wird andererseits ohne weiteres evident, wenn ein sichtbarer oder palpabler Tumor, ein Absceß bzw. eine Echinococcuscyste vorliegen. In allen Fällen, bei denen auf Grund der Voruntersuchungen eine der genannten pathologischen Veränderungen erwartet werden kann, ist die Probelaparotomie angezeigt. Sie hat dann aber weniger den Charakter einer Exploration als einer therapeutischen Zielsetzung!

Demgegenüber hat die *Laparoskopie* mit gleichzeitigem Pneumoperitoneum ihren festen Anwendungsbereich. Hier sind es vor allem die *diffusen Leberleiden*, bei denen eine chirurgische Therapie von vornherein nicht in Betracht kommt. So ist unseres Erachtens die Frage: Probelaparotomie *oder* Laparoskopie prinzipiell falsch gestellt. Jedes Verfahren hat seinen fest umrissenen Anwendungsbereich. Und so sollte es besser heißen: Laparoskopie *und* Probelaparotomie! Die Indikationen sind im wesentlichen klar. Nur in einzelnen Fällen werden sich Internist und Chirurg darüber verständigen müssen, ob man lieber primär die Laparoskopie unterläßt und gleich die diagnostische und therapeutische

Laparotomie durchführt. Dies dürfte vor allem bei manchen unklaren Ikterusfällen und bei Carcinomverdacht zweckmäßig sein.

Der Chirurg sollte deshalb nicht grundsätzliche Bedenken gegen die methodisch gut fundierte Laparoskopie vorbringen. Sie hat sich in der Zwischenzeit in der Inneren Medizin eindeutig und auf breiter Ebene durchgesetzt!

Die gezielte Laparoskopie ist dem internen Hepatologen zum unentbehrlichen Rüstzeug in der differentialdiagnostischen Beurteilung geworden und hat viele wissenschaftliche Fragestellungen aufgeworfen und klären können. Chirurgisches und internistisches Denken — die Laparoskopie ist ja in ihren Grundzügen eine chirurgische Maßnahme! — haben sich hier stark genähert. Letztlich hat der Chirurg von dieser Entwicklung nur Vorteile. Die durch die Laparoskopie gewonnenen neuen pathologischen Erkenntnisse haben sich schon jetzt befruchtend auf die ganze Leberchirurgie ausgewirkt.

II. Allgemeine Vorbehandlung, Narkose, postoperative Maßnahmen

1. Prämedikation

Die *Prämedikation* eines leberchirurgischen Eingriffes hat spezielle, über den Rahmen der Allgemeinchirurgie hinausgehende Aspekte. Ganz bestimmte Medikamente sind primär kontraindiziert, da die Leberentgiftungsfunktionen mehr oder weniger aufgehoben sind. Diese Einschränkung betrifft vor allem die *Barbiturate* und *Phenothiazine*. Ungeklärt ist, ob diese Substanzen die Leber selbst schädigen, ob eine erhöhte Empfindlichkeit besteht oder ob diese Stoffe durch extrahepatische Momente sich sekundär ungünstig auf die Leber auswirken. Aus tierexperimentellen Untersuchungen und aus der Klinik ist bekannt, daß Barbiturate und Phenothiazine komatöse Erscheinungen hervorrufen bzw. verschlimmern können. Besonders gefährdet sind ältere Leute und Patienten mit chronischen Leberparenchymschäden. Da die Barbiturate auf die Phosphorylierung in der Leber einwirken und die Oxydationen gleichzeitig weiterlaufen, besteht eine unterschiedliche Empfindlichkeit gegenüber den Entkopplersubstanzen. Die Leberfunktionsteste vermitteln keine spezifischen Aussagen über den Mechanismus dieser Vorgänge, klinisch stehen Fermentstörungen im Vordergrund. Ist in den vielgeleisigen Wechselbeziehungen eine Betriebsstörung eingetreten, sind Rückwirkungen auf andere Organsysteme, insbesondere die Nieren, unvermeidbar. Tubuläre Funktionsschäden sind die Folge. Die Ausscheidungshemmung der Niere führt zu einem verlangsamten Abbau und zu einer unzureichenden Entgiftung der Drogen und damit zu potenzierten Toxizitätseffekten.

Unter den gleichen Aspekten müssen die in der modernen Chirurgie vielfach angewandten *lytischen Cocktails* und die *Mischspritzen* gesehen werden. Mit Sicherheit steht heute fest, daß die Kombination von Megaphen, Atosil und Dolantin sich schon in verhältnismäßig schwachen Konzentrationen gleichzeitig leber- und nierenschädigend auswirkt. Die nur mühsam aufrechterhaltenen Leberkompensationen entgleisen unter der Giftwirkung relativ kleiner Mengen dieser Pharmaka.

Die Tierversuche sind hier irreal, da sie unter Normbedingungen durchgeführt werden. Ihre Ergebnisse sind somit kaum auf die Humanpathologie zu übertragen.

2. Winterschlaf, Hypothermie, potenzierte Narkose

In der Leberchirurgie ist die Anwendung des *Winterschlafes*, der *potenzierten Narkose* und der *medikamentösen Hypothermie* sehr problematisch. Jede Herabsetzung des Blutdruckes, jede Umschaltung auf einen Spargang führt auch zu einer Herabsetzung der Leber- und Nierenentgiftungsfunktionen, des effektiven Nieren-Plasma-Stromes und zu Verminderungen des Glomerulusfiltrates. Aus Untersuchungen der Würzburger Klinik ist bekannt, daß durch die künstliche Blutdrucksenkung der Filtrationsdruck in den Glomeruli nachhaltig gesenkt wird und schließlich die Diurese versiegt (HOLLE und KERN). Die Gefahrengrenze liegt bei der gesteuerten Hypotension etwa bei einem Blutdruckabfall auf 50—60 mm Hg. Störungen der Nierenfunktionen bei kontrollierter Hypotension mit Arfonad konnten auch mittels der Phenolsulfphthaleinprobe eindeutig nachgewiesen werden (BECKER). Beim Pendiomid, das in seiner Wirkung länger anhält, ist die Nierenleistung noch mehr herabgesetzt!

Auch bei der *Unterkühlung* treten Leber- und Nierenschädigungen auf. Bei einer Hypothermie zwischen 28 und 34° konnten HEINRICH und SCHAUTZ histologische Veränderungen an der Leber und zwar fleckförmige Rundzelleninfiltrate, Zellnekrosen und Verfettung nachweisen. Gleichzeitig fanden sie an den Tubulusepithelien der Nieren perivasale Blutungen und infarktartige Nekrosen im Rindenbereich. Bei den an sich schon sehr labilen Leberpatienten sind deshalb alle Narkosearten, die mit einer allgemeinen Hypotension und einer Hypoxie des Leberparenchymgewebes einhergehen, kontraindiziert!

Eine recht blande *Prämedikation* mit harmlosen Sedativa und Spasmolytica bringt keine Gefahren mit sich. Bei der *Narkose* selbst verbietet sich jedes Experiment. Unsere eigenen Erfahrungen mit der *Standardintubationsnarkose* mit N_2O-Sauerstoff sind gut. Wir leiten die Narkose ohne ein Basisnarkoticum mit einem Gemisch von 10 Liter N_2O : 3 Liter O_2 ein, verabfolgen 50 mg Succinyl und geben das Relaxans im Dauertropf vorsichtig weiter.

In der *postoperativen Phase* sind mäßige Alkaloidgaben erlaubt. Sie belasten die Leber- und Nierenfunktionen relativ wenig.

3. Das Operationstrauma und seine Bekämpfung

Zwei Gesichtspunkte müssen *nach jeder Leberoperation* berücksichtigt werden:

1. Die hepatocellulären Tätigkeiten sind quantitativ und qualitativ reduziert. Die Entgiftungsfunktionen der Leber und die Vielzahl ihrer fermentativen Umsetzungen sind gestört.

2. Die Beeinträchtigung der *Leberleistung* führt auch zu einer Beeinträchtigung der *Nierenleistung* und damit mittelbar oder unmittelbar zu Herz- und Kreislaufbelastungen.

Ein wesentliches Moment in der Nachbehandlung ist deshalb die Ausschaltung jeder zusätzlichen Beanspruchung der Leber. Nach den Untersuchungen amerikanischer Chirurgen ist die Leber in der Ruhe zu 30—40% besser durchblutet als in der Bewegung. Dieser orthostatischen Komponente hat die Substitutionstherapie Rechnung zu tragen. Zur Leberschonung gehört aber auch gleichzeitig die Vermittlung energiespendender Substanzen und die Ausschaltung oder Abgrenzung nekrotroper Stoffe. Bei diesen engen Bezugssystemen kann die postoperative Behandlung nur ganz individuell auf den Einzelfall zugeschnitten werden. Sie baut auf einer *Standardtherapie* auf, die dann jeweils nach Maßgabe der persönlichen Situation ergänzt oder abgeändert wird. Postoperativ geben wir in langsamer Tropfenfolge Infusionsgemische, die sog. „Leber- und Nierencocktails" in der von KALK angegebenen Zusammenstellung:

Lebercocktail

Kochsalz—Traubenzucker	auf 500 cm³	auf 1000 cm³
Laevosan DT I	1 Amp.	1 Amp.
Laevocholin DT I	1 Amp.	2 Amp.
Methionin	2 Amp.	4 Amp.
Cebion forte	1 Amp.	1 Amp.
Betabion	1 Amp.	2 Amp.
Polybion	2 Amp.	2 Amp.
Synkavit	1 Amp.	1 Amp.
Cytobion	1 Amp.	1 Amp.
Pancortex	(1 Amp.	1 Amp.)

Nierencocktail

Kochsalz—Traubenzucker	auf 500 cm³	auf 1000 cm³
Natr. bicarbon. 3,5%	10—20 cm³	10—20 cm³
Natr. sulfuric. 2,5%	10—20 cm³	10—20 cm³
Melcain	10 cm³	10 cm³
Cebion forte	1 Amp.	1 Amp.
Polybion	2 Amp.	2 Amp.
Betabion	1 Amp.	1 Amp.
Cordalin	1 Amp.	1 Amp.
od. Euphyllin	(0,12	0,12—0,24)

Wichtig sind genügend hohe *Vitamin-* und *Plasmagaben*, die zur Regulierung des kolloidosmotischen Druckes, der Konstanterhaltung des Blutvolumens und des „Inneren Milieus" wesentlich beitragen. Bedrohlich ist ein *Blutdruckabfall* unter 70—80 mm Hg über einen längeren Zeitraum hinaus. Die Leberzellen sind gegenüber Sauerstoffverknappung ausgesprochen empfindlich und reagieren mit Dysregulationen der Fermenttätigkeit. Schon nach einer Hypotonie von 15—20 min treten irreversible Schäden an Leber und Nieren auf. Die Transportmechanismen der Zellen werden sehr schnell außer Kraft gesetzt und der Leber geht die Fähigkeit verloren, Kalium und Phosphor zu halten und das Natrium wieder herauszupumpen. Die veränderte Mineralzusammensetzung führt zu folgenschweren Verschiebungen der intravasalen und interstitiellen Flüssigkeitsräume.

4. Störungen des Wasser- und Elektrolythaushaltes

In der postoperativen Phase ist die Kontrolle der Wasserverteilung und des Mineralhaushaltes mit Laboruntersuchungen ausgesprochen schwierig. So wird man sich vorwiegend auf die *klinische Symptomatik* der Hyper- und Hypokaliämie, insbesondere das EKG stützen müssen. Durch fortlaufende Untersuchungen des Eiweißhaushaltes und der Nierentätigkeit kann die Wirkung unserer jeweiligen therapeutischen Maßnahmen erfaßt werden. Gerade jetzt ist es wichtig, den renalen Blutzufluß zu fördern oder zumindest aufrechtzuerhalten, da ja die Funktionskapazität und Anpassungsfähigkeit der Nieren beschränkt und eng mit dem effektiven Blutdurchfluß verknüpft ist. Durstgefühl und eine Exsiccose sind als Zeichen der Dehydrierung beim Nierenversagen anzusehen. Wassermangel und Wasserverlust ändern sich dauernd, Überwässerungen und Wasservergiftungen können fast schlagartig einsetzen. Bei dem fehlenden Neutralisationsvermögen der fermentativen Puffersysteme können schon die Nahrungskarenz, der allgemeine Salzmangel, Störungen der Magen-Darm-Tätigkeit, eine Verringerung des Plasmas und Salzverluste zu einer Wasserverarmung führen. Ein schnell eintretender Kaliummangel läßt den Patienten in unmittelbare Lebensgefahr geraten. Wenn jetzt aus den intracellulären Räumen nicht genügend Flüssigkeit zur Verfügung gestellt werden kann, dickt das Blut ein, die Nierenfunktion versagt und die Leistungen des Herz- und Kreislaufes lassen nach. Es bedarf des Einsatzes aller Mittel, um hier jeweils die vorherrschende Situation richtig zu deuten. Gerade in dieser Phase wird der Chirurg der Mitarbeit des erfahrenen Internisten nicht entraten können. Das klinische Labor muß leistungsfähig sein, zumindest muß der Proteingehalt des Plasmas sein Volumen und die Zusammensetzung der Plasmaeiweißkörper mittels der Elektrophorese überprüft werden können. Die im ganzen recht unübersichtliche Ausgangslage und die Vielzahl von wenig kontrollierbaren zusätzlichen Einwirkungen, wie z.B. postoperatives Erbrechen, örtliche Infektionen, Sekretverluste, verminderte Calorienzufuhr, sie alle führen zu einem Eiweißmangelzustand und damit zu einer Schädigung der Leber- und Nierenzellen.

Bewährt hat sich uns intra und post operationem eine indifferente Infusionsbehandlung. Eindringlich gewarnt werden muß vor allzu schneller Tropfenfolge, die wegen Verschlechterung der Herz- und Kreislaufverhältnisse oft unüberlegt erhöht wird. Die Gefahr der Wasservergiftung ist größer als die eines temporären Flüssigkeitsmangels. Die Infusionslösung selbst setzt sich aus dem üblichen Gemisch von isotonischer Kochsalzlösung und Kohlenhydraten zusammen. Ihnen sind *Leberhydrolysate* beizugeben, die im Verein mit *Fructosegaben* zur Wiederherstellung normaler Stoffwechselverhältnisse wesentlich beitragen. Sie fördern die Glykogensynthese, beeinflussen die Harnausscheidung und wirken sich stabilisierend und aktivierend auf die Fermentreaktionen der Leber aus. Bei Stress-Situationen und durch die Narkose wird der Blutfructosewert und der Umsatz der Fructose nur unmaßgeblich beeinflußt. Gleichzeitig sind in individueller Dosierung Plasma, eventuell Blut und gemischte Vitamine zu geben. Richtschnur ist hier das Konzentrations- und Ausscheidungsvermögen der Nieren. Ein Zuviel ist oft gefährlicher als ein Zuwenig.

Für die Stabilisierung des *Mineralhaushaltes* haben sich uns indifferente Gaben von 1,2—1,5 g Kalium pro Liter Infusionslösung in einer Tropfenfolge von 60 pro Minute für 4—6 Std gut bewährt. Der Umschwung von einer Hyperkaliämie zu einer Hypokaliämie ist im Auge zu behalten. Die antinekrotisch wirkenden Leberhydrolysate Prohepar, Hepsan, Purinor, Reducdyn u. a. sind gerade in der postoperativen Phase besonders zu empfehlen. Nach den Untersuchungen von EGER, KIRNBERGER u. a. besitzen Cystein, α-Homocystein, Cystathionin, Cysteamin, α-Aminoäthylisothiuronium, 2,3-Dithiopropanol, Thioctsäure, Nicotinsäureamid gute nekrotrope Eigenschaften. Die antitoxische Wirksamkeit beruht auf den Sulfhydrylkörpern und den Amino- und Carboxylgruppen dieser Substanzen. Den Sulfhydrylgruppen werden folgende wichtige Funktionen zugeschrieben (JESSBERGER):

1. Stabilisierung des physiko-chemischen Gleichgewichtes in Körperflüssigkeiten (CAMPANACCI).

2. Katalysatorwirkung bei der inneren Atmung.

3. Aktivierung fermentativer Vorgänge (z.B. Proteolyse).

4. Enzymregulation (z.B. Co-Ferment-A-Aktivität), Wirkung auf Fermente vom Kathepsintyp.

5. Direkte Beteiligung am Kohlenhydratstoffwechsel (LOHMANN) (reduziertes Glutathion, als Co-Ferment der Glyoxalase).

6. Direkte und indirekte Entgiftungswirkung.

7. Direktes Eingreifen in Transpeptidierungsvorgänge in den Geweben (LANG).

8. Schutzwirkung auf lebensnotwendige Substanzen (z.B. Vitamin C).

5. Antibiotica und Chemotherapeutica

Umstritten ist die *antibiotische* und *chemotherapeutische* Therapie in der postoperativen Phase. Auf der einen Seite werden der darmentkeimende Effekt und damit auch die Bekämpfung der Anärobier in der Leber, also nekrotrope Eigenschaften der Antibiotica und Chemotherapeutica hervorgehoben. Auf der anderen Seite ist jedoch die routinemäßige Antibioticabehandlung recht problematisch. Bei Leber-Parenchym- und konsekutiven Nierenschädigungen ist ihre Ausscheidung in die Galle stark vermindert, ihr Effekt herabgesetzt und ihre Nierentoxicität nicht unerheblich gesteigert. Auch hier stehen sich die Ansichten zum Teil schroff gegenüber. Zurückhaltung ist geboten, solange nicht völlige Klarheit herrscht.

Überprüft wird zur Zeit der Anwendungsbereich und die Anwendungsart der natürlichen und synthetischen *Nebennierenrinden-(NNR-)Steroide* in der Leberchirurgie. Immer mehr setzt sich die Anschauung durch, daß zur Substitution der NNR-Insuffizienz Steroide mit möglichst breitem Wirkungsspektrum auf den Mineralhaushalt Steroiden mit engerem Wirkungsbereich vorzuziehen sind. Endgültige Aussagen über den therapeutischen Wert von Steroiden, z.B. des Prednisons können heute noch nicht gemacht werden.

6. Blutersatz

Eine besondere Beachtung verdienen bei allen Leberoperationen die Fragen des *Blutersatzes*. Die Infusionen von Konservenblut können zu Kaliumanreicherung im Plasma und damit zu Entgleisungen im Wasser- und Mineralhaushalt führen. Unbedenklich ist auch nicht die höhere Natriumcitricum-Konzentration des Konservenblutes. Günstiger sind bei allen bedrohlichen Fällen Frischblut- bzw. Austauschtransfusionen und vor allem Plasmagaben, die wir bei jeder drohenden tubulären Insuffizienz der Bluttransfusion vorziehen. In einigen besonderen Notfällen hat sich bei akutem Blutdruckabfall die intraarterielle Infusion gut bewährt.

Wie steht es in der Leberchirurgie mit Herz- und Kreislaufmitteln? Die Störungen der Herz- und Kreislauftätigkeit beruhen in der Regel auf Gleichgewichtsschwankungen des Elektrolyt- und Wasserhaushaltes. Der therapeutische Ansatzpunkt muß also zunächst auf diesem Sektor liegen. Nichts ist falscher, als vorschnell und unüberlegt bei den oft gemischten Kollapsen Herz- und Kreislaufanaleptica zu geben. Ist aber die Situation akut bedrohlich, haben wir keine Bedenken, Strophanthin und Effortil zu verabfolgen. Diese Mittel haben sich in einem gewissen Gegensatz zu manchen tierexperimentellen Erfahrungen in der Klinik gut bewährt. Die gegebenen Mengen sind ja auch wohl so gering, daß ihre Nebenwirkungen nicht entscheidend sind.

Eine *Thromboseprophylaxe und -therapie* ist bei Leber- und gleichzeitigen Nierenschäden höchst problematisch. Sie gilt hier im allgemeinen als kontraindiziert und man wird von ihr nur in Notsituationen Gebrauch machen. Die Dosierung richtet sich nach dem Quickwert.

7. Nachbehandlung

Für die weitere *Nachbehandlung* kommen die in der Inneren Medizin üblichen *diätetischen* Maßnahmen in Betracht. Gepreßte natürliche Fruchtsäfte ohne Zusatz, z.B. aus Karotten, Heidelbeeren, schwarzen Johannisbeeren, und andere vitaminhaltige Substanzen sind angezeigt. Süßmoste, unvergorener Apfelsaft, Buttermilch führen zu Dysbakterien und damit zu Leberbelastungen. Später sind Yoghurte und Quarke in allen Formen zu verabfolgen. Zweckmäßig ist eine mehrwöchige internistische *Kurbehandlung* in einem Leberbad, z. B. Mergentheim. Die weitere Nachbehandlung richtet sich nach den individuellen Gegebenheiten, sie sollte zeitlich nie zu kurz bemessen werden. Auch vom chirurgischen Standpunkt aus ist die von KALK aufgestellte Forderung nach *Leberkrankenhäusern* und *Lebersanatorien* dringend zu befürworten.

Literatur

Ausführliche Literatur bei: HESS (1955), LEGER (1955), HORNYKIEWITSCH (1956), WANNAGAT (1956) und BECKMANN (1957).

ABRAHAMS, D. C., and CL. WILSON: Effect of hypotensive drugs on renal function in chronic renal disease. Lancet **1957** I, 68.
ANACKER, H.: Die Füllungs- und Entleerungsvorgänge in den Gallenwegen. Fortschr. Röntgenstr. **81**, 143 (1954).
— K. DEVENS u. G. LINDEN: Leistungsfähigkeit und Grenzen der perkutanen Splenoportographie. Fortschr. Röntgenstr. **86**, 411 (1957).
ANLYAN, W. G., W. W. SHINGLETON, W. R. BENSON, C. R. STEPHEN, M. SALEM and H. M. TAYLOR: A study of liver damage following induced hypotension. Surgery **36**, 375 (1954).
AUERSWALD, W., u. M. WENZEL: Elektrophoretische Plasmauntersuchungen zur Frage der Alterung von Blutkonserven. Wien. klin. Wschr. **62**, 41 (1950).
AURIG, G., H. J. SÜSSE, W. KOTHE u. O. SCHOLZ: Zur Kontrastdarstellung des Pfortaderkreislaufes nach perkutaner transperitonealer Milzpunktion. Fortschr. Röntgenstr. **81**, 1 (1955).
BANSI, H., G. SCHWARTING, T. ABAS u. F. FRETWURST: Die akute tubuläre Insuffizienz. Medizinische **1957**, 20.
BAUR, H.: Elektrolytkatastrophen beim Fieber als Ursache des letalen Ausgangs. Ärztl. Fortbildg **7** (1957).
BECKER, F.: Kidney function in controlled hypotension with arfonad. Worlds Congress of Anesthesiologists Scheveningen, 1955, 186.
BECKMANN, K.: Die Leberkrankheiten. Stuttgart: Georg Thieme 1957.
BERGSTRAND, I., u. G. A. EKMANN: Perkutane lieno-portale Venographie. Acta radiol. (Stockh.) **43**, 377 (1955).
— Portal Circulation in portal-hypertension. Acta radiol. (Stockh.) **47**, 1 (1957).
— Percutaneous lieno-portal venography. Technique and complications. Acta radiol. (Stockh.) **47**, 269 (1957).
— Lieno-portal venography in the study of portal circulation in the dog. Acta radiol. (Stockh.) **47**, 257 (1957).
— Studies of percutaneous lieno-portal venography. Lund 1957.
BERNING, H.: Klinisch wichtige Störungen des Wasser- und Mineralhaushaltes und ihre Behandlung. Münch. med. Wschr. **97**, 1134 (1955).
BLONBEAU, A., Y. BENNJAM u. R. LEGO: Die tranparietale Splenoportographie. J. radiol. **35**, 197 (1954).
BOECKER, W., u. H. SCHEEF: Der diagnostische Wert des modifizierten Kauffmann-Wollheimschen Wasserversuchs bei Leberparenchymschäden. Acta hepat. (Hamburg) **3**, 9/10 (1955).
BOURGEON, R., R. DUMAZER, H. PIETRI et M. GUNTZ: Une forme nouvelle d'hépatographie, son intérét particulier dans le diagnostic des néoformations intra-hépatiques. Mém. Acad. Chir. **80**, 665 (1954).
— H. PIETRI, M. GUNTZ et J. VIDEAU: La radio-anatomie normale de la veine porte intra-hépatique. Presse méd. **63**, 465 (1955).
— — — — Étude de la splénoportographie normale. Technique et aspects normaux. Sem. Hôp. Ann. Chir. **1957**, 537.
BRINK, A. J., and D. BOTHA: Budd-Chiari Syndrome: Diagnosis by hepatic venography. Brit. J. Radiol. **28**, 330 (1955).
BRODY, T. M., u. J. A. BAIN: Der Einfluß von Barbituraten auf die oxydative Phosphorylierung. J. Pharmacol. exp. Ther. **110**, 148 (1954).
BRUWER, A. J., and G. A. HALLENBECK: Roentgenologic Findings in splenic portography. Amer. J. Roentgenol. **77**, 324 (1957).
CALAME, A.: Laparoskopie: cholangiographie et photographies laparoscopiques. Gastroenterol. **82**, 88 (1954).

CARSTENSEN, G.: Die Phenolsulfonphthalein-Ausscheidung als Nierenfunktionsprüfung in der Chirurgie. Ärztl. Wschr. **10**, 76 (1955).
— Renal damage and anesthesia. World Congress of Anesthesiologists, Scheveningen, **1955**, 182.
CATALANO, D., A. GIARDIELLO and A. RUGGIERO: Hepatography after percutaneous lienoportal venography. Acta radiol. (Stockh.) **43**, 285 (1955).
COPPO, M., F. SQUADAMI e G. GIBERTINI: Confronto biottico (punctura e aspirazione fra lobo destro e lober sinistro del fegato. Gastroenterologia **85**, 65 (1956).
CRUZ, J. M., and DE SOUSA: Micro-Angiography in the study of hepatic circulation. Gaz. méd. port. **8**, 449 (1955).
DEMLING, L., u. R. GROMOTKA: Über eine unblutige kalorimetrische Methode zur fortlaufenden Bestimmung der enteroportalen Durchblutung. Dtsch. med. Wschr. **82**, 1826 (1957).
DE WEESE, M. S., M. M. FIGLEY, and W. J. FRY: Clinical appraisal of percutaneous Splenoportography. A.M.A. Arch. Surg. **75**, 423 (1957).
DOGLIOTTI, A. M., u. S. ABEATICI: Röntgendarstellung der Pfortader durch percutane Injektion in die Milz und Untersuchung über portalen Hochdruck. Unsere klinische Erfahrung. Surgery **35**, 503 (1954). Ref. Zbl. ges. Radiol. **46**, 73 (1955).
DREYER, B., and O. E. BUDTZ-OLSEN: Splenic venography demonstration of the portal circulation with diodene. Lancet **1952 I**, No. 6707, 530.
DUMAZER, R., R. BOURGEON, H. PIETRI et M. GUNTZ: Le temps hépatographique de la splénoportographie. J. Radiol. Electrol. **36**, 259 (1955).
EBBINGHAUS, K. D., u. H. OTTE: Biologischer und chemischer Nachweis von Curare. Anaesthesist **3**, 110 (1954).
— Welche Faktoren beeinflussen die Curareausscheidung ? Klin. Wschr. **32**, 642 (1954).
EDITORIAL: Splenoportography. Radiology **71**, 267 (1958)
EGELI, E. S., u. F. REIMANN: Zur Bestimmung der Zirkulationsgeschwindigkeit und des Druckes im splenoportalen Kreislauf durch Punktion der Milz und transparietale Injektion von Decholin oder Calcium in die Milz. Klin. Wschr. **33**, 435 (1955).
— I. ULAGAY u. H. ALP: Beziehungen zwischen dem intrahepatischen Druck, gemessen mit der direkten Methode, dem intralienalen Druck und dem Verschluß der V. hepatica. Schweiz med. Wschr. **1955**, 1170.
EGER, W.: Über Lebernekrosen und ihre Beeinflussung durch Penicillin. Ärztl. Forsch. **8**, 517 (1954).
— Beiträge zur experimentellen Lebernekrose, zu ihrer Entstehung und ihrer Verhütung. Acta hepat. (Hamburg) **3**, 3/4 (1955).
— Die Bedeutung der Sulfhydryl-, Amino- und Carboxyl-Gruppen kurzkettiger Kohlenstoffverbindungen für ihre nekrotrope Leberschutzwirkung. Arzneimittel-Forsch. **7**, 601 (1957).
GREEFF, K.: Über die Wirkung des Strophanthins auf den Elektrolythaushalt. Dtsch. med. Wschr. **81**, 555 (1956).
GROS, H.: Die Blindpunktion der Leber und ihre Bedeutung für die klinische Diagnostik. Münch. med. Wschr. **99**, 1376 (1957).
HARTMANN, F.: Die pathologische Physiologie der akuten Leberdystrophie. Therapiewoche 1954/55, 101.
— Einige Grundprobleme der Störung der Leberfunktion bei der Hepatitis und ihren Folgezuständen. Verh. Dtsch. Ges. Inn. Med., Wiesbaden, 1957.
HASSE, W.: Erfahrungen über Lagerungsdauer, Aussehen und Verträglichkeit bei der Infusion von 2600 Blutkonserven. Ärztl. Wschr. **8**, 715 (1953).
HEINRICH, G., u. R. SCHAUTZ: Histologische Veränderungen am Herzen und den parenchymatösen Organen nach Hypothermie. Vortrag: Tagg Mittelrhein. Chirurgen, Frankfurt, 1957.
HENNING, N., u. W. BAUMANN: Lehrbuch der Verdauungskrankheiten, 2. Aufl. Stuttgart: Georg Thieme 1956.
HESS, W.: Operative Cholangiographie. Stuttgart: Georg Thieme 1955.
HOAGLAND, R. A., u. E. GILL: Nadelbiopsie als Methode der Wahl. Ärztl. Wschr. **10**, 1101 (1955).
HÖFER, R., A. NEYMAYER, O. PURZER u. H. VETTER: Die Bestimmung der Leberdurchblutung beim Menschen. Klin. Wschr. **33**, 792 (1955).
HÖTZL, H.: Über das Verhalten verschiedener Fermente und Substrate im Blute Leberkranker vor, während und nach periduraler Anaesthesie. Ärztl. Wschr. **33**, 726 (1958).
HOLLE, F., u. E. KERN: Über das Verhalten der Nierenfunktion nach gesteuerter Blutdrucksenkung. Klin. Wschr. **32**, 67 (1954).
HORNYKIEWYTSCH, TH.: Intravenöse Cholangiographie. Stuttgart: Georg Thieme 1956.
JEANNERET, P., A. F. ESSELLIER u. L. MORANDI: Nebennierenrinde, Mineral- und Wasserhaushalt. Schweiz. med. Wschr. **87**, 846 (1957).
JESSBERGER, L.: Das Verhalten der freien Sulfhydrylgruppen im Blut während und nach Infusion von Leberhydrolysat. Acta hepat. (Hamburg) **4**, 62 (1956).

KALK, H.: Laparoskopische Cholecysto- und Cholangiographie. Dtsch. med. Wschr. **77**, 590 (1952).
— Bemerkungen zur Technik der Laparoskopie und Beschreibung neuer laparoskopischer Instrumente. Med. Klin. **50**, 696 (1955).
—, u. W. BRÜHL: Leitfaden der Laparoskopie und Gastroskopie. Stuttgart: Georg Thieme 1951.
KIDD, H. A.: Percutaneous transhepatic cholangiography. A.M.A. Arch. Surg. **72**, 262 (1956).
KIRNBERGER, E. J., W. BRAUN, G. STILLE u. V. WOLF: Beziehungen zwischen Leberschutz und Zuckerstoffwechsel. Arzneimittel-Forsch. **8**, 72 (1958).
KLAUS, M.: Untersuchungen über den Wert der renalen Prontosilausscheidung zur Beurteilung der Leber- und Nierenfunktion. Z. ges. inn. Med. **11**, 1071 (1956).
KNOCKER, P.: Effects of experimental hypothermia on vital organs. Lancet **1955 I**, 837.
KOECKE, K.: Die Leberrheographie, eine Erweiterung der Leberdiagnostik. Medizinische **1957**, Nr. 17, 623.
KOELSCH, K. A.: Beitrag zur Frage der Blutstillung nach gezielter Leberpunktion. Z. ges. inn. Med. **9**, 914 (1954).
KÜHLMAYER, R.: Kann die Infusion von Konservenblut auf Grund der Kaliumanreicherung im Plasma zu toxischen Schädigungen führen? Wien. klin. Wschr. **63**, 937 (1951).
KÜHNS, K., u. G. MÜLLER: Wasser- und Elektrolytverschiebungen im Serum und Organen bei experimenteller und klinischer Leberschädigung. Acta hepat. (Hamburg) **1**, 221 (1955).
LACKNER, J., u. L. VÖLKEL: Die Technik der intraoperativen Cholangiographie unter Verwendung des Röntgen-Bildverstärkers. Röntgenblätter **10**, 119 (1957).
LEEVY, M., and J. GREENBERG: Radioisotope scanning as a guide to needle biopsy of the liver. A. J. M. **233**, 28 (1957).
LEGER, L.: Spléno-portographie. Paris: Masson & Cie. 1955.
LEGLER, L., L. GALLY, N. ARVAY, J. OUDOT et J. AUVERT: La portographie. Technique. Étude expèrimentale, anatomique et clinique. Presse méd. **59**, 20 (1951).
LENT, H., u. H. H. JANSEN: Die Beobachtung der Leberoberfläche mit dem Photolaparoskop. Dtsch. med. Wschr. **83**, 24, 27 (1958).
LEROUX, G. F., et A. DE SCOVILLE: Splenoportographie transparietale. J. belge Radiol. **37**, 89 (1954).
LEUPOLD, F., u. F. HEUCK: Untersuchungen über die Ausscheidung des Gallenkontrastmittels Biligrafin bei Gesunden und Kranken. Fortschr. Röntgenstr. **87**, 443 (1957).
LINDENSCHMIDT, T. O.: Laboratoriumsdiagnostik in mittleren und großen chirurgischen Abteilungen. Medizinische **16**, 568 (1957).
— Pathophysiologische Grundlagen der Chirurgie. Stuttgart: Georg Thieme 1958.
LITTLER, D. M.: Induced hypotension during anesthesia and surgery. Anesthesiology **16**, 320 (1955).
LÖRNIC, P., u. F. MÁRKUS: Simultane Ausscheidungs-Cholangio-Cholecystographie und retrograde Cholecysto-Cholangiographie. Fortschr. Röntgenstr. **83**, 589 (1955).
LOEWE, P., P. STEIMLE y R. SAENZ ARROYO: Esplenoportocolangiografia. Rev. Gastroent. Méx. **11**, 122 (1956).
LOOSE, K. E.: Beitrag zur Röntgenkontrastdarstellung peripherer Gefäße. Chirurg **21**, 666 (1950).
— Seriencholangiographie und Chirurgie der Gallenwege. Langenbecks Arch. klin. Chir. **279**, 385 (1954).
— Abdominelle und retroabdominelle Arteriographie. Langenbecks Arch. klin. Chir. **282**, 399 (1955).
LUCHMANN, A.: Gedanken zur Rehabilitation von Leber- und Galle-Kranken. Ärztl. Praxis **7**, Nr. 50/51 (1955).
LUTZEYER, W.: Die Entwicklung der Bluttransfusion und ihre Bedeutung für die moderne Chirurgie. Ärztl. Wschr. **11**, 97 (1956).
MALAMOS, B., u. S. MOULOPOULOS: Der Lebervenen-Katheterismus. Dtsch. med. Wschr. **83**, 726 (1958).
MALLET-GUY, P.: Value of peroperative manometric and roentgenographic examination in the diagnosis of pathologic changes and functional disturbances of the biliary tract. Surg. Gynec. Obstet. **94**, 385 (1952).
MELMS, H. J.: Histotomie der Leber. Med. Klin. **45**, 894 (1950).
MOELLER, J., u. W. REX: Nierenfunktionsstörungen bei tubulärer Insuffizienz. Z. klin. Med. **150**, 103 (1952).
MONTGOMERY, J. B., and N. BENNET-JONES: Gallamine triethiodid and renal disease. Lancet **1956 II**, 1243.
MORINO, F.: Die selektive Arteriographie der Bauchgefäße in der Nieren-, Leber- und Milzdiagnostik. Münch. med. Wschr. **99**, 1113 (1957).
— A. TARQUINI u. C. QUAGLIA: Unsere Erfahrungen mit einer neuen Methode der selektiven abdominellen Arteriographie. Chirurg **28**, 152 (1957).

MOYER, J. H., G. MONIS and R. SEIBERT: Renal function during controlled hypotension with hexamethionium and following noxpinephrine. Surgery 100, 27 (1955).
NEUMANN, R.: Das Histotom. Langenbecks Arch. klin. Chir. 193, 579 (1938).
NGUYEN, TRINKCO, A. K. SCHMAUS u. NGUYEN VAN KHE: Die Bedeutung der Splenoportographie für die Kontrolle des Heilverlaufs der Leberabszesse. Fortschr. Röntgenstr. 89, 13 (1959).
NIECLUBOWICZ, J., B. MARZINEK u. PIETRACEICWICZ: Die Radiographie der Pfortader mittels Kontrastmittelinjektion in das Milzparenchym. Pol. Tyg. lek. 9, 20, 612 (1954).
NISSEN, K.: Laparoskopie. Schweiz. med. Wschr. 84, 293 (1954).
NURICK, A. W., D. H. PATEY and C. G. WHITESIDE: Percutaneous transhepatic cholangiography in diagnosis of obstructive jaundice. Brit. J. Surg. 41, 27 (1953).
ODEBLAD, E., E. L. DOBSON, A. M. ODEBLAD and H. B. JONES: Autoradiographic study of the distribution of radioactive particulate chromic phosphate in liver, spleen and lung of the mouse. Amer. J. Physiol. 181, No. 1 (1955).
O'SULLIVAN, W. D.: Splenoportale venographie. Surgery 101, 235 (1955).
RATSCHOW, M., u. U. DEMBOWSKI: Angiologie. Münch. med. Wschr. 97, 374 (1955).
REDEKER, A. G.: Splenic hemorrhage following percutaneous splenoportography. J. Amer. med. Ass. 158, 478 (1955).
REHN, ED.: Über Operationsgefährdung. Die ungewollten Nebenwirkungen der Operation und die Wege zu ihrer Verhütung. Verh. Dtsch. Ges. Inn. Med., 60. Kongr. 1954.
RENFER, H. R., G. G. PRETTI, C. MASSINI u. A. ZUPPINGER: Hepatographie mit radioaktivem Gold. Schweiz. med. Wschr. 1957, 255.
RIGLER, L. G., and P. C. OLFELT: Abdominal aortography for the roentgen demonstration of the liver and spleen. Amer. J. Roentgenol. 72, No 4 (1954).
ROBBERS, H., u. H. HESS: Ein neues Gerät zur gezielten Leberpunktion. Dtsch. med. Wschr. 76, 248 (1951).
RÖSCH, J., J. BRET u. M. LISKOVA: Die Splenoportographie in der Diagnostik der Splenomegalie. Fortschr. Roentgenstr. 89, 249 (1958).
ROSENBAUM, F. J.: Gefahren und Kontraindikationen der Laparoskopie. Dtsch. med. Wschr. 83, 222 (1958).
ROYER, M., L. O. COLOMBAT u. P. A. MAZURE: Die laparoskopische Cholangiographie mit manometrischer Kontrolle. Gastroenterology 26, 626 (1954).
RUCKENSTEINER, E.: Anwendung und Wertung der Gallenkontrastmittel. Wien. klin. Wschr. 67, 369 (1955).
SARETZKY, I. I.: Funktioneller Zustand der Niere nach Bluttransfusion (experimentelle und klinische Versuchsforschungen). 5. Kongr. Europ. Ges. Haematol. 1956, S. 588.
SCHAUTZ, R., u. F. BECKER: Über den Wirkungsmechanismen verschiedener organischer Muskelrelaxantien. Fortschr. Med. 76, Nr 23/24 (1958).
SCHEITLIN, W., u. P. JEANNERET: Über akute Nierenschädigungen unter Phenylbutazontherapie. Schweiz. med. Wschr. 87, 881 (1957).
SCHMIDT, E. A.: Laparoskopische Tafeln. Deutsche Hoffman-La Roche A.G., Grenzach (Baden) 1950.
SOZKA, A.: Direct influence of blood transfusion on the hidney function. Pol. Arch. Med. wewnet 26, 1219, mit engl. Zusammenfass. (1956) [Polnisch]. Ref. Kongr.-Zbl. ges. inn. Med. 176, 89 (1956).
STOLZE, M.: Die Laparoskopie in der chirurgischen Diagnostik. Langenbecks Arch. klin. Chir. 178, 288 (1934).
TRUTSCHEL, W.: Das Verhalten der Leber im gesunden und kranken Zustand unter der Verabfolgung von Phenothiazinkörpern. Acta hepat. (Hamburg) 3, I, 189 (1955).
ULBRICHT, J., u. E. WILDHIRT: Fehldiagnosen bei der Laparoskopie und der Leberpunktion. Dtsch. med. Wschr. 80, 1039 (1955).
VOGLER, E., u. R. HERBST: Angiographie der Nieren. Stuttgart: Georg Thieme 1958.
WANNAGAT, L.: Die laparoskopische Splenoportographie. Klin. Wschr. 33, 750 (1955).
— Das laparoskopische Splenoportogramm bei der hepatitischen Zirrhose. Acta. hepat. (Hamburg) 3, I/204 (1955).
— Störungen des Pfortaderkreislaufes im Splenoportogramm. Viertes Freiburger Symposion über Pathologie, Diagnostik und Therapie der Leberkrankheiten. Berlin: Springer 1956.
— Bedeutet die laparoskopische Splenoportographie einen Fortschritt auf dem Gebiete der medizinischen Röntgendiagnostik? Fortschr. Röntgenstr. 84, 509 (1956).
WELLER, E., u. M. LEPP: Die Blindpunktion der Leber und ihre Bedeutung für die klinische Diagnostik. Münch. med. Wschr. 99, 921 (1955).
WENDEROTH, H.: Mediastinalemphysem bei Laparoskopie. Münch. med. Wschr. 96, 1369 (1954).
WENNIG, E.: Antioxydantien und Leberinsuffizienz. Wien. med. Wschr. 108, 194 (1958).
ZUPPINGER, A., u. L. FRANK: Neueres zur Thoraxuntersuchung. Fortschr. Röntgenstr. 86, 419 (1957).

E. Chirurgische Anatomie der Leber
I. Form- und Lagebeziehungen

Für den Chirurgen sind die *Form* und die *Lagebeziehungen* der Leber zu den Nachbarorganen von besonderem Interesse. Rein äußerlich macht das Organ zunächst einen recht einförmigen Eindruck, zumal von einer Projektion der gefäßgebundenen Innenarchitektur auf die Oberfläche keine Rede sein kann. Der *Bauchfellüberzug* gibt ihr ein glänzendes und spiegelndes Aussehen. Die Leber, von der *Gestalt* eines Keiles bzw. eines eiförmigen Körpers, füllt die rechte Zwerchfellkuppe vollständig aus und reicht mit ihrem anatomischen Lobus sinister weit über die Mittellinie in das linke Hypochondrium. Im oberen Bereich, der Facies diaphragmatica, ist sie konvex, an der Unterfläche, der Facies visceralis, konkav gestaltet. Ihre *Form* paßt sich weitgehend den Nachbarorganen an, die in der weichen Drüsenmasse zahlreiche Impressiones hinterlassen und damit dem Relief der Oberfläche ihren modellierenden Stempel aufdrücken. Wenn auch die Leber in ihrem Wachstum von den übrigen Gebilden des Oberbauches abhängig ist, so ist andererseits ihre Form Ausdruck ihrer eigenen aktiven Plastizität.

II. Äußere Morphologie

Als *Druckmarken* sind besonders die Berührungsfelder mit der Speiseröhre, der Wirbelsäule, der rechten Nebenniere und Niere, dem Magen, dem Zwölf-

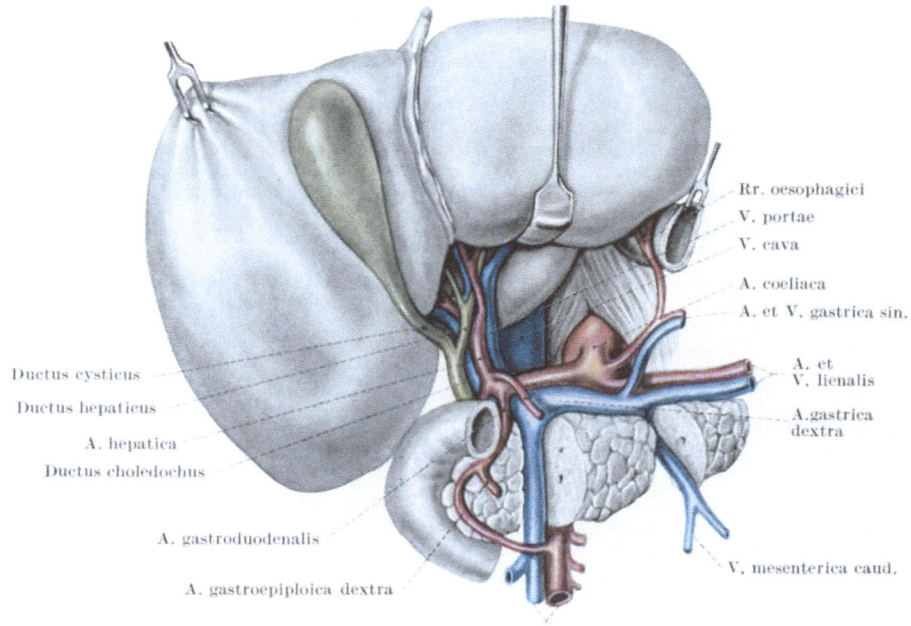

Abb. 17. Normaler Lebersitus mit Darstellung der Glissonschen Gebilde und ihrer Aufzweigungen

fingerdarm und dem Colon hervorzuheben. Form und Lage der Leber sind veränderlich und werden maßgebend von der eigenen Durchblutung, dem jeweiligen

Äußere Morphologie

Füllungszustand der Nachbarorgane, den Atembewegungen des Zwerchfells und Brustkorbes und nicht zuletzt von der Körperstellung bestimmt.

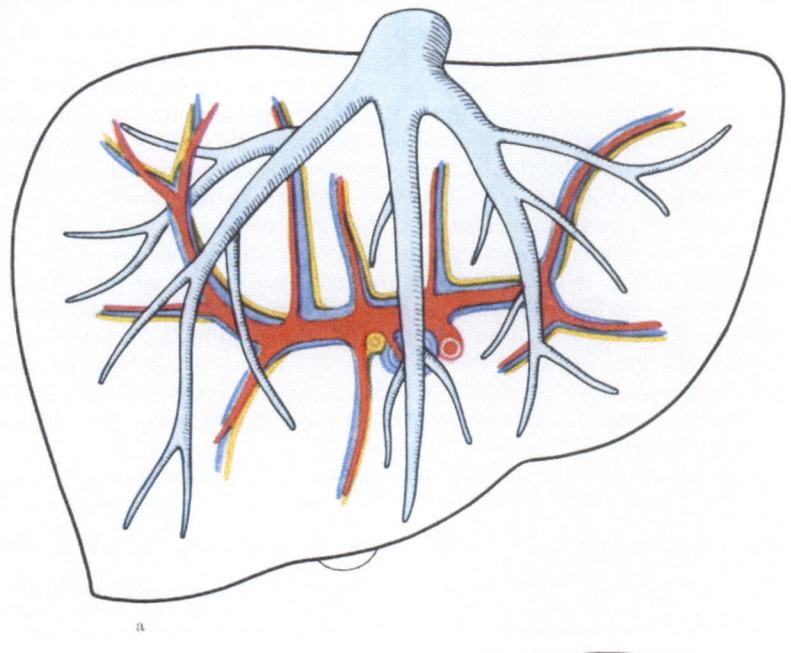

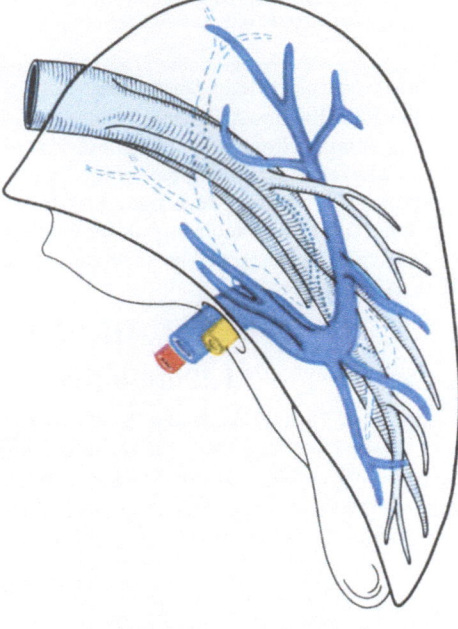

Abb. 18a u. b. Schematische Darstellung der Gefäßsysteme. Die Glissonsche Trias bleibt in ihrem intrahepatischen Verlauf innig benachbart. Die V. portae dunkelblau, A. hepatica rot, Gallensystem gelb gezeichnet. Die Aufteilung des Glisson-Systems ist für den Segmentaufbau strukturbestimmend. Die mittlere Lebervene überkreuzt die horizontal gelagerte Teilungsebene der portalen Trias in vertikaler Richtung. Die Lebervenen nehmen ihren Ursprung in den relativ gefäßfreien Spalten der portalen Verzweigungen. Die Seitenaufsicht (b) läßt die Überkreuzung der beiden topographischen Gefäßsysteme erkennen

Im *anatomischen Sprachgebrauch* teilt man die Leber in einen *rechten* und einen *linken Lappen*. Ihre Grenze ist das sog. *Mesohepaticum ventrale*, eine Bauchfellduplikatur, die am Vorderrande der Leber einen tiefen Einschnitt, die Incisura umbilicalis, hinterläßt. Man unterscheidet an der Leber 5 verschiedene Flächen, die obere, die rechte, die vordere, die hintere und die untere. Vorn besitzt sie einen scharfen Rand, während sie in den übrigen Partien mehr abgerundet ist. Der Vorderrand weist eine seichte Einkerbung für die Gallenblase auf. An der unteren und hinteren Fläche findet sich die Fossa sagittalis sinistra. Weitere Furchen sind in dem anatomisch rechten Lappen anzutreffen. Das Mittelfeld wird durch die transversal verlaufende Leberpforte in den *Lobus quadratus* und *Lobus caudatus* unterteilt. Dem Lobus caudatus gehören der Processus papillaris und der Processus caudatus an. Dieser bildet die Brücke zwischen dem Lobus caudatus und dem anatomisch rechten Leberlappen.

Das *Peritoneum* überzieht die ganze Leber bis auf das hintere Verwachsungsfeld, die Pars affixa der Facies diaphragmatica. Im Laufe der Entwicklung bilden sich durch die Vergrößerung und Gliederung der Leber zahlreiche *Bauchfellduplikaturen*, die sich an dem fertigen Organ als sagittale, frontale und transversale Doppelungen erkennen lassen. Für die Lage der Leber und ihre topographischen Beziehungen zu der Bauchwand und den Nachbarorganen sind diese Bauchfelltaschen oder Ligamente von besonderer Bedeutung. Wichtig sind hier (nach BRAUS-ELZE):

1. *Lig. falciforme hepatis*, das ventrale Lebergekröse zwischen Bauchmittellinie und Leber.
2. *Lig. teres hepatis* oder Chorda venae umbilicalis, die zu einem Bindegewebsstrang obliterierte Nabelvene.
3. *Lig. coronarium hepatis*, die Verbindung des linken Leberlappens mit dem Zwerchfell, auch *Lig. coronarium sinistrum* genannt.
4. *Lig. hepatorenale* und *Lig. hepatophrenicum*, die Verbindungen des rechten Leberlappens mit der Niere und dem Zwerchfell, zusammen als *Lig. coronarium dextrum* bezeichnet.
5. *Lig. triangularia hepatis*, freier Rand des Lig. coronarium auf der linken Seite und gemeinsamer Rand des Lig. hepatorenale und Lig. hepatophrenicum auf der rechten Seite.
6. *Lig. hepatogastricum*, die Verbindung zwischen Leberpforte und kleiner Kurvatur des Magens.
7. *Lig. hepatoduodenale*, das ventrale Gekröse des Zwölffingerdarmes und die Verbindung zwischen Leberpforte und Duodenum.

Da man alle diese „Bänder" mehr oder weniger als Teilstücke von Bauchfellduplikaturen ansprechen kann, sind sie eigentlich keine Bänder. Nur die Pars hepatoduodenalis enthält bindegewebige Elemente und trägt somit die Bezeichnung Ligament zu Recht. Diese Bauchfellfalte begrenzt mit ihrem rechten freien Rand von vorn das Foramen epiploicum Winslowi. In ihm verlaufen vorn medial die *A. hepatica*, lateral der *Ductus choledochus* und hinter und zwischen beiden die V. portae (Abb. 17).

III. Gefäßsysteme

1. Portale Trias (Glisson-System)

Die Gebilde der *portalen Trias* bleiben in ihrem intrahepatischen Verlauf bis in die kleinsten Läppchenaufteilungen innig benachbart. Als *intralobuläre Röhrensysteme* werden sie von der Glissonschen Kapsel eingehüllt. An der Gesamtdurchblutung hat die A. hepatica als *nutritives* Gefäß aller Gewebsformationen einen Anteil von 20—25% und die *funktionelle* Pfortader von 75—80%.

a) A. hepatica

Das normale Bild dieses Gefäßes, das sich an sich durch eine recht harmonische Gesamtgliederung auszeichnet, verliert durch eine relativ große Anzahl von Variationen an Prägnanz. Der Regeltyp setzt sich aus der A. hepatica communis und ihrer Fortsetzung, der A. hepatica propria, zusammen. Vor ihrem Eintritt

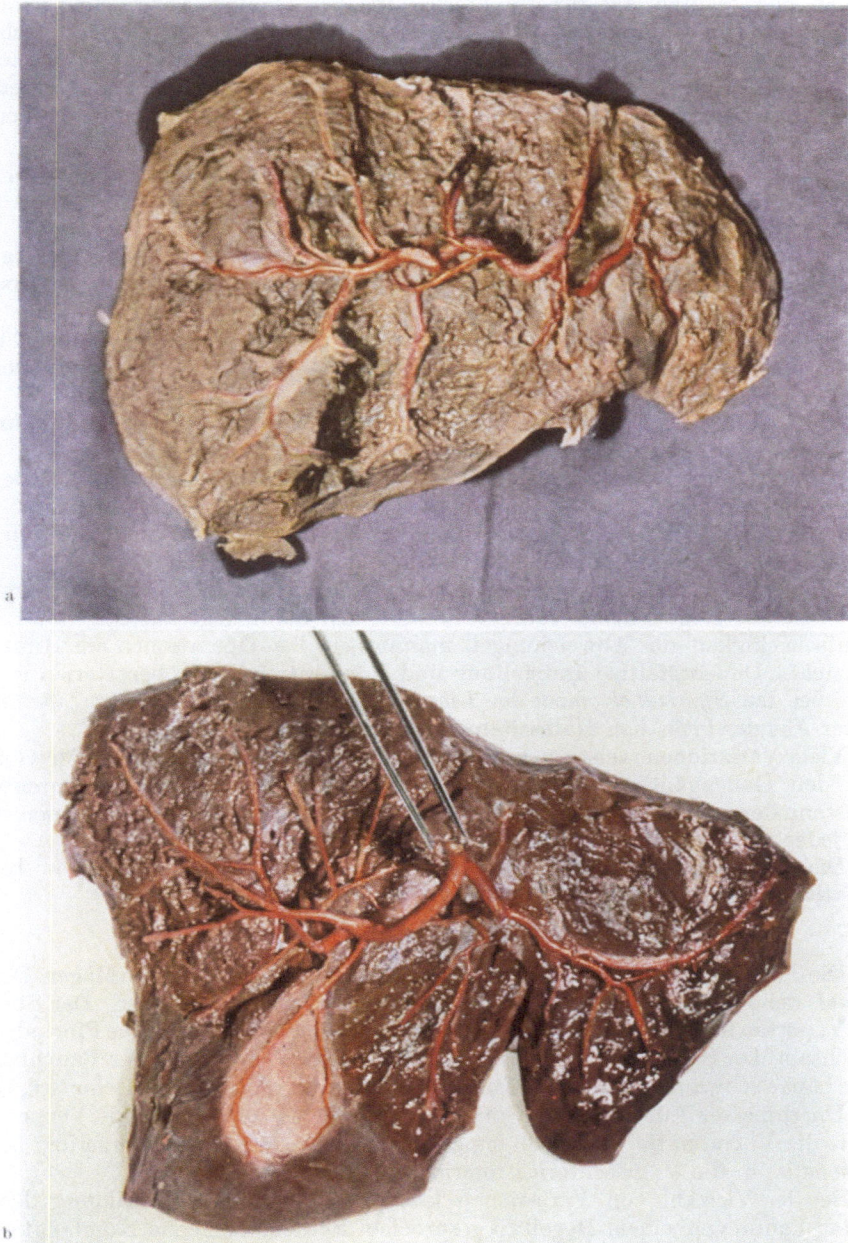

Abb. 19a u. b. Eigene Korrosionspräparate der Leber. A. hepatica aufgefüllt. Die Gefäßautonomie beider Leberhälften kommt in den verschiedenen Schichten zum Ausdruck

in die Leberpforte gibt der Hauptstamm hinter dem Pylorus bzw. dem oberen Duodenalabschnitt die A. gastroduodenalis ab und wird dann zur eigentlichen Leberarterie. Diese entläßt die A. gastrica dextra und teilt sich dann in einen linken und rechten Ast für die Leber. Aus der rechten Abzweigung geht die A. cystica zur Gallenblase ab. Dieses lehrbuchmäßige Verzweigungsschema wird jedoch nur in etwa 40—50% der Fälle angetroffen. Variationen der Leberarterie stellen sich gewöhnlich schon im Ursprungsgebiet als mehr oder weniger frühzeitige Teilungen des Tripus Halleri dar. Aber auch im weiteren Verlauf können die verschiedensten Abweichungen auftreten:

1. Die A. hepatica communis entspringt aus der A. mesenterica cranialis, gibt dann die A. gastroduodenalis ab und zieht dann als A. hepatica propria zum Leberhilus weiter.

2. Die A. hepatica communis teilt sich schon gleich nach ihrem Abgang aus der A. coeliaca in einen rechten und linken Ast, aus dem dann die A. gastroduodenalis in verschiedenen Höhen abgehen kann.

3. Eine eigentliche A. hepatica propria ist oft nur ganz kurz angelegt oder gar nicht vorhanden. In diesen Fällen lassen sich im Lig. hepatoduodenale 2 Arterien antreffen.

4. Die A. hepatica sinistra entspringt direkt aus dem Tripus Halleri, während die A. hepatica dextra aus der oberen Mesenterialarterie abgeht.

5. Neben einer völlig normalen Arterienbildung sind akzessorische Gefäße aus der oberen Mesenterialarterie oder der A. gastrica sinistra gar nicht selten.

6. Schließlich finden sich noch *akzessorische linksseitige Arterien*, die von der *rechten* A. hepatica ihren Ursprung nehmen.

Daß bei der Vielzahl dieser Variationen und bei der Inkonstanz der Kombinationen das Regelschema völlig verändert sein kann, liegt auf der Hand. Die Buntscheckigkeit der Abweichungen mahnt bei allen Operationen am Hilus zur Vorsicht. Die sorgfältige Darstellung und Präparation der Leberarterien ist gerade bei den *Sympathektomien* der *Leberarterie* und der *präliminaren Ligatur* als erster Akt der typischen Halbseitenresektion der Leber wichtig.

Viele Variationen weist auch die *A. cystica* auf. Überkreuzungen der Gefäße mit den Gallengängen können störend und verwirrend sein. Die potentielle Existenz derartiger Abweichungen vom Regeltyp und von Transpositionen muß bei jeder Leber- und Gallenoperation in Rechnung gestellt werden.

Die Aufzweigungen der A. hepatica sind als Endgefäße anzusehen. Intrahepatische Anastomosen liegen nicht vor (Abb. 67).

b) V. portae

Die *Pfortader* leitet das venöse Blut aus dem hintergeschalteten Magen-Darm-Kanal, der Milz und dem Pankreas in das Reusensystem der Leber. Der Stamm der V. portae liegt hinter dem Pankreaskopf bzw. dem Duodenum. Die Pfortader ist gleichsam das Sammelbecken des gesamten venösen Abflusses der Bauchhöhle. Ihre Länge schwankt zwischen 5,5 und 8,0 cm und beträgt im Durchschnitt 6,5 cm, ihr Durchmesser 1,09 cm. Den Stamm der V. portae bilden folgende Venen:
1. die V. coronaria ventriculi superior; 2. die V. mesenterica superior; 3. die V. lienalis; 4. die V. mesenterica inferior.

Bei der Vielzahl von Variationen kann aber auch bei der Bildung der V. portae kaum von einem Regeltyp gesprochen werden. Folgende Kombinationen sind möglich (WALCKER):

Typus 1. Die V. portae wird durch das Zusammenfließen der V. mesenterica cranialis und V. lienalis gebildet, wobei die V. mesenterica cranialis in die V. lienalis einmündet. Vorkommen in 42%.

Typus 2. Die V. portae wird durch das Zusammenfließen der V. mesenterica cranialis und V. lienalis gebildet, wobei die V. mesenterica cranialis in die V. mesenterica cranialis einmündet. Vorkommen in 29%.

Typus 3. Die V. portae wird durch das Zusammenfließen der V. mesenterica cranialis, V. lienalis und V. mesenterica cranialis gebildet. Vorkommen in 20%.

Typus 4. Die V. portae setzt sich aus 4 Venenstämmen zusammen: V. mesenterica cranialis, V. lienalis, V. mesenterica cranialis und V. coronaria ventriculi superior.

Typus 5. Die V. portae wird in einer von den 3 oben beschriebenen Weisen gebildet. Die V. coronaria ventriculi superior mündet nicht in den Stamm der V. portae, sondern in die V. lienalis.

Typus 6. Die V. portae wird in einer von den 3 erstbeschriebenen Weisen gebildet. Die V. coronaria ventriculi superior mündet aber in die V. mesenterica cranialis ein.

Die Typen 4, 5 und 6 treten insgesamt in 9% sämtlicher untersuchten Fälle auf.

Ferner finden sich Verbindungen zwischen der Pfortader und der V. cava inferior, Verlagerungen der Gefäße vor den Pankreaskopf und das Duodenum, ja, sogar direkte Verbindungen zwischen Lungen- und Portalvenen. Die Vielzahl von groß- und kleinkalibrigen Anastomosen machen die Mündungsverhältnisse oft recht verworren und gestatten nur schwerlich eine Einordnung in ein Regelschema.

Starken individuellen Schwankungen — aus der Entwicklungsgeschichte her gut verständlich — sind auch die Venenkommunikationen in der Umgebung der Leberpforte und den angrenzenden Parenchymabschnitten unterworfen. Die Kollateralen und Anastomosen lassen sich nach morphologischen und klinischen Gesichtspunkten in 2 Hauptgruppen einteilen:

1. die *hepatopetalen* Anastomosen, die direkten Beziehungen der V. portae zu ihren intrahepatischen Verästelungen und

2. die *hepatofugalen* Anastomosen, die das Portalblut im Sinne einer Eckschen Fistel an der Leber vorbeileiten.

Letztere zerfallen wiederum in die *visceralen* und *parietalen* Anastomosen. Die visceralen dienen vorwiegend der Ableitung des Portalblutes in die Hohlvenen, während zu den parietalen Verbindungen die V. umbilicalis und die oberflächlichen Venen der Bauch- und Brustwand gehören. Gerade die Gefäße der Nabelgegend kommen bei pathologischen Prozessen, z.B. bei Cirrhosen, als segensreiche Ableitungen des Pfortadersystems in Betracht. Im Regelfalle sind diese akzessorischen Gefäße unphysiologisch.

Vor ihrem Eintritt in die Leber teilt sich die Pfortader in die 2 kräftigen Verzweigungen des Ramus dexter und sinister (Abb. 18). Der weitere Verlauf der Aufzweigungen ist richtunggebend für den Aufbau der Lebersegmente!

c) Gallengangsystem

Der 3. Partner der im Lig. hepatoduodenale vereinigten Glissonschen Gebilde, das *Gallengangsystem*, hält sich in seiner intrahepatischen Aufteilung weitgehend an die Architektur der V. portae. Der *Ductus hepaticus* teilt sich in die 2 großen Astwerke des *Ramus principalis sinister* und *Ramus principalis dexter*. Die Teilungsstelle liegt in den meisten Fällen ventral der Bifurkation der V. portae. Die intrahepatischen Verlaufsformen der Gallengangsaufzweigungen differieren von denen der Pfortader lediglich in den Verästelungen erster Ordnung, während die Gallenzweige niederer Ordnung mit dem Verlauf der Pfortaderäste weitgehend übereinstimmen. Der Ductus hepaticus wird durch die Vereinigung des linken und rechten Ramus principalis gebildet. Die *Bifurkation* liegt meistens innerhalb des Leberparenchyms, kann aber auch so weit duodenalwärts verlagert sein, daß die beiden Hauptäste mit dem Ductus cysticus der Gallenblase eine Trifurkation bilden und ein eigentlicher Ductus hepaticus fehlt. Liegt eine normale Bifurkation vor, so kann der Winkel, den die beiden Principaläste bilden, zwischen 60° und 105° schwanken (HJORTSJÖ, SCHMIDT und GUTTMANN). Die Länge des Ductus hepaticus wird durchschnittlich mit 2,5 bis 5 cm, im Mittel etwa 3,7 cm bei Minimal- und Maximalausschlägen von 1 bis 10 cm angegeben. Auf die Regelabweichungen der Ductus hepaticus-Zweige und die Winkelveränderungen im Bifurkationsbereich soll hier nicht näher eingegangen werden. Cholangiographien ante und intra operationem können in Zweifelsfällen die topographische Situation klären (Abb. 20).

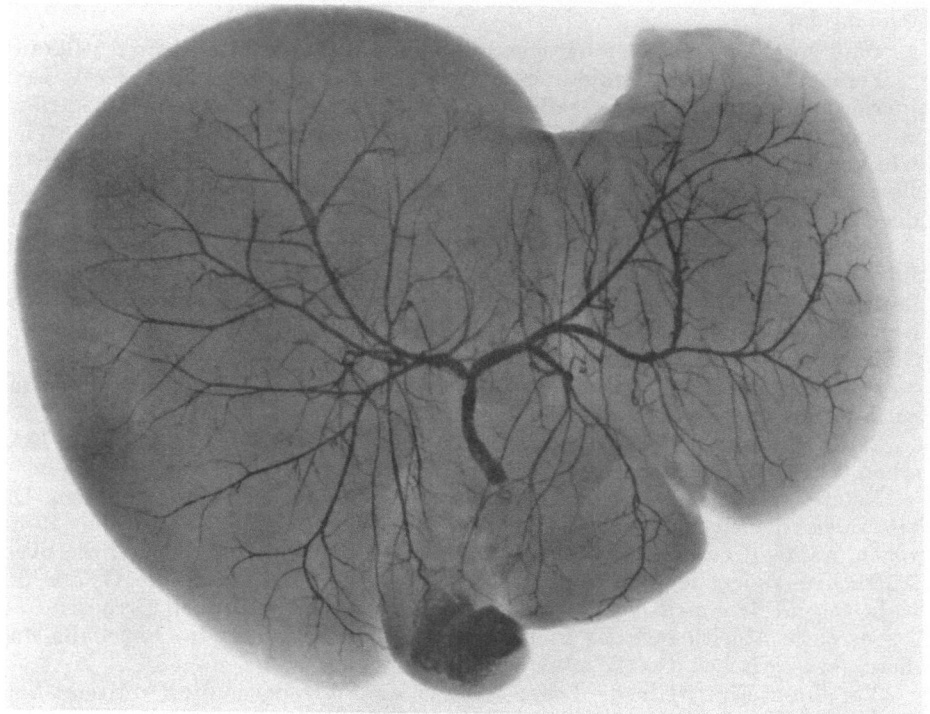

Abb. 20. Füllung des Gallengangsystems, dessen Architektur mit der der V. porta und der A. hepatica weitgehend übereinstimmt. Die Gallenblase zum Teil mit Kontrastmittel gefüllt; postmortales Angiogramm

2. Lebervenen

Die *Lebervenen* leiten das durch den Doppelstrom der Pfortader und der A. hepatica zugeführte Blut aus dem Organ wieder ab. Ihr intrahepatisches Quellgebiet sind die in den Leberläppchen liegenden *Zentralvenen*, die sich dann zu größeren *Sammelvenen* vereinigen. Mit immer weiterer Gefäßlichtung münden sie mit 2 oder mehreren Stämmen in die V. cava. Der *venöse Hilus* liegt an der hinteren Leberoberfläche. Hier treffen die Venenstämme, ohne ein Eigengefäß zu bilden, zusammen und dringen schräg in die untere Hohlvene ein. Diese fingerstarken Gefäße, deren Anzahl zwischen 2 und 3 Stämmen schwankt, bilden im Gegensatz zu den Gefäßen der Glisson-Gebilde ein zweites topographisches System, das in seiner ganzen Verlaufsrichtung und in seinem Aufbau völlig anders gestaltet ist. Die Lebervenenzweige entbehren weitgehend einer Bindegewebshülle und hängen innig mit dem Leberparenchym zusammen. Ihre

Zweige und Hauptstämme bilden typische Bögen mit deutlich spiraliger Schraubung und kreuzen sich mit den Hauptgefäßen des ersten topographischen Systems (Abb. 21). Die Lebervenen nehmen ihren Ursprung in den relativ gefäßfreien Spalten der portalen Verzweigungen. In ihrem Verlauf lassen sich Zusammenhänge mit der „anatomischen" Lappenteilung der Leber erkennen. In den oben skizzierten Segmentspalten führen Venen das Blut aus den beiderseits liegenden Gebieten cavawärts ab. Der *rechte Ast* verläuft in der dorsalen Segmentspalte des rechten Leberanteiles und erhält Äste aus dem dorsocaudalen und

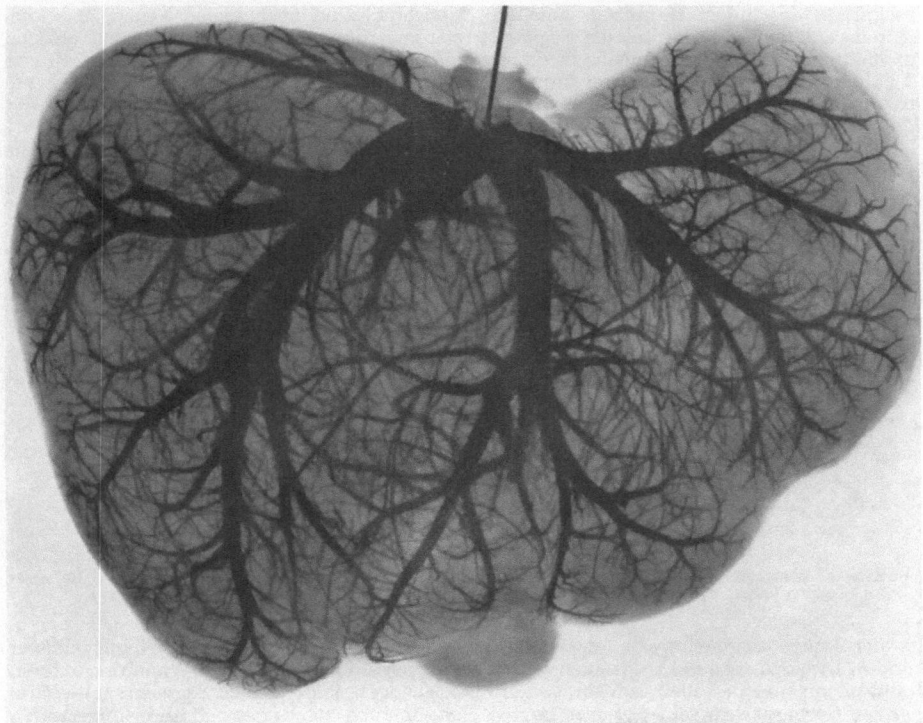

Abb. 21. Darstellung der Lebervenen. In der Aufsicht läßt sich die Verteilung in drei große, im Sinus venosus zusammentreffende Venenstämme erkennen. Mittlere Lebervene im Bereich der Cava-Gallenblasenlinie

intermediären Segment. Der *mittlere Ast* liegt in der Hauptgrenzspalte und erhält Zuflüsse aus dem ventrokranialen Segment und der medialen Region des linken Leberhauptteiles. Der *linke Ast* schließlich ist in der linken Segmentspalte anzutreffen. Er empfängt die gesamten Venenzweige des seitlichen Abschnittes. Die 3 Hauptzweige werden als Ramus principalis dexter, medialis und sinister bezeichnet.

Die Venenverhältnisse stellen sich nach HJORTSJÖ, NETTELBLAD und unseren *eigenen* röntgenanatomischen Untersuchungen folgendermaßen dar:

Der Venenast der dorsalen Segmentspalte des rechten Hauptteiles, auch als Ramus principalis dexter venae hepaticae bezeichnet, zieht in kraniodorsaler Richtung auf den venösen Hilus zu. Er empfängt während seines Verlaufes Äste aus dem dorsocaudalen und intermediären Segment. In einzelnen Fällen bekommt er Venen vom caudalen und kranialen Teil des ventrokranialen Segmentes. Dieser Ast der dorsalen Segmentspalte kann als kurzer Stamm oder als Bogengefäß mit nach links gerichteter Konvexität in Erscheinung treten. Er kann aber auch von zwei kleinen Gefäßen ersetzt sein. Dann sind mehrere Rami dorsocaudales vorhanden, die aus der dorsalen Fläche des dorsocaudalen Segments entspringen und unterhalb des oberen Leberrandes in die rechte Wand der V. cava inferior einmünden. An Stelle dieser Äste kann auch ein einzelner Ramus dorsocaudalis von der ventralen Fläche aus in die V. cava übergehen.

In der HGS liegt stets ein R. principalis medialis, der in dorsokranialer Richtung verläuft und eine Länge von 1—8 cm aufweist. Er wird früher oder später von 2 gleich großen Zweigen gebildet. Der eine dieser beiden Zweige empfängt während seines kraniodorsalen Verlaufs Äste vom ventrokranialen und in manchen Fällen noch vom intermediären Segment. Der zweite Ast kommt aus der ventralen und zentralen Sektion des medialen Abschnittes. Im distalen Teil dieses R. medialis venae hepaticae mündet vereinzelt ein relativ kleiner Ast aus der Nebengrenzspalte, dessen Zweige das Blut aus den medialen und lateralen Leberabschnitten des linken Hauptteils ableiten. Manchmal sind noch kleine Venen zu sehen, die teils aus dem ventrokranialen Segment, teils von der zentralen und ventralen Sektion kommen und in den R. principalis medialis münden. Dieser Ast endet schließlich in 10 von 13 Fällen im R. principalis sinister kurz vor dessen Eintritt in die untere Hohlvene (NETTELBLAD). In den 3 restlichen Fällen mündet jener Zweig direkt in die Ventralwand der V. cava inferior in Höhe des oberen Leberrandes.

Der in sämtlichen Fällen das Blut aus den dorsolateralen und meistens auch noch aus Teilen des ventrolateralen Segments ableitende Ast und die ventromediale Vene, die das ventrolaterale und Teile des dorsolateralen Segmentes versorgt, vereinigen sich endlich zum

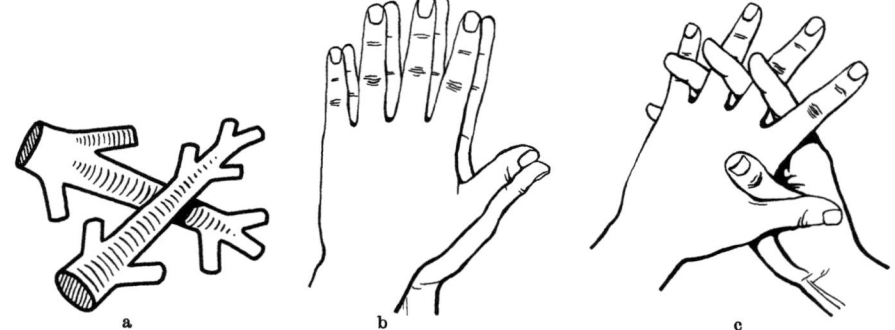

Abb. 22a—c. Schematisches Diagramm der sich kreuzenden Gefäßsysteme. a Nach GLISSON. b Bei einer lobierten Leber. c Bei unlobierter Leber des Menschen (modifiziert nach ELIAS und PETTY)

Ast der linken Segmentspalte, der nach kurzem Verlauf in den R. principalis sinister mündet. Dieser Ast kann in einzelnen Fällen auch selbständig in die linke Wand der unteren Hohlvene am oberen Leberrand übergehen. Der Venenzweig der linken Segmentspalte kann aber im Gegensatz zu seinem meist kurzen Verlauf auch als längerer Stamm angetroffen werden, in den von beiden benachbarten Segmenten die Venenäste einmünden. Weitere Varianten sind Gefäße, die von der ventralen und zentralen Sektion kommen und die NGS kreuzen.

Der R. dorsolateralis kann entgegen seinem sonstigen Verhalten ebenfalls in den Ast der linken Segmentspalte münden.

Der Processus caudatus kann sein Venenblut mittels des ihm eigenen R. processus caudati in den R. dorsocaudalis oder in den Ast der dorsalen Segmentspalte abführen.

Für die chirurgische Praxis ist es wichtig zu wissen, daß das Venenblut aus den verschiedenen nebeneinanderliegenden Portalgebieten gesammelt und abgeführt wird. Die Lebervenenäste liegen in der Mitte der Portaläste (Abb. 22)!

3. Lymphgefäße und Nerven

Die Leber ist in allen Bereichen mit einem sehr weitläufigen *Lymphgefäßnetz* ausgestattet. Man unterscheidet 2 große Stromgebiete, die *vasa superficialia* im Peritonealüberzug und die intrahepatischen *vasa profunda*. Die oberflächlichen Lymphgefäße fließen entweder zur Leberpforte oder direkt zum Mediastinum bzw. zum Ductus thoracicus ab. Im erweiterten Sinne sind auch die sog. *Disséschen Räume* als perisinusoidale Lymphstationen anzusehen. Unter normalen

Bedingungen sind sie meistens obliteriert und entziehen sich dem Nachweis. Bei gestörter Permeabilität der Membranen füllen sie sich mit einer eiweißreichen Flüssigkeit an, die in ihrer ganzen Zusammensetzung der Lymphe sehr ähnelt. An der Peripherie bestehen Verbindungen mit den *Mallschen Räumen*. Über die Lymphgefäße, die zum größten Teil den Gefäßen und Gallengängen anliegen, erfolgt der Abtransport zu dem lymphatischen Portalring und über die Lymphbahnen des Lig. hepatoduodenale zur Coeliaca-Achse bzw. zur V. cava inferior und dann zum Ductus thoracicus. Die Lymphe kann aber auch gemeinsam mit den intrahepatischen Gefäßaufzweigungen über den Lebervenenhilus transdiaphragmal in den Thorax geleitet werden. Ebenso bestehen noch Abflußbahnen in den seitlichen Partien der Leber mit eigenen Anastomosen zu den Lymphgebieten des Magens und der Speiseröhre. Insgesamt besitzt demnach die Leber ein sehr dichtes Netzwerk von Lymphgefäßen, die in ihrer Gesamtheit als eine funktionelle Einheit zu betrachten sind.

Über die *Nervenversorgung* der Leber liegen nur wenige exakte Untersuchungen vor. Für die sympathische Versorgung spielt offensichtlich der rechte N. splanchnicus die größte Rolle, für die parasympathische Steuerung der N. vagus. Am Leberhilus bilden die Nerven um die A. hepatica herum einen *vorderen* und *hinteren Plexus*. Sie erhalten Fasern vom rechten Ganglium coeliacum und vom rechten N. vagus. Weitere Versorgungsbahnen laufen über den rechten N. phrenicus. — Diagnostisch wichtig sind die sog. Headschen Zonen in der vorderen Bauchwand direkt über der Leber, auf der rechten Seite des Rückens und in der rechten Schulter.

IV. Zweistromhypothese

Zwei völlig *voneinander unabhängige Gefäßsysteme* bilden die morphologische Grundlage für den *Innenbauplan der Leber*. Diese *anatomische Bilateralität*, deren Scheide die Cava-Gallenblasenlinie nach REX (1888) und CANTLIE (1897) darstellt, ließ den Gedanken aufkommen, daß neben der anatomischen auch eine *funktionelle Trennung* des Pfortaderstromes bestehe. SÉRÉGÉ (1907) äußert die Ansicht, daß der Blutstrom aus den rechtsgelegenen Organen der Bauchhöhle, dem Dünndarm, dem aufsteigenden Dickdarm und der rechten Hälfte des Querdarmes in der relativ kurzen Pfortader unabhängig von dem linksseitig fließenden Blutstrom aus der Milz, dem Pankreas, dem Magen und den linksseitigen Darmabschnitten bleibe. Nebeneinander, durch eine flüssige Barriere getrennt, nehmen die beiden fadenförmigen Doppelströme ihren Weg zu den zugeordneten Leberabschnitten. Trennungslinie dieser beiden autonomen Stromgebiete sei äußerlich die *Gallenblasen-Cavalinie*, die innere Scheide sei die Teilungsstelle des V. portae. HENSCHEN schrieb den beiden Leberhälften völlig gesonderte Aufgaben zu. So solle der linke Leberlappen vorwiegend der Infektionsabwehr gegenüber den vom Magen, Milz und unterstem Dickdarm eindringenden Keimen dienen, während der rechten Hälfte vorwiegend die Verarbeitung der aus dem Darmkanal aufgenommenen Nahrungsstoffe obliegen soll. Der Zwangslauf der beiden laminaren Blutströme sei durch mechanische, hydrodynamische und vasomotorische Regulationen gesichert. Diese gestatten auch eine alternative Einschaltung zunächst des linken und anschließend des rechten Systems. Falle eine Seite aus, so können die an sich homolateralen Aufgaben vikariierend von den eigentlich nicht zuständigen Gewebsanteilen der anderen Leberhälfte übernommen werden. Da jede Leberzelle das gleiche Bau- und Funktionsprinzip in sich trägt, kann sie jederzeit die in ihr ruhenden potentiellen Energien aktivieren, so daß jederzeit alle Funktionen seitenabhängig voll gewährleistet sind (Abb. 23).

Auf Grund experimenteller und klinischer Studien stellte HENSCHEN eine eigene *„Funktionskarte"* der Leber auf. Demnach soll der rechtsseitige *„dextrotope"* Hauptstrom aus den ileocolischen Quellgebieten als Hauptregulator des Nahrungsumsatzes bei Stoffwechselerkrankungen in Betracht kommen z. B. beim Diabetes. Aber bei der Appendicitis und der Enterocolitis sei die rechte Leberhälfte am stärksten in Mitleidenschaft gezogen. Alle phlebogenen Abscesse aus den rechtsseitigen Bauchpartien müßten demnach die *rechte* Leberhälfte befallen. Die *linke* Leberhälfte mit ihrer Magen-Milz-Descendens-Strombahn diene hingegen vornehmlich der Abwehr der von Magen, Milz und unterstem Dickdarm kommenden Infektionen.

Dieses Phänomen einer funktionellen Zweiteilung des Pfortaderstromes ist durch vielfache klinische, physiologisch-chemische, röntgenologische und pathologisch-anatomische Untersuchungen immer wieder überprüft und zur Diskussion gestellt worden. Injektionen von Tusche oder Bakterienaufschwemmungen, Röntgenkontrastdarstellungen und neuerdings auch Isotopen wurden als Beweismittel für oder gegen ihre Richtigkeit herangezogen. Die Ergebnisse waren recht unterschiedlich und keineswegs eindeutig. Die Untersuchungen von WANKE u. a. zeigten auf, daß von einer Homolateralität, z. B. bei appendicitischen Leberabscessen oder beim Rectumcarcinom, keine Rede sein kann. Ein eindeutig ausgeprägter Stromlinieneffekt und eine allgemeingültige, diagnostisch verwertbare lokalisatorische Gesetzmäßigkeit ist demnach nicht anzunehmen. Dies zeigen auch die Statistiken WALTHERS, nach denen die Metastasen eines Rectumcarcinoms gleich häufig im linken wie im rechten Leberlappen sitzen. Biochemische Untersuchungen sprechen ebenfalls gegen bestimmte regional fixierte Arbeitsbezirke. So ist z. B. das Glykogen gleichmäßig in beiden Leberhälften verteilt. Bei entsprechender Lagerung und bei Veränderung des Injektionsdruckes nehmen alle injizierten Stoffe ohne signifikante Ursachen das eine Mal den Weg zur linken, das andere Mal zur rechten Leberhälfte. In neuerer Zeit hat aber die Zweistromhypothese wieder stärkeren Auftrieb durch die Diätversuche mit nekrotropen und anderen Substanzen erhalten. HIMSWORTH und GLYNN konnten bei entsprechender Kost Veränderungen in ganz bestimmten Arealen nachweisen. Verfüttert man an Ratten eine völlig aminosäurefreie Nahrung, so entwickeln sich massive Nekrosen in der ganzen Leber. Ist die Ernährung unzureichend, dann beschränken sich die Nekrosen auf die linke Leberhälfte. Das aus dem Darm

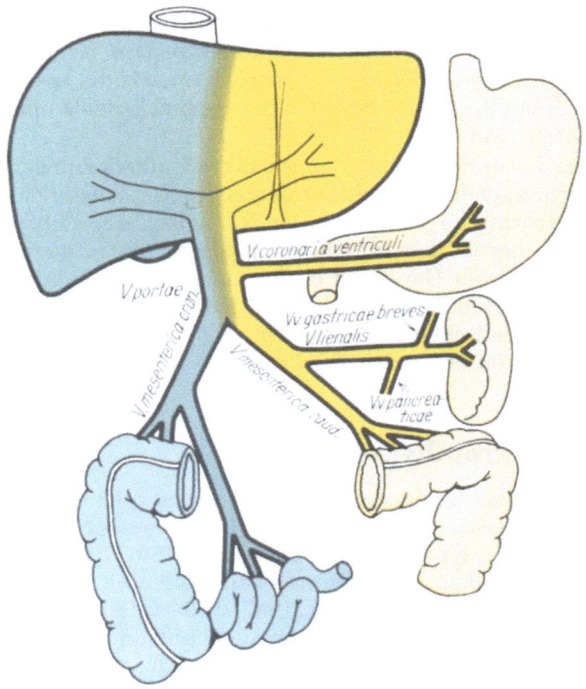

Abb. 23. Schematische Darstellung der portalen Zweistromhypothese. Dextrotroper Portalbereich grün, sinistrotroper gelb gezeichnet

stammende Mesenterialvenenblut könnte demnach zur Aufrechterhaltung des Leberstoffwechsels noch ausreichen, während das keine lebenswichtigen Stoffe enthaltende Milzvenenblut diesen Effekt in der linken Leberseite nicht mehr erzielen könne.

Bei *kritischer Betrachtung* aller für die Zweistromhypothese der Pfortader geltend gemachten Momente müssen doch erhebliche Zweifel über ihre Tatsächlichkeit aufkommen. Eher dürfte eine funktionelle Rhythmik der Leber vorliegen, die nach neueren Auffassungen von neurovasculären Steuerungen abhängig ist. Die Art der Nahrung, der Gehalt an Eiweiß, Fett und Kohlenhydraten, die Beigaben von Vitaminen spielen hierbei eine ebenso große Rolle wie die Form der Kost, ob einseitig oder gemischt, und der Ablauf der Verdauung. Alle experimentellen Untersuchungen, die nicht den Abänderungen der Strömungsgeschwindigkeit, Strömungsform und Strömungsart Rechnung tragen, gestatten keine sicheren Aussagen. Sie schaffen vielmehr ein uneinheitliches und wenig übersehbares Bild über die *tatsächlichen Strombahnverhältnisse*. Die Lagerung des Patienten oder des Versuchstieres auf dem Operationstisch, die Technik und das Tempo der Injektion, die jeweilige Dispersion der applizierten Stoffe sind als weitere Unsicherheitsfaktoren anzusprechen.

Unter *idealen Bedingungen* scheinen sich die aus den verschiedenen Quellgebieten ankommenden Blutsäulen in der kurzen Pfortader spiralig zu umschlingen. Voneinander getrennt gelangen sie zu bestimmten Leberparenchymbezirken (GOERTTLER). Offensichtlich ist es aber so, daß der an sich laminare Blutstrom schon unter biologischen Bedingungen, noch mehr aber durch pathologische Einflüsse, in eine turbulente Strömungsform übergehen kann. Wieweit dann eine Entmischung eintritt, weiß man bisher nicht recht. Die allzu mechanistisch orientierte Erklärungsweise, nach der die sog. *Doppelstromhypothese* ein *biologisches Gesetz* sei, ist unbefriedigend. Für die chirurgische Praxis darf man die wichtige Feststellung treffen, daß der *Wegfall einer Leberhälfte schadlos vertragen wird*. Die Umleitung des Portalblutes in an und für sich nicht zuständige andere Areale ist bei der eminenten funktionellen Pluripotenz der Leberzellen kein integrierendes Problem! Wahrscheinlich bestimmen die an der A. hepatica und der V. portae nachgewiesenen *sphincterartigen Sperr- und Drosselungsvorrichtungen* den *Rhythmus* der Durchblutung.

V. Segmentaufbau der Leber

Für die moderne Resektionsbehandlung ist die Kenntnis der *architektonischen Innenstruktur* unerläßliche Voraussetzung. Der äußere Aspekt vermittelt den Eindruck eines ungleich ausgebildeten Organsystems, bei dem der Hauptanteil auf der rechten und der geringere auf der linken Seite liegt. Als Trennungslinie gilt im anatomischen Sprachgebrauch das große Aufhängeband des Lig. falciforme. Diese Divergenz zwischen äußerer Leberanatomie und Innenarchitektur hat den Ausbau und die Popularisierung der Leberchirurgie zweifellos gehemmt. Die Aufteilung der in den Glissonschen Gebilden verlaufenden Gefäße und Gallengänge in zwei fast gleich große Stromgebiete macht aber die Leber im *chirurgischen Sinne* zu einem *paarigen Organ*. Die Gefäßversorgung der beiden funktionellen Leberhälften ist völlig unabhängig voneinander. Zwar finden sich unter pathologischen Verhältnissen einige kräftig entwickelte Kollateralen in der Leberkapsel, in den Duplikaturen des Bauchfells und im Diaphragmabereich, im ganzen gesehen haben aber diese Verbindungswege zwischen den rechts- und linksseitigen Gefäßsystemen keine praktische Bedeutung.

Das *Astwerk* der *V. portae* ist die für die innere Lebertopographie entscheidende Grundstruktur! Dieses Ordnungsprinzip war bereits von REX (1888) erkannt, jedoch nicht weiter verfolgt worden. Die den Portalvenen zugeordneten Leberanteile nannte er *Astgefolge* bzw. *Astwerke*. Sie entsprechen im wesentlichen den jetzt als *Segmente* bezeichneten topographischen Bezirken. Das Verdienst, den portal ausgerichteten Segmentaufbau zum *wohl-*

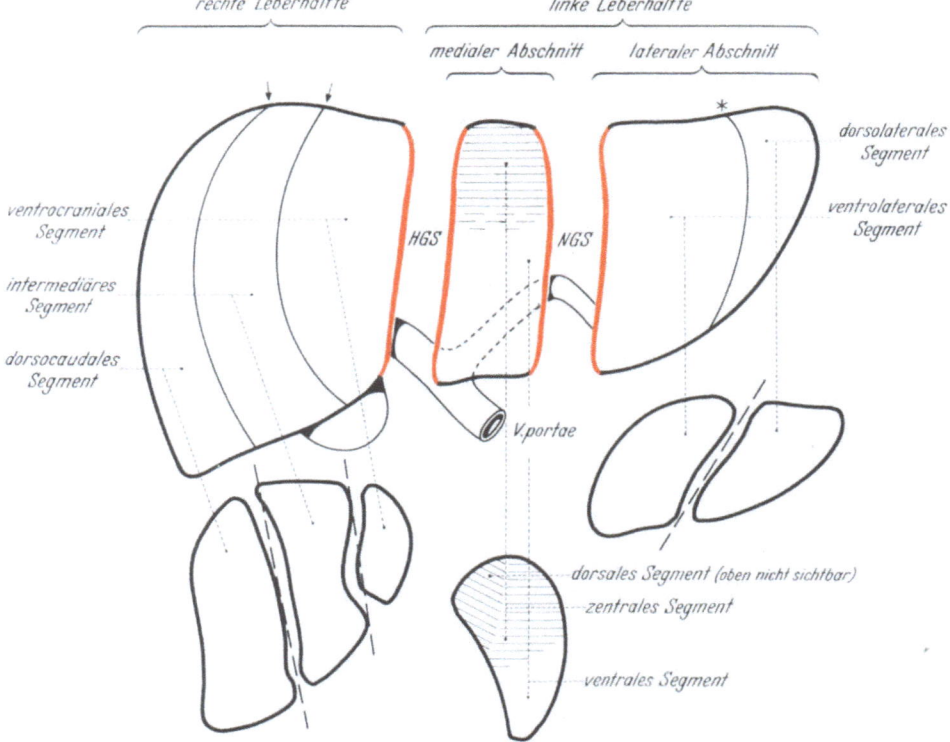

Abb. 24. Segmenteinteilung der Leber nach HJORSTJÖ. Proc. caudatus und Proc. quadratus der linken Leberhälfte angehörend. Segmentspalten der rechten Leberhälfte mit einem Pfeil, der linken mit einem Stern gekennzeichnet

fundierten anatomischen Bauplan erhoben zu haben, gebührt HJORSTJÖ. Mit Hilfe stereoskopischer Cholangiogramme konnte er gewöhnliche Korrosionspräparate der intrahepatischen Gallenwege räumlich exakt orientieren und den Verlauf der Gefäßbahnen genau fixieren. Das Astwerk der Pfortader wird durch eine etwa 1 cm breite Spalte, die *Hauptgrenzspalte* (HGS), in einen rechten und linken Hauptteil aufgezweigt. Diese Spalte entspricht der rechten Fissura sagittalis der Leberoberfläche bzw. der sog. Cava-Gallenblasenlinie (Abb. 24). Sie liegt etwa 2 cm rechts vom Insertionsrand des Mesohepaticum ventrale. Die Hauptgrenzspalte steht nicht völlig sagittal, erinnert vielmehr an die Stellung des linken Trommelfelles. Ihre ventralen Teile sind etwas nach rechts und ihre dorsalen etwas nach links verschoben, so daß man bei ventraler Betrachtung den Eindruck einer *Schichtung* erhält. Die medialen und ventralen Partien des linken Hauptteiles decken die medialen und dorsalen Partien des rechten Hauptteiles.

Der *Lobus quadratus* und *Lobus caudatus* — ohne dessen Processus caudatus — gehören mit ihrer Gefäßversorgung *dem linksseitigen Hauptteil* an. Beide werden durch eine zentrale Sektion verbunden. Im Gebiet des Processus caudatus sind die Trennungslinien häufig verwischt. Rechtsorientierte Gefäße können diesen Lappenanteil mitversorgen. Der linke Hauptteil wird durch einen kleineren Spalt, die *Nebengrenzspalte* (NGS) in einen medialen und lateralen Abschnitt unterteilt. Sie verläuft der HGS parallel und entspricht in ihrer Lage dem Insertionsrand des Mesohepaticum ventrale und der linksseitigen sagittalen Fissur.

Die linksseitigen lateralen Regionen zerfallen durch eine weitere Segmentspalte in einen dorsalen und ventralen Abschnitt (Abb. 24).

Der *rechte Hauptteil* der Leber läßt durch 2 Segmentspalten 3 Schichten erkennen, die als *dorsocaudale, intermediäre* und *ventrokraniale* Segmente bezeichnet werden.

In sehr sorgfältigen Untersuchungen konnte NETTELBLAD den von HJORTSJÖ erhobenen Befund bestätigen, daß die Hauptgrenzspalte die breiteste Spalte im Astwerk der Lebergefäße darstellt. Sie wird lediglich extrahepatisch von einem einzigen größeren Gefäß, dem Ramus principalis dexter venae portae, überbrückt. Die bedeutend schmalere Nebengrenzspalte weist hingegen Überkreuzungen von mehreren Pfortader- und Gallengangszweigen auf.

Ohne auf die anatomischen Ergebnisse im einzelnen eingehen zu wollen, lassen sich für die chirurgische Praxis nachfolgende Fakten herausstellen:

1. Der *linke Hauptast* der V. portae zieht in kranioventraler Richtung zur Nebengrenzspalte, um dann weiter nach rechts ventrocaudal zu verlaufen und sich in mehrere Äste aufzuteilen.

2. Der *Lobus caudatus* = dorsale Sektion des *medialen* Abschnittes wird von 1—2 Gefäßen versorgt, die zwischen der Bifurkation der V. portae und dem Ramus ventroflexus der linken Pfortader entspringen.

3. Der *Lobus quadratus* = ventrale Sektion des medialen Abschnittes erhält 2—6 Gefäßzweige, die radiär aus dem Ramus ventroflexus abgehen. Hier treten zahlreiche Variationen auf. So können z. B. auch Gefäßzweige aus dem proximalen Anteil des linken Hauptgefäßes entspringen.

4. Der *seitliche Abschnitt* des *linken* Hauptteiles wird in seinem *dorsolateralen* Segment von einem ständig anzutreffenden eigenen Zweig des linken Hauptgefäßes und vielfach noch von 1 oder 2 zusätzlichen Gefäßen wechselnden Ursprunges versorgt.

Im *ventrolateralen* Segment des seitlichen Abschnittes sind ein oder mehrere Gefäße unterschiedlichen Kalibers aus dem Ramus ventroflexus anzutreffen.

5. Der *Processus caudatus* des medialen Abschnittes hat eine recht wechselnde Gefäßversorgung. Sie stammt entweder aus dem Pfortaderstamm nahe der Bifurkation oder aus dem rechten bzw. linken Hauptgefäß.

6. Der *rechte Hauptteil* zeichnet sich durch einen recht regelmäßigen Gefäßverlauf aus.

a) Im *dorsocaudalen Segment* findet sich parallel zur Hauptgrenzspalte ein langgestreckter Gefäßbogen, der in der Regel 4—7 Sekundärzweige entsendet. An seine Stelle treten gelegentlich 2—5 radiär angeordnete Zweige aus dem rechten Hauptgefäß.

b) Das *intermediäre Segment* bezieht seine Gefäße aus dem rechten Hauptstamm. Diese Rami intermedii stammen entweder direkt aus dem Hauptstamm oder einem gesonderten Ramus intermedius.

c) Das *ventrokraniale Segment* wird von den Endaufzweigungen des rechten Hauptgefäßes versorgt. Hier finden sich relativ wenige Variationen.

Jeder dieser 8 Parenchymabschnitte besitzt also mehr oder weniger eine völlig individuelle Versorgung. Wenn nun die Schemen von REX und HJORTSJÖ im Grundprinzip übereinstimmen, so weichen die Segmenteinteilungen von HEALEY und SCHROY (Abb. 25) und von COUINAUD hiervon in einigen Details ab (Abb. 26 u. 27).

Nach diesen Autoren bestehen in beiden funktionellen Lappen transversal verlaufende Furchen, die sie als Segmentspalten ansehen. Demnach unterscheidet COUINAUD 8 selbständige Abschnitte, während HEALEY und SCHROY sogar auf 10 Segmente bzw. Sektionen kommen. Die erhöhten Zahlen ergeben sich aus einer weiteren Differenzierung in 4 paramediane Abschnitte (Abb. 25 u. 27).

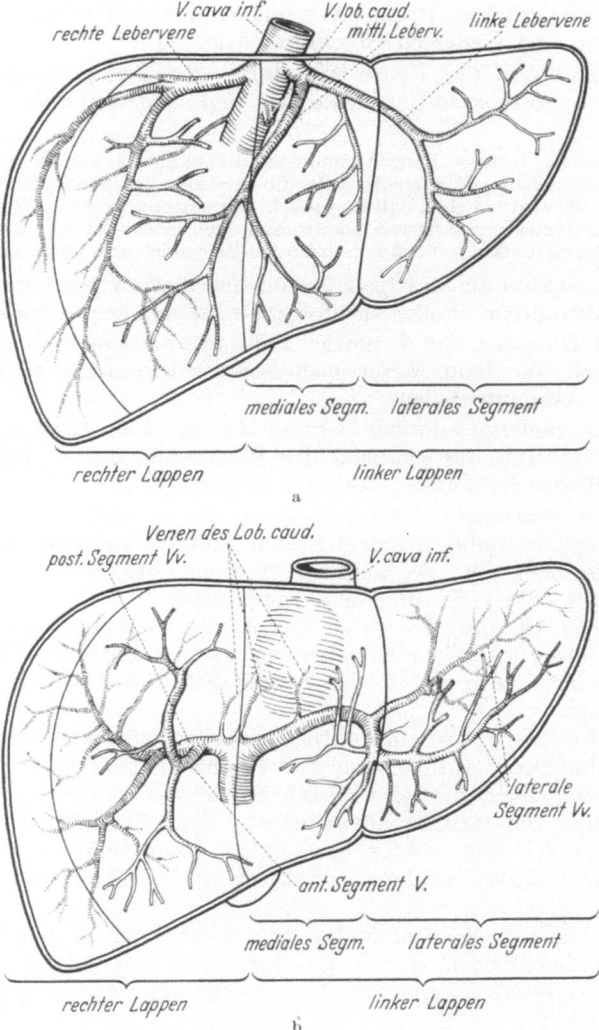

Abb. 25a—d. Leberaufbau nach HEALEY und SCHROY. a Verteilung der Lebervenen. b Segmentaufbau auf portaler Grundlage

Diese *Segmentspalten* resultieren nach den von GANS angestellten Untersuchungen — deren Ergebnisse wir durch eigene Nachprüfungen bestätigen können — aus dem Modus der Betrachtungsweise bzw. der verschiedenen Perspektiven. Dieses Moment ist gerade bei den Untersuchungen an der unfixierten, dem Körper entnommenen Leber wohl zu beachten und dürfte auch der Grund für die unbeträchtlichen Differenzen in den Auffassungen von GANS und HJORTSJÖ sein.

Unsere *eigenen Untersuchungen* stimmen mit den Ergebnissen HJORTSJÖs weitgehend überein:

In der von GLAUSER angegebenen Technik werden alle Gefäßsysteme mit Bariumbrei aufgefüllt. Röntgenologisch zeigen Leberarterie, Pfortader und Gallengänge in der intrahepatischen Anordnung weitgehende Übereinstimmung (Abb. 28). Zwei völlig unabhängige Gefäßgebiete werden in der Hauptgrenzspalte voneinander getrennt. Feinere intraorgane Anastomosen haben für die unabhängigen Beziehungen dieser beiden Systeme keine wesent-

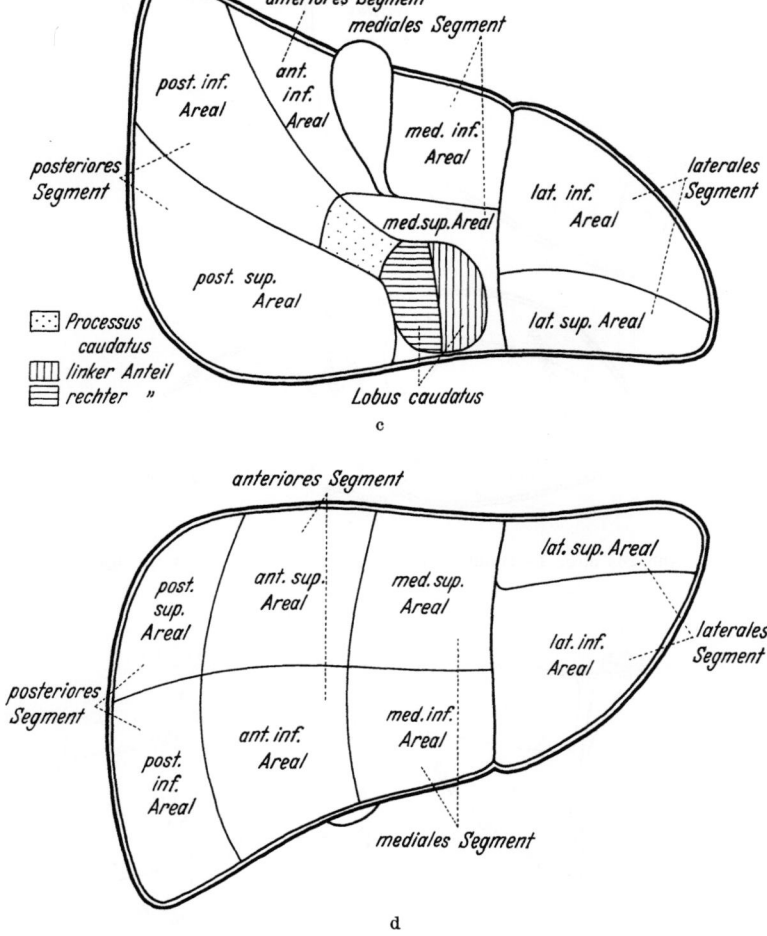

Abb. 25 c u. d. Die 10 Lebersegmente bzw. Areale nach HEALEY und SCHROY

liche Bedeutung. Andererseits lassen sich gelegentlich Verbindungen über die Kapselgefäße im Leberhilusgebiet nachweisen. Das entgegengerichtete System der Lebervenen stört die Versorgungseinheit der Glissonschen Gebilde nicht.

Bei der Zerlegung der Leber in 2 Hälften läßt sich die Mittelvene in der Hauptgrenzspalte antreffen. Aus unseren Untersuchungen geht ferner hervor, daß die Nebengrenzspalte den funktionellen linken Lappen in 2 größere Abschnitte unterteilt. Ihr auf die Oberfläche projizierter Verlauf geht mit der Hauptgrenzspalte annähernd parallel und entspricht der anatomisch-topographischen Lappenteilung. Zwischen dem linken und rechten medialen Venenstamm ließen sich keine Anastomosen feststellen.

Da die Gallengänge und die Leberarterien geradezu sklavisch den Ästen der V. portae folgen, ist die Topographie der übrigen Glissonschen Gebilde nicht schwer zu verstehen. Meistens liegt die Arterie zwischen Gallengang und Portal-

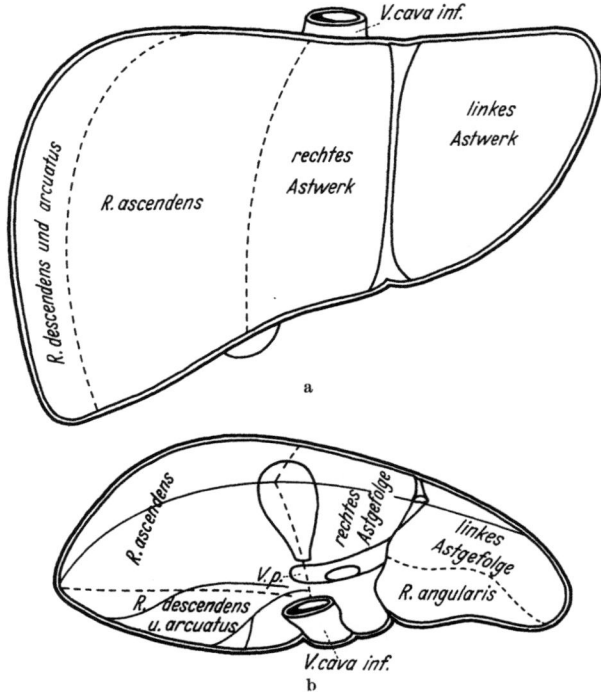

Abb. 26a u. b. Leberaufbau nach REX in Astwerke und Astgefolge

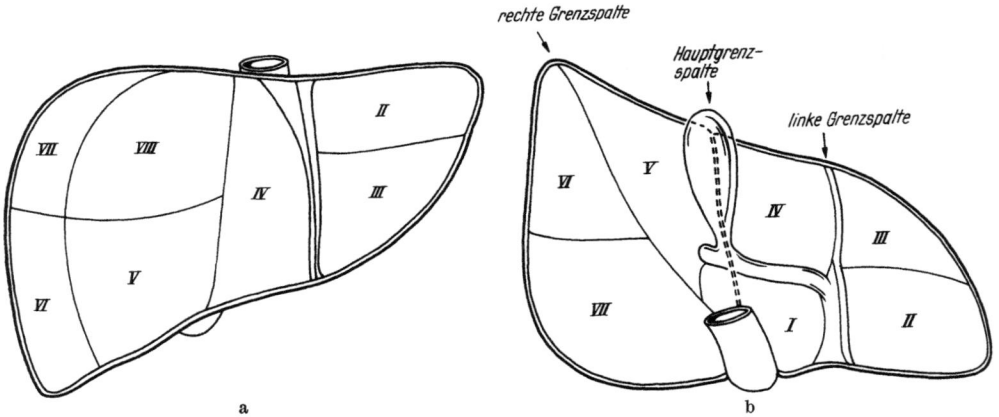

Abb. 27a u. b. Segmenteinteilung nach COUINAUD

ast. Die Vv. hepaticae hingegen ziehen in der Regel in den beschriebenen Spalten im innigen Zusammenhang mit dem Parenchym von caudal nach kranial, sammeln das Blut von beiden Seiten und führen es cavawärts ab. Die Venenstämme der Leber treffen an ihrer hinteren Oberfläche in einem Hilus zusammen und setzen sich in schräger Richtung ohne eigentlichen Übergang in die V. cava inferior fort.

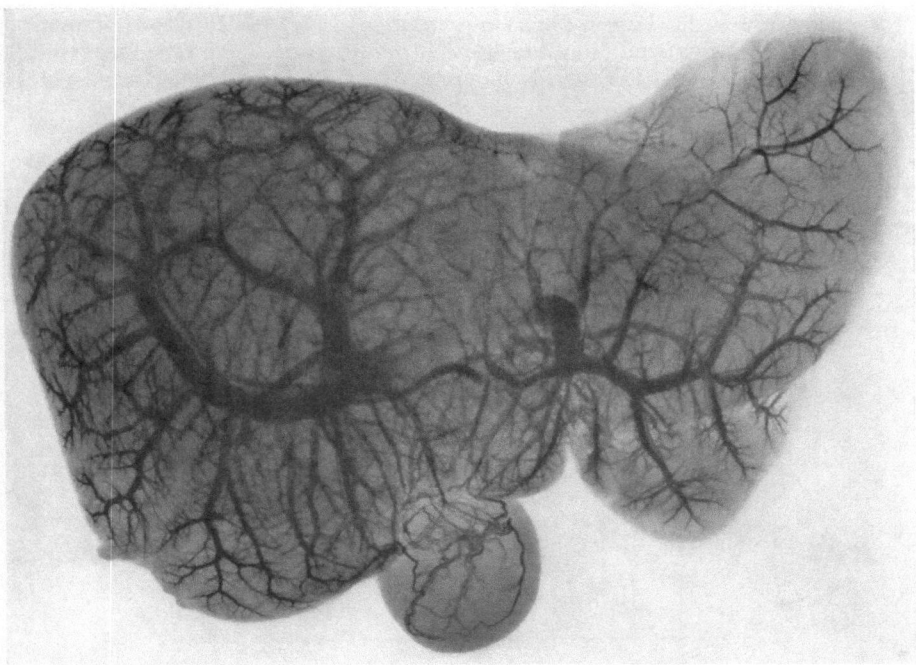
Abb. 28. Gleichzeitige Füllung von Portalvene und Gallengangsystem zeigt den korrespondierenden Verlauf der portalen Gebilde

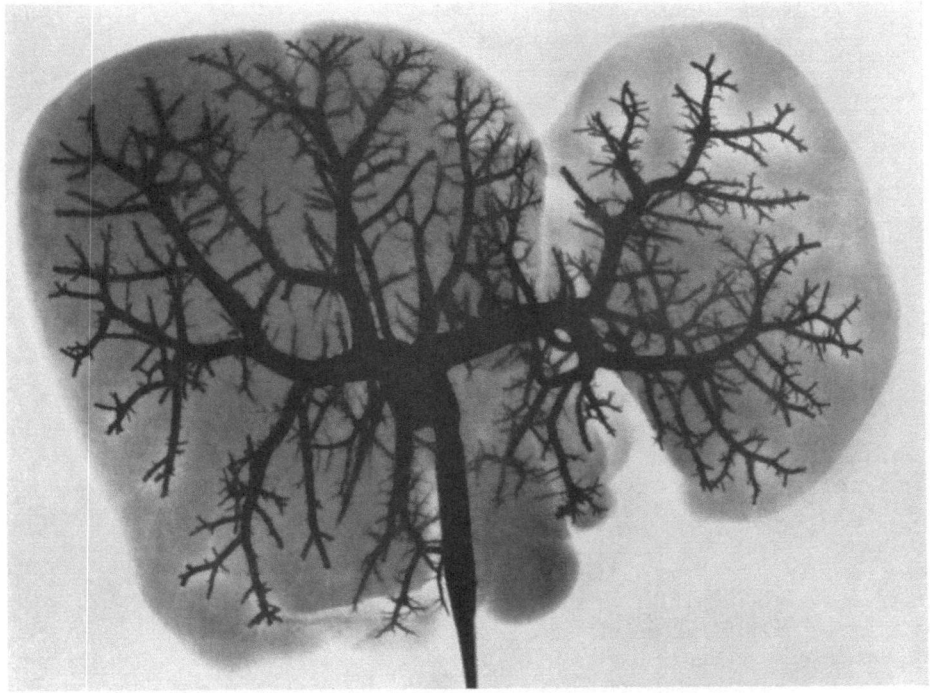
Abb. 29. Diametrale Verzweigung der V. portae in der Hauptgrenzspalte. Nebengrenzspalte mit kurzem Ramus ventroflexus deutlich dargestellt. Postmortales Portogramm

So wurden auch die Lebervenen zur Grundlage eines ganz neuen Segmentplanes gemacht (KNOPP) und die Wurzelgebiete der 3 großen Lebervenen als Leberlappen bezeichnet. Die Grenzen zwischen dem linken und mittleren Wurzelgebiet

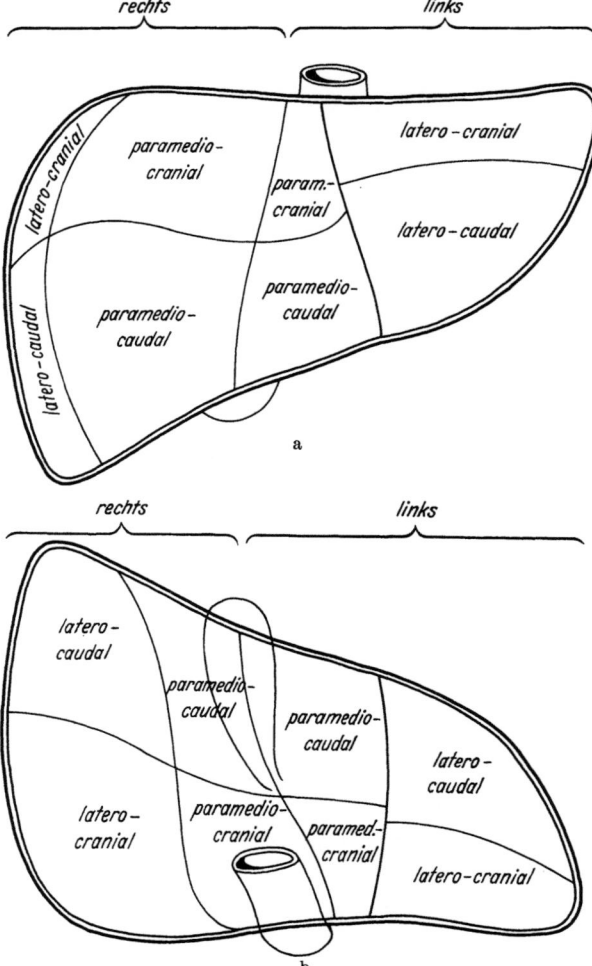

Abb. 30a u. b. Segmenteinteilung nach REIFFERSCHEID

verlaufen etwa in der Trennungslinie zwischen linkem und rechtem Lappen, die rechte Grenze in der Mitte des rechten Lappens. REIFFERSCHEID geht ebenfalls von dem Gedanken aus, daß die 3 Venenhauptstämme die Leber in 4 Hauptsegmente teilen. Neben der vertikalen gibt es noch eine horizontale Gliederung, die durch eine waagerechte Ebene, den Pfortaderquerbalken, gebildet werde. Auf diese Weise entstehen 8 Segmente.

Alle diese Einteilungen lassen sich nur schwer auf die Leberoberfläche projizieren, so daß eine chirurgische Orientierung kaum möglich ist. Das Ordnungsprinzip des ersten topographischen Systems, das sich an die Aufgliederung der V. portae hält, gestattet aber noch am ehesten ein anatomisches Vorgehen, nämlich die Präventivligatur der Glissongebilde und das Aufsuchen der Venen in den Spalten.

VI. Feinstruktur der Leber

Der *Feinbau der Leber* wird maßgebend von den funktionellen Leistungen der Pfortader bestimmt. Wenn sie auch als der gestaltende Faktor für die Aufgaben der Leberzelle anzusehen ist, so bedarf andererseits eine allzu einseitige kreislaufmechanische Betrachtung der Einschränkung. Die Leberepithelzelle ist viel zu fein differenziert und organisiert, als daß man ihr regulierende Einflüsse für die Zirkulation und damit auch die weitgespannten Stoffwechselleistungen absprechen kann.

Die früheren Auffassungen über die Leberparenchymstruktur, die *Leberzellbalken*, sind überholt. An ihre Stelle ist der Begriff der *Leberplatte*, die nur die Dicke einer Epithelzelle besitzt, getreten. Sie wird vielfach von Lücken durchsetzt und steht mit anderen Platten in Verbindung. Die Grenze zu dem Glissonschen Dreieck bildet die sog. *Grenzlamelle*, durch welche die Verzweigungen der V. portae und der A. hepatica hindurchtreten (Abb. 31). Die Versorgung der Leberzellen erfolgt nutritiv allein durch die A. hepatica. Da die A. hepatica und die Pfortader in ihren Endverzweigungen anastomosieren, kann der erhöhte arterielle Druck auf den Pfortaderstrom übertragen und von der Peripherie über die Rieselfelder der Sinusoide zu der Zentralvene geleitet werden. Dieser von ELIAS nachgewiesene räumliche Zusammenhang untereinander verbundener Lamellen stellt den bisher vorherrschenden anatomisch-funktionellen Hepatonbegriff erneut zur Diskussion.

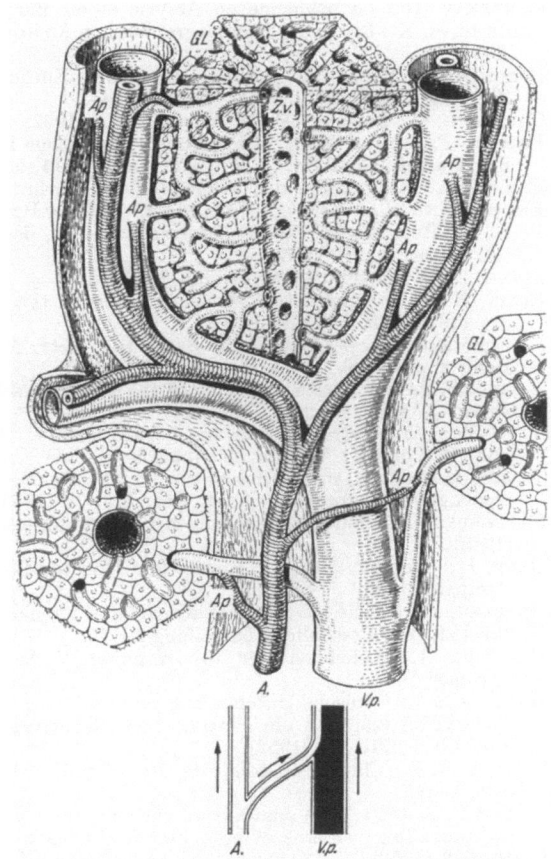

Abb. 31. Schema der Anastomosen zwischen Ästen der A. hepatica (*A.*) und der Pfortader (*V. p.*) unter normalen Verhältnissen. Spitzwinkelige Einmündung der arteriellen Äste in die Pfortader (*A. p.*) *Z. v.*: Zentralvene. *GL*: Grenzlamelle. Darunter das Strömungsschema von A. hepatica und portae (nach BECKER)

Die Wechselwirkungen zwischen Leberepithel und Läppchencapillaren werden damit zum Gestaltungsfaktor für die Feinstruktur der Leber, deren Aufgabe als Kreislauforgan über ihre rein spezifischen Stoffwechselfunktionen hinaus zur Zeit noch im Brennpunkt der Forschung steht.

Literatur

Ausführliche Angaben bei MEYTHALER (1938), GANS (1955), COUINAUD (1957) und KETTLER (1958).

ANDREWS, W. H., R. HECKER, B. G. MAEGRAITH and H. D. RITCHE: On direct connections between hepatic artery and hepatic veins in the canine liver. J. Physiol. (Lond.) **122**, 1 (1953).

BECKER, V.: Der Blutkreislauf in der Leber. Schweiz. med. Wschr. 85, 801 (1955).
— Leberstruktur und Blutkreislauf. Ärztl. Wschr. 11, 829 (1956).
BRAASCH, J. W.: The surgical anatomy of the liver and pancreas. Surg. Clin. N. Amer. 1958, 746.
BRAUS, H., u. C. ELZE: Anatomie des Menschen, 3. Aufl. Bd. II. Berlin-Göttingen-Heidelberg: Springer 1956.
CAIN, J. C., J. H. GRINDLAY, J. L. BOLLMAN, E. V. FLOCK and F. C. MANN: Lymph from liver and thoracic duct. An experimental study. Surg. Gynec. Obstet. 85, 559 (1947).
CLARA, M.: Die arterio-venösen Anastomosen. Wien: Springer 1956.
CONTENAU, G.: La médecine en Assyrie et en Babylonie. Paris: Maloine 1937.
CORNING, H. K.: Lehrbuch der topographischen Anatomie, 22. Aufl. München: J. F. Bergmann 1944.
CORONINI, C.: Über die gefäßregulatorischen Einrichtungen im Periportalfeld der Leber. Zbl. allg. Path. path. Anat. 82, 241 (1944).
COUINAUD, C.: Le Foie. Paris: Masson & Cie. 1957.
DANIEL, P. M., and M. M. L. PRICHARD: Variations in the circulation of the portal venous blood within the liver. J. Physiol. (Lond.) 114, 521 (1951).
EBERT, M.: Reallexikon der Vorgeschichte. Berlin: W. de Gruyter & Co. 1926.
EHRENBRAND, F.: Leberstudien bei experimenteller Hyperthreose. Anat. Anz. 101, 315 (1955).
— u. T. BURCKHART: Über Sperrarterien in der menschlichen Leber. Acta hepat. (Hamburg) 4, 215 (1956).
EILERS. W.: Persönliche Mitteilung 1959.
ELIAS, H.: A re-examination of the structure of the mammalian liver. Amer. J. Anat. 84, 311 (1949); 85, 379 (1949).
— Functional morphology of the liver. Res. Serv. Med. 37, 26 (1953).
— Liver morphology. Biol. Rev. 30, 263 (1955).
—, and D. PETTY: Gross anatomy of the blood vessels and ducts within the human liver. Amer. J. Anat. 90, 59 (1952).
— — Terminal distribution of the hepatic artery. Anat. Rec. 116, 9 (1953).
—, and H. POPPER: Venous distribution in liver. Arch. Path. (Chicago) 59, 332 (1955).
—, and A. SOKOL: Dependence of the lobular architecture of the liver on the porto-hepatic blood pressure gradient. Anat. Rec. 115, 71 (1953).
FREERKSEN, E.: Sondervorrichtungen am Organkreislauf der Leber. Klin. Wschr. 22, 733 (1943).
GANS, H.: Hepatic surgery. Amsterdam-Houston-London-New York: Elsevier Publishing Company 1955.
GLAUSER, F.: Studies on intrahepatic arterial circulation. Surgery 33, 333 (1953).
GOERTTLER, K.: Persönliche Mitteilung 1957.
HAFFERL, A.: Lehrbuch der topographischen Anatomie. Berlin-Göttingen-Heidelberg: Springer 1953.
HARTL, F.: Anatomische Untersuchungen von Leber, Niere und Pankreas bei postoperativen Todesfällen (zugleich ein Beitrag zum ,,Hepatorenalen Syndrom''). Langenbecks Arch. klin. Chir. 271, 121 (1952).
HEALEY, J. E.: Clinical anatomic aspects of radical hepatic surgery. J. int. Coll. Surg. 22, 542 (1954).
—, and P. SCHROY: The anatomy of the bile ducts within the human liver: An analysis of the prevailing patterns of branching and their major variations. Arch. Surg. (Chicago) 66, 599 (1953).
—, and R. SÖRENSEN: The intrahepatic distribution of the hepatic artery in man. J. int. Coll. Surg. 20, 133 (1953).
HENSCHEN, C.: Die Bedeutung der Leber in der Chirurgie. Langenbecks Arch. klin. Chir. 173, 488 (1932).
HIMSWORTH, H. P.: Protein metabolism in relation to disease. Proc. roy. Soc. Med. 40, 27 (1946).
—, and L. E. GLYNN: Toxipathic and tropopathic hepatitis. Lancet 1944, 457.
HJORTSJÖ, C. H.: Die Anatomie der intrahepatischen Gallengänge beim Menschen, mittels Röntgen- und Injektionstechnik studiert. Lunds Univ. Arsskr., N.F. 44, No 3 (1948).
— The topography of the intrahepatic duct system. Communications to the Internat. Anatom. Congr. Oxford, 1950.
— The topography of the intrahepatic duct systems. Acta anat. (Basel) 11, Fasc. 4 (1951).
— The intrahepatic ramification of the portal vein. Lunds Univ. Arsskr., N.F. Avd. 2 52, Nr 20 (1956).
HOFMANN, W.: Die Kenntnisse und Anschauungen der Alten über den Bau und die Funktion der Leber. Inaug.-Diss. Berlin 1912.
HOLLE, G.: Die gegenwärtigen Vorstellungen über die gestaltliche und funktionelle Organisation der Leber. Acta hepat. (Hamburg) 3, I, 135 (1955).

KETTLER, L. H.: Die Leber. In E. KAUFMANN u. M. STAEMMLER, Lehrbuch der speziellen pathologischen Anatomie, 11. u. 12. Aufl., Bd. II/3. Berlin: W. de Gruyter & Co. 1958.
KNISELY, M. H.: The liver lobule. In: Liver Injury Tr. 8th Conf., Josiah Mary (Jr.) Found, p. 9—13. New York 1949.
KNOPP, J.: Ein Verfahren zur Abgrenzung der Stromgebiete großer intrahepatischer Gefäße. Virchows Arch. path. Anat. **323**, 563 (1953).
KÖRTE, G.: Die Bronzeleber vvn PIACENZA. Mitt. Arch. Inst. Rom **20**, 348 (1905).
LURJE, A. S.: Über einige Eigentümlichkeiten der Leber- und Blasenarterie. Mitt. Grenzgeb. Med. Chir. **44**, 1 (1935/37).
MANN, J. D., K. G. WAKIM and P. H. BAGGENSTOSS: The vascularisation of the liver. A study by the injections-cast method. Proc. Mayo Clin. **28**, 227, (1953).
MÄRK, W.: Über arterio-venöse Anastomosen, Gefäßsperren und Gefäße mit epitheloiden Zellen beim Menschen. Z. mikr.-anat. Forsch. **50**, 392 (1941).
— Zur Frage der Verschlußfähigkeit normaler Arterien. Anat. Anz. **95**, 235 (1944/45).
— Zur Kenntnis der sog. Arterienwülste beim Menschen und bei einigen Säugern. Anat. Nachr. **1**, 305 (1949/51).
— Über Arterienwülste bei den Vögeln. Z. Zellforsch. **37**, 1 (1952).
MARKOWITZ, J.: The hepatic artery. Surg. Gynec. Obstet. **95**, 644 (1952).
MEYER, W. W.: Unilaterale Leberschwunde oder Lappenhypoplasien der Leber? Virchows Arch. path. Anat. **319**, 127 (1950).
MEYTHALER, F.: In ROST-NAEGELI, Pathologische Physiologie chirurgischer Erkrankungen. Berlin: Springer 1938.
— Blutversorgung der Leber und ihre Störungen. Klin. Wschr. **20**, 377 (1941).
MICHELS, W. A.: Variations in blood supply of liver, gallbladder, stomach, duodenum and pancreas. Anat. Rec. **94**, 481 (1946).
— Blood supply and anatomy of the upper abdominal organs. Philadelphia 1955.
MÖBIUS, H.: Parsönliche Mitteilung 1958.
NETTELBLAD, S. C.: Die Lobierung und innere Topographie der Säugeleber, Acta anat. (Basel) Suppl. 20, **21** (1954).
NETTER, F. H.: Liver, biliary tract and pancreas, Part III of Vol. 3, Digestive System. Ciba Collection 1957.
NEY, H. R.: Die Kontrastdarstellung der Lebervenen im Röntgenbild. Fortschr. Röntgenstr. **86**, 302 (1956).
— Die Sauerstoffverhältnisse im Lebervenenblut. Klin. Wschr. **35**, 915 (1957).
— Röntgenologischer Nachweis portovenöser und intervenöser Nebenschlüsse in der Leber. Acta radiol. (Stockh.) **49**, 227 (1958).
NORMAN, O.: Studies on the hepatic ducts in cholangiography. Acta radiol. (Stockh.) Suppl. 84 (1951).
PERNKOPF, E.: Eine seltene Anomalie im Verlaufe des Pfortaderstammes, zugleich ein Beitrag zur Entwicklungsgeschichte der Pfortader beim Menschen. Z. ges. Anat. **97**, 293 (1932).
— Topographische Anatomie des Menschen, Bd. II, 1943. Berlin u. Wien: Urban & Schwarzenberg.
PETERS, TH.: Vitalmikroskopische Beobachtungen über Durchblutungsregulationen in der Rattenleber. Acta hepat. (Hamburg) **4**, 1 (1956).
PFUHL, W.: Die Leber. In v. MÖLLENDORFFs Handbuch der mikroskopischen Anatomie des Menschen, Bd. V, Teil 2. Berlin: Springer 1932.
POLITZER, G.: Die symmetrische Form der Leber bei den Hepatomphaloi und die Ursachen der normalen Asymmetrie der Leber. Wien. klin. Wschr. **65**, 800 (1953).
PRINZMETAL, M., E. M. ORNITZ, B. SIMKIN and H. C. BERGMAN: Arteriovenous anastomoses in liver, spleen and lungs. Amer. J. Physiol. **152**, 48 (1948).
RAPPAPORT, A. M.: Hepatic venography. Acta radiol. (Stockh.) **36**, 165 (1951).
— Z. J. BOROWY, W. M. LOUGHEED and W. N. LOTTO: Subdivision of hexagonal liver into a structural and functional unit. Role in hepatic physiology and pathology. Anat. Rec. **119**, 11 (1954).
SCHMIDT, H.: Die Bedeutung von Varianten und Anomalien der Gallenwege für den Chirurgen. Langenbecks Arch. klin. Chir. **280**, 344 (1955).
—, u. E. GUTTMANN: Die Verzweigung der großen intrahepatischen Gallenwege in der röntgenologischen Darstellung (Analyse des Cholangiogramms). Fortschr. Röntgenstr. **81**, 283 (1954).
— — Systematische Anatomie der Gallengänge des Menschen. Acta anat. (Basel) **28** (1956).
SCHORN, J., H. ST. STENDER u. H. VOEGT: Über die Gliederung der arteriellen Leberversorgung unter normalen und pathologischen Bedingungen. Medizinische **40**, 1415 (1956).
SIEGMUND, H.: Pathologisch-anatomische Bemerkungen zur Frage der Parenchymveränderungen der Leber unter besonderer Berücksichtigung von vaskulären und nutritiven Relationen. Regensburg. Jb. ärztl. Fortbild. **2**, 1 (1951).

SPALTEHOLZ, W.: Handatlas und Lehrbuch der Anatomie des Menschen, Bd. 2, Teil II. Amsterdam: Scheltema & Holkema N. V.; Stuttgart u. Zürich: S. Hirzel 1953.
STIEDA, L.: Über die ältesten bildlichen Darstellungen der Leber. Anat. H. **15**, 1 (1900).
STUCKE, K.: Moderne Leberchirurgie. Z. ärztl. Fortbild. **47**, 27 (1958).
UNGER, J.: Untersuchungen zur chirurgischen Anatomie der Leber. Inaug.-Diss. Würzburg 1959.
WACHSMUTH, W.: Zur Kenntnis der Verlaufsanomalien der Arteria hepatica. Chirurg **3**, 170 (1931).
WAKIM, K. G.: The blood supply of the normal liver. Proc. Mayo Clin. **28**, 218 (1953).
WALTHER, H. E.: Krebsmetastasen. Basel: Benno Schwabe & Co. 1948.
WANKE, R.: Untersuchungen zur Frage der Bilateralität der Leber. Langenbecks Arch. klin. Chir. **187**, 437 (1937).
— H. JUNGE, H. EUFINGER u. H. KALK: Chirurgie der großen Körpervenen. Stuttgart: Georg Thieme 1956.
WÜNSCHE, G.: Über die Innervation der Leber. Theoretische Medizin 4, 601 (1951).
ZEIGER, K.: Moderne Auffassungen der Leberpathologie. 15. Tagg. Dtsch. Ges. für Verdauungs- u. Stoffwechselkrankheiten (Sonderband) 1952, 22.
— Persönliche Mitteilung 1956.

F. Verletzungen und Rupturen

I. Geschichte

In der Chirurgie der Leberverletzungen lassen sich *3 große Epochen* erkennen. Die *erste*, die von der Antike bis zum ausgehenden 19. Jahrhundert reicht, sieht jede Behandlung einer Leberverletzung von vornherein als ein vergebliches Bemühen an. Eine stark blutende Leberwunde gilt als absolut tödlich.

Auch in der *zweiten* Periode, dem Zeitabschnitt von etwa 1870 bis zum Beginn des 2. Weltkrieges, ist die *„Leberfurcht"* der Chirurgen noch nicht vollends überwunden. Der stürmische Aufschwung der gesamten Chirurgie bringt wohl eine gewisse Aktivierung der Leberchirurgie mit sich, verharrt jedoch auf halbem Wege. Gegenüber der früheren, völlig fatalistischen Haltung stellt aber die Forderung zur Laparotomie und Nahtversorgung der Wunde schon einen gewaltigen Fortschritt dar. Man getraut sich aber nicht, bei den Leberwunden die gleichen chirurgisch-anatomischen Prinzipien anzuwenden, wie etwa bei den Verletzungen anderer Organe oder der Extremitäten. So näht man nicht bzw. legt die Suturen *atypisch* und blind und beschränkt sich resigniert auf den Notbehelf einer Tamponade.

Die *dritte Epoche* erleben wir heute! Sie ist gekennzeichnet durch den *Ausbau einer speziellen Leberchirurgie*, der den Fortschritten der allgemeinen Chirurgie und der Nutzbarmachung anatomischer und pathologischer Grundlagenforschungen zu verdanken ist. Die Leber wird immer mehr in thoraxchirurgisches Denken einbezogen. An die Stelle des unzulänglichen Tampons tritt die anatomie- und organgerechte Wundversorgung, die Netzplombe und die großzügige Drainage.

Erst jetzt weist die *Mortalitätskurve* der Leberverletzungen einen erfreulichen Abfall auf, ist aber immer noch recht hoch.

Der Weg von den *offenen Kriegsverletzungen* der Antike bis zum *kombinierten Verkehrstrauma* unserer Zeit ist weit. Stetig wandeln sich die Lebensbedingungen und Verletzungsarten in Krieg und Frieden. Statistische Vergleiche der früheren Behandlungsergebnisse mit den heutigen verbieten sich von selbst. Wir wissen um die bakterielle Infektion, wir kennen die Segnungen der Narkose und Antibiotica, wir verfügen über eine sehr verfeinerte Schockbekämpfung und chirurgische Technik. Und so sind alle Vergleiche der verschiedenen Epochen völlig unreal.

Aber auch die gemeinsame Erfassung der früher vorherrschenden *isolierten* Lebertraumen mit den *kombinierten* Unfallverletzungen unserer Zeit vermittelt ein schiefes Bild. Die Auswüchse des Massenverkehrs und die Technisierung der industriellen und landwirtschaftlichen Betriebe haben eine völlig neuartige unfallchirurgische Situation geschaffen, die mit den früheren Verhältnissen kaum noch etwas gemein hat. Damit werden auch viele der bisherigen *Einteilungen*, da nicht mehr zeitgerecht, problematisch, wenn nicht gar hinfällig. Sachlich begründet bleibt jedoch nach wie vor eine Trennung der *geschlossenen* von den *offenen* Leberverletzungen. Ihre Klinik und Prognose ist eine grundsätzlich andersartige!

II. Subcutane Rupturen

Als lehrbuchmäßige *Ursachen* der *geschlossenen* oder *subcutanen* Leberverletzungen dominieren immer noch der Kuhhornstoß, der Hufschlag, der Fuß-

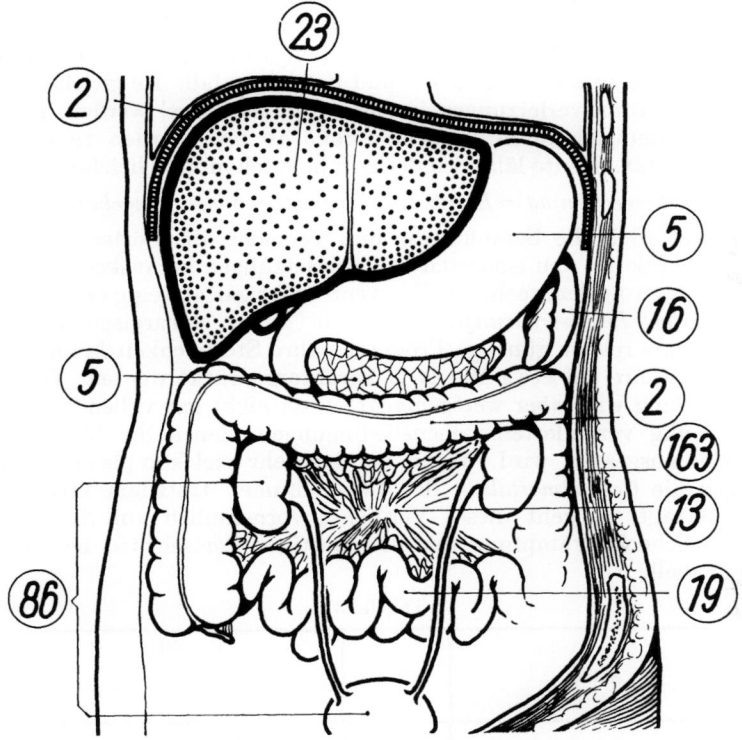

Abb. 32. Stumpfe Bauchverletzungen. Chir. Univ.-Klinik Würzburg 1930—1955. Von den intraabdominellen Organen ist die Leber am stärksten betroffen

tritt, Prellungen an der Wagendeichsel, Kontusionen der Leber beim Boxen oder Fußballspiel. In moderner Sicht sind diese Traumen mehr oder weniger überholt und gehören bei einer statistischen Gegenüberstellung als zweitrangig der Vergangenheit an. An ihre Stelle sind im Zeitalter der generalisierten Motorisierung die Vielzahl der *Verkehrsverletzungen* getreten. Verkehrstraumen treffen den Organismus mit großer Vehemenz und mit breiten Gewalteinwirkungen aus den verschiedensten Richtungen. Durch das gleiche Trauma werden nicht nur die Leber, sondern auch andere Körperpartien und Organe innerhalb und außerhalb der Bauchhöhle, Schädel, Thorax, Wirbelsäule, Nieren und Extremitäten betroffen. *Die Kombinationsverletzungen sind beim Verkehrstrauma die Regel! In unserem eigenen Krankengut machen sie 80% aller Lebertraumen aus!* An erster Stelle stehen die Motorradfahrer, die durch Sturz auf das Lenkrad, auf die Straße oder gegen feste Gegenstände das erste Trauma erleiden, um dann, sich überschlagend und weitergeschleudert, weitere Verletzungen davonzutragen. Bald darauf folgen die Kraftwagenunfälle mit Kontusionen des Thorax und Oberbauches, gewaltsamen Einklemmungen zwischen Steuer und Rücksitz, Anprall gegen scharfe Kanten, Überfahrenwerden und Sturz aus dem schnell sich bewegenden Fahrzeug. Hierher gehören auch die Auswirkungen einer überstarken Luftdruckwelle bei Explosionen, die unkoordinierten Verletzungen beim Fallschirmabsprung und bei Flugzeugabstürzen, die Rasanz des Aufpralls bei manchen überzüchteten Sportarten, z. B. beim Skilauf oder Eishockey. Aber auch in der Landwirtschaft und in den Industriebetrieben, die bei dem zunehmenden Personalmangel immer mehr rationalisiert, d. h. technisiert werden, gleichen sich die Leberverletzungen in ihrem Typus den Verkehrstraumen an. Das Überfahrenwerden mit dem Bulldog oder Dreschmäher ist eine Zwischenstufe zwischen Verkehrs- und Betriebsunfall. Im gleichen Ausmaße, wie die Kombinationsverletzungen immer mehr zur Regel werden, nehmen die isolierten Verletzungen durch Verkehrsunfälle ab und werden zu einer ausgesprochenen Rarität. Heute läßt sich deshalb hier schon die Gleichung aufstellen:

Verkehrsverletzung = Kombinationsverletzung bzw. umgekehrt!

Somit sind auch alle Bemühungen und Versuche, die Fortschritte bzw. Erfolge der Chirurgie an den isolierten Leberverletzungen herauskristallisieren und dokumentieren zu wollen, recht müßig, wenn nicht gar abwegig oder irreführend.

Die *isolierten Leberverletzungen* hatten in guten chirurgischen Händen ja schon immer eine relativ günstige Prognose. Ihre Sterblichkeit konnte im Laufe der letzten 50 Jahre auf etwa 10—20% heruntergedrückt werden. Diese erfreuliche Entwicklung wird aber wettgemacht, wenn nicht gar vollends aufgehoben, durch die völlig veränderten Lebensbedingungen, denen die Menschheit sich aussetzt oder ausgesetzt wird. Wenn bei den sehr viel komplexeren Verkehrsverletzungen die *Gesamtmortalität* der Lebertraumen trotzdem nicht mehr als 50—70% beträgt, so geht dieses Verdienst vornehmlich auf das Konto der verbesserten Schockbekämpfung und der sonstigen Fortschritte der allgemeinen Chirurgie (Tabelle 3).

Tabelle 3

Autor	Jahr	Mortalität		
		insgesamt in %	isoliert in %	kombiniert in %
Mayer	1872	87,5	81,6	93,4
Edler	1887	66,8	54,6	80
Thöle	1912	66,2	55,8	76,7
Reichle	1921	69	37,5	100
Slany	1948	59	27,5	90
Dümchen	1949	59	55	63
Sparkman und Fogelman	1952	32	3,1	61
Nikolajew	1955	49	14,3	84
Madding	1955	36	9,7	62
Mikesky u. Mitarb.	1956	36,5	6	67
Reifferscheid	1957	33	27	38
Stucke	1958	39	16,7	62,5

Zusammenfassend ist festzustellen, daß die Häufigkeit der Leberverletzungen seit Jahrzehnten die gleiche geblieben und auch ihre Prognose sich nicht verbessert hat. Verändert haben sich nur die Unfallarten bzw. -mechanismen und das klinische Bild!

1. Einteilungen

Die *Klinik der Leberverletzungen* kann sich demnach nur bedingt auf die chirurgische Versorgung der isolierten Leberruptur und ihre Folgeerscheinungen konzentrieren. Sie muß diese vielmehr im Rahmen eines viel weiter gespannten Verletzungssyndroms betrachten. Somit werden auch viele der *alten Einteilungen*, die sich ausschließlich auf die Leber bezogen, in ihrem Wert recht fraglich. Die Trennung in Lebertraumen *ohne* und *mit Verletzung anderer Organe* muß

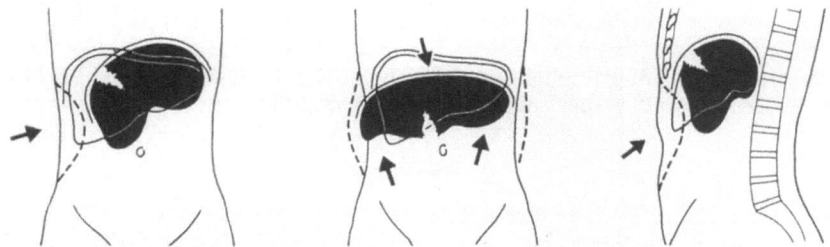

Abb. 33. Schematische Darstellung der Entstehungsmechanismen subcutaner Leberrupturen. Die Richtung der einwirkenden Gewalt ist durch Pfeile markiert. (Umgezeichnet nach einer Abbildung in Abdominal and genito-urinary injuries Mil. Surg. Man. 1942.)

bestehen bleiben! Weniger zweckmäßig dürfte jedoch die weitere Unterteilung einer „komplizierten" Leberverletzung sein. Diese Benennung soll gleichzeitige andere Traumen außerhalb der Bauchhöhle einbeziehen. Mit etwas Komplizierendem verbindet man aber gemeinhin die Vorstellung des Penetrierenden oder Perforierenden. So wird man leicht irregeführt.

Auch die *Einteilung* nach der *Art* des *Traumas* ist beim Verkehrstrauma theoretischer Natur. Umschrieben wirken der Schlag oder der Stoß gegen den Bauch durch den Pferdehuf oder das Kuhhorn, das Anrennen oder Fallen gegen Wagendeichseln und der Boxschlag in den rechten Oberbauch, sie alle führen zu einer isolierten Or-

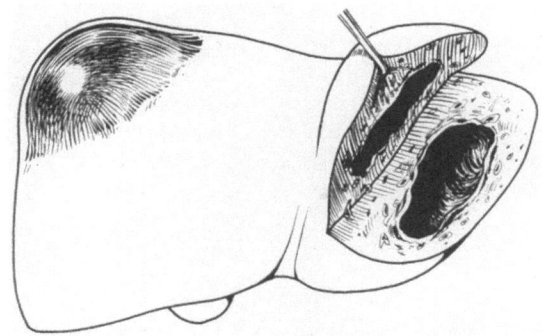

Abb. 34. Schematische Darstellung einer zentralen Leberruptur des anatomischen linken Leberlappens und eines subkapsulären Hämatoms in der oberen seitlichen Kuppe der rechten Leber

ganverletzung. Beim Verkehrstrauma gehen *umschriebene* und *breit angreifende Gewalteinwirkungen* in der Regel ineinander über.

Das Ausmaß der Verletzung bestimmen die physikalischen Größen der Masse und Beschleunigung gemäß der Gleichung $m \cdot v^2$ (K. H. BAUER). Für die Klinik ist letzten Endes auch die früher so lebhaft umstrittene *Einteilung* der *mechanischen Ursachen* recht unwichtig geworden. Ob es sich jeweils um eine *Berstung*, eine *Quetschung* oder einen *Abriß* gehandelt hat, läßt sich später kaum noch rekonstruieren. Alle 3 Faktoren können zu einem Überschreiten der Elastizitätsgrenze des Lebergewebes führen, können sich kombinieren und potenzieren. Kommen noch *Contrecoupwirkungen* durch Aufprall der Leber auf die Wirbelsäule bzw. den knöchernen Thorax oder *Abknickungen* (jack-knifing) hinzu, läßt sich retrospektiv das Durcheinander der sich koppelnden Mechanismen kaum noch entwirren.

Die *stumpfen* Lebertraumen lassen sich nach ihren *pathologisch-anatomischen* Erscheinungsformen in 3 Arten unterteilen:

1. die *echte Ruptur* mit Kapsel- und Parenchymzerreißung der Leber; die bisweilen hiervon abgegrenzten „totalen" Rupturen gehören begrifflich in diese Gruppe (Abb. 33);

2. *subkapsuläre* Verletzungen, bei denen die Kapsel intakt bleibt und nur die Lebersubstanz bzw. ihre Gefäße zerrissen sind;

3. *zentrale Rupturen* (Leberapoplexien, intrahepatische Hämatome), bei welchen nur eine örtliche Zerreißung inmitten der Lebersubstanz vorliegt.

Zwischen diesen Gruppen können alle möglichen Übergänge vorkommen. So können sich z. B. ursprünglich zentrale Leberrupturen später als Blutergüsse unter der gespannten Kapsel manifestieren (Abb. 34).

2. Diagnose

Die Mehrzahl der *echten Leberrupturen* finden sich an der konvexen Oberfläche des rechten Leberlappens. Die Unter-, Vorder- und Seitenflächen werden weit weniger verletzt. Die Rupturen variieren vom schmalen Kapselriß bis zur vollkommenen Teilung der ganzen Leber. Bei Kindern und Jugendlichen sieht man gelegentlich sternförmige Zerreißungen. Ob hierbei die relative Größe der Leber und damit die stärkere Berstungsgefahr beim Contrecoup bzw. die größere Elastizität des knöchernen Thorax eine Rolle spielen, ist nicht sicher erwiesen (Abb. 35).

Die *diagnostischen Schwierigkeiten* des Lebertraumas lassen sich folgendermaßen zusammenfassen:

1. Die *Anamnese* läßt in der Regel keine Rekonstruktion des Verletzungsvorganges zu. Über die Art der einwirkenden Gewalt, ihre Richtung, Geschwindigkeit und Stärke, über die Haltung und Lage des Körpers im Augenblick des Unfalles sind entweder gar keine oder nur ungenaue Angaben zu erhalten.

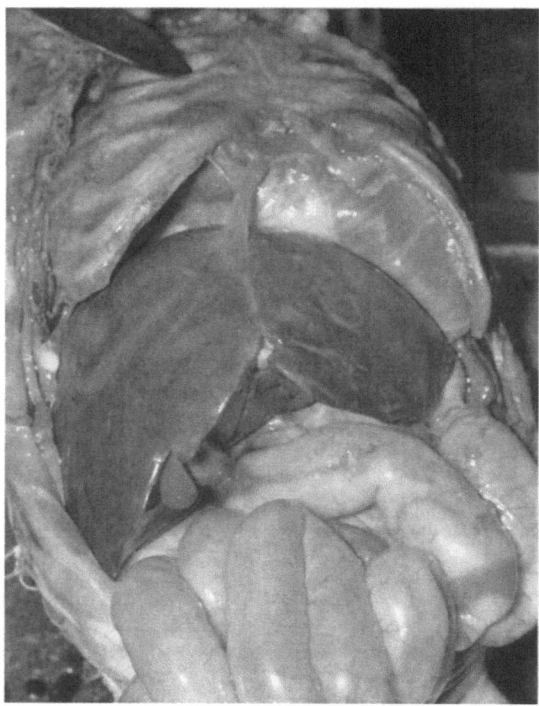

Abb. 35. Normale Leber eines 3 Monate alten Säuglings, den ganzen Oberbauch einnehmend. Normaler Autopsiebefund

2. Die *topographische Lage* der Leber und ihre innige Nachbarschaft zum Zwerchfell, Thorax, Wirbelsäule und Baucheingeweiden erschweren die Erkennung einer Leberverletzung stark. Die Teilnahme der Leber an allen Bewegungen und Raumveränderungen führt zu einem dauernden und schwer übersehbaren Wechsel ihrer Form, Gestalt und Position.

3. Die Leberverletzung bietet zunächst fast niemals das Bild eines organspezifischen, sondern eines *uncharakteristischen stumpfen Bauchtraumas*. Wie bei

jeder anderen subcutanen intraabdominellen Verletzung steht der Schock im Vordergrund!

4. Ein *echter Leberriß* mit Sprengung der Leberkapsel läßt sich relativ leicht diagnostizieren. Hingegen ist die primäre Erkennung der unvollständigen Leberrisse ausgesprochen schwierig.

5. Der *weitere Verlauf* kann *uncharakteristisch* sein. Die Kenntnis der Symptomatologie des Lebertraumas und ihre sorgfältige Auswertung sind für die Prognose entscheidend.

3. Schocksyndrom und lokale Symptome

Man unterscheidet zwischen dem *Schocksyndrom* und den *örtlichen Symptomen*. Das Schocksyndrom basiert vornehmlich auf der massiven intraabdominellen Blutung, also dem Absinken der zirkulierenden Flüssigkeitsmenge mit entsprechenden Veränderungen des Blutdruckes, des Pulses, Schweißausbrüchen, Hautverfärbungen, Durstgefühl und motorischer Unruhe. Bei der Leberruptur sehen wir das klassische Bild eines „Entspannungskollapses" und die sofort einsetzenden Bestrebungen des Organismus, durch Neuregelung der Blutverteilung und „Zentralisation" des Kreislaufes das Absinken der zirkulierenden Flüssigkeit zu kompensieren. Je nach dem Ausmaß der Blutung werden sich die geschilderten Schockerscheinungen ausgleichen oder zunehmen.

Der Chirurg bekommt in der Regel den Leberverletzten im *Schockzustand* zu Gesicht. So wird er zunächst eine allgemeine, kaum differenzierte „Schockbehandlung" anlaufen lassen und sich erst später einer *speziellen Diagnostik* zuwenden können. Dieses schon fast standardisierte Verhalten führt zu Kollektivauffassungen über die stumpfen Bauchverletzungen und bringt die Gefahr mit sich, daß die in langen Jahrzehnten gewonnenen Erfahrungen und bewährten Behandlungsgrundsätze der Lebertraumatologie in Vergessenheit geraten oder nur unzureichend zum Tragen kommen.

Die *Blutverdünnungszeichen*, wie z. B. das Absinken der Hämoglobin- und Erythrocytenwerte, sind in der ersten Phase des akuten Lebertraumas für die chirurgische Indikation kaum verwertbar. Der Abfall der Hämoglobinwerte hinkt ja bekanntlich so stark nach, daß er für die primäre Anzeigestellung praktisch entfällt. Wichtig ist jedoch die *Registrierung sämtlicher Blutwerte*, um in der *Verkaufskontrolle* über exakte Daten zu verfügen. Für eine Sofortindikation haben auch die übrigen hämatologischen Befunderhebungen, die ja obendrein durch Plasmaaustritte, Beschränkung der Flüssigkeitszufuhr und gleichzeitig anlaufenden intravenösen Ersatz verschoben sind, kaum Bedeutung. Der vielfach zitierte *Anstieg der Leukocyten*, die schon bald nach dem Unfallereignis sich auf Werte zwischen 18000 und 20000 steigern sollen, ist nicht leberspezifisch, sondern deutet allenfalls darauf hin, daß eine stärkere innere Blutung vorliegt. Ebenso ist das Verhalten der *Körpertemperatur* kein sicherer Anhalt für eine isolierte Leberverletzung.

Peritoneale Reizerscheinungen beherrschen bei der großen Leberblutung das klinische Bild. Je nach der Menge des austretenden Blutes nimmt die Spannung der Bauchdecken und die Muskelabwehr zu. Relativ spät sammelt sich Blut im Douglasschen Raum an, sehr viel früher verlangsamt sich oder sistiert die Darmtätigkeit. Das oft bezeugte Merkmal einer schnell zunehmenden Dämpfung im rechten Oberbauch ist unsicher.

Die *lokalen Symptome* können jedoch in vereinender Betrachtung mit den *allgemeinen Zeichen* des *Blutverlustes* wertvolle Hinweise geben, wenn auch die Beurteilung der Größe des Blutverlustes recht schwierig sein kann. Nur die *genaue Kontrolle* des Blutdruckes, des peripheren Pulses, der Atmung, der Hautdurchblutung, die Wandlungen der Ansprechbarkeit, die allgemeine Unruhe und die subjektiven Beschwerden geben Anhaltspunkte über das Ausmaß und die Auswirkungen der Verwundung. Es liegt somit auf der Hand, daß neben den objektivierbaren Größen die *persönlichen Wahrnehmungen* und Eindrücke eine verhältnismäßig große Rolle spielen. Die Auskultation des Abdomens, die Beobachtung des Atemtypus und vor allem die *palpierenden Hände des Chirurgen* können die Differenzierungen und Veränderungen des Befundes registrieren. Verheerend wirkt sich in einer derartig subjektiv gebundenen Situation ein Arztwechsel aus! Nur die vergleichende Kontrolle, die sich nun einmal nicht auf einen ablösenden Arzt übertragen läßt, gestattet einigermaßen sichere Schlüsse, ob der „Bauchbefund" zunimmt oder nicht. Besonders schwierig ist die Beurteilung von Rupturen im Kuppenbereich und der subkapsulären bzw. zentralen Zerreißung ohne intraabdominelle Blutungen.

Zusammenfassend kann man feststellen, daß die *Frühsymptomatik* der isolierten Leberverletzung sich vorwiegend auf die allgemeinen Schocksyndrome und das Verhalten des Abdomens beschränkt. Der oft genannte *rechtsseitige Schulterschmerz* entfällt als kennzeichnendes Symptom völlig. Wir haben ihn in unserem Krankengut häufiger vermißt als gesehen und auch dann ist er ausgesprochen uncharakteristisch.

4. Komplikationen

Für die Klinik sehr viel wichtiger sind die im Anschluß an die erste Schockphase sich allmählich manifestierenden Krankheitszeichen. Die Semiotik ist recht buntscheckig und basiert auf einer Vielfalt pathophysiologischer Störungen. Jede Leberverletzung ist lebensgefährlich! Der Komplikationen gibt es viele, wie eine von SPARKMAN und FOGELMAN gegebene Übersicht aufzeigen mag:

I. Blutungen.
  A. Nicht beherrscht,
    1. kontinuierlich,
    2. verzögert,
    3. intrahepatisch.
  B. Hämobilie.
  C. Blutungsbereitschaft durch Gerinnungsstörungen.
II. Nekrosen des Lebergewebes.
  A. Nicht entfernte Leberfragmente.
  B. Sequestrierung von Lebergewebe.
  C. Lungenembolie von Gewebstrümmern.
III. Infektionen.
  A. Diffuse Eiterungen.
  B. Abszeßbildungen,
    1. subphrenisch,
    2. intrahepatisch,
    3. in anderen Bauchregionen.
  C. Wundinfektionen.
IV. Gallefluß.
  A. Gallige Peritonitis (Cholaskos).
  B. Gallige Pleuritis.
  C. Äußere Gallenfisteln.
  D. Intrahepatische Cysten.
V. Verschiedene Komplikationen.
  A. Schock.
  B. Cerebrale Gefäßschäden.
  C. Lungenkomplikationen.
  D. Herz- und Kreislaufstörungen.
  E. Leberschäden.
  F. Tubuläre Niereninsuffizienz (lower nephron nephrosis).
  G. Hepatorenales Syndrom.
  H. Wundheilungsstörungen.

Als unmittelbar lebensbedrohende und darum an die erste Stelle zu setzende *Komplikation* ist die *sekundäre Blutung* zu nennen. Neben der zweizeitigen Ruptur haben vor allem die Hämorrhagien in die Gallengänge und die Gerinnungsstörungen des Leberblutes große klinische Bedeutung. Der Unterdruck im Pfortadersystem, die dünnen Wände der Pfortaderwurzel, das Fehlen von Venenklappen und die gemischte Zusammensetzung des Blutes aus arteriellen und portalen Quellen und nicht zuletzt die Beigaben der Galle verringern die Gerinnungsfähigkeit und verlängern die Blutung. Andererseits sind gelegentlich posttraumatische Venenthrombosen, das *Budd-Chiari-Syndrom,* beobachtet worden. Hierbei spielen Infektionen von Hämatomen sicherlich eine wesentliche Rolle. Ihre Prognose ist ungünstig!

Massive gastro-intestinale Blutungen nach Lebertraumen, von SANDBLOM als *traumatische Hämobilie* bezeichnet, sind meistens Folgen einer intrahepatischen Hämorrhagie in die Gallengänge. Autolytische Schädigungen des anoxämischen Gewebes bei zentralen Rupturen, Arrosionen und Infektionen werden als Ursachen dieser lebensbedrohlichen Situation angeschuldigt. Sie ist wesensverwandt mit den Blutungen aus Aneurysmen der A. hepatica bzw. ihrer Aufzweigungen.

Die *differentialdiagnostische* Abgrenzung ist gar nicht einfach, zumal wenn die Blutung nach einer regelrechten Versorgung der Leberwunden auftritt. Akute Ulcusblutungen, Hämorrhagien infolge zentraler neurovasculärer Störungen, cholangitische oder extrahepatische Gallenstauungen und posttraumatische Venenthrombosen des Pfortaderbereiches sind zu erwägen und auszuschließen.

Die *posttraumatische Hämobilie* ist durch nachfolgende Trias gekennzeichnet:

a) typische Anamnese eines stumpfen Bauchtraumas,
b) kolikartige Schmerzen im rechten Oberbauch,
c) massive Magen-Darm-Blutungen.

Die prinzipielle Trennung einer traumatischen Hämobilie von den Auswirkungen einer zentralen Leberruptur ist nicht möglich. Nach dem Trauma sammeln sich in der Wundhöhle Galle und Blut an. Das umgebende Gewebe fällt der Autolyse anheim, Gefäße werden arrodiert, verschließende Thromben gelöst und die Wundhöhle infiziert. Nachblutungen äußern sich in *kolikartigen Schmerzen,* die mit der Entleerung des Ergusses in die eröffneten Gallenwege schwinden. Charakteristisch ist die *Melaena,* seltener ist eine Hämatemesis. Bisher sind 15 Fälle von echter Hämobilie mitgeteilt. Hierzu kommt folgender von HEINRICH kürzlich veröffentlichter Fall der Würzburger Klinik:

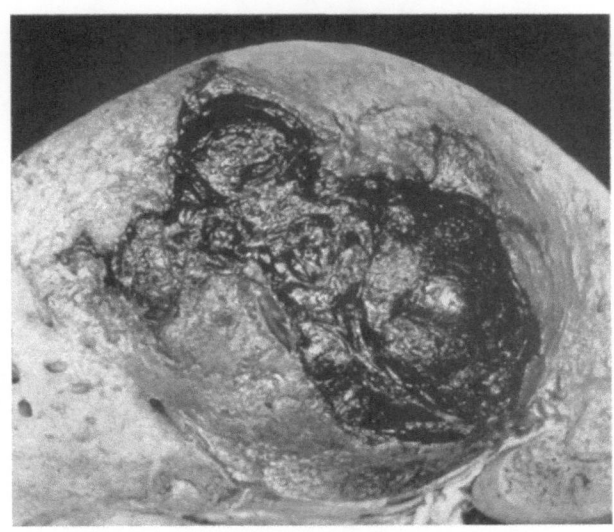

Abb. 36. Zentrale Leberruptur mit autolytischem Zerfall des Gewebes

23jähriger Mann erlitt vor 3 Monaten durch Sturz vom Motorrad ein stumpfes Bauchtrauma. In einem auswärtigen Krankenhaus 1 Std nach der Verletzung Laparotomie. Hilusnah drei kleine Leberrisse, welche durch Naht und Tamponade versorgt werden. Glatter Heilverlauf, Entlassung. — Drei Monate später plötzlich nach dem Frühstück heftige Schmerzen im Oberbauch, Bluterbrechen. Sofortige Einweisung in die Klinik. Entblutungskollaps. Hämoglobin 50%, Erythrocyten 2,9 Mill. Zunächst konservative Verlaufsbeobachtung unter gleichzeitiger Schockbekämpfung. Blutung steht. Hämoglobingehalt auf 64% angestiegen, keine Schmerzen und Beschwerden. Fünf Tage später erneute kolikartige Schmerzen im rechten Oberbauch, Bluterbrechen. Therapie konservativ. — Klinische Durchuntersuchung ergibt keinen Anhalt für das Vorliegen von Oesophagusvaricen oder Ulcerationen am Magen-Darm-Kanal, röntgenologisch präpylorische Ausziehung des Magens. Zur endgültigen Beseitigung jeder Blutungsgefahr 8 Tage später Laparotomie: Nach Lösung ausgedehnter Netzverwachsungen zeigt sich, daß der präpylorische Magenanteil an die Unterfläche der Leber herangezogen ist. Bei weiterer Präparation findet sich eine gut bohnengroße Perforationsöffnung des Magens, daneben der Rest einer alten Seidenknopfnaht. Im linken Leberlappen faustgroße Zerfallshöhle, die mit Blutkoageln und frischem Blut gefüllt ist. Vorübergehende Kompression der Leberpforte, Darstellung des Befundes. In der Zerfallshöhle

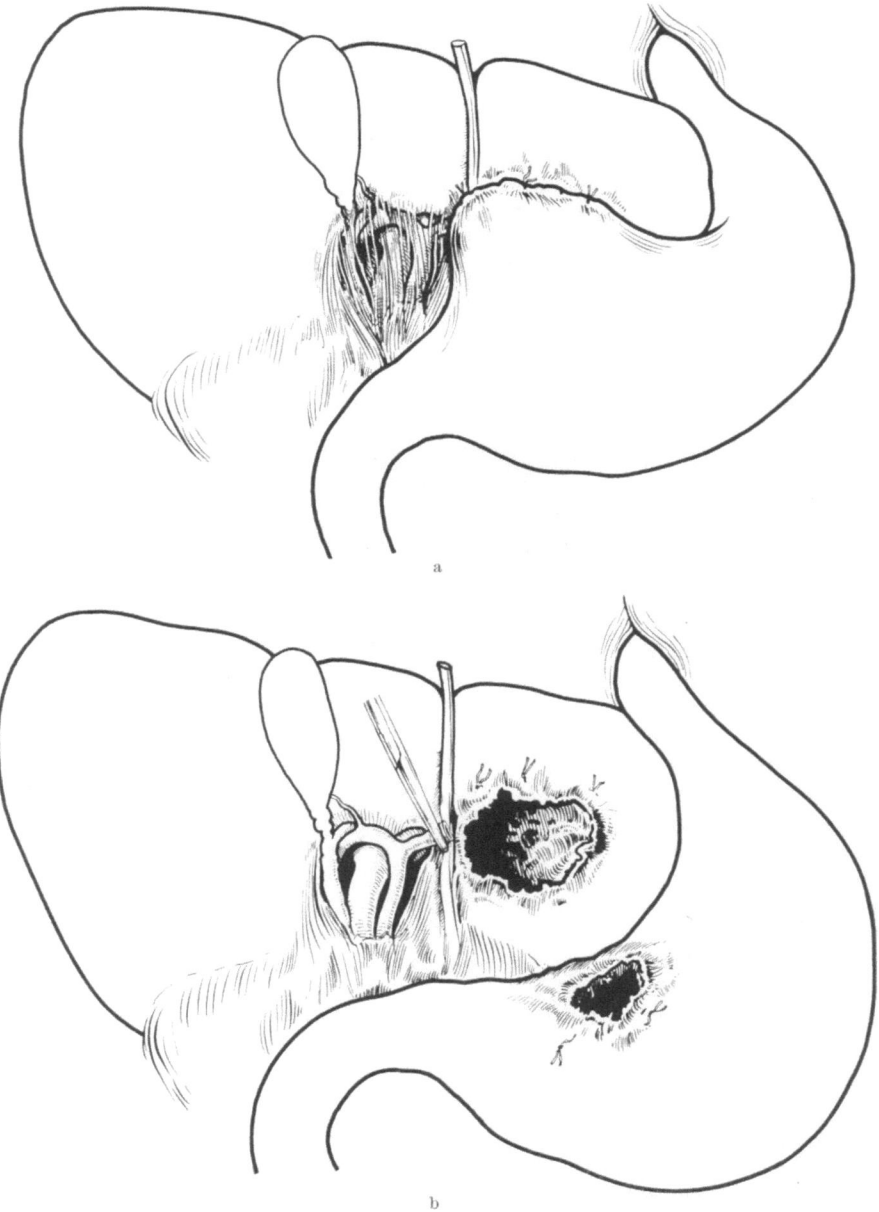

Abb. 37a—c. a Operationsskizzen: Zustand nach zentraler Leberruptur mit sekundärer Hämobilie. a Operationssitus. b Zerfallshöhle in der linken Leber und Perforation im Antrumbereich des Magens. Der linke Ast der A. hepatica ist mit einer Klemme gefaßt

findet sich ein kräftiger Ast des linken A. hepatica, der vorgezogen und unterbunden wird. Leber und Gallenblase sonst o. B. Die Magenperforation wird mehrschichtig verschlossen und die Leberwundhöhle sorgfältig abdrainiert. — Bei der Entlassung 3 Wochen später war der Patient beschwerdefrei, Hämoglobin 80%, 4,0 Mill. Erythrocyten, Serumbilirubin normal. — Bei einer gutachtlichen Untersuchung, 5 Monate später, war die Leber nicht vergrößert. Röntgenologisch fanden sich Pleuraverschwartungen rechts mit Adhäsionen des Zwerchfells und perigastrale Verwachsungen. Geringe Leberparenchymschädigung, Verschiebung des Albulin-Globulin-Quotienten), subjektives Wohlbefinden (Abb. 37 a—c).

Die Mehrzahl der mitgeteilten Fälle ist ohne Operation verstorben, einige wenige konnten durch eine extrahepatische Gallendrainage gerettet werden. Konservative Maßnahmen z. B. Hämostyptica müssen versagen. Die chirurgische Intervention ist die einzig erfolgversprechende Therapie!

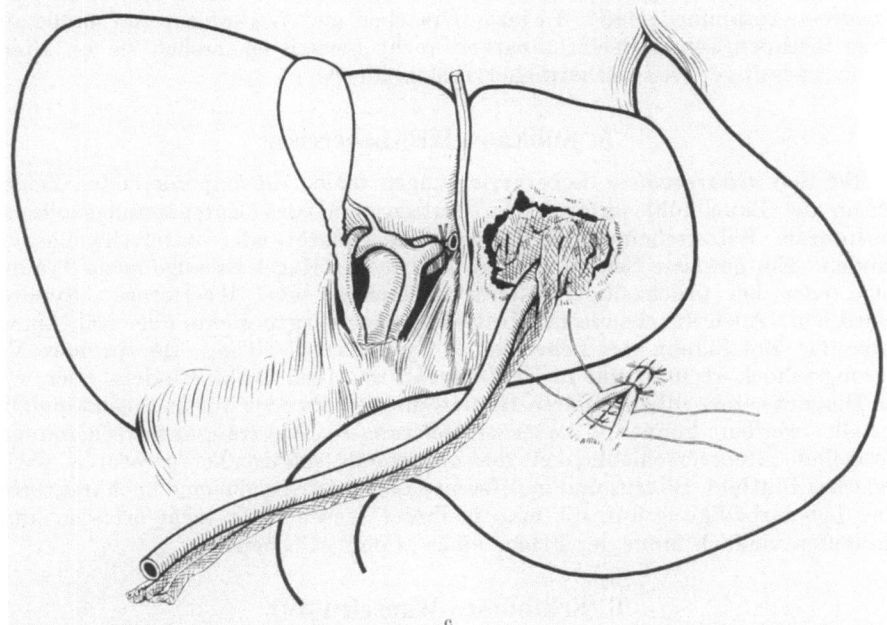

Abb. 37 c. Zustand nach Versorgung. Magenperforation zweifach übernäht. A. hepatica unterbunden. Drainage der Zerfallshöhle in der linken Leber

Die *Zerfallsprodukte* des geschädigten Gewebes überschütten den Körper mit *Noxinen*, körpereigenen Giften, die in der Leber durch Autolyse selbst entstehen oder von ihr nur ungenügend verarbeitet werden können (HABELMANN, GOHRBANDT). Die im intermediären Stoffwechsel zufließenden Nährstoffe aus dem Magen-Darm-Kanal werden nicht mehr umgesetzt und entgiftet, oxydiert und reduziert, unschädlich gemacht und ausgeschieden. Die Zertrümmerung des Leberparenchyms muß somit zwangsläufig zu schweren Stoffwechselstörungen, zum Ausfall entgiftender Leistungen und damit zur *Autointoxikation* führen.

Peritoneale Reizerscheinungen durch mechanisch hervorgerufene Entzündungen, durch Gallensäuren und zusätzliche Keimbesiedelungen aus der Leber und dem Magen-Darm-Trakt verursachen diffuse Eiterungen oder Abszeßbildungen innerhalb der Leber, im subphrenischen Raum und den anderen Schlammfängen der Bauchhöhle.

Der *Austritt von Galle* erwirkt einen Cholaskos, eine gallige Pleuritis, aber auch Fistelbildungen nach außen und in die benachbarten Organe. Gelegentlich (10—20% sämtlicher Vorkommnisse) tritt ein *Ikterus* schon am 2.—4. Tage nach der Verletzung auf. In der Mehrzahl der Fälle beruht er auf Gallenaustritten in das umgebende Gewebe und den Peritonealraum, kann aber auch der Ausdruck einer *Ruptur größerer Gallengänge* oder von *Verlegungen* des *Ductus choledochus* durch Schwellung, Blutkoagula oder Bröckel zermalmter Lebersubstanz sein. Ein *Spätikterus* ist pathognomonisch für eine prognostisch recht ungünstige Cholangitis bzw. Abscedierungen.

Als weitere *Spätsymptome* sind *Nierenerscheinungen* hervorzuheben. Starke Erhöhungen des Reststickstoffes, Oligurie bzw. Anurie, Eiweiß, Zylinder, Eiter und rote Blutkörperchen im Urin sind die markantesten Zeichen. Diese werden unter dem Sammelbegriff der *tubulären Niereninsuffizienz* bzw. des *hepatorenalen Syndroms* zusammengefaßt. In ihren Ursachen und Wirkungen und damit auch ihrer therapeutischen Beeinflußbarkeit recht umstritten, stehen sie im Brennpunkt vielseitiger wissenschaftlicher Diskussionen!

5. Subkapsuläre Leberrisse

Bei den *subkapsulären* Leberverletzungen fehlen die imponierenden Zeichen der in die Bauchhöhle erfolgenden Blutung und des Entspannungskollapses. Peritoneale Reizerscheinungen sind nur angedeutet oder unterschwellig vorhanden. Ein gewisser Schockzustand wird in der Regel als allgemeine Traumafolge oder bei gleichzeitigen Nebenverletzungen als „leberfernes" Syndrom angesehen. Auch die chemischen Untersuchungen sagen nichts über eine Anämie oder eine Beteiligung des Leber-Gallen-Systems aus. Klingt der primäre Verletzungsschock ab und geht in ein Intervall relativen Wohlbefindens über, wird die Diagnose eines subkapsulären Hämatoms niemals oder nur in Ausnahmefällen gestellt werden können. Lebervergrößerungen, Verdrängungserscheinungen, mangelnde Atemverschieblichkeit des Zwerchfells, mäßige Temperaturen, pathologisches Blutbild, Ikterus und indifferente Leberteste zeigen eine uncharakteristische Leberschädigung auf, die man in ihrem Wesen nicht recht erfassen kann. Sie laufen vielfach unter der Flagge einer „Commotio hepatis".

6. Sekundäre Kapselruptur

Demgegenüber ist die *sekundäre Kapselruptur* ein sehr akutes Ereignis. Durch geringfügige äußere Anlässe, das Wiederansteigen des Blutdruckes, Lösung eines abschirmenden Netztampons oder von Adhäsionen, Änderungen der Druckverhältnisse oder der Körperhaltung, alternierende Füllungszustände des Magen-Darm-Traktes, aber auch völlig „spontan" kann die gespannte Leberkapsel einreißen. Die Ruptur wird immer dann klar erkannt und auch chirurgisch konsequent behandelt werden, wenn das Trauma im Vordergrund steht und das Intervall zwischen primärer Verletzung und Berstung der Kapsel kurz ist. War jedoch das Trauma nicht eindeutig bzw. hatte sich der Patient bereits von dem ersten Schock erholt oder erfolgt die Kapselberstung mehr in Form einer allmählichen Penetration, wird die richtige Deutung ungleich schwieriger. Fehldiagnosen, z. B. die einer lokalisierten galligen Peritonitis, eines perforierten oder penetrierenden Ulcus, eines retroperitonealen Hämatoms mit Nierenbeteiligung, bieten sich an, werden erwogen und geben Anlaß zu Fehlindikationen.

Jede Zweitruptur hat eine *ungünstige Prognose*! Die durch das primäre Trauma gesetzten Störungen im Stoffwechsel-Fermenthaushalt und in den hepatorenalen Korrelationen, die Einwirkungen des Galleflusses und Schädigungen des Gewebes sind die Wegbereiter der lebensgefährdenden Blutung. So wird die Kapselruptur zu einem höchst dramatischen Ereignis mit rasch zunehmendem Schock, Abfall des Blutdruckes, Beschleunigung des Pulses, heftig einsetzenden abdominellen Beschwerden und raschem Verfall. Jetzt muß unverzüglich und mit vollem Einsatz aller Mittel gehandelt werden. Die Operation muß sich auf eine schnelle Stillung der Blutung beschränken, muß möglichst klein und schonend sein. In diesen Notfällen ist die sonst in der Leberchirurgie immer mehr verpönte Gazetamponade noch am Platze. Sie kann vorübergehend die Blutungsquelle verstopfen. Die endgültige Versorgung mittels Naht oder Resektion sollte man möglichst im gleichen Operationsgang nach Erholung des Kreislaufes anschließen. Allzu belastenden Eingriffen ist aber der stark mitgenommene Patient nicht mehr gewachsen!

7. Zentrale Rupturen

Die *zentrale Ruptur* wird im allgemeinen durch ein Kompressionstrauma verursacht. Die früher häufig geäußerte Ansicht, daß hier ein apoplektischer Insult, ähnlich wie beim Hirnschlag, vorläge und erst sekundär das umgebene Lebergewebe durch den Druck des austretenden Blutes mechanisch zerstört würde, ist heute verlassen. Die Zertrümmerungsherde innerhalb der normalen Lebersubstanz entziehen sich sehr leicht dem diagnostischen Nachweis. Man denkt eben, selbst beim eröffnetem Abdomen, gar nicht an eine zentrale Leberruptur, wenn keine stärkeren intraabdominellen Blutungen vorliegen. An klinischen Frühsymptomen werden genannt: Bradykardie durch Übertritt von Gallensäuren ins Blut, rechtsseitige Schulterschmerzen, unklare abdominelle Befunde, z. B. Leberdruckschmerz, leichte Muskelabwehrspannung, Atonie und Meteorismus des Magens, Zwerchfellhochstand rechts, Verdrängung der rechtsseitigen Colonflexur nach medial und unten.

Alle diese Zeichen sind recht unsicher und wenig prägnant. Die *Punktion* der Leber, von manchen Chirurgen empfohlen, ist unzuverlässig und unheimlich und sollte nur intra operationem vorgenommen werden. Ebenso vermitteln Leberteste keine spezifischen Aussagen. Manchmal findet man Veränderungen des Prothrombinspiegels, vermehrte Aminosäuren im Urin und gelegentlich auch eine Erhöhung der Bilirubinwerte. Ein Ikterus ist selten, tritt in der Regel erst nach einigen Tagen auf und ist keineswegs obligat!

Spontane Heilungen sind selten, meistens tritt eine Nekrose und Autolyse des geschädigten Gewebes ein, das sich dann völlig ablösen und abstoßen kann. Die Wundgebiete können im günstigsten Falle vernarben, meistens werden sie atrophisch. Die Patienten leiden dann an einer schleichenden, unklaren „Hepatopathie", über deren Art und Wesen keine rechte Gewißheit gewonnen werden kann. Abscedierungen, sekundäre Blutungen in die sich reinigenden Höhlen bzw. die Gallenwege und den Darm, hepatorenale Erscheinungen und schließlich ein Leberkoma sind als Spätkomplikationen hervorzuheben. Alle diese Prozesse können sich überschneiden und sich gegenseitig potenzieren.

Eine *operative Therapie* kommt in dieser unübersichtlichen Situation und bei dem reduzierten Allgemeinzustand des Patienten oft zu spät. Gezielte chirurgische Maßnahmen sind aber auch kaum möglich, es sei denn, daß ein zunächst zentral sitzendes Hämatom allmählich durch autolytische Vorgänge bis in den subcapsulären Bereich vordringt und dort zu erreichen ist. Klinisch lassen sich diese Sekundärvorgänge ante operationem kaum erfassen. Kommt es im Spätstadium zu einer „*zweizeitigen Ruptur*", ist die Prognose bei der schweren Schädigung des Organismus ausgesprochen ungünstig.

Die Chirurgie der zentralen Leberruptur ist bei kritischer Betrachtung nach wie vor recht unbefriedigend, da dieses latente Trauma sich in der Regel erst dann eindeutig manifestiert, wenn es zu spät ist. Die größten Zukunftschancen bestehen in dem Ausbau und der Verfeinerung der Diagnostik. Hier haben wir von verbesserten röntgendiagnostischen und radioisotopischen Verfahren am meisten zu erwarten. Zunächst ist es aber das wichtigste, überhaupt an eine zentrale Läsion der Leber zu denken (GONZENBACH)!

8. Leberrupturen als Geburtstrauma

Leberrupturen kommen gelegentlich als *Geburtstrauma* bei schwieriger Entwicklung des Kopfes, bei Wendungen (jack-knifing), bei Zangengeburten und besonders bei brüsk ausgeführten Schultzeschen Schwingungen zur Anregung der Atemtätigkeit vor. Die leicht verletzliche, relativ große Säuglingsleber reißt meistens an der Vorderseite des rechten Lappens ein.

Zunächst erscheint das Kind nach der Geburt völlig normal und bietet auch in den nächsten Tagen keine Auffälligkeiten. Dann tritt plötzlich beim Baden oder bei anderen völlig banalen Manipulationen ein schwerer Kreislaufkollaps auf, der bald zum Exitus letalis führt. Todesursache ist eine *zweizeitige Leberruptur* mit massiven Blutungen in die Bauchhöhle. Diese intraabdominelle Blutung wird meistens gar nicht beachtet oder fehlgedeutet, da andere Geburtstraumen, z. B. cerebrale Läsionen, im Vordergrund stehen. Nur unter besonders glücklichen Umständen können diese Kinder durch sofortige operative Maßnahmen gerettet werden. Die Kenntnis dieser Möglichkeit hat die Aufmerksamkeit für diese Geburtskomplikationen geschärft, so daß bei rechtzeitiger Diagnose sicherlich gute operative Chancen bestehen.

Bei *Schwangeren* sind mehrfach „*spontane*" *Leberrupturen* beobachtet worden. Ihre Mortalität ist hoch. Nur in einigen Fällen konnte durch künstliche Einleitung der Geburt und chirurgische Intervention ein lebensrettender Erfolg erzielt werden.

9. Behandlung der Leberverletzungen

Die *Prognose sämtlicher Leberrupturen* hat sich durch die häufige *Kombination* mit anderen Verletzungen trotz aller Fortschritte der Chirurgie nicht gebessert. *Statistische* Berechnungen der *Mortalität* nach der Anzahl der zusätzlich befallenen Organe stellen eine allzu grobe Simplifizierung dieses unfallchirurgischen Problems dar. Die Prognose der Leberruptur ist nicht davon abhängig, ob ein, zwei oder drei weitere Organe betroffen sind, sondern sie hängt einzig und allein von der Schwere und dem Ausmaß der Haupt- und Nebenverletzungen ab. Liegt z. B. gleichzeitig eine schwere Contusio cerebri, ein Hämatothorax oder eine Nierenquetschung vor, dann sind die Auswirkungen dieser Verletzungen insgesamt gravierender, als wenn eine einfache Leberruptur mit einer oder mehreren Frakturen der Extremitäten gekoppelt ist.

a) Indikation zur chirurgischen Versorgung

Die Schwierigkeiten der *diagnostischen Abgrenzung* und damit auch der *Indikation* werden durch die Begleitverletzungen sehr vermehrt. Subjektive Angaben entfallen bei einem Schädel-Hirn-Trauma, einer Fettembolie und einem ausgeprägten Schocksyndrom oder sind nicht zu verwerten. Aber auch die objektiven Befunde sind unsicher, wechselnd und nicht exakt einzuordnen. Damit kann auch das aus der Ära der isolierten Leberruptur stammende Prinzip, schon bei dem geringsten Verdacht auf eine Ruptur in jedem Falle und um jeden Preis sofort zu laparotomieren, keine Gültigkeit mehr beanspruchen und ist auch nicht mehr zu vertreten!

In diesen wenig übersehbaren *Frühstadien* ist eine *Verlaufsbeobachtung* unter gleichzeitiger indifferenter Schockbehandlung die einzige Möglichkeit. Alle modernen diagnostischen Hilfsmittel sind zügig einzuschalten, um die Vielzahl der sich überschneidenden Symptome zu entwirren. Die gründliche und konsequente Analyse der Verletzungssyndrome ist allein imstande, eine rechtzeitige Indikation zur Laparotomie zu stellen.

So muß die *organausgerichtete* Diagnostik im Unterbewußtsein die Richtschnur unseres Handelns bleiben. Die indifferente Schockbehandlung erwirkt als aktive und dynamische Therapie schnell einsetzende Veränderungen des Kreislaufes und kompensiert den Entblutungskollaps. Erholt sich der Patient jedoch nicht vollständig, dann blutet es eben in die freie Bauchhöhle weiter. Dann wird es auch sinnlos, den Kreislauf immer wieder mit Fremdblut oder Ersatzflüssigkeiten aufzufüllen. Wartet man zu lange mit der Laparotomie und der endgültigen Stillung der Blutung, tritt bei der Dauerbelastung des gleichzeitigen Verlustes und Ersatzes sehr bald eine Katastrophe ein. Diesen maskierenden und trügenden Momenten der indifferenten Schockbehandlung tragen die von WRIGHT, PRIGOT und HILL gegebenen Empfehlungen Rechnung. Da sie nur allgemeine Richtlinien

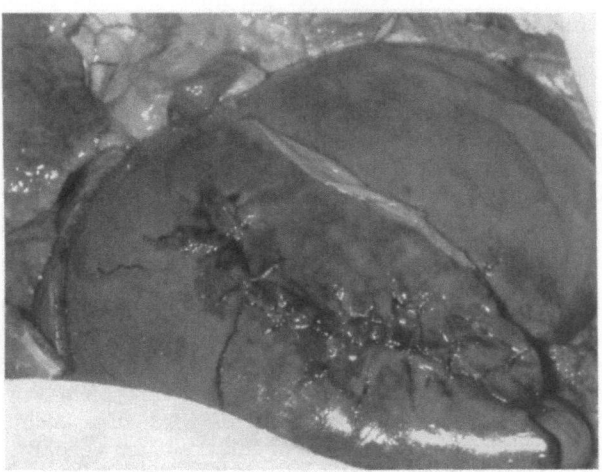

Abb. 38. Vertikaler Abriß der rechten Leberhälfte durch Motorradunfall

darstellen, hängen die endgültige Indikation und der Zeitpunkt des Eingriffes gerade bei der Leberruptur sehr von der Erfahrung, dem „klinischen Blick", dem Temperament und der Einstellung des verantwortlichen Chirurgen ab.

Man unterscheidet:

1. *Massive, unmittelbar lebensbedrohende Blutungen* mit irreversiblem Schock und fortlaufendem Blutverlust trotz gleichzeitigen Blutersatzes. *Konsequenz:* Sofortige Operation unter Zurückstellung aller Bedenken. Erfolgschancen gering!

2. *Stetige, in einen Schock übergehende* und zu Verfall führende Blutung, jedoch noch ausreichende Kompensationsmöglichkeit. *Konsequenz:* Versorgung nach Kreislauferholung!

3. *Wiederholte Sickerblutungen* mit zwischenzeitlichen Erholungspausen. Wechselnder Verlauf, zunehmende Schwäche. *Konsequenz:* Nach ausreichender Schockkompensation Versorgung der Leberwunden.

4. *Geringfügige Blutungen. Exspektatives* Verhalten, Selbstheilung möglich.

Dieses funktionelle und dem Schweregrad der Blutung angemessene Schema fordert in einigen Punkten eine kritische Betrachtung heraus. Auf der einen Seite ist es nur auf eine isolierte Leberverletzung zugeschnitten, andererseits weist es eine deutliche Zäsur zwischen den unter 1. und 2. bzw. 3. und 4. genannten Verlaufsformen auf. Die massive, lebensbedrohende Blutung (1.) entspricht ja im allgemeinen einer tiefreichenden Ruptur bzw. einem subtotalen oder totalen Abriß eines Leberanteiles (Abb. 38). Bei der stetigen, zu allmählichem Verfall führenden Blutung (2.) besteht eine gute Ansprechbarkeit auf die Schocktherapie. Hier liegen meistens mittelschwere Verletzungen vor, bei denen man erst dann die Ruptur versorgen wird, wenn das Schocksyndrom genügend ausgeglichen ist. Gerade diese Gruppe dürfte die größten Probleme in sich schließen. Während bei den abundanten Blutungen dem Chirurgen gleichsam das Skalpell in die Hand gedrückt wird und er sofort handeln muß, wird er bei den allmählichen, mittelschweren Blutungen und gleichzeitigen Kombinationsverletzungen schon sehr viel zurückhaltender, aber auch planmäßiger und konsequenter, d. h. typischer vorgehen. Die therapeutischen Probleme der unter 3. und 4. genannten wiederholten Sicker- oder Minimalblutungen liegen auf einer ganz anderen Ebene. Hier bestehen die Schwierigkeiten in der Erkennung, Deutung und Behandlung von Traumen, die entweder gar nicht zu einer Berstung der Kapsel, also nur zu subcapsulären oder örtlich begrenzten Blutungen innerhalb einer intakten Lebermasse geführt haben. Oder es handelt sich um Fälle, bei denen eine relativ kleine und oberflächliche Leberwunde durch Selbsttamponade mit Netzanteilen oder Verklebung mit anderen Organen nicht stärker blutet. Hierher gehören schließlich auch alle Fälle, die man heutigentags in Analogie zu den Verletzungen anderer Organe als ,,Commotio" bezeichnet. Der Nachweis ihrer tatsächlichen Existenz ist genauso problematisch und vielfach genauso wenig objektivierbar, wie etwa die Commotio cerebri, die ja häufig auch nur durch subjektive Krankheitszeichen erkennbar ist.

b) Sofortlaparotomie oder Verlaufsbeobachtung?

Bei nur angedeutetem klinischem Befund, flüchtigem Ikterus und geringen Abweichungen der Leberteste ist die Diagnose einer *Commotio hepatis* eine nicht ganz ungefährliche Verlegenheitsbezeichnung. Ein Lebertrauma, einmal mit dieser Diagnose abgestempelt, wird allzu leicht verharmlost und der rechte Zeitpunkt zur chirurgischen Intervention verpaßt. Deshalb ist es besser, die Etikettierung Commotio ganz fallen zu lassen!

Unübersichtlich wird die Situation vollends, wenn *Begleitverletzungen anderer Organe* oder Körperpartien vorliegen. Als Beispiel sei folgender Fall angeführt:

25jähriger Bademeister wird nachts nach einem Motorradunfall bewußtlos in schwerem Schockzustand in die Klinik eingeliefert. Multiple Hautabschürfungen über der linken Augenbraue, Nasenrücken, Oberlippe, Flanken, Gesäß, Kreuzbein, Vorderseite der Oberschenkel, Oberkieferfraktur. Thorax o. B., kein Anhalt für Rippenfraktur. Leib im ganzen weich, Leber etwas vergrößert, mäßige Abwehrspannung im rechten Oberbauch. Vorläufige Diagnose: Commotio cerebri, Kontusionen aller Körperpartien, Oberkieferfraktur, Schockzustand, Commotio hepatis? — Sorgfältige Verlaufsbeobachtung. Nach 36 Std hellt sich das Sensorium auf, der Patient wird klarer, ,,der Leib ist weich, Peristaltik vorhanden, man hat nicht mehr den Eindruck, daß ein stumpfes Bauchtrauma vorliegt". Nach weiteren 24 Std plötzliche Verschlechterung des Allgemeinzustandes, Kreislaufkollaps mit Blutdruckabfall und Pulsbeschleunigung, Anstieg der Leukocyten und der Temperatur, Hämoglobin 96%. Der jetzt besser ansprechbare Patient klagt bei der klinischen Untersuchung über einen mäßigen Druckschmerz im rechten Oberbauch, Peristaltik ist vorhanden. Douglas o. B. Röntgenbild: Zwerchfellhochstand rechts. Die klinische Diagnose lautet nunmehr Verdacht auf Leberriß im Kuppenbereich mit stärkerer Blutung. Nach entsprechender Vorbereitung in Intubationsnarkose *operative Revision*, welche die klinische Diagnose eines Leberrisses an der Seite bzw. der Kuppe des rechten Lappens bestätigt. Eine frische Blutung aus der 4 cm langen Rißwunde liegt nicht vor. Die Wunde wird mit fortlaufenden Catgutnähten versorgt und die Wundhöhle abdrainiert. Nach vorübergehender Erholung 2 Tage später Schüttelfrost, Temperaturanstieg und allgemeiner Verfall, die Wundhöhle ist offensichtlich infiziert. Kompliziernd tritt eine Pneumonie und Pleuritis auf, zunehmende Verschlechterung, Exitus letalis unter den Zeichen eines toxischen Kreislaufversagens.

Bei Würdigung aller Für und Wider muß man sich naturgemäß die Frage vorlegen, ob man gemäß der alten Forderung, auch nur bei dem geringsten Verdacht auf eine Leberverletzung in *jedem Falle zu laparotomieren*, bei unserem

Patienten recht gehandelt hätte. Ein zwingender Grund zur Laparotomie lag bei der Aufnahme mit Sicherheit nicht vor. Der schwere allgemeine Schockzustand, basierend auf den Kontusionen verschiedener Körperpartien und Organe, stand beherrschend im Vordergrund und wurde entsprechend indifferent behandelt. Eine sofortige Laparotomie wäre nur indiziert gewesen, wenn eindeutige

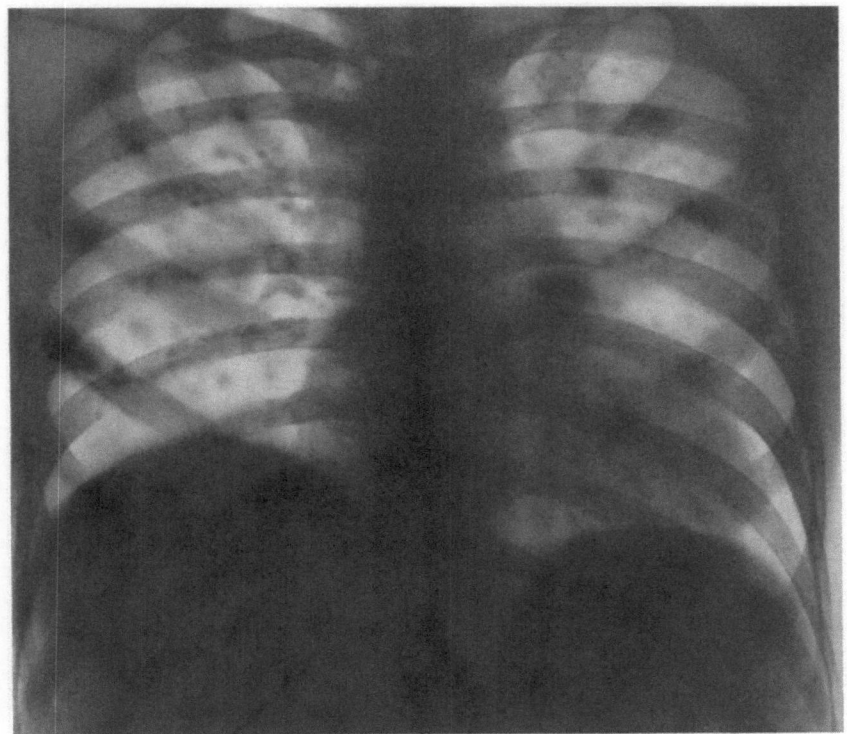

Abb. 39. Auffallender Hochstand des unbeweglichen Zwerchfells rechts bei zentraler Leberruptur

Zeichen einer massiven intraabdominellen Blutung und Zeichen eines ,,akuten Abdomen" vorgelegen hätten. Dies war nicht der Fall, so daß ein exspektatives Verhalten bis zur Manifestierung des Bauchbefundes durchaus gerechtfertigt war. Hierbei mag die Rubrizierung des Oberbauchtraumas als ,,Commotio hepatis" einiges psychologisches Gewicht gehabt haben. Wäre nun bei einer frühzeitigeren Laparotomie nichts Auffallendes festgestellt worden — und diese Möglichkeit bestand durchaus! —, hätte man im guten Glauben die Bauchhöhle wieder verschlossen, ohne irgend etwas zu tun. Ein frustraner Eingriff würde sich aber bei der schlechten Abwehrlage und dem mühsam ausbalancierten Schock verhängnisvoll ausgewirkt haben.

Bei den *schweren Kombinationsverletzungen* ist die Eröffnung des Bauches eben *keine harmlose Probelaparotomie!* Sie kann bei der vita minima und dem gerade noch kompensierten Kreislaufzustand der Anstoß zur Katastrophe sein. Die Beurteilung des sog. *Intervallstadiums* wird bei den Kombinationsverletzungen der Leber mit anderen Organen wohl immer individuell, d. h. kasuistisch bleiben müssen. Jeder Fall hat seine Eigenheit und so kann man bei der Vielzahl von Kombinationsmöglichkeiten nur schwerlich zu allgemein gültigen Prinzipien, geschweige denn Normungen, vorstoßen. Damit erhält die persönliche Erfahrung des Klinikers ein ungleich größeres Gewicht. **Die Orientierung an** *Richtlinien* **darf jedoch nicht aufgegeben werden.** Diese lassen sich bei den Kombinationsverletzungen der Leber dahingehend zusammenfassen, daß jeder als Ruptur erkannte oder stark verdächtige Fall zum gegebenen Zeitpunkt zu operieren ist. Unbeschadet einer Hirnkontusion oder eines Brusttraumas muß die Laparotomie immer dann durchgeführt werden, wenn der „Bauchbefund" zunimmt.

c) Schockbekämpfung

Die souveräne Behandlungsmethode beim Entblutungsschock ist die *Vollbluttransfusion*. Es hat sich bewährt, zunächst etwa 500—1000 cm³ Vollblut in 10—15 min zu übertragen, um dann unter dem Schutz einer verlangsamten intravenösen Dauertropfinfusion von Blut, Plasma oder geeigneter Ersatzflüssigkeit schnell und zügig die Blutung operativ zu stillen. Die weitere Zufuhr von Blut, Plasma oder anderen Flüssigkeiten richtet sich selbstverständlich nach dem jeweiligen Kreislaufzustand, geht also fließend in die postoperative Phase über. Eine gewisse Gefahr bedeutet bei massiven Bluttransfusionen die gleichzeitige Übertragung der Stabilisatoren, z. B. des Natrium citricum!

d) Retransfusion des Leberblutes

Die *Rückübertragung* des bei Leberrupturen in die Bauchhöhle ergossenen Blutes in das Gefäßsystem bietet sich dem Chirurgen in Notsituationen geradezu an. Stehen ihm die Möglichkeiten einer wohlorganisierten Blutbank oder sonstige Spendereinrichtungen nicht zur Verfügung und verlangt die Kreislaufsituation in möglichst kurzer Zeit die Wiederherstellung eines ausreichenden Blutvolumens, dann wird sich der Chirurg bei eröffnetem Abdomen mit Recht die Frage vorlegen, ob er nicht das ihm entgegenströmende Leberblut zur Retransfusion benutzen soll. Die Meinungen über den Nutzen und die Schädlichkeit einer Rückübertragung sind geteilt.

Mehreren glücklich verlaufenen Reinfusionen stehen ebenso viele Todesfälle gegenüber. Diese müssen einzig und allein der Reinfusion zugeschrieben werden. Das Leberblut enthält nicht nur Gallensäuren, Gewebsbröckel und autolytische Toxine, sondern ist auch mit End- und Zwischenprodukten des Darmstoffwechsels belastet. Obendrein ist es defibriniert und nur ungenügend gefiltert, ist also ausgesprochenes „Schadblut". Bedenklich stimmt auch, daß Beimischungen von Magen-, Darm- oder Harnblaseninhalt ja bei jeder kombinierten Verletzung vorkommen können. Eine Reinfusion infizierten und verunreinigten Bauchblutes ist also immer gefährlich und fragwürdig. Bei dem heutigen Ausbau des Spenderwesens, der Vielzahl von Blutersatzflüssigkeiten kann deshalb — auch unter Notsituationen — die Reinfusion des Leberblutes nicht mehr verantwortet werden. Zur Wiederherstellung einer ausreichenden Flüssigkeitsmenge genügen zunächst Ersatzsubstanzen, später kann dann immer noch Konservenblut in ausreichender Menge beschafft werden. Bei der *Schocktherapie* muß man sich vor Augen halten, daß ein „Schock" eben ein aus vielen Quellen gespeistes Syndrom sein kann, in dem eine massive Blutung durch die Verminderung der zirkulierenden Flüssigkeitsmenge sicherlich nicht das unbedeutendste Moment darstellt.

e) Ruhigstellung und Schmerzstillung. Potenzierung und Winterschlaf

Die Schockbekämpfung wird bei unübersichtlichen Fällen in ihrer Indifferenz gelegentlich zur „l'art pour l'art". Wird durch viele Transfusionen der Kollaps kompensiert und bessert sich das klinische Bild, dann verschiebt sich auch die Indikation bzw. der Zeitpunkt der Laparotomie. Gerade bei den Rupturen der Leber im Kuppenbereich, im Zentrum und unter der Kapsel besteht die große Gefahr des ,,Verwartens" und sie wird noch vermehrt, wenn in der exspektativen Phase die *medikamentöse Ruhigstellung und Schmerzstillung* nicht mit der gebotenen Zurückhaltung und Sorgfalt vorgenommen wird. Daß — wie bei jedem akuten Bauch — keine Opiate verabreicht werden sollen, ist häufig genug betont worden, wird jedoch stets wieder erneut erwogen, wenn die motorische Unruhe des Patienten, die Entgleisung des Vegetativums eine beruhigende und schmerzstillende Medikation erfordern. Die Dämpfung der nervösen Dysregulationen ist ein wichtiger Bestandteil der modernen Schockbekämpfung und so liegt es nahe, die vielfach bewährten Methoden der *Potenzierung* bzw. des *Winterschlafes* in abgewandelter oder abgeschwächter Form auch für die Schockbehandlung zur Anwendung zu bringen. Diese Tendenz erhält eine Stütze durch die rein theoretische Überlegung, daß es bei den Entblutungen allein darauf ankomme, den Gesamtsauerstoffbedarf des Organismus zu verringern. Demgegenüber ist zu betonen, daß bei der zentralen Stellung der Leber im gesamten Stoffwechselgeschehen der Sauerstoffmangel die Entgiftungsfunktionen der Leberzellen aufhebt und somit zum Fortbestehen des ,,Schocks" wesentlich beiträgt. Setzen wir nun den Sauerstoffgehalt und -bedarf der Leber medikamentös auf einen ,,Spargang", kommen auch die Fermentreaktionen zum Erliegen. Dann ist es schon zweckmäßiger, den Entblutungskollaps schnell und massiv zu bekämpfen, um durch eine synchrone oder sofort angeschlossene chirurgische Intervention die Sauerstoffversorgung der Leber definitiv zu verbessern. Dies wird jedoch nur bei eindeutigen diagnostischen Situationen möglich sein. In allen unklaren Fällen wird man sehr individuell verfahren müssen. Das Schwergewicht der medikamentösen Schockbehandlung, die Schmerzstillung und Ruhigstellung muß man, unbeschadet aller subjektiven Begehren des Patienten, in die intra- bzw. postoperative Phase verlegen. In der Zeit des Abwartens ist eine vorsichtige Schmerzstillung mit Novalgin (intravenös), Spasmolytica und Phenothiazinen (Megaphen, Protactyl) in strenger Dosierung zu verantworten. Dabei muß berücksichtigt werden, daß einige dieser Mittel als ,,leberunverträglich" gelten. Wieweit dies bei den relativ geringen Dosen, die im allgemeinen verabfolgt werden, tatsächlich der Fall ist, läßt sich nur schwerlich beurteilen. Man wird also in jedem Falle stark variieren müssen und immer daran zu denken haben, daß die Mehrzahl der Medikamente in der Leber abgebaut werden.

Opiate sind auch *nach* der chirurgischen Versorgung nicht ganz ungefährlich, da die Leber durch das Trauma in ihrer Blutversorgung geschädigt und in ihren Entgiftungsfunktionen gehemmt ist. Die atemdepressorischen und antidiuretischen Effekte der Morphine können sich dann leicht kumulieren. Obendrein werden sekundäre Komplikationen verschleiert.

10. Operative Technik

Die *Behandlung* der Leberverletzungen kann nur eine chirurgische sein! Im Vordergrund steht die exakte Blutstillung, die nur mit operativen Maßnahmen genügend sicher erreicht werden kann. Der Wert der Frühoperation steht einwandfrei fest.

a) Die Wahl des Zuganges

Unerläßliche Voraussetzung für den operativen Erfolg ist die *ausreichende Darstellung der Leberwunde*. Bei jeder stumpfen Bauchverletzung und beim Verdacht auf ein isoliertes Lebertrauma ist die *mediane Laparotomie* vom Schwertfortsatz des Brustbeines bis zum Nabel der geeignete Zugang. Gerade bei den Kombinationsverletzungen ist diese indifferente Schnittführung besonders vorteilhaft, da sie die Revision der übrigen Bauchorgane und eine genügende Übersicht über die Leberunterfläche, den linken und einen großen Teil des rechten Lappens gestattet. Bei Bedarf läßt sich der Mittellinienschnitt durch Einkerbung des M. rectus erweitern. Erleichtert wird der Zugang zur Kuppe des rechten Leberlappens und der Zwerchfellhöhlung durch kräftigen Hakenzug am Rippenbogen und die Eintrennung des Halteapparates. Löst man die Leber aus ihren Befestigungen mit der Unterfläche des Zwerchfells und durchtrennt man noch zusätzlich die seitlichen peritonealen Ligamente, die von der vorderen Bauchwand mit dem Zwerchfell zur Leber ziehen, läßt sich die Leberkuppe gut einsehen und darstellen. Links ist das Ligamentum coronarium, rechts der Ligamentum hepatophrenicum bzw. das Ligamentum triangularum dextrum zu durchschneiden. Vorsicht ist beim Ligamentum hepato-phrenicum geboten. Nur allzu leicht werden die V. cava und die V. hepatica dextra lädiert oder das Centrum tendineum des Zwerchfells, die Pleurahöhle oder der Herzbeutel eröffnet. Nach Mobilisierung des Halteapparates kann man den rechten Leberlappen nach vorne drehen und auch die Seitenflächen darstellen. In vielen Fällen ist eine so weitgehende Spaltung der Bänder und Bauchfellduplikaturen aber gar nicht notwendig. Intubationsnarkose und Muskelrelaxantien tragen zur Entspannung wesentlich bei. Kommt man jedoch abdominell nicht recht weiter oder riskiert man eine Verletzung der Venen, dann geht man besser transpleural vor. Die Standardthorakotomie durch das Bett der 7. oder 8. Rippe hat die temporäre Aufklappung des Rippenbogens nach MARWEDEL, die Resektion des knorpeligen Rippenrandes und die kombinierte thorako-abdominale Eröffnung fast vollständig verdrängt. Die *gesonderten abdominellen* und *thorakalen Zugänge* haben sich durchgesetzt und bewährt.

b) Vorläufige Blutstillung

Von altersher unterscheidet man eine *vorläufige* oder *temporäre* von einer *endgültigen* Blutstillung. Um die Wunde übersichtlich darzustellen, sind coaguliertes Blut und Lebergewebstrümmer mit der schöpfenden Hand zu entfernen. Sauggeräte verstopfen leicht.

Als provisorische Blutstillungsmaßnahmen kommen in Betracht:
 I. Die Tamponade.
 II. Die digitale Kompression
   a) der zuführenden Blutgefäße im Leberhilus oder der Aorta,
   b) der Leberwunde durch manuelle Kompression der Wundschnittränder,
   c) elastische Ligaturen
    1. durch Gummischläuche,
    2. durch gut fassende elastische Klemmen (Abb. 40).

Die *Tamponade* der Leberwunde war über Jahrhunderte die beherrschende Methode der Blutstillung. Als definitive Maßnahme im Sinne einer permanenten Kompression ist sie jetzt zwar mehr oder weniger verlassen, zur temporären Blutstillung und in Notsituationen bleibt sie aber nach wie vor unentbehrlich.

Stellt man nach Entleerung des Blutes fest, daß trotz Tamponade die Blutung nicht steht und die Wunde somit nicht einwandfrei darzustellen ist, muß man versuchen, die zuführenden Gefäße für eine kurze Zeit abzuklemmen, um die endgültige Wundversorgung exakt vornehmen zu können. Die temporäre Blutstillung durch Kompression der Aorta oberhalb des Magens entweder mit der Hand oder mit dem Aortenkompressorium sollte nicht länger als 20—30 min dauern. Die Abklemmung der Aorta wird nach unseren tierexperimentellen

Erfahrungen besser vertragen als die Drosselung der Leberpforte. Die Rückstauung in den Flutbereichen der V. porta führt zu schweren Intoxikationen und Ausfallserscheinungen. Die Drosselung der Leberpforte sollte auch bei Unter-

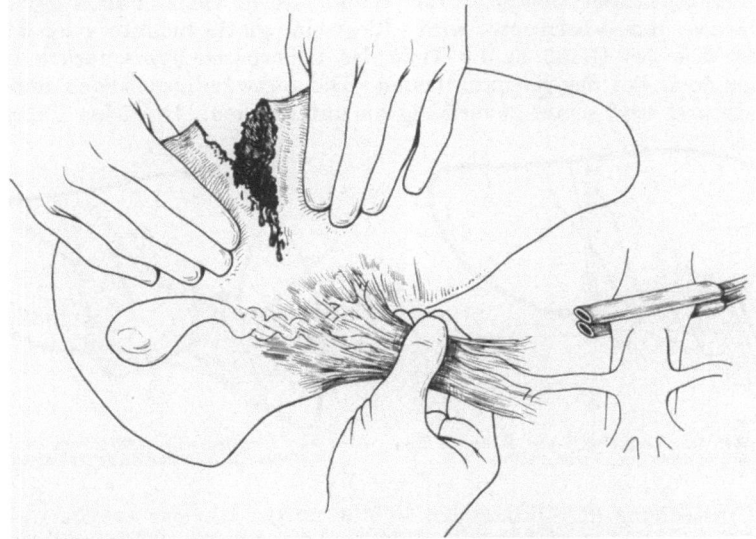

Abb. 40. Provisorische Blutstillungsmaßnahmen. Manuelle Kompression der Wundränder. Digitale Abklemmung des Lig. hepatoduodenale. Temporäre Drosselung der Aorta

kühlung nicht länger als 10 min dauern. Um das Füllungsdefizit im rechten Herzen auszugleichen, ist intravenös schnell Blut, Plasma oder irgendeine andere Ersatzflüssigkeit zu infundieren. Gleichzeitig sind die Wundränder fest zu komprimieren. Die zeitweilig empfohlene *Unterbindung* der *A. hepatica* hat

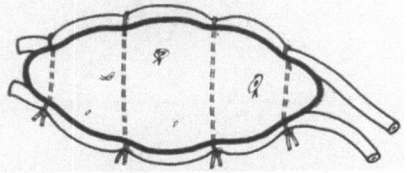

Abb. 41. Schematische Darstellung einer temporären Blutstillung mit Gummischläuchen, die durch einige Nähte fixiert sind

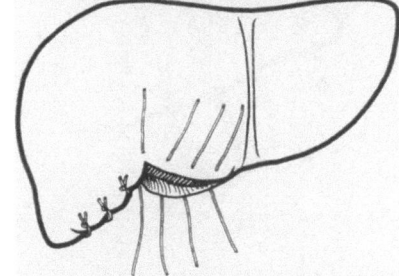

Abb. 42. Defektverschluß nach der Fischmaul-Methode

sich nicht bewährt. Sie ist auch schon rein theoretisch nicht genügend fundiert, da die Leberblutung nicht zuletzt aus der V. porta erfolgt.

Die *manuelle Kompression* der Wundschnittränder ist bei allen peripher sitzenden Verletzungen als vorübergehende Blutstillungsmaßnahme zu empfehlen und kann im Verein mit der Tamponade völlig ausreichen, um eine definitive und gezielte Versorgung zu bewerkstelligen.

Elastische Ligaturen, federnde Klemmen oder Gummizügel haben nur beschränkte Anwendungsbereiche (Abb. 41). Mit der digitalen Kompression und der zusätzlichen Tamponade läßt sich in der Mehrzahl der Fälle eine ausreichende provisorische Blutstillung erreichen.

94 Verletzungen und Rupturen

c) Endgültige Versorgung der Leberwunden

Die *endgültige Versorgung* der Leberwunden am „Ort der Not", d. h. in der Wunde selbst, erfolgt nach allgemeinchirurgischen Grundsätzen. Die isolierte Ligatur der blutenden Gefäße in der Wunde ist in vielen Fällen gar nicht so leicht, wie manchmal behauptet wird. Liegt eine glatte Schnitt- oder Rißwunde vor, zieht sich das Gefäß in die Tiefe des Leberparenchyms zurück und läßt sich kaum noch mit der Klemme fassen. Die zartwandigen Venen reißen auch schnell ein und sind kaum zuverlässig zu unterbinden. In vielen Fällen bleibt

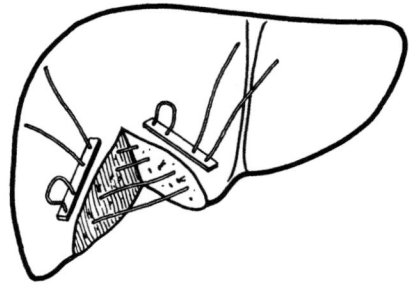
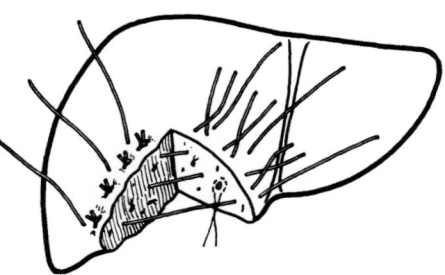

Abb. 43. Lebernähte nach PAYR und MARTINA mit resorbierbaren Magnesiumplatten.

Abb. 44. Schematische Darstellung verschiedener Nahttechniken und örtlicher Ligaturen

nur die Umstechung der spritzenden Gefäße übrig. Um das Lebergewebe nicht zusätzlich zu schädigen, sind drehrunde Nadeln zu verwenden. Kleinere Parenchymblutungen kann man elektrisch coagulieren. Für die größeren Gefäße

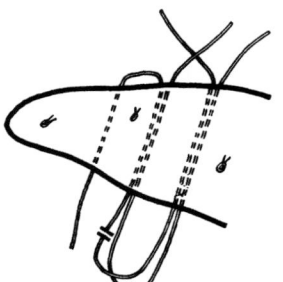
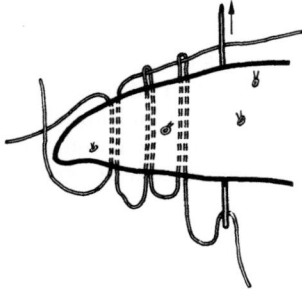

Abb. 45. Intrahepatische Ligatur nach KUSNETZOFF und PENSKY (1894)

Abb. 46. Modifizierte intrahepatische Ligatur nach AUVRAY (1897)

kommt dieses Verfahren nicht in Betracht. Die Gefahr einer weiteren Brandschädigung und Nekrotisierung des Gewebes ist zu groß!

d) Lebernähte. Intrahepatische Massenligaturen

Mit den *Lebernähten* hat es eine eigene Bewandtnis! Das blutreiche und brüchige Parenchym gibt den durchschneidenden Fäden keinen rechten Halt. Nicht zuletzt aus diesem Grunde wurde der eingelegte Tampon die obligate Ergänzung der Naht. Matratzen-, U-, Kreuz- und breitfassende Packnähte mit oder ohne Unterlegung von Catgutgeflechten in den verschiedensten Modifikationen sind empfohlen worden (Abb. 42 und Abb. 44). Besonderer Beliebtheit erfreuen sich die zusätzlichen Steppnähte der Wundränder, die dann mit durchgreifenden Matratzennähten exakt aneinandergelegt werden. PAYR und MARTINA wandten resorbierbare Magnesiumstreifen, die paarweise an der Leberober- oder -unterfläche angelegt wurden, an (Abb. 43). Alle diese Methoden erwiesen sich keineswegs als ideal. Eine sichere Blutstillung war mit diesen Nahttechniken oft nicht zu erreichen. Um diesem Mißstand abzuhelfen, erweiterten die russischen Chirurgen KUSNETZOFF und PENSKY das Prinzip der locker gelegten Nähte dahingehend, daß sie das Lebergewebe mit *Massenligaturen* rücksichtslos zusammenschnürten. Eine lange abgeplattete Spezialnadel mit stumpfer Spitze wird mit gleichlangen Catgutfäden armiert und die Leber 1 cm vom Rande von oben nach unten durchstochen. Der äußere der beiden Fäden wird durchschnitten und das freie Ende mit doppeltem Knoten über dem Lebenrande fest angezogen. Nach Ausgleich der Fadenlänge werden dann von der Ausstichstelle aus gleichsinnige Nähte nach der Oberfläche zu geführt. Die Knoten liegen somit abwechselnd auf der Ober- und Unterfläche, der Bohrkanal in der Leber enthält jedesmal 2 Fäden, von denen der eine nach rechts, der andere nach links hin das Lebergewebe schnürt. Alle späteren Modifi-

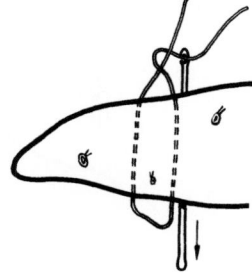 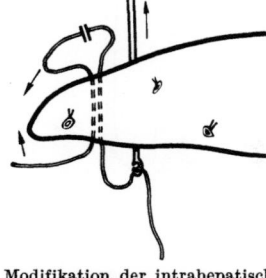

Abb. 47. Lebernaht nach WENDEL (1911)   Abb. 48. Modifikation der intrahepatischen Ligatur nach THÖLE (1913)

kationen behalten das ursprüngliche Prinzip bei und unterscheiden sich oft nur in Kleinigkeiten, so z. B. in der Bevorzugung spezieller Lebernadeln oder des Deschamps (Abb. 45—48).

Die *Massenligaturen* zerdrücken und durchschneiden das Lebergewebe, bis sie an den Gefäßen auf Widerstand stoßen. ,,Diese werden wie Garben in ein Generalbündel fest zusammengerafft und verschnürt." Die intrahepatischen Ligaturen lassen die anatomischen Gegebenheiten völlig unberücksichtigt, ein Standpunkt, der von einer bemerkenswerten Harmlosigkeit und Gedankenlosigkeit zeugt. Die intrahepatische Massenligatur kommt ja im Endeffekt einer *atypischen Resektion* gleich, ohne daß man diese lege artis vollendet. Das zerstörte Gewebe wird nicht entfernt und fällt der Nekrose und Autolyse anheim. Deshalb macht man auch heutigentags von den intrahepatischen Massenligaturen kaum noch Gebrauch. An ihre Stelle treten immer mehr die atypischen und typischen Resektionsverfahren!

e) Resektionsbehandlung der Leberrupturen

Welchen Platz nimmt die *moderne Resektionsbehandlung* bei der Versorgung der Leberrupturen ein? Hat sie einen großen Anwendungsbereich oder ist sie zu verwerfen? Diese Fragen können nicht prinzipiell beantwortet werden. Sicherlich ist es nicht richtig, bei Leberverletzungen allzu großzügig zu resezieren. Zurückhaltung ist in jedem Falle geboten, da man ja nicht weiß, ob nicht neben den offenen zutage liegenden Rupturen weitere zentrale Läsionen vorliegen. Vom äußeren Aspekt aus läßt sich die Gesamtschädigung des Leberparenchyms nicht ausreichend übersehen. Resektionen sind dann angezeigt, wenn ein *kompletter Abriß* eines großen Leberanteils oder eines großen Gefäßstammes vorliegt, z. B.

wenn der linke anatomische Leberlappen oder die Horizontale der Glissonschen Gabel frontal durchtrennt sind. Hier wird man unter Berücksichtigung der Gefäßtopographie, also *typisch*, das doch der Nekrose verfallene Gewebe resezieren. In allen anderen Fällen wird die als *atypisch* bezeichnete Resektion oder Excision des geschädigten Gewebes ihren vollen Wert behalten. Von einer völligen Atypie kann man bei den heutigen Kenntnissen der Gefäßanatomie ja auch nicht mehr sprechen. Man weiß, daß nur in ganz bestimmten Arealen und Bereichen der Leber keine Gefahr einer sekundären chirurgischen Schädigung besteht. Die gefährlichen Zonen kristallisieren sich im wesentlichen um den Hilus, die Haupt- und Nebenspalten, also um das Leberzentrum. Aus dem atypischen wird damit ein typisches Vorgehen. Nur bei den oberflächlichen und übersehbaren Einrissen der Randzonen besteht keine Gefahr. Muß man bei entsprechender Wundsituation tiefgreifende, d. h. intrahepatische Nähte

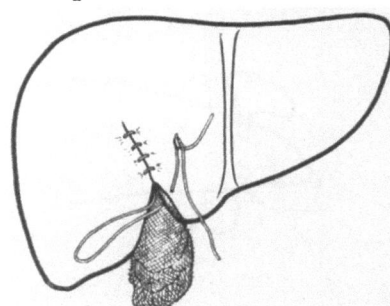 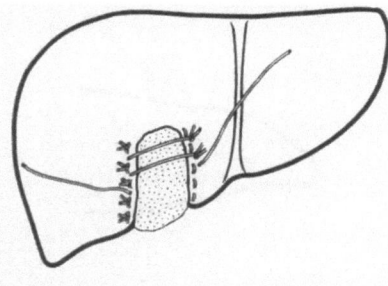

Abb. 49. In die Leber eingelegte Gazetamponade   Abb. 50. „Verlorener" Gelfoam-Tampon, mit einigen Catgutnähten fixiert

legen, soll man konsequenterweise auch die bedrohten Leberanteile opfern. Der Eingriff wird zwar vergrößert, jede spätere Komplikation jedoch mit einer gewissen Sicherheit vermieden.

f) Drainage und Tamponade

Jede Leberwunde sollte für kurze Zeit am günstigsten Punkt ausgiebig *drainiert* werden. Das nachsickernde, mit Lebersaft durchsetzte Blut stört die Wundheilung und reizt das Peritoneum bzw. die Pleura. Die Drains leite man durch gesonderte Schnitte und entferne sie sukzessive im Laufe von etwa 8 bis 10 Tagen. Die vielfach empfohlenen mit einem Docht versehenen Penrose-Drains haben gegenüber den durchlöcherten Polyäthylenschläuchen den Nachteil, leicht zu verstopfen.

Die *Tamponbehandlung* wird gerade bei der Leber nur zögernd und nicht ohne Hemmungen aufgegeben (Abb. 49). Die Tamponade der Leberwunde galt bis vor kurzem als conditio sine qua non! Erst in neuester Zeit ist eine Abkehr vom Tampon und eine Hinwendung zur *ausschließlichen Drainage* festzustellen. Der Wert des Tampons war immer schon recht zweifelhaft, da nach kurzer Zeit alle Gewebsmaschen verstopft oder verklebt und eine capillare Ableitung nicht mehr gewährleistet war. Aber erst die Fortschritte der modernen Chirurgie ermöglichen die Aufgabe dieser Jahrzehnte dominierenden, aber keineswegs idealen Methode. Der Tampon füllt wohl einen Hohlraum aus, wirkt gleichzeitig aber als Fremdkörper und irritiert das Gewebe, fördert die Infektion und damit die Autolyse. Seine Entfernung ist schmerzhaft und nicht ungefährlich, schwere Nachblutungen sind vielfach beobachtet worden. Mit Sicherheit steht fest, daß die Mortalität sämtlicher Leberverletzungen nach Aufgabe der Gazetamponade erheblich abgefallen ist. Die anatomiegerechte Versorgung der Leberverletzung und eine ausgiebige Drainage leisten bessere Dienste.

Auch die *Tamponade* mit *gewebsfreundlichem resorbierbarem Material* z. B. gelfoam, Fibrin- und Thrombinschaum, wird nach anfänglich sehr günstigen Berichten in den Jahren 1945—1953 immer mehr verlassen. Ihre Wirkung ist unsicher und obendrein nicht ungefährlich. Der Tampons bediente man sich um so lieber, als die herumgeführten Catgutnähte an ihnen einen gewissen Halt bekommen. Die an sich einleuchtende Methode hat aber zu viele Nachteile, als daß sie sich endgültig hätte durchsetzen können. Die Blutstillung ist nicht einwandfrei und nicht zuverlässig. Die Gefahr einer Infektionsbegünstigung durch die in die Leberwunde eingelegten Tampons ist nicht zu unterschätzen. Diese Fremdstoffe sind Stärke- bzw. Eiweißverbindungen und wirken somit als Nährböden für die auch unter normalen Bedingungen immer in der Leber vorhandenen Bakterien. Schwere Wundinfekte, intrahepatische und subphrenische Abscesse, Gallenfisteln, Darm- und Gefäßarrosionen sind mehrfach beobachtet worden (Abb. 50).

g) Netzplombierung der Leberwunde

Netzplomben sind bei den Leberverletzungen sicherlich die ideale Tamponade! Das Netz vereinigt in sehr aktiver Form alle Anforderungen, die hier gestellt

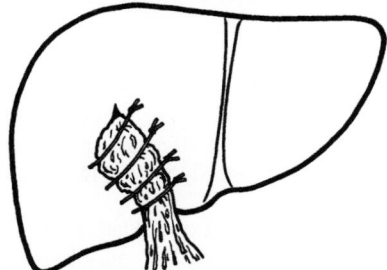

Abb. 51. Netzplombierung der Leberwunde

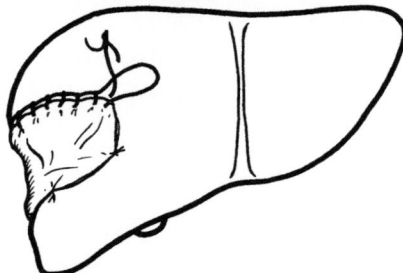

Abb. 52. Peritonealisierung und Deckung eines Leberdefektes aus der seitlichen Bauchwand

werden müssen. Langausgezogen, gut beweglich kann es, ohne zu stören, an fast alle Teile der Leber mühelos herangebracht werden. Es bleibt gut ernährt und ernährt selbst das geschädigte Gewebe, so daß verzögerte Wundheilungen, Sequestrierungen, Infektionen vermieden werden. Das Netz ist gut anschmiegsam, komprimierbar und damit ein hervorragendes Füllmaterial für die oft recht zerklüfteten Wundhöhlen. Dieser lebendige Tampon hat sich vor allem in der Kriegschirurgie bestens bewährt und setzt sich auch bei den Leberverletzungen des Friedens immer mehr durch (Abb. 51).

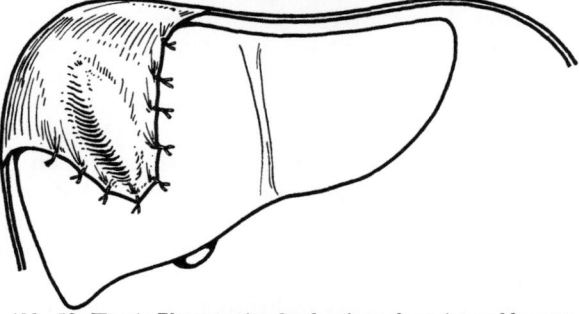

Abb. 53. Hepato-Phrenopexie durch einen heruntergeschlagenen diaphragmalen Lappen

Ist eine *gestielte Netzübertragung* nicht möglich, z. B. in der rechten Leberkuppe, oder ist das Netz zu kurz bzw. traumatisch geschädigt, kann man Netzanteile in der gewünschten Größe *frei transplantieren*. Die Netzplombe kann in den Krater eingelegt und die Wunde mit einigen flach angesetzten Catgutnähten festverschlossen werden. Das Netz peritonealisiert gleichzeitig und styptisiert. Die Netztamponade hat sich uns selbst in vielen Fällen bestens bewährt. Die freie Transplantation von *Fascienstreifen*, *Cutis* und *Muskelgewebe* wird immer mehr zugunsten der biologischen Netztamponade verlassen.

In verzweifelten Situationen wird man eine Fixierung der Leber an das Zwerchfell oder an die seitliche Bauchwand durchführen müssen. Die *Hepato-* und *Phrenopexien* lassen sich bei Rupturen der diaphragmalen und seitlichen Abschnitte der Leber recht gut mit der Netzplombierung kombinieren (Abb. 52 und 53).

Anatomisches Vorgehen bei der Nahtversorgung, Netztamponade und ausgiebige Drainage zeitigen fortschreitend bessere Ergebnisse!

III. Offene Leberverletzungen

Die *perforierenden* und *penetrierenden* Verletzungen der Leber haben *keine schlechteren Behandlungsergebnisse* als die stumpfen Lebertraumen. Diese Feststellung leuchtet zunächst nicht ein. Sie mutet sogar paradox an, verbindet man doch mit der offenen Verletzung immer die Vorstellung des Komplizierten. Betrachten wir aber die chirurgischen Ergebnisse der früheren Zeit und der beiden Weltkriege kritisch, so konstatieren wir mit Erstaunen, daß diejenigen Leberverletzten, die das Lazarett oder Krankenhaus erreichen, auch relativ gute Heilungschancen haben.

1. Hieb-, Stich- und Schnittverletzungen

Im Frieden dominieren die Hieb-, Stich- und Schnitt-, im Kriege die Schußverletzungen. Völlig neue Akzente setzen hier die modernen Verkehrstraumen. Mehrere Pfählungen der Thoraxorgane, des Zwerchfells und der Leber konnten durch rechtzeitige chirurgische Intervention gerettet werden (K. H. BAUER, KOLB und ZÄNGL).

Jedes perforierende Trauma im rechten Oberbauch ist letzten Endes als eine *potentielle Leberverletzung* anzusehen! Diese kann zwar harmlos aussehen und die Außenwunde recht klein und unscheinbar sein. Der Weg und die Tiefe des Stichkanals lassen sich aber von außen nicht exakt beurteilen. Ebenso ist nicht zu übersehen, ob der Stich allein die Leber oder noch andere Bauchorgane, das Zwerchfell oder die Brusthöhle verletzt hat. Richtung des Einstiches und die bei der Verletzung eingenommene Körperhaltung sind zwar wichtige Kriterien, aber doch keine zuverlässigen Beweise. Relatives Wohlbefinden und das Fehlen ausgesprochener Beschwerden dürfen nicht darüber hinwegtäuschen, daß trotz allem eine recht schwere Verletzung vorliegen kann. *Komplikationen* sind bei den isolierten Verletzungen der Leber oft erst im Laufe der Zeit durch Infektionen, sekundäre Blutungen und Störungen der Wundheilung zu erwarten. Jede perforierende Verletzung mit einem Messer, einem Bajonett, einer Forke ist primär infiziert. Erdkeime und die an Kleidungsstücken, Rippenfragmenten und sonstigen Gewebsanteilen haftenden Bakterien werden in die Tiefe mitgerissen. Eine geordnete chirurgische Versorgung ist die beste Gewähr für eine erfolgreiche Infektionsprophylaxe! Gefährlich ist es, die Patienten einer Verlaufsbeobachtung zu unterziehen und auf das Auftreten eines Schocksyndroms oder peritonealer Reizerscheinungen zu warten. Selbst bei eröffneter Bauchhöhle ist die Beurteilung der Stich- und Schnittverletzungen nicht immer einfach. Der Stichkanal zieht sich zusammen, blutet nicht und sondert auch keine Galle ab. Und doch kann das Ausmaß der Verletzung ein sehr viel größeres sein, als man bei der ersten Inaugenscheinnahme vermutet. Hierzu ein sehr bemerkenswertes Beispiel:

21jähriges Mädchen wird im Streit von einem amerikanischen Besatzungssoldaten durch mehrere Messerstiche verletzt. Zwei scharfrandige Schnittwunden finden sich im rechten Oberbauch, eine unmittelbar unter dem Rippenbogen in der Mamillarlinie, die andere in der Gegend des linken Leberlappens. Weitere Einstiche an der linken Thoraxseite, am Kopf und den Händen. Schwerer Schockzustand, ausgesprochene Dyspnoe, kalter Schweiß, motorische Unruhe. Abdomen im ganzen gespannt, insbesondere rechts oben. Thoraxübersichtsaufnahme o. B. Kein Anhalt für Pneumo- oder Hämatothorax bzw. Mediastinalverschiebung. Zunächst abdominelle Revision durch mediane Oberbauchlaparotomie in Intubationsnarkose. Die lateral gelegene Stichwunde blutet nur mäßig und verliert sich im Lebergewebe. Versorgung mit einigen Matratzennähten. — Der linke Leberlappen ist hingegen durchstochen und der Magen vorne und hinten an zwei kleinen Stellen eröffnet. Aus den Stichwunden quillt Mageninhalt. Übernähung und sorgfältige Peritonealisierung. Die nicht blutenden Leberwunden werden mit einigen oberflächlichen Nähten versorgt. Sorgfältige Drainage in der hinteren Axillarlinie, an der Leberpforte und in der Bursa omentalis. Die weitere Revision des Abdomens ergibt eine kleinere Läsion der Dünndarmwurzel ohne Perforation. Bei der Excision des linksseitigen Thoraxwandstiches zeigt sich eine Verletzung der linken Lunge. Thorakotomie, Pleuranaht, Absaugung des Hämatothorax, Drainage, Antibiotica. Glatter Heilverlauf, Entlassung nach 4 Wochen.

2. Schußverletzungen der Leber

Die *Schußverletzungen* der Leber sind vorwiegend ein Kapitel der *Kriegschirurgie!* Das Ausmaß der Verletzung hängt von der Art, dem Kaliber, der Fluggeschwindigkeit, der Länge der Flugbahn, der Durchschlagskraft, dem Auftreffwinkel des Geschosses und dem Widerstand der Körpergewebe ab. Die vielfach vertretene Meinung, daß das einfache konische Mantelgeschoß weniger gefährliche Verletzungen setze als der Granatsplitter, ist nur bedingt richtig. Bei der großen Rasanz der glatten Infanteriegeschoße ist die explosionsartige Schußwirkung in der wasserhaltigen Leber ausgesprochen groß. Hingegen setzen die Splitter mit ihren unregelmäßigen Zacken, Kanten und Flächen ein umfangreicheres und vielgestaltigeres Trauma und sind als *Rauhgeschoße* mit sehr viel mehr Infektionsmaterial behaftet als die glattwandigen Gewehrkugeln (Abb. 54a—f).

Störungen der Flugbahn führen zur Verformung und Zerlegung des Geschosses. Trifft dieses den Rippenbogen, so wird es abgelenkt und kommt als *Querschläger* zu einer ungleich intensiveren Wirkung als bei gestreckter Flugbahn. Auch der schichtweise wechselnde Widerstand der Körpergewebe, insbesondere der verschiedenen Muskeln, kann dem Geschoß eine andere Richtung verleihen. Aus dem Verlust an Fluggeschwindigkeit und lebendiger Kraft resultiert die *Steckschußverletzung*, die durch die Deformierung des Geschosses und die Ausbildung neuer scharfer Kanten eine bedeutende Vergrößerung und Zerklüftung des Wundgebietes mit sich bringt.

Daß die Leberschüsse im Kriege nur zum geringsten Teil isoliert anfallen und fast immer *Begleitverletzungen* anderer Bauchorgane, der Nieren, des Zwerchfells und Brustraumes vorhanden sind, liegt bei der außerordentlichen Wirkung der modernen Feuerwaffen auf der Hand. Die *Mortalität* der Leberschußverletzungen ist somit recht groß. Die Mehrzahl der Verletzten stirbt bereits auf dem Schlachtfeld. Nach den amerikanischen Sanitätsberichten verstarben aber auch noch im Lazarett im 1. Weltkriege 66,2%, im 2. Weltkriege aber nur 27% sämtlicher Leberschußverletzungen. Dabei bestanden in 10—30% der Fälle *Zweihöhlenschüsse*. Die entscheidende Senkung der Mortalität innerhalb von 30 Jahren ist der verbesserten Organisation (Sanitätsflugzeuge, Sonderlazarette, für Thorax- und Bauchchirurgie), der verfeinerten Schockbekämpfung, der spezialisierten chirurgischen Technik und der antibiotischen Therapie zu verdanken.

a) Diagnose

Die *Diagnose* der Schußverletzungen ist bei dem äußeren Erscheinungsbild nicht schwierig. So nimmt es auch nicht wunder, daß alle Leberschußverletzungen verhältnismäßig früh chirurgisch versorgt werden. Alles Zaudern, Abwägen und Erörtern der Indikation, wie man es so häufig bei stumpfen Lebertraumen erlebt, entfällt. Die offene Wunde erheischt baldmöglichst eine fachgerechte

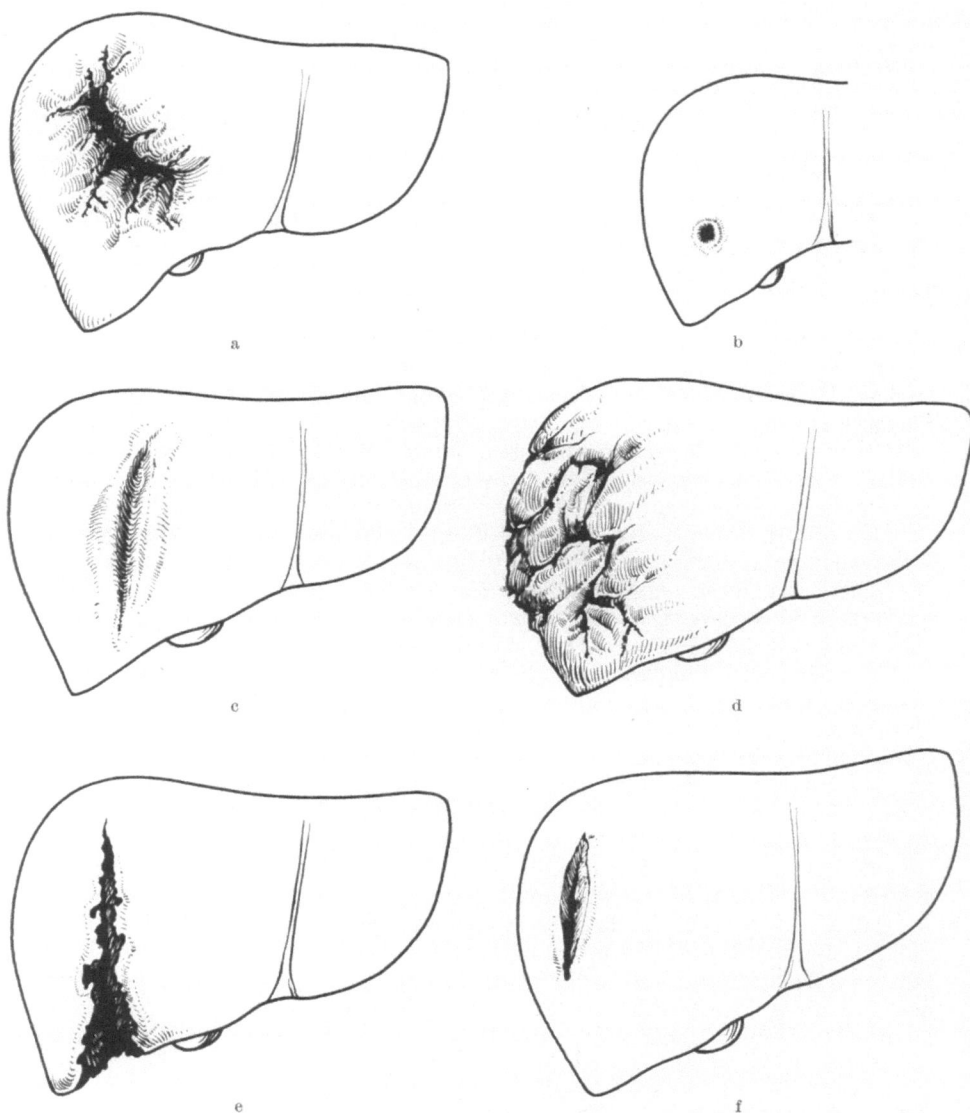

Abb. 54a—f. Verschiedene Verletzungstypen durch Schußverwundungen (umgezeichnet nach Abdominal and genito-urinary injuries. Mil. Surg. Man. 1942). a Kraterförmige Verletzung. b Punktförmiger Durchschuß. c Streifschußverletzung der rechten Leber. d Prellverletzung mit multiplen Einrissen. e Berstungswunde. f Rinnenschußverletzung

chirurgische Versorgung. Sehr viel schwieriger ist die Feststellung, ob die Leber *isoliert* betroffen oder auch andere Organe der Brust- und Bauchhöhle *mitverletzt* sind. Schwieriger deshalb, weil man sich die Frage vorlegen muß, ob man jede der Körperhöhlen getrennt für sich behandeln und ob man zuerst die Bauchhöhle oder die Brusthöhle operativ angehen soll. Die allgemeine kriegschirurgische Erfahrung geht dahin, daß man die Körperhöhle mit der schwersten Blutung zuerst versorgen soll (SCHMIEDEN, GOHRBANDT).

b) Klinik

Ist die Leber *isoliert* getroffen, dann beherrscht wie bei den stumpfen Verletzungen die intraabdominelle Blutung das klinische Bild. Liegt eine schwerere Blutung vor, muß jede andere Versorgung zurückstehen. Das weitere Vorgehen hängt von der Größe und dem Sitz der Verletzung ab. Sind große Gefäßstämme zerstört und ist somit die Nekrose ihres ganzen Versorgungsgebietes zu befürchten, wird man *atypisch* oder *typisch resezieren* müssen. Große Wundkanäle und -höhlen kann man mit lebendem Netztampon ausfüllen. Er verhindert am sichersten weitere Blutungen, sekundären Gallenfluß und schützt vor Infektionen. Eine ausgiebige Drainage am tiefsten Punkt ist in jedem Falle angezeigt. Prognostisch ungünstig sind alle Verletzungen des Leberhilus und der V. cava.

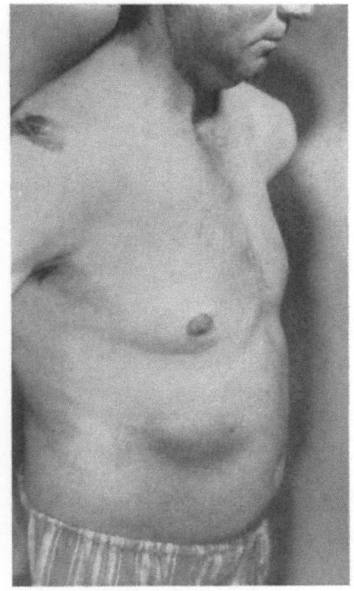

Abb. 55. Leberabsceß, 34 Jahre nach Kriegsverletzung

c) Steckschußverletzungen

Wie soll man sich bei einer *Steckschußverletzung* verhalten? Diese Frage ist nur individuell zu beantworten. Ist der Wundkanal breit und läßt sich das Geschoß bei der operativen Revision ohne jegliche Schwierigkeiten und ohne Gewalt extrahieren, wird man den Splitter selbstverständlich entfernen. Damit beseitigt man die Quelle einer Wundinfektion, einer späteren Nachblutung und einer Gallesekretion. Sitzt der Splitter in der Tiefe der Lebermasse, ist er weder sichtbar noch palpabel, besteht keine stärkere Blutung und keine Nebenverletzung, dann ist es schon besser, den Splitter zu belassen und den Wundkanal lediglich zu drainieren. Die Erfahrungen beider Weltkriege haben gezeigt, daß die Mehrzahl der Geschosse reaktionslos einheilt. Dies ist besonders bei Stahlgeschossen mit glatter Wandung der Fall, während bei den Granatsplittern die Möglichkeit zu *Spätkomplikationen* in Form von Leberabscessen, subphrenischen Eiterungen, Gallenfisteln, Pleuraempyemen und schließlich sekundären Blutungen durchaus gegeben ist.

Die Zeiträume zwischen der Verwundung und dem Auftreten von *Spätkomplikationen* sind nicht bestimmbar. Wir selbst kennen mehrere Fälle, bei denen Entzündungen erst 10—40 Jahre nach der Verwundung wiederaufflammten. Hierfür ein bezeichnendes Beispiel:

58jähriger Mann, im Jahre 1914 durch Granatsplitter an der rechten Brustseite verletzt. Kein Anhalt für Thorax- oder Bauchverletzung, kein Lazarettaufenthalt, keine weitere Behandlung. 34 Jahre später plötzlich schmerzhafte Anschwellung im rechten Oberbauch, die sich immer mehr verstärkt. Örtlicher Befund: Weichteilphlegmone im rechten Oberbauch ausgelöst durch einen zentral in der Leber liegenden halbbohnengroßen, eckigen Metallsplitter. Die Röntgendurchleuchtung zeigt, daß der Splitter etwa 2 Querfinger vom Zwerchfell entfernt sitzt und bei der Atmung verschieblich ist. Der Absceß wird eröffnet und der in einer Eiterhöhle liegende Splitter mühelos entfernt. Die Austastung ergibt eine starre

Abszeßhöhle. Von ihr ist die freie Bauchhöhle durch eine kräftige bindegewebige Narbe abgeschirmt. Ausgiebige Drainage der Wunde, die nach kurzer galliger Sekretion glatt verheilt. Patient wird beschwerdefrei entlassen (Abb. 55).

d) Geschoßwanderungen

Geschoßwanderungen in der Leber sind bekannt. Bei der Größe der Gefäß- und Gallengangsysteme, bei der starken Durchblutung und der kontinuierlichen Gallenproduktion und -sekretion ist die Möglichkeit einer Geschoßwanderung auf anatomisch vorgeschriebenen Wegen durchaus gegeben. Wir selbst verfügen über eine eigene Beobachtung, bei der sich ein glattes Stahlmantelgeschoß in der Gallenblase fand. Auf Grund des Operationsbefundes ist die Annahme nicht unberechtigt, daß dieses Geschoß zunächst in der Leber lag und dann allmählich über einen Gallengang sich darmwärts verlagerte. Die Verlegung des Ductus choledochus erwirkte einen hochgradigen Ikterus, der den Patienten zum Arzt führte. Bei der stationären Behandlung war der Ikterus bereits weitgehend wieder abgeklungen, das Geschoß befand sich in der Gallenblase, die ektomiert wurde. Nach kurzer Choledochusdrainage glatter, komplikationsloser Verlauf, völlige Heilung.

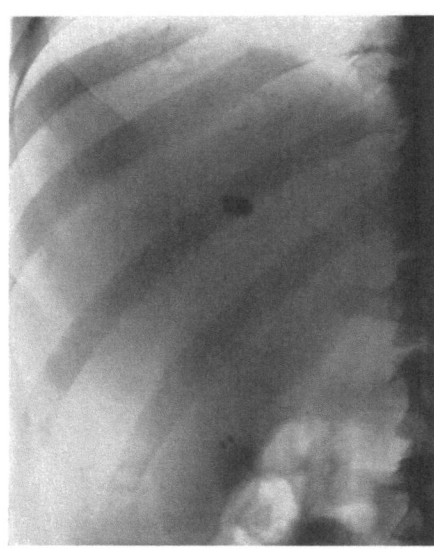

Abb. 56. Reizlos in der Leber eingeheilter Stecksplitter

Daß aber Geschosse völlig ohne alle Beschwerden „ruhen" können, zeigt die Abb. 56. Bei diesem Patienten wurde das in einer bindegewebigen Kapsel ein geschlossene Mantelgeschoß als Zufallsbefund bei einer Röntgenreihenuntersuchung entdeckt, er selbst wußte nichts über seine Verletzung!

e) Begleitverwundungen

Prognostisch sehr viel ungünstiger sind naturgemäß *Begleitverletzungen anderer Bauchorgane*. Läßt der Schußkanal auf eine Mitbeteiligung des Magen-Darm-Kanals oder des Pankreas bzw. der Milz schließen, gibt die *mediane Oberbauchlaparotomie* eine sehr viel bessere Übersicht als die Verfolgung des Schußkanals. Dieser läßt sich auch von der medianen Schnittwunde aus genügend darstellen und versorgen. Die weitere operative Versorgung richtet sich dann nach den bewährten Grundsätzen der Kriegschirurgie. Kommt man mit dem Mittelbauchschnitt nicht aus, zögere man nicht, durch großzügige Erweiterungen genügende Übersicht zu schaffen.

f) Zweihöhlenschüsse

Zweihöhlenverletzungen verlaufen meist tödlich. Erreichen sie das Lazarett, dann handelt es sich fast immer um *rechtsseitige Zwerchfelldurchschüsse* mit Beteiligung der Leber. Die Gesamtmortalität dieser Kombinationsverwundungen betrug im ersten Weltkriege rund 60—80%. Im zweiten Weltkriege konnte sie bei den amerikanischen Streitkräften von zunächst 36,7% auf 20% in den letzten Kriegsjahren gesenkt werden. Der progressive Abfall der Sterblichkeit koinzidierte mit dem Ausbau der Intubationsnarkose, der Thoraxchirurgie und der Verwendung von Antibiotica.

Symptome. Die *kombinierten Schußverletzungen* der Leber können auf abdominellem oder pleuralem Wege zustande kommen. Jeweils wird auch die thorakale oder abdominelle Komponente alternierend im Vordergrund stehen. Neben den Verletzungen des Zwerchfells können alle anderen benachbarten Organe der Bauch- und Brusthöhle mitbefallen sein, so z. B. die Lungen, die Nieren, der Magen, das Duodenum und das Colon. Vermutungen über das Verletzungsausmaß und den Verletzungsweg können zwar angestellt werden, sind aber bei den vielfach wechselnden Faktoren, z. B. des Einfallswinkels, der Körperhaltung im Augenblick der Verwundung und der Durchschlagkraft des Geschosses, recht unsicher. Die jeweiligen *Bauch- und Brustsymptome* vermitteln einen besseren Überblick über den Befall der einzelnen Organe. Von den reinen Schußverletzungen des Zwerchfells sind die *tangentialen Kuppenschüsse* besonders schwerwiegend, da sie in der Regel mit Verletzungen anderer Organe kombiniert sind. Blut und Galle ergießen sich in die Brusthöhle, die Dämpfung im rechten Pleuraraum nimmt zu. Dyspnoe und ein schnell eintretender Schock weisen auf den Ernst der Situation hin. Nur wenn das Loch im Zwerchfell nicht allzu groß ist, kann die Leber den Defekt ausfüllen. Ist sie jedoch zertrümmert, ist ein sicherer Abschluß zwischen Bauch- und Brusthöhle nicht zu erwarten. Ein Pneumoperitoneum ex pulmone wird aber in der Regel durch die Leberbarriere verhindert. Meistens stehen hier die thorakalen Erscheinungen bedrohlich im Vordergrund. Hierfür ein Beispiel:

19jähriger Soldat wird im März 1944 durch Granatsplitter am Brustbein verletzt. Pleuraempyem rechts, Punktionen, Drainage. Vier Monate später Teilplastik. Der Splitter ist in die Leber eingedrungen und hat zu einer Infektion des subphrenischen Raumes geführt. Abdominelle Erscheinungen bestanden niemals. Die immer wieder auftretenden pleuritischen Beschwerden konnten durch die spätere Entfernung eines Granatsplitters aus der Leber (!) beseitigt werden.

Klinische und röntgenologische Untersuchungen sichern das Vorliegen eines Pneumothorax bzw. eines Lungenkollapses.

Behandlung. Jede Zweihöhlenverletzung durch Schuß oder Stich im Bereich des rechten Zwerchfells bzw. der rechten Leberkuppe verlangt so schnell wie möglich die chirurgische Revision. Erfolgte die Verletzung *abdominell*, wie z. B. bei vielen Schußverletzungen, so wird man auch zunächst *laparotomieren* und die Verletzungen der Bauchhöhle versorgen.

Bei den Schuß- und Stichverletzungen in Höhe des Zwerchfells ist der *transpleurale* Weg der gegebene. Unzweckmäßig ist es, sich auf die Verfolgung des Stichkanals zu beschränken. Im Zeitalter der Thoraxchirurgie ist die *Standardthorakotomie* der vorgezeichnete Weg. Sie gibt eine gute Übersicht über den Brustraum, das Zwerchfell, die Oberfläche der Leber und das Nierenlager. Steckt das Geschoß im Zwerchfell oder in der Lebermasse, läßt sich der Eingriff thorakal beenden und es genügt auch eine transpleurale Drainage. Niemals drainiere man durch das Zwerchfell hindurch! Läßt sich das Geschoß auf diesem Wege nicht erreichen und sind weitere Verletzungen der abdominellen Organe nicht auszuschließen, dann wird man nach Versorgung der Leberwunde, sicherem Verschluß des Zwerchfells, Revision der Thoraxorgane und ausreichender transpleuraler Drainage von einem *gesonderten* Schnitt aus *laparotomieren*. Die *kombinierte thorako-abdominelle* Eröffnung mit Durchtrennung des Rippenbogens wird immer mehr *verlassen*. Die primäre Belastung und die sekundären Folgen sind so schwerwiegend, daß dieser große Eingriff nur in Notfällen zu verantworten ist.

g) Hepato-bronchiale Fisteln und Gallenfisteln

Bei jeder Zweihöhlenverletzung ist die Möglichkeit einer *Mitbeteiligung* des *Bronchial-* und *Gallensystems* gegeben. Wenn auch zunächst eine Hämoptoe, ein Pneumo- oder Hämatothorax, ein Haut- oder Mediastinalemphysem und andererseits jeder Gallefluß zu fehlen scheinen, so ist durch sekundäre Entzündungsvorgänge, Nekrosen, Absceßbildungen, Pneumonien und Leberschädigungen die Ausbildung *hepato-bronchialer Fisteln* keine Seltenheit. Diese unangenehme Komplikation wird zu einem recht schwierigen chirurgischen Problem, da durch die Eröffnung des Bronchialsystems und der Gallenwege eine chronische Infektion des Pleuraraumes unterhalten wird. Die Atembeweglichkeit des Diaphragmas ist aufgehoben, der subphrenische Raum entweder vereitert oder völlig verlötet. Die endgültige Bereinigung dieses zu schweren Allgemeinstörungen führenden Krankheitsprozesses kann nur eine chirurgische sein. Von der Lage der Fistel, ihrem Bau und ihrer Ausdehnung wird es abhängig sein, wie man sein operatives Vorgehen gestaltet. Die operativen Möglichkeiten erstrecken sich von der Resektion des befallenen Lungenlappens bzw. Segmentes über die Dekortikation und Thorakoplastik bis zur Resektion von Leberanteilen. *Röntgenologische Darstellungen der Fistelgänge* und eventuell Broncho- und Angiographien vor der Operation und bei gegebenen Umständen auch intra operationem bestimmen den Modus und die Größe des Eingriffes. Eine spontane Heilung ist nicht zu erwarten, da sich die Wirksamkeit der *Antibiotica* bei diesen Mischinfektionen bald erschöpft. Der chronische Infekt führt zu schweren Schädigungen der Leber, subphrenischen und intrahepatischen Absceßbildungen und schließlich zu hepatorenalen Ausfallserscheinungen. Da auch die Lungenfunktionen durch Teilatelektasen, entzündliche Verschwartungen und Verschwielungen der basalen Pleuraabschnitte und die Starre des Zwerchfells beeinträchtigt sind, resultiert aus diesem Verwundungskomplex eine schwere Schädigung des Gesamtorganismus. Eine Heilung mit konservativen Mitteln ist niemals zu erreichen, deshalb soll die chirurgische Sanierung nicht allzu lange auf sich warten lassen.

Eine recht unangenehme Komplikation sind die *langwierigen Eiterungen* aus der Lebertrümmerwunde. *Sequestrierte* Gewebsanteile stoßen sich ab, manchmal sieht man auch eine *chronische,* zu Verklebungen *neigende gallige Peritonitis,* die mit größeren oder kleineren Ergüssen in die Umgebung der Leber oder mit der Ausbildung von Gallencysten einhergeht. Als chirurgische Behandlung kommt die Punktion, bei größeren Ergüssen die radikale Ausräumung und Drainage in Betracht. Auch hier ist ein allzu langes Zögern nicht am Platze!

Literatur

ADLER, A.: Die Heilbarkeit des durch Leberruptur entstandenen schweren Nierenleidens in Tierexperimenten. Zbl. Chir. **64**, 142 (1937).
ALLEN, A. W.: Internal injuries without penetrating wounds. New Engl. J. Med. **205**, 34 (1931).
BADER, H.: Über stumpfe Bauchverletzungen. Mschr. Unfallheilk. **56**, 142 (1953).
BAILEY, H.: Surgery of modern warfare, Vol. I. Edinburgh: E. & S. Livingstone 1942.
BALDRICH, W.: Das klinische Bild bei Leberrupturen. Inaug.-Diss. Würzburg 1956.
BAUER, K. H.: Grundsätzliches zur Frage der Unfallheilkunde. Langenbecks Arch. klin. Chir. **276**, 280 (1953).
— Über Verkehrsunfälle aus der Sicht des Chirurgen. Ärztl. Mitt. (Köln), H. 12. **1954**
— Verkehrsunfälle — ein tragischer Tribut an den Triumph der Technik. Ciba-Symp. **5**, 148 (1957).
BECK, W.: Bericht über 75 Leberverletzte. Langenbecks Arch. klin. Chir. **282**, 872 (1955).
BECKER, F.: Schwere Nierenschädigung nach Leberruptur. Zbl. Chir. **57**, 798 (1936).
BEEBE, G. W., and M. E. DE BAKEY: Battle casualties. Springfield, Ill.: Charles C. Thomas 1952.

BENSON, C. D., and F. W. PRUST: Traumatic surgery of the liver, gallbladder and biliary tract in the infant and child. Surg. Clin. N. Amer. **33**, 1187 (1953).
BETTS, R. H.: Thoraco-abdominal injuries. Ann. Surg. **122**, 793 (1945).
— Initial surgery of thoraco-abdominal war injuries. J. thorac. Surg. **15**, 349 (1946).
BIGGER, I. A.: In: Discussion of H. H. KERR, M. MENSH and E. A. GOULD, Biliary tract hemorrhage. Ann. Surg. **131**, 790 (1950).
BORNEMISZA, G., G. BAKÓ u. L. FARKAS: Über den Gebrauch homoplastischen Nahtmaterials bei der Herstellung von Magen-Darm-Anastomosen und bei der Versorgung von Leberrupturen. Zbl. Chir. **82**, 1401 (1957).
BOYCE, F. F.: The role of the liver in surgery. Springfield, Ill.: Charles C. Thomas 1941.
BRANCH, C. D.: Injury of the liver. Ann. Surg. **107**, 475 (1938).
BRET, J., B. JAMAIN et CL. COUPÉ: Les hémoperitoines du nouveau né secondaires à la rupture d'hématome souscapsulaire du foie. Arch. franç. Pédiat. **13**, 10 (1956).
BRUST, J.: Perforierende Leberverletzungen. Zbl. Chir. **75**, 1246 (1950).
BURNETT, E. W., G. P. ROSEMOND, H. T. CASWELL and J. H. HALL: Unsusual case of gastrointestinal hemorrhage. Surgery **26**, 1044 (1949).
CAMERON, D. A., and E. M. SYKES: Subphrenic abscess in trauma. Amer. J. Surg. **83**, 412 (1952).
CARTER, B. N., and M. E. DE BAKEY: Current observations on war wounds of the chest. J. thorac. Surg. **13**, 271 (1944).
CASPERS, F.: Über die Entstehung und den röntgenologischen Nachweis von Brustraum-Bauch-Fisteln. Fortschr. Röntgenstr. **75**, 322 (1951).
CASTREN, P.: Über subcutane Leberrisse und das hepatorenale Syndrom. Acta chir. scand. **93**, Suppl. 105, I (1946).
CHIODI, J. H.: Wunden der Convexität der Leber, ihre transthorakale Behandlung. Pren. méd. argent. **40**, 402 (1953).
CHRISTOPHER, F.: Rupture of liver. Ann. Surg. **103**, 461 (1936).
CHURCHILL, E. D.: Trends and practices in thoracic surgery in Mediterranean theatre. J. thorac. Surg. **13**, 307 (1944).
CLARK, R.: Case of liver „sequestrum" complicating subcutaneous rupture of the liver. Brit. J. Surg. **28**, 544 (1941).
COHN, R.: Treatment of traumatic injuries of the liver. Stanf. med. Bull. **5**, 120 (1947).
CONNELL, F. G.: Liver death (so-called); rapid high temperature deaths. Ann. Surg. **100**, 319 (1934).
CORRIDEN, TH.: Subcapsular rupture of liver in a child. Surgery 8, 446 (1940).
COUINAUD, C.: Hépatectomies gauches lobaires et segmentaires. J. Chir. (Paris) **68**, 821 (1952).
DE BAKEY, M.: Management of chest wounds. Int. Abstr. Surg. **74**, 203 (1942).
— In discussion of J. D. MARTIN jr., Wounds of the liver. Ann. Surg. **125**, 756 (1947).
DEVINE, J. W.: Thoraco-abdominal approach to rupture of the liver. Amer. J. Surg. **78**, 695 (1949).
DIETEL, H.: Störungen und Erkrankungen der weiblichen Geschlechtsorgane in ihren Beziehungen zur Leber und Gallenblase. In SEITZ-AMREICH, Biologie und Pathologie des Weibes, Bd. 6, Gynäkologie, Teil 3. Berlin-Innsbruck-München-Wien: Urban & Schwarzenberg 1954.
ECARIUS, W.: Über subkutane Leberrupturen. Langenbecks Arch. klin. Chir. **172**, 755 (1933)
EHALT, W.: Zur Tamponade der Leberrupturen. Klin. Med. (Wien) **54**, 396 (1949).
EKSTRÖM, G., and S. HAGBERG: Budd-Chiari-syndrome caused by haemotoma of the liver. Acta chir. scand. **112**, 107 (1957).
EPSTEIN, H. J., and B. LIPSHUTZ: Hemobilia, cholecystitis and gastro-intestinal bleeding with rupture of the liver. J. Amer. med. Ass. **49**, 1132 (1952).
ERKELENTZ, B. W.: Über röntgenologisch bemerkenswerte Perforationen am Verdauungstraktus. Klin. Wschr. **1937**, 1606.
ETTRICH, E. A.: Zur Frage der zweizeitigen Leberruptur. Inaug.-Diss. München 1952.
FENSTER, E.: Zur Frage des hepatorenalen Syndroms bei Leberverletzungen. Langenbecks Arch. klin. Chir. **205**, 179 (1944).
FISCHER, A. W.: Bauchschüsse. Dtsch. med. Wschr. **65**, 1817 (1939).
— Die Leber und Gallenblase. Das ärztliche Gutachten im Versicherungswesen, S. 264. Leipzig: Johann Ambrosius Barth 1939.
FLÖRCKEN, H.: In BIER-BRAUN-KÜMMELL, Chirurgische Operationslehre. Leipzig: Johann Ambrosius Barth 1950.
FORSEE, J. H.: Surgical management of pulmonary and thoracic trauma-symposium on treatment of trauma in armed forces, Sec. 3, part 17. Washington, D.C.: Army Med. Serv. Grad. Sch. 1952.
FOX, D. B.: Thoracoabdominal wounds. Surg. Gynec. Obstet. **82**, 64 (1946).
FRANTZ, V. K., H. T. CLARKE and R. LATTES: Hemostasis with absorbable gauze. Ann. Surg. **120**, 181 (1944).

Franz, C.: Lehrbuch der Kriegschirurgie. 2. Aufl. Berlin: Springer 1936.
Fromme, A.: Über stumpfe Bauchverletzungen. Chirurg 17/18, 289 (1947).
Geisthövel, W.: Über die stumpfe Bauchverletzung und einige andere wichtige Abschnitte aus der praktischen Chirurgie, 2. Aufl. Hildesheim: Lax 1948.
— Kasuistischer Beitrag über isolierte stumpfe Leber- und Bauchverletzungen. Zbl. Chir. 79, 2021 (1954).
Glas, W. W., M. M. Musselmann and D. A. Campbell: Hepatic injuries. Amer. J. Surg. 89, 748 (1955).
Glenn, F.: Injuries to the liver and biliary tract. Amer. J. Surg. 91, 534 (1956).
Gohrbandt, E.: Behandlung von Leberverletzungen. Zbl. Chir. 66, 2348 (1939).
— Die Verletzungen des Bauches. In H. Käfer, Feldchirurgie 10. u. 11. Aufl. Dresden u. Leipzig: Theodor Steinkopff 1944.
— Intrakapsuläres Leberhaematom. Zbl. Chir. 74, 1302 (1949).
Gonzenbach, R.: Die zentrale Leberruptur. Schweiz. med. Wschr. 88, 876 (1958).
Graham, R. R. and D. Cannell: Accidental ligation of hepatic artery. Brit. J. Surg. 20, 566 (1933).
Greaves, J. L.: Rupture of the liver in a newborn infant with recovery. Lancet 1955 II, 1227.
Grey de Moreas, J.: Ruptura intra-parenquimatosa do figado e haemorragica pelas vias biliares. Rev. bras. Cir. 1947, 3.
Gruenwald, P. J.: Leber -und Milzruptur beim Neugeborenen. J. Pediat. 33, 195 (1948).
Guy, Ch. C.: The diagnostic value of pain in nonpenetrating abdominal injuries. Int. Surg. Abstr. 1955, 306.
Habelmann, G.: Zur Therapie postoperativer Leberschäden. Zbl. Chir. 75, 1241 (1950).
Haberer, H. v.: Verletzungen der Bauchorgane. Z. ärztl. Fortbild. 36, 129 (1939).
— Operationen an der Leber. Dtsch. Z. Chir. 257, 373 (1943).
— Erkrankungen der Leber- und Gallenwege, 2. Aufl. Kempen: Thomas 1949.
Harken, D. E.: A review of the activities of the thoracic center for the III and IV hospital groups. 160th General Hospital. J. thorac. Surg. 15, 31 (1946).
—, and P. J. Lynch: Rehabilitation after injuries to the chest with a consideration of specific remedial breathing exercises. (Unpublished report.)
Hart, Deryl: In discussion of H. H. Kerr, M. Mensh and E. A. Gould, Biliary tract hemorrhage. Ann. Surg. 131, 790 (1950).
Haubrich, R.: Über unkomplizierte Zwerchfellverletzungen (röntgenologische Untersuchungen mit einfacher und kymographischer Technik). Röntgenblätter 4, 178 (1951).
Hawthorne, R. H., W. W. Oaks and P. H. Neese: Liver injuries with case report of repeated hemorrhages through biliary ducts. Surgery 9, 359 (1941).
Healey jr. J. E.: Clinical anatomic aspects of radical hepatic surgery. J. int. Coll. Surg. 22, 541 (1954).
Hegemann, G.: Wundheilung und Wundbehandlung. In Hellner-Nissen-Vossschulte, Lehrbuch der Chirurgie. Stuttgart: Georg Thieme 1958.
Heim, W.: Geschlossene Brustkorb- und Bauchverletzungen. Dtsch. med. J. 9, 17 (1958).
Heirich, G.: Zur Differentialdiagnose gastro-intestinaler Blutungen nach stumpfen Bauchtraumen. Ärztl. Wschr. 13, 1083 (1958).
Heller, E.: Die Chirurgie der Leber- und Gallenwege. In Kirschner-Nordmann, Die Chirurgie, Bd. VII, S. 146. 1952.
Helwig, F. C., and T. G. Orr: Traumatic necrosis of liver. Arch. Surg. 24, 136 (1932).
Henschen, C.: Die Bedeutung der Leber in der Chirurgie. Langenbecks Arch. klin. Chir. 173, 488 (1932).
Herbst, R.: Zur Klinik und Therapie der subcutanen Leberruptur. Dtsch. Z. Chir. 241, 604 (1933).
Hermanuz, N., u. O. Westerberg: Das Herz- und Kreislaufsystem nach alten Milz- und Leberverletzungen. Hefte Unfallheilk. 52, 193 (1956).
Herzberg, B.: Über Reinfusion des Blutes in einem Fall von Leberschußverletzung. Zbl. Chir. 58, 587 (1931).
Hesse, H.: Über die zentralen Leberzerreißungen und ihre Folgen. Bruns' Beitr. klin. Chir. 173, 401 (1942).
Hetzar, W.: Die Behandlung der Brustschüsse im Reservelazarett. In W. Zillmer, Kriegschirurgie im Reserve-Lazarett. Dresden u. Leipzig: Theodor Steinkopff 1943.
Heyd, C. G.: Liver deaths. In: Surgery of gallbladder. J. Amer. med. Ass. 97, 1847 (1931).
Hicken, N. F., L. B. White and Q. B. Coray: External biliary fistulas; a study of 23 cases. Surg. Gynec. Obstet. 74, 828 (1942).
Hitzrot, J. M.: Subcutaneos injuries of the liver. Ann. Surg. 66, 50 (1917).
Honecker, K.: Die Beherrschung schwer stillbarer Leberblutungen durch die freie Netztransplantation. Chirurg 19, 551 (1948).

HOWARD, P. J., and T. S. FANDRICH: Spontaneous rupture of the liver in pregnancy. Report of a case. Obstet. and Gynec. **7**, 40 (1956).
HUDSON, P. B., and P. P. JOHNSON: Hemorrhage from the gallbladder. New Engl. J. Med. **234**, 438 (1946).
ILLCHMANN-CHRIST, A.: Seltene Folgezustände von traumatischen Leberrupturen. Mschr. Unfallheilk. **43**, 234 (1952).
IRENIUS, C.: Traumatic hemorrhagic cholecystitis. Amer. J. Surg. **56**, 655 (1942).
ISLAMI, A. H., and G. T. PACK: Free peritoneal grafts an Nylon surfacing of reserved liver wounds. Surgery **40**, 702 (1956).
JAFFE, J. A.: Traumatic rupture of the liver with severe secondary haemorrhage following removal of a gaze pack. Amer. Surg. **22**, 579 (1956).
JARVIS, F. J., W. L. BYERS and E. V. PLATT: Experience in management of abdominal wounds of warfare. Surg. Gynec. Obstet. **82**, 174 (1946).
JENKINS, H. P., and R. JANDA: Studies on gelatin sponge or foam as a hemostatic agent. Ann. Surg. **124**, 952 (1946).
JOHNSON, M. L.: Injury of the liver with biliary fistula. Northw. Med. (Seattle) **47**, 508 (1948).
KALK, H.: Commotio hepatis. Dtsch. med. Wschr. **77**, 466 (1952).
— Die Krankheiten des Magen-Darmkanals, der Leber und Gallenwege in der internistischen Begutachtung. München: Johann Ambrosius Barth 1956.
KATZENSTEIN, R., u. A. J. RYAN: Rupture of liver with fatal hemorrhage due to intrahepatic vascular discase. Report of two cases. J. Amer. med. Ass. **161**, 199 (1956).
KERR, H. H., M. MENSH and E. A. GOULD: Biliary tract hemorrhage: A source of massive gastro-intestinal bleeding. Ann. Surg. **131**, 790 (1950).
KIRBY-SMITH, H.: Intraabdominal injuries complicating other trauma. J. Tenn. med. Ass. **48**, 51 (1955).
KIRSCHNER, M.: Der Verkehrsunfall und seine erste Behandlung. Langenbecks Arch. klin. Chir. **193**, 230 (1938).
KOCH, E.: Die traumatisch entstandene Zwerchfellücke und ihre kriegschirurgische Bedeutung. Med. Klin. **1944**, 100.
KOLB, A., u. A. ZÄNGL: Erfahrungen mit Pfählungsverletzungen und Bericht über einen erfolgreich operierten Fall einer thoraco-abdomino-perikardialen Pfählung mit Leberdurchspießung und Haematoperikard. Arch. orthop. Unfall-Chir. **47**, 145 (1955).
KRIEG, E. C.: Hepatic trauma. Arch. Surg. (Chicago) **32**, 907 (1936).
KRÜGER-MARTIUS, H.: Zur Erkenntnis der subkutanen Leberverletzungen. Bruns Beitr. klin. Chir. **172**, 50 (1941).
KÜMMERLE, F., u. J. KLÖSS: Rechtsseitige traumatische Zwerchfellverletzungen mit Leberprolaps. Thoraxchirurgie **5**, 150 (1957).
LAMB, CH. A.: Rupture of the liver. New Engl. J. Med. **221**, 855 (1939).
LANGE, K.: Über Leberverletzungen bei geschlossenen und offenen Bauchtraumen. Bruns' Beitr. klin. Chir. **172**, 50 (1941).
LANZILLO, F.: Un nuovo metodo per l'emostasi del fegato: la freno-epato pessia. Giorn. ital. Chir. **10**, 389 (1954).
LEHNER, A.: Die Versorgung von Leberverletzungen. Z. Unfallmed. Berufskr. **44**, 58 (1951).
LEUE, K.: Über subcutane Leberrupturen. Inaug.-Diss. Kiel 1934.
LEVIEKIY, B. P.: Subcutane Leberrisse. Vestn. Chir. **78**, 86 (1932). Ref. Zentr.-O. ges. Chir. **63**, 243 (1933).
LICHTMAN, S. S.: Gastro-intestinal bleeding in disease of the liver and biliary tract. Amer. J. dig. Dis. and Nutr. **3**, 439 (1936).
LINDNER, W., u. H. ABENDROTH: Commotio hepatis. Münch. med. Wschr. **1954**, 1275.
LUDWIG, H.: Beitr. zur Kasuistik der Leberruptur verbunden mit einer Serienfraktur der Querfortsätze der Lendenwirbel. Zbl. Chir. **72**, 826 (1947).
LYNCH, J. P.: Suppurative complications of thoracico-abdominal wounds. Amer. J. Surg. **79**, 621 (1950).
MADDING, G. F.: Injuries of the liver. Arch. Surg. (Chicago) **70**, 748 (1955).
— K. B. LAWRENCE and P. A. KENNEDY: War wounds of the liver. Bull. U.S. Army med. Dep. **5**, 579 (1946).
—, and W. H. PENISTON: Liver hemostasis. Surg. (Abstr.) **104**, 417 (1957).
— — Use of free mesothelial grafts for control of liver hemorrhage. Amer. J. Surg. **93**, 632 (1957).
MANLOVE, CH., and C. BARONOFSKY: Traumatic rupture of both leaves of the diaphragm. Surgery **37**, 461 (1955).
MARTIN, J. D.: Wounds of the liver. Ann. Surg. **125**, 756 (1947).
MASON, R. J.: The early treatment of thoraco-abdominal wounds. Sth. med. J. (Bgham, Ala.) **45**, 38 (1952).

Mason-Brown, J. J.: Hepatic hemorrhage in the newborn. Arch. Dis. Childr. **32**, 480 (1957).
Masters, F., N. Georgiade, Ch. Horton and K. Pickrell: Control of liver hemorrhage by split thickness skin grafting. Experimental study. Arch. Surg. (Chicago) **69**, 718 (1954).
McCorkle, H., and Howard, F. S.: Severe trauma to liver with hepatorenal syndrome. Ann. Surg. **116**, 223 (1942).
Mehlhop, C.: Zum Problem der Brustraum-Bauch-Fisteln. Zbl. Chir. **80**, 1038 (1955).
Melnikov, A. H.: Anatomische Grundlagen der Leberoperationen. Dtsch. Z. Chir. **216**, 184 (1924).
Mikal, St., and G. W. Papen: Morbidity and mortality in ruptured liver. Surgery **27**, 520 (1950).
Mikesky, W. E., J. M. Howard and M. de Bakey: Injuries of the liver in 300 consecutive patients. Surg. Gynec. Obstet. **103**, 323 (1956).
Military-Surgical Manuals III: Abdominal and genito-urinary injuries. Philadelphia u. London: W. B. Saunders Company 1942.
Müller, E.: Bauchverletzungen. Ergebn. Chir. Orthop. **31**, 589 (1939).
— K. L., u. W. Mandl: Akute gelbe Leberatrophie nach Schußverletzung. Wien. klin. Wschr. **1935**, 1450.
Newell, C.: Traumatic rupture of the gallbladder and liver. Report of case with generalised bile peritonitis. Amer. J. Surg. **76**, 466 (1948).
Nicolo, L.: Su di un caso infrequente di rottura traumatica del fegato. Osp. Bergamo **2**, 227 (1933).
Nikolajev, G. F.: Zur operativen Versorgungsmethode von Kranken mit geschlossenen Verletzungen der diaphragmatischen Leberoberfläche. Chirurgija **1953**, 12, 40. Ref. Zbl. Chir. **79**, 731 (1954).
— Zur Chirurgie von geschlossenen Leberverletzungen. Vestn. Chir. **4**, 69 (1955). Ref. Zbl. Chir. **81**, 1231 (1956).
Nobili, U.: Contributo clinico allo studio delle lesion contusive del fegato. Atti. Acad. Sci. med. e natur, Ferrara **2**, 104 (1934).
Nonnenbruch, W.: Über die klinische Bedeutung des Reststickstoffes. Wien. klin. Wschr. **19**, 211 (1937).
— Behandlung der Urämie. Med. Klin. **15**, 884 (1950).
Ochsner, A., and M. de Bakey: The liver and biliary system injuries of the liver. In F. Christopher, Textbook of Surgery. Philadelphia u. London: W. B. Saunders Company 1940.
O'Neill, J. N.: Traumatic rupture of the liver. Calif. west. Med. **54**, 68 (1941).
Orr, T. G., and F. C. Helwig: Liver trauma and hepatorenal syndrome. Ann. Surg. **110**, 682 (1939).
Owen, H. K.: Case of lacerated liver. London med. Gaz. **7**, 1048 (1948).
Papen, G. W., and S. Mikal: The treatment of ruptured liver with absorbable hemostatics. New Engl. J. Med. **239**, 920 (1948).
Peter, R.: Über die traumatische Ätiologie der akuten gelben Leberatrophie. Med. Welt **1937**, 170.
Peters, H.: Über Leberverletzungen. Inaug.-Diss. Kiel 1938.
Pettker, K.: Entwicklung der Drainage und Tampons in der Chirurgie. Inaug.-Diss. Göttingen 1951.
Pevser, I.: Über die Reinfusion von Blut in einem Fall von Schußwunde der Leber. Chirurgija **10**, 162 (1937). Ref. Zentr.-Org. ges. Chir. **89**, 409 (1938).
Philipowicz, I.: Seltene Folgen stumpfer Leberverletzungen. Wien med. Wschr. **1930**, 1325.
Pilcher, L. S.: Massive rupture of the liver. Ann. Surg. **116**, 827 (1942).
Piper, E. B., and C. Bachmann: Prevention of fetal injury in breech delivery. J. Amer. med. Ass. **92**, 217 (1929).
Potter, E. L.: Pathology of the fetus and the newborn. Chicago: The Year Book Publishers 1953.
Radicke, H.: Spätblutung nach Leberruptur. Zbl. Chir. **59**, 2246 (1932).
Rankin, L. M., S. A. Eger and H. S. Bourland: Spontaneous external biliary fistula. Ann. Surg. **116**, 931 (1942).
Reifferscheid, M.: Chirurgie der Leber. Stuttgart: Georg Thieme 1957.
— Zur Klinik der Leberverletzungen. Langenbecks Arch. klin. Chir. **288**, 361 (1958).
Reinecke, H.: Stumpfe Bauchverletzung mit Leberzerreißung. Zbl. Chir. **74**, 1300 (1949).
Resow, L.: Zur Anzeigestellung der Steckgeschoßentfernung auf Grund des Krankengutes der Chirurgischen Univ. Klinik zu Göttingen von 1914/18 und 1939/42. Inaug.-Diss. Göttingen 1942.
Rickham, P. D.: The surgery of premature infants. Arch. Dis. Childh. **32**, 508 (1957).
Rieder, W.: Die traumatischen Zwerchfellbrüche. Zbl. Chir. **47**, 2632 (1938).

ROBERTSON, D. E., and R. R. GRAHAM: Rupture of the liver without tear of the capsule. Ann. Surg. **98**, 899 (1933).
ROBIN, I. G.: Case of ruptured liver due to trivial violence. Guy's Hosp. Rep. **84**, 100 (1934).
ROBINSON, J. R., and H. R. BUTCHER jr.: A new suture method for liver resection. Surgery **40**, 319 (1956).
ROGERS, G.: Hemoperitoneum resulting from birth traumatism. Amer. J. Obstet. Gynec. **27**, 841 (1934).
ROSTOCK, P.: Verletzungen der Milz, Pankreas, Leber und Gallenwege. In H. BÜRKLE DE LA CAMP-P. ROSTOCK, Handbuch der gesamten Unfallheilkunde. Stuttgart: Ferdinand Enke 1955.
ROWE, E. W.: A case of severe injury to chest wall and diaphragm. Radiology **30**, 762 (1938).
SALEM, G., F. WEWALKA u. P. WURNIG: Lebertrauma. Wien. klin. Wschr. **1953**, 617.
SANDBLOM, PH.: Haemorrhagie into the biliary tract following trauma, traumatic haemobilia. Surgery **24**, 571 (1948).
SANDERS, G. B., C. H. MACGUIRE and R. H. MOORE: Massive rupture of the liver. Amer. J. Surg. **78**, 699 (1949).
SANGER, P. W.: Evacuation hospital experiences with war wounds and injuries of chest. Ann. Surg. **122**, 147 (1945).
SANO, M. E., and C. A. HOLLAND: The coagulum technic in traumatic rupture of the liver in dog and men. Science, N.S. **98**, 524 (1953).
SAWYER, K. C., W. R. COPPINGER and R. G. WITHAM: Traumatic rupture of the liver. Amer. Surg. **17**, 289 (1951).
SCHOLL, R.: Über stumpfe Bauchverletzungen. Mitt. Grenzgeb. Med. Chir. **44**, 307 (1935).
SCHOLZ, O.: Beitrag zur Behandlung von Leberrupturen. Zbl. Chir. **80**, 1631 (1955).
SCHREIBER, M.: Ein Beitrag zur Kasuistik der Leberverletzungen. Zbl. Chir. **72**, 1284 (1947).
SCHUCHART, G.: Spätergebnisse der stumpfen Leberverletzungen. Inaug.-Diss. Göttingen 1936.
SCHUMANN, D.: Diagnostische Bedeutung der Blutbildveränderungen bei stumpfer Bauchverletzung. Bruns' Beitr. klin. Chir. **189**, 232 (1954).
SCHUTZ, Z. B., C. F. HELWIG and H. P. KUHN: A contribution to the study of the so-called liver death. Amer. med. Ass. **99**, 632 (1932).
SCOTT, J. V.: Use of absorbable gelatin, sponge and primary suture in traumatic rupture of the liver. Amer. J. Surg. **81**, 321 (1951).
SEEWALD, O.: Auswertung der Todesfälle im Unfallkrankenhaus Linz. Mschr. Unfallheilk. **58**, 263 (1955).
SHANN, H., and W. Z. FRADKIN: Liver sequestration after cholecystectomy. J. Amer. med. Ass. **101**, 829 (1933).
SHAW, R. R.: Initial surgery of thoracoabdominal war injuries. J. thorac. Surg. **15**, 349 (1946).
SHEDDEN, W. M., and F. JOHNSTON: Traumatic rupture of the liver. New Engl. J. Med. **213**, 960 (1935).
SHEFTS, H., and E. A. DOUD: Management of thoracic and thoracoabdominal wounds in forward areas. J. thorac. Surg. **15**, 205 (1946).
SHINOHARA, I.: The so-called liver death. Tôhoku J. exp. Med. **23**, 154 (1934). Ref. Zentr.-O. ges. Chir. **68**, 508 (1934).
SILVIS, R. S.: Liver suture. U.S. armed Forces med. J. **2**, 1205 (1951).
SIMONS, B., F. NÖLLER u. E. BUSSE: Operationslehre. Jena: Gustav Fischer 1946.
SKAPINKER, S.: Injuries of the liver. J. int. Coll. Surg. **XIV**, 726 (1950).
SLANY, A.: Die stumpfen Bauchverletzungen. Ihre Erkennung und Behandlung. Wien. Beitr. Unfallheilk. **1**, 1 (1948).
SMITH, H. C.: Traumatic injury to the liver. Bull. Ayer clin. Lab. **3**, 215 (1938).
SNYDER, H. E.: Management of intrathoracic and thoraco-abdominal wounds in combat zone. Ann. Surg. **122**, 333 (1945).
SPARKMANN, R. S.: Massive hemobilia following traumatic rupture of liver. Ann. Surg. **138**, 899 (1953).
—, and M. J. FOGELMANN: Wounds of the liver. Ann. Surg. **139**, 690 (1954).
SPATH, F.: Stumpfe Bauchverletzungen. Dtsch. med. J. **6**, 714 (1955).
SPECTOR, M.: Ligation of the right hepatic artery in haemobilia. Ann. Surg. **145**, 244 (1957).
SPRINGER, C.: Reinfusion des aus gedeckten Leber- und Milzrupturen in die Bauchhöhle ergossenen Blutes. Med. Klin. **19**, 647 (1938).
STEINER, H.: Ein bemerkenswerter Fall von Leberruptur. Wien. klin. Wschr. **1957**, 429.
STERN, R.: Traumatische Entstehung innerer Krankheiten, 3. Aufl. Jena: Gustav Fischer 1930.
STICH, R., u. K. H. BAUER: Fehler und Gefahren bei chirurgischen Operationen, 2. Aufl. Jena: Gustav Fischer 1954.

Straus, R.: Pulmonary embolism caused by liver tissue. Arch. Path. (Chicago) **33**, 69 (1942).
Strauss, A.: Über Verblutung aus den Gallenwegen. Mschr. Unfallheilk. **36**, 438 (1929).
Stucke, K.: Stumpfe Bauchverletzungen. Ref. Tagg Norwestdtsch. Chirurgen, Hamburg 1955.
— Leberresektionen. Langenbecks Arch. klin. Chir. **284**, 629 (1956).
— Moderne Leberchirurgie. Z. f. ärztl. Fortbild. **47**, 27 (1957).
Sullivan, J. T.: Traumatic rupture of the left lobe of the liver and rupture of the left diaphragm with left chylothorax. Amer. J. Surg. **51**, 423 (1941).
Tegtmeyer, F.: Die subkutane Ruptur der extrahepatischen Gallenwege. Chirurg **28**, 406 (1957).
Thöle, F.: Die Verletzungen der Leber und Gallenwege. In: Neue Deutsche Chirurgie, Bd. 4, S. 204. 1912.
Thomas, L. C., and H. Hewlett: Penetrating wound of the liver. Amer. J. Surg. **85**, 706 (1953).
Thomeret, G., Cl. Dubost, J. Dubray-Vautrin et A. Cabrol: Rupture traumatique du foie. Hémorragies digestives secondaires graves dues à une fistule artério-biliaire. Hépatectomie droite réglée. Guérison. Mém. Acad. Chir. **83**, 38 (1956).
Thorlakson, P. H. T., and A. W. S. Hay: Rupture of the liver. Canad. med. Ass. J. **20**, 593 (1929).
Traube, V.: Behandlung von Spätfolgen nach operativ und konservativ behandelten Bauchschüssen. In W. Zillmer, Kriegschirurgie im Reserve-Lazarett. Dresden u. Leipzig: Theodor Steinkopff 1943.
Udesky, H. L., G. W. Holmes and M. Baker: Elevated right diaphragm following abdominal surgery. Amer. J. Surg. **88**, 279 (1954).
Übermuth, H.: Die Verletzungen des Bauches und der Bauchorgane. Berlin: VEB. Verlag Volk u. Gesundheit 1955.
Ušakov, N. P.: Spätruptur der Leber. Chirurgija, Suppl., **1957**, 27.
Vanderhoof, E. S., and K. A. Merendino: Unfavorable reactions to oxidized cellulose in bed of gallbladder. Arch. Surg. (Chicago) **58**, 182 (1949).
Wachsmuth, W.: Chirurgie in Bewegung. Ärztl. Wschr. **8**, 313 (1953).
Walker, M.: Traumatic rupture of the bile-ducts. Lancet **1953** II, 969.
Webb jr., A.: Nonpenetrating abdominal trauma. N.C. med. J. **16**, 79 (1955).
Welch, C. S., and J. E. Tuhy: Combined injuries of the thorax and abdomen. Ann. Surg. **122**, 358 (1945).
Werbel, E. W., R. Greenman and E. C. Petrick: Complete rupture of the left lobe of the liver and spleen with recovery. Ann. Surg. **139**, 112 (1954).
White, F. W., and I. R. Jankelson: Gastrointestinal hemorrhage in diseases of the gallbladder. New Engl. J. Med. **2—5**, 793 (1931).
Wilensky, A. O.: Occurrence, distribution and pathogenesis of so-called liver death an/or hepatorenal syndrome. Arch. Surg. (Chicago) **38**, 625 (1939).
Wright, L. T., A Prigot and L. M. Hill jr.: Traumatic rupture of liver without penetrating wounds. Arch. Surg. (Chicago) **54**, 613 (1947).
Wulsten, J.: Zur Klinik und Pathologie der zentralen Leberruptur. Bruns' Beitr. klin. Chir. **153**, 424 (1931).
Wurnig, P.: Subcutane Verletzungen der Bauchorgane durch stumpfe Gewalt. Klin. Med. **1951**, 265.
Wylie, R. H., H. L. Hoffmann, D. B. Williams and W. F. Rose: The thoraco-abdominal casualty. Ann. Surg. **124**, 463 (1946).
Zdenkovic, A.: Traumatische Leberruptur mit galliger Peritonitis. Zbl. Chir. **79**, 408 (1954).
Zenker, R.: Die Eingriffe in der Bauchhöhle. In: Allgemeine und spezielle Operationslehre, Bd. VII, Teil I. Berlin: Springer 1951.
Zukschwerdt, L., u. H. Kemmler: Ein röntgenologisches Zeichen bei Blutungen in die Bauchhöhle. Chirurg **8**, 637 (1936).

G. Resektionen
I. Begriffsbestimmungen und Einteilungen

Über die Arten und Formen der Resektionen bestehen jetzt noch erhebliche Differenzen, da eine einheitliche, Anatomen und Chirurgen allseitig befriedigende Terminologie bisher nicht vorliegt und die Bemühungen um eine begriffliche und namentliche Festlegung der einzelnen Leberabschnitte noch nicht abgeschlossen sind. Die Unterschiede in den Auffassungen sind bereits in dem Kapitel *Anatomie* skizziert worden. Übereinstimmung besteht lediglich darin, daß die Menschenleber im Äußeren zwar ein unpaariges, ihrer *Innenstruktur* nach aber als ein *paariges Organ* anzusehen ist. Diese für die Resektionstherapie grundlegende Tatsache konnte jedoch für die Praxis bisher noch nicht voll nutzbar gemacht werden, da auch die Auffassungen über die weitere Aufgliederung der anatomischen Einheiten und Segmente dissozineren. Letztlich geht es darum, ob sich der Chirurg nach den Gebilden des Glisson-Systems, das man auch als *erstes*

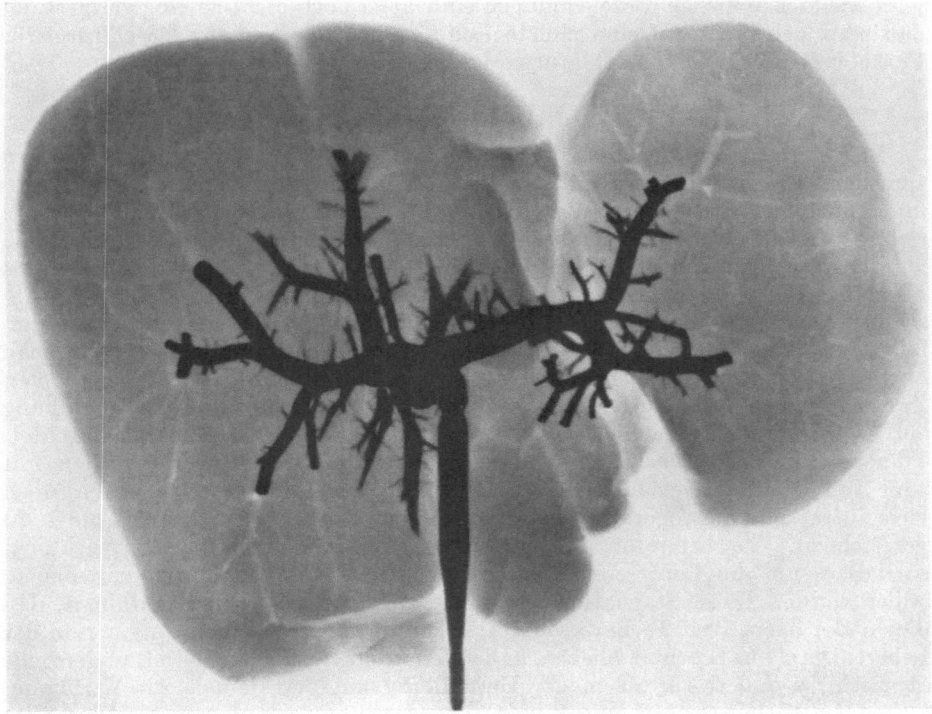

Abb. 57. Portalbaum in typischer Aufzweigung. In der Nebengrenzspalte ist der Ramus ventroflexus der Pfortader gut sichtbar

topographisches System bezeichnet, oder nach den Lebervenen, dem *zweiten topographischen System*, ausrichten soll. Vom funktionellen Standpunkt aus könnte man unter Zugrundelegung der immer wieder diskutierten Zweistromhypothese der Pfortader sich sehr wohl rein „portal" einstellen, operativ-technisch liegen die Dinge aber sehr viel schwieriger. Eine allein nach dem Glisson-System aufgebaute Resektionstechnik käme unweigerlich mit den Lebervenen in Konflikt. Diese Erkenntnis zwingt zu einem Kompromiß, da die ausschließliche Hinwendung zu der einen oder anderen Alternative weitgehende Konsequenzen haben würde. Wir selbst legen unserer Resektionstechnik das von HJORSTJÖ gegebene Strukturschema zugrunde, das wir in eigenen Untersuchungen immer wieder bestätigt fanden (Abb. 57).

Bevor wir uns den Fragen der chirurgischen Operationstechnik im einzelnen zuwenden, bedarf es noch einiger grundsätzlicher Bemerkungen zur *begrifflichen Fassung der Resektionen und Hepatektomien*.

Eine *Hepatektomie* würde ein Herausschneiden der ganzen Leber bedeuten. Da diese mit dem Leben nicht vereinbar ist, sollte man diese Bezeichnung ganz fallen lassen. Auch die

Zusatzbezeichnungen *partielle* oder *halbseitige* bzw. *Hemihepatektomie* sind ein Widerspruch in sich selbst. Wenn auch die Leber funktionell ein paariges Organ ist, morphologisch ist sie eine homogene Masse, aus der im Gegensatz zu den Lungen oder den Nieren immer nur ein Teilstück entfernt wird.

Deshalb ist es konsequenter, in jedem Falle nur von einer *Resektion* zu sprechen. Dieser Terminus subsumiert alle Formen von Entfernungen des Lebergewebes, von der kleinen Probeexcision am Leberrande bis zur Abtragung einer ganzen Leberhälfte. Die Geschichte der Leberresektionen ist noch relativ jung und die jetzt vielfach üblichen Bezeichnungen sind auch noch nicht so eingebürgert, als daß man sich nicht auf eine philologisch einwandfreie und für die chirurgische Praxis befriedigende Nomenklatur einigen könnte.

II. Geschichtliche Vorbemerkungen

In der *Geschichte der Leberresektionen* kann man von drei großen Epochen sprechen. Die *erste* beginnt mit den klassischen Tierexperimenten ZAMBECCARIs im Jahr 1680 bzw. der ersten Resektion BERTAs im Jahre 1716 und erstreckt sich bis in die letzten Dezennien des 19. Jahrhunderts. In diesem Zeitraum wurden die Grundlagen der Leberphysiologie erarbeitet und damit auch die Fundamente für die eigentliche Resektionstherapie geschaffen. Der *zweite* Abschnitt, den man die *Periode der atypischen Resektionen* nennen kann, umfaßt den Zeitraum von 1870—1910, also die Entwicklungsphase, die man auch als das „Goldene Zeitalter der Chirurgie" bezeichnet. Wie alle anderen Zweige unseres Faches wurde damals auch die Leberchirurgie durch die Entstehung der Asepsis, der Allgemeinnarkose und der Röntgendiagnostik lebhaft befruchtet. Tumoren, Echinococcuscysten, Gummaknoten und Schnürlebern wurden mit zum Teil geradezu verblüffenden Erfolgen operiert, andererseits waren doch viele intra- und postoperativ auftretende Komplikationen und Fehlschläge zu verzeichnen. Sie hemmten die zunächst recht verheißungsvolle Entwicklung, so daß es um die Leberresektionen in den nächsten Jahrzehnten zunehmend stiller wurde. Diese Stagnation war nicht zuletzt darauf zurückzuführen, daß die in der operativen Technik sonst üblichen *anatomischen* Konzeptionen in der Leberchirurgie unbeachtet blieben. Die Resektionen erfolgten blind, ungeregelt, atypisch, so daß das Problem der Blutstillung mit den damals zur Verfügung stehenden Mitteln einfach nicht befriedigend gelöst werden konnte. Was alles getan wurde, um dieses Übelstandes Herr zu werden, mag ein von ANSCHÜTZ (1903) aufgestelltes Schema der verschiedenen Wege und Methoden zur Bekämpfung der Leberblutung beleuchten:

Tabelle 4

A. Repressive Maßnahmen gegen die Blutung (Stillung der Blutung sensu strictiori).
   I. Temporäre.
      a) Tamponade,
      b) Digitalkompression.
   II. Definitive.
      a) Tamponade, permanente Kompression,
      b) thermische Methoden (Paquelin, Dampf, Heißluft),
      c) tiefgreifende Nähte,
      d) Ligatur, Umstechung.

B. Präventive Maßnahmen gegen die Blutung (Verhütung der Blutung).
   I. Präventiv-temporäre.
      a) Abklemmen,
      b) Kompression der zuführenden Blutgefäße (V. portae, A. mesenteria),
      c) Elastische Ligatur.
   II. Präventiv-definitive.
      a) intrahepatische Massenligatur,
      b) intrahepatische Massenkompression.

Ein Markstein in der Geschichte der Leberresektionen ist die erste durch WENDEL im Jahre 1911 ausgeführte Halbseitenresektion mit *präventiver Ligatur* der Glissonschen Gefäße. Damit wird die *dritte* Epoche in der Historie der Leberresektionen eingeleitet. Diese entscheidende Wende wurde jedoch in ihrem Wert zunächst verkannt und es mußten weitere 30 Jahre vergehen, bis die Feststellung WENDELs, daß die präliminare Ligatur ein sehr rationelles und einfaches Verfahren sei, chirurgisches Allgemeingut wurde. Der endgültige Anstoß zur Popularisierung der Leberresektionen ging aber erst in unseren Tagen von der Neubelebung der Thoraxchirurgie aus. Hier wie dort ist die *primäre Unterbindung am „Ort der Wahl"* das beherrschende Prinzip, das gleichsinnig für Leber und Lungen die „trockene" Resektion blutreicher Parenchymabschnitte gewährleistet. Die ersten Leberresektionen mit präventiven Gefäßunterbindungen am Ort der Wahl sind in der Neuzeit von PETTINARI (1940), RAVEN (1949), LORTAT-JACOB (1952) und SÉNÈQUE (1952) ausgeführt worden.

III. Biologische Grundlagen der Resektionstherapie

Die rasche Entwicklung, die nunmehr die Resektionstherapie nimmt, basiert jedoch nicht allein auf der Lösung operativ-technischer Zweifelsfragen, sondern sehr viel mehr noch auf der Klärung grundlegender *biologischer* und *pathophysiologischer* Probleme.

Aus einer Vielzahl pathologisch-anatomischer und physiologischer Experimente ist bekannt, daß 70—80% des Lebergewebes entfernt werden können, ohne daß die lebenswichtigen Funktionen dieser großen und differenziert arbeitenden Stoffwechseldrüse nachhaltig beeinträchtigt werden. Schon ein kleiner Teil normalen Lebergewebes genügt zur Lebenserhaltung, eine Fähigkeit, die nicht zuletzt darauf beruht, daß die Leber über bemerkenswerte regenerative Kräfte und erhebliche funktionelle Leistungsreserven verfügt. Die im Prometheusmythos der Antike (Abb. 58) versinnbildlichte „leberspezifische" Eigenart eines vollständigen Ersatzes entferntenGewebes istzwar keineechte*Regeneration*, sondern im pathomorphologischen Sinne mehr eine *kompensatorische Hypertrophie und Hyperplasie*. Neue Leberläppchen sind mikroskopisch nicht festzustellen, hingegen vergrößert sich das restierende Gewebe. Deshalb ist es auch besser, diesen Vorgang nicht mit der Bezeichnung Regeneration zu belegen, um nicht falschen pathologischen Vorstellungen anheimzufallen. Das Ausmaß des Gewebsersatzes wechselt mit der Species und der Menge des entfernten Gewebes. So läuft z. B. die Wiederherstellung rascher ab, wenn mehr als die Hälfte der ganzen Leber entfernt wird. Nach der Operation füllt sich der Leberrest schnell mit Blut an, die Leberzellen schwellen, ihr Protoplasma wird heller und verliert seine körnige Beschaffenheit. Der Kern ist vergrößert, chromatinreich und färbt sich intensiv an. Schon am 2. Tag findet man Mitosen, die dann schnell zunehmen, um nach 4 Wochen völlig zu sistieren. Gleichzeitig sprossen kleine Gallengänge und wachsen in das Leberparenchym vor, die hypertrophierten Leberläppchen teilen sich auf und bilden dann einen ganzen Läppchenkomplex. Nach abgeschlossener Wiederherstellung läßt sich neues und altes Lebergewebe kaum noch unterscheiden.

Nach 6—8 Wochen hat selbst die $^1/_2$ bis $^2/_3$ resezierte Leber das frühere Gewicht zurückgewonnen. MALLET-GUY u. Mitarb. konnten sogar feststellen, daß bereits nach 21 Tagen eine zu 40% resezierte Leber ihr altes Volumen erreicht hatte. Diese „Regeneration" erfolgt auch nach mehrmaliger Resektion an gleicher Stelle, so daß von einer Erschöpfung der regenerativen Potenzen nicht die Rede sein kann.

Interessant sind in diesem Zusammenhang neuere Untersuchungen über *partielle Leberresektionen bei Cirrhosen* (MANCUSO u. Mitarb.). Ausgehend von der Konzeption, daß zwischen Parenchymzellen und Stroma ein Gleichgewicht besteht, das bei der Cirrhose nach der Stromaseite verlagert ist, kann durch die partielle Resektion eine Umkehr der Stromastrukturen von der kollagenen in die reticuläre Phase erwirkt werden. Diese Regeneration wird als Einleitung eines Heilungsvorganges betrachtet, dessen Dauer und Ausmaß naturgemäß der schädigenden Noxe entspricht.

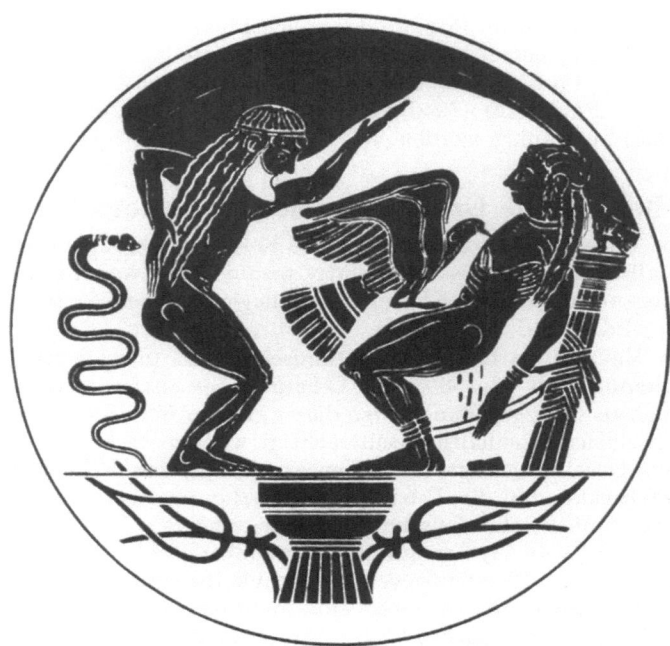

Abb. 58. Prometheus und Atlas. Der Adler des Zeus zerfleischt täglich aufs neue die Leber des Prometheus. Archaische Vase. Vatikanmuseum Rom

Die Ausdehnung und die Stärke der „Regeneration" hängt andererseits aber von der *intakten portalen Zirkulation* ab. Dabei scheint die mengenmäßige Versorgung der Leberzellen mit Pfortaderblut eine große Rolle zu spielen. Aus zahlreichen Tierexperimenten ist ja bekannt, daß bei Anlegen einer Eckschen Fistel die „Regeneration" des verbliebenen Lebergewebes sehr langsam und verzögert erfolgt. Anastomosiert man hingegen die A. hepatica mit der V. portae und erhöht dadurch das Blutangebot zur Leber, so erhöht sich auch der Regenerationsgrad entsprechend. Ob die vermehrte Blutfülle nach Teilresektion einen stimulierenden Reiz für die Leberregeneration darstellt und welche Rolle Sperrmechanismen der Gefäße bei der Regulation der Druckverhältnisse spielen, ist bisher nicht geklärt.

Transplantiertes oder *explantiertes* Lebergewebe erweist sich als recht wachstumsfreudig und nur wenig abbaubereit. In der freien Bauchhöhle können sich Transplantate über Monate lebensfähig erhalten (KNAKE).

Für die *chirurgische Grundlagenforschung* ebenso wichtig ist jedoch die Klärung der Frage, ob und wieweit der Organismus die durch die Resektionen gesetzten Substanzverluste *funktionell* überstehen kann. Mit den klassischen Versuchsmethoden konnten zwar schon früher gewisse Anhaltspunkte, jedoch keine exakten Unterlagen für die chirurgische Praxis erarbeitet werden. Erst in den letzten Jahrzehnten stehen brauchbarere Methoden zur Verfügung, die uns eine genaue Aussage über die funktionellen Potenzen der Leber vermitteln.

Eine einzeitige *Entleberungsmethode* entwickelten FRIOR und STINSON. Um die Zirkulation des Portalblutes aufrechtzuerhalten, verwandten sie gabelförmige, mit Paraffin präparierte Glaskanülen, deren Längsarm sie durch einen Schlitz in die Hohlvene einführten und fixierten. Über den Seitenarm der Kanüle wird das untere Ende der durchtrennten Pfortader gestülpt und fest ligiert. Die so völlig aus der portalen Zirkulation ausgeschaltete Leber kann dann risikolos entfernt werden.

Alle neueren experimentellen Methoden beruhen auf dem gleichen Prinzip. LEWIS und LEVEEN verwenden eine T-förmige Kanüle aus plastischem Material. Ihr Seitenarm wird, um Blutgerinnungen zu vermeiden, mit Heparin und physiologischer Kochsalzlösung angefüllt. Nach Unterbindung der A. hepatica und des Ductus choledochus wird dann die Leber entfernt. Die Operationsmortalität soll weniger als 10% betragen. Die hepatektomierten Tiere erholen sich meist rasch von dem Eingriff, setzen sich auf, können stehen und herumlaufen, reagieren auf Anruf und nehmen dargebotene Flüssigkeiten auf. Nach 3 bis 8 Std machen sich als erste pathologische Reaktionen zunehmende Adynamie, Verlust der Reflexe, klonisch-tonische Zuckungen und Krämpfe bemerkbar. Die Entwicklung dieser Symptome ist außerordentlich konstant und mit den Veränderungen des *Blutzuckerspiegels* zu erklären. Der Glykogengehalt der Muskulatur nimmt laufend ab und kann nur eine zeitlang durch intravenöse Injektionen von Traubenzuckerlösungen kompensiert werden. Auch im Eiweißstoffwechsel zeigen sich Störungen im Sinne einer relativen Zunahme der Globuline und einer Abnahme der Albumine und des Fibrinogens.

Untersuchungen über das Verhalten der *Serumproteinsynthese* nach Hepatektomie mit radioaktivem Methionin ergaben, daß Methionin beim gesunden wie beim leberlosen Hund mit gleicher Geschwindigkeit und in gleichem Umfang in die Organproteide eingebaut werden. Bei Fraktionierung der Plasmaeiweiße zeigte sich, daß die Albumine und das Fibrinogen beim leberlosen Hund weniger als $1/20$ des Normalwertes, ja wahrscheinlich überhaupt kein Methionin aufgenommen hatten, während die Globuline etwa $1/7$ des markierten Methioningehaltes des normalen Hundes aufwiesen. Es ist also beim leberlosen Tier noch eine begrenzte Globulinbildung möglich. Diese Untersuchungen bestätigen, daß die Globuline vorwiegend im reticuloendothelialem System außerhalb der Leber gebildet und die Albumine hauptsächlich in der Leber produziert werden, die ja überhaupt das Zentralorgan des Eiweißstoffwechsels darstellt. Die extrahepatische Bildung von Fibrinogen erfährt nach totalen Hepatektomien keine wesentlichen Änderungen. Nur JONES und SMITH fanden ein durchschnittliches Absinken der Blutfibrinogenkonzentration nach Leberexstirpation in 20—50%.

Die Desaminierung der Aminosäuren ist nach Leberexstirpation aufgehoben, injizierte Aminosäuren werden nicht mehr abgebaut und der Harnstoffgehalt des Blutes fällt kontinuierlich ab (MANN). Das Kohlensäurebindungsvermögen des Plasmas und die Wasserstoffionenkonzentration weichen nach Leberentfernung nicht von der Norm ab.

LEWIS, PAGE und THOMAS konnten zeigen, daß die Plasmakonzentration der Lipoproteine, das Cholesterin, der Gesamteiweißgehalt des Serums, sowie die α-I-Globuline und β-Globuline 10—16 Std nach der Leberentfernung in wechselnder Stärke Umschichtungen erfahren. Das Gesamtcholesterin nimmt etwa 10 Std nach der Hepatektomie progressiv ab. Andere Untersucher stellten lediglich eine Abnahme des Cholesterinesters bei gleichbleibendem Gesamtcholesterin fest.

Beim leberlosen Tier kommt es nach einigen Stunden zur Erhöhung des Serumbilirubins mit einem Begleitikterus, der sehr wahrscheinlich darauf zurückzuführen ist, daß das extrahepatisch gebildete Bilirubin nicht mehr von der Leber abgefangen und ausgeschieden werden kann.

Die experimentelle Hepatektomie diente aber vor allem dem Studium der *Entgiftungsfunktionen*. Nach Zufuhr von Phenol und Kresol stellten PELKAN und WHIPPLE eine Verminderung der Äther-Schwefelsäure-Ausscheidung fest. MANN und MAGATH untersuchten die Geschwindigkeit der Phenol-Kupplung vor und nach totaler Leberexstirpation. Sie war beim leberlosen Tier wenig beeinflußt bzw. ging nach Leberentfernung unverändert vonstatten, ein Beweis dafür, daß nicht die Leber allein die Entgiftung ausführt, sondern auch andere Organe durch entsprechende Paarung mit Schwefel- oder Glucuronsäure den Organismus entlasten können.

Die Übereinstimmung der Symptome nach Leberexstirpationen mit Nebennierenerkrankungen, nämlich Hypoglykämie, Adynamie, Blutdrucksenkung veranlaßte ELIAS, die Nebenniere bei hepatektomierten Hunden zu untersuchen. Der Adrenalingehalt der Nebennieren, färberisch im Schnitt kontrolliert und nach der Methode von BATELLI bestimmt, war nach Leberentfernung regelmäßig um $1/3$ des Normalwertes vermindert. Die Veränderungen sieht ELIAS jedoch nicht als Folge der Leberentfernung, sondern als Schädigung der Nebennieren durch den Operationsschock an.

Die im Tierexperiment gewonnenen Erfahrungen können naturgemäß nur mit großem Vorbehalt in die *Humanpathologie* übertragen werden. Schon allein der lobierte Aufbau der Hundeleber, aber noch viel mehr die speciesgebundenen unterschiedlichen Funktionen gebieten große Zurückhaltung in der vergleichenden Bewertung (Abb. 59). Die Hundeleber läßt äußerlich 7 Lappen erkennen, von denen jeder sämtliche Glissonschen Gebilde, eine unabhängige Gefäßversorgung und eine entsprechende Segmentstruktur besitzt.

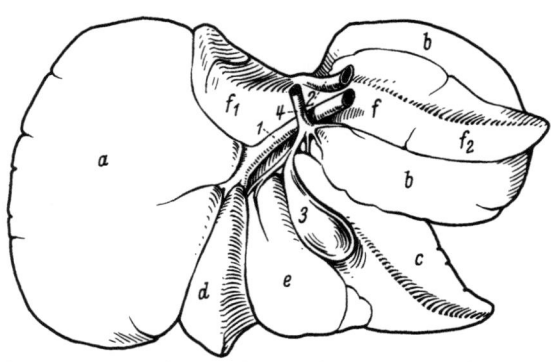

Abb. 59. Lappenbildungen der Hundeleber (umgezeichnet nach ELLENBERGER und BAUM). *a* Linker Hauptlappen; *b* rechter Hauptlappen; *c* rechter Mittellappen; *d* linker Mittellappen; *e* Lobus quadratus; *f* Lobus caudatus (Mittelstück); f_1 dessen linker Lappen; f_2 dessen rechter Lappen. *1* Vena portae; *2* Vena cava inf.; *3* Gallenblase; *4* Ductus choledochus

Sehr viel wichtiger sind die bisher vorliegenden *Nachuntersuchungsergebnisse* nach erfolgreich durchgeführten Operationen! Werden größere Leberanteile reseziert, so sind bei dem Ausmaß des Operationstraumas Störungen im Stoffwechselgeschehen unvermeidlich. Diese pendeln sich aber bemerkenswert schnell wieder aus, da die Veränderungen des Eiweißstoffwechsels, der Plasmakonzentration, der Gerinnungsfaktoren usw. nach den Untersuchungen von ZUCKER u. Mitarb. mehr dem unspezifischen Operationstrauma bzw. der Grundkrankheit als den Auswirkungen der dezimierenden Resektion zur Last zu legen sind. Die Abweichungen entsprechen denen bei anderen gleich großen chirurgischen Eingriffen. Insbesondere wurden keine nachhaltigen Störungen der Blutgerinnung, an die man ja theoretisch denken könnte, beobachtet. Zu gleichen Resultaten kommt BRUNSCHWIG auf Grund von Nachuntersuchungen, die mehrere Jahre nach Leberresektionen vorgenommen wurden. Funktionelle Belastungsproben ergaben, daß der Ausfall der ganzen rechten Leber ohne schwere Beeinträchtigungen vertragen wird. Unsere *eigenen* Untersuchungen an 3 Patienten 1—2 Jahre nach Leberresektionen zeigten ebenfalls völlig normale Laborbefunde. Eiweißhaushalt und Glykosetoleranz waren in keiner Weise gestört!

Wenn somit die *morphologischen* und *biologischen* Fundamente der Resektionstherapie auf festem Boden stehen, so verbleibt das sehr viel wichtigere Problem, wie *weit die Grenzen* der Resektionstherapie gesteckt werden können.

IV. Indikationen

Bei welchen Lebererkrankungen sind *Resektionen angezeigt?* In Betracht kommen:

    I. *Mißbildungen* — Hamartome, Omphalocelen, angeborene Leberprolapse, Hepar lobatum, Schnür- und überzählige Lappen.

    II. *Benigne Tumoren.*
        1. Hämangiom.
        2. Fibrom, Lipom, Angiom.
        3. Adenom.

III. *Maligne Tumoren.*
 1. Primär maligne Gewächse.
  a) Sarkom,
  b) Carcinom,
  c) Gallenblasencarcinom.
 2. Lebermetastasen.
IV. *Nichtparasitäre Cysten.*
V. *Echinococcuserkrankungen.*
 1. Cystisch.
 2. Multilokulär.
VI. *Entzündliche Erkrankungen.*
 1. Granulome.
 2. Absceßbildungen.
 3. Aktinomykose.
 4. Lymphogranulomatose.
VII. *Rupturen.*
VIII. *Leber-Gallenfisteln.*
IX. *Entlastungsoperationen* nach Longmire und Dogliotti.

Die *Indikationen* zur Resektionstherapie ergeben sich aus der beigefügten Aufstellung. Anlaß zur Leberresektion geben vor allem gut- und bösartige Tumoren. Die Fragen der Operabilität oder Inoperabilität durch Sitz des Tumors, Ausdehnung, Metastasierung und des Zeitpunktes der Operation werden bei der Besprechung der „Chirurgie der örtlichen Hepatopathien" bzw. in den einschlägigen Kapiteln näher abgehandelt. Absolute *Kontraindikationen*, über die rein örtlichen Anzeigebereiche hinaus, sind:
 a) schlechter Allgemeinzustand,
 b) Leberinsuffizienz oder schlechte Leberfunktionen,
 c) ungenügende Nierenleistung,
 d) schlechte Herz- und Kreislaufverhältnisse,
 e) Metastasierungen,
 f) komplizierende Nebenkrankheiten.

Eine entsprechende präoperative Vorbereitung, eine individuelle Narkose und eine sorgfältige Nachbehandlung sind für den *Erfolg* der Operation ebenso entscheidend wie die richtige Lagerung des Patienten und die Wahl des Zuganges zur Leber. Um die fakultativ in der Leber vorhandenen Keime abzutöten bzw. in ihrer Virulenz zu schwächen, ist jede Resektion unter dem Schutz von Antibiotica und Chemotherapeutica auszuführen. Grundsätzlich ist in jedem Falle *primär eine Laparotomie* angezeigt, um sich von der *Operabilität* zu überzeugen. Erweist sich der Tumor oder ein sonstiger Krankheitsprozeß als resezierbar, dann wird man je nach Lokalisation und Ausdehnung des Befundes den Eingriff entweder abdominell fortsetzen oder den Patienten umlagern und thorakotomieren. Inspektion, Palpation und zusätzliche Röntgenuntersuchungen sind Richtungsweiser für das weitere Vorgehen, ob man *typisch* oder *atypisch* resezieren soll.

V. Typische und atypische Resektionen

Dieses Problem bedarf einer grundsätzlichen Erörterung, da derartige Unterscheidungen zu Wertungen und nicht ganz unbedenklichen Irrtümern und Mißverständnissen in allen Fragen der Resektionstechnik führen können. Mit dem Wort „*typisch*" will man ja zum Ausdruck bringen, daß man sich ganz streng an die anatomischen Grundlagen und Gegebenheiten hält, während man bei dem *atypischen* Vorgehen die Anatomie mehr oder weniger unberücksichtigt läßt, also blind reseziert und keinen Regeln folgt. Davon kann jedoch bei dem Stand unserer heutigen Kenntnisse keine Rede mehr sein. Wir wissen sehr wohl, daß nach gefäßtopographischen Gesichtspunkten die Leber *chirurgisch gefährliche* Abschnitte und *weniger gefährliche* Zonen hat (Abb. 60). Gefährlich ist das Gebiet der Leberpforten, des Glissonschen Hilus und der Einmündungen der Vv. hepaticae und der Furchen im Bereich der rechten V. hepatica

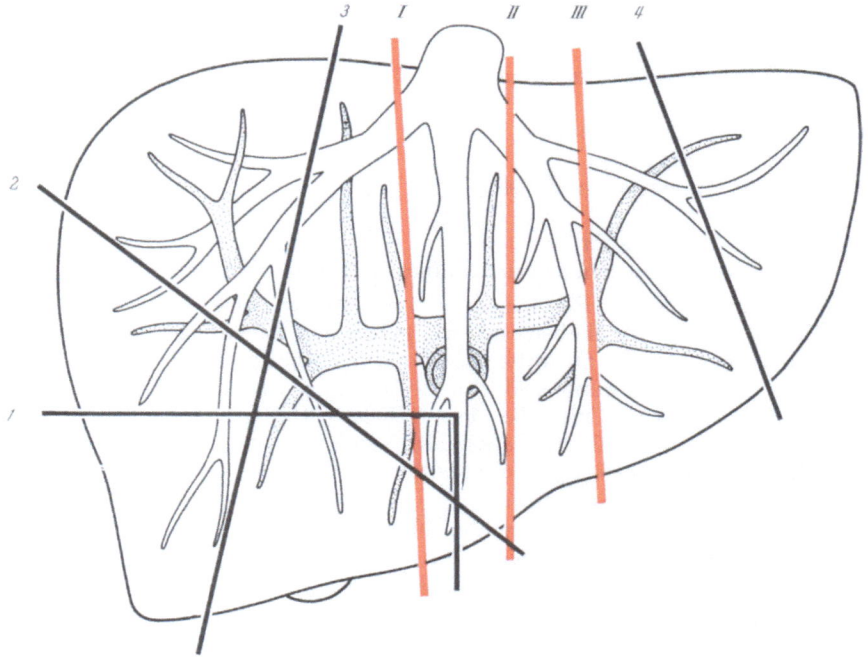

Abb. 60. Gefährliche Abschnitte und weniger gefährliche Zonen der Leber. Hiläre Resektionen rot gezeichnet. *I* Rechtsseitige Leberresektion; *II* linksseitige Leberresektion; *III* linksseitige Lobektomie. *1* Rechtwinkeliger Schnitt für die Leber-Gallenblasentumoren; *2* rechter schiefer Schnitt; *3* Sagittalschnitt für die rechte seitliche Leberhälfte; *4* Sagittalschnitt für die linke seitliche Leberhälfte (in Anlehnung an POPESCU)

sagittalis und der linken Leber. Weniger gefährlich ist die Unterbrechung der Gefäßwurzeln in den linken ventralen Abschnitten des kranialen Zentrums und der rechten seitlichen caudalen Gefäßwurzeln (COUINAUD). Gefäßtopographisch sind auch die Randpartien geringeren Gefahren ausgesetzt. In der modernen Leberchirurgie wird man im Bewußtsein der gefäßgebundenen Innenarchitektur sowieso niemals unanatomisch vorgehen und so ist es auch *nicht mehr berechtigt*, bei den bisher als *atypisch* bezeichneten Schnittführungen von einer *planlosen* und *ungezielten Resektionstechnik* zu sprechen. Insbesondere sind Abstufungen etwa in dem Sinne, daß allein die primäre Unterbindung der Gefäße anatomiegerecht und somit typisch, hingegen die retrograde oder periphere Resektion in den gefäßarmen Randbezirken, die ohne präliminare Ligatur erfolgt, atypisch und ungeordnet sei, um so weniger fundiert, als ja unter pathologischen Verhältnissen anatomisch ideale Verhältnisse nur selten vorliegen dürften. Die Hauptindikationen zur Resektion stellen regellos wachsende, destruierende Carcinome. In der Praxis wird es somit notwendig sein, sich in der gesicherten Kenntnis der anatomischen Fundamente elastisch dem jeweiligen Befund anzupassen, d. h.

sowohl typisch als auch atypisch die Resektion anzusetzen. Eine allzu starre Reglementierung ist auch schon deshalb nicht möglich, weil gerade in der Leber die Gefäßvariationen unverhältnismäßig häufig und vielseitig sind. Erinnert

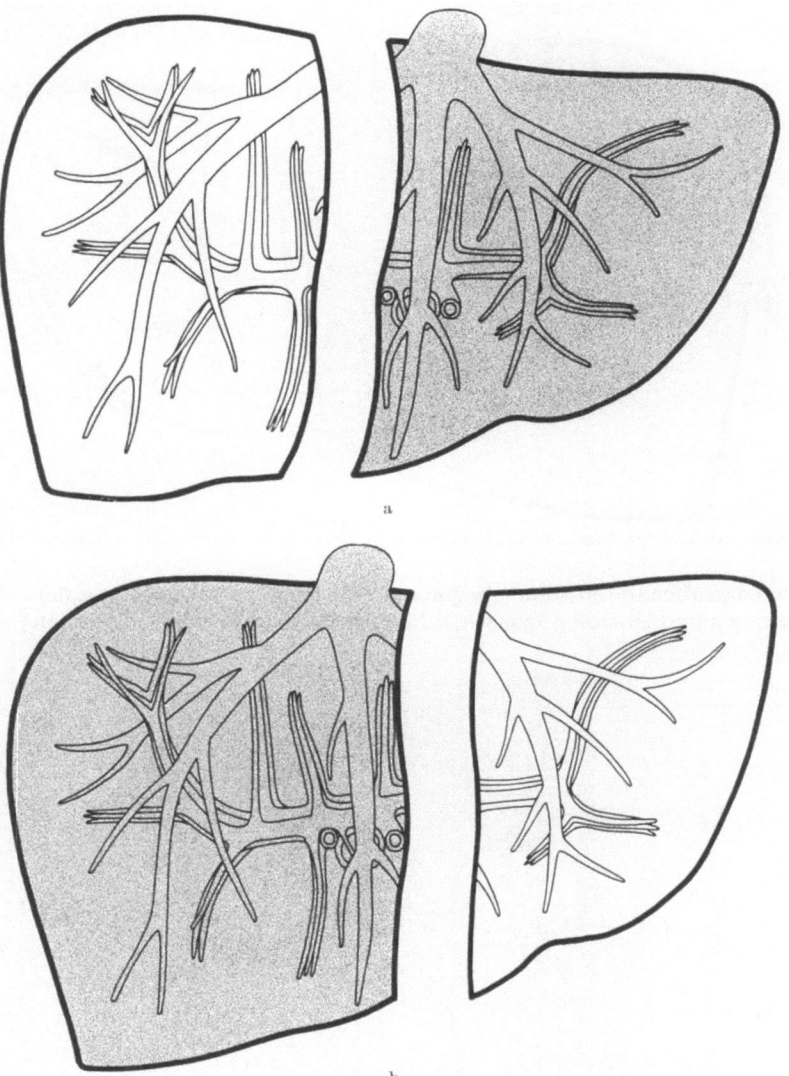

Abb. 61a—b. a Rechtsseitige Leberresektion; b linksseitige Leberresektion. Die wegfallenden Teile sind weiß, die stehenbleibenden grau getönt

man sich allein der Tatsache, daß die Leberarterie nur in 40% der Fälle regulär verläuft und auch die Lebervenen viele Varianten aufweisen können, dann wird man auf einer allzu einseitigen Standardisierung nicht mehr beharren.

Vom rein *Technischen* her ist es also wenig sinnvoll, die typischen von den atypischen Resektionen zu trennen, und so sollte man lieber a) von der *hilären*, b) von der *peripheren* Resektion sprechen. Bei der *hilären* oder *zentralen Resektion* werden zunächst die Hilusgefäße aufgesucht und dann erst die eigentliche Resektion vorgenommen, während bei der *peripheren* oder *retrograden* Resektion zunächst das Leberparenchym durchtrennt und dann erst in der Tiefe die Gefäße ligiert werden. Diese Einteilung kommt der bei den Lungenresektionen nahe,

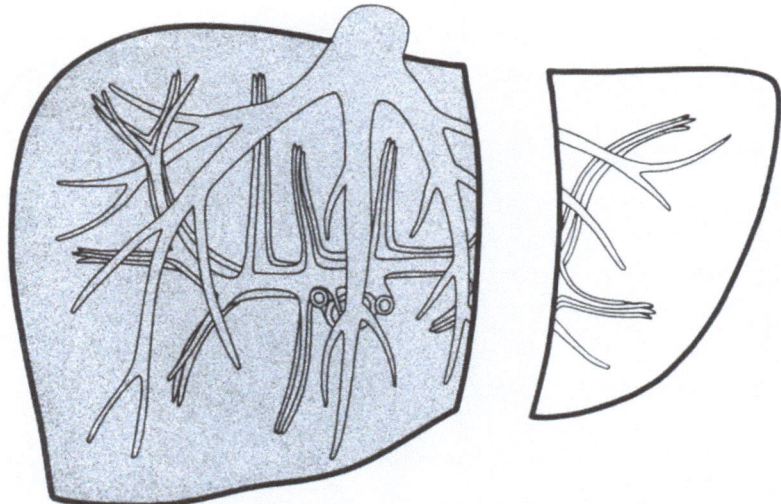

Abb. 61 c. Linksseitige Lobektomie. Die wegfallenden Teile sind weiß, die stehenbleibenden grau getönt

bei denen ja auch die einzelnen Segmente entweder zentral oder von der Peripherie angegangen und trotzdem typisch, d.h. *anatomiebewußt*, entfernt werden (Abb . 61)

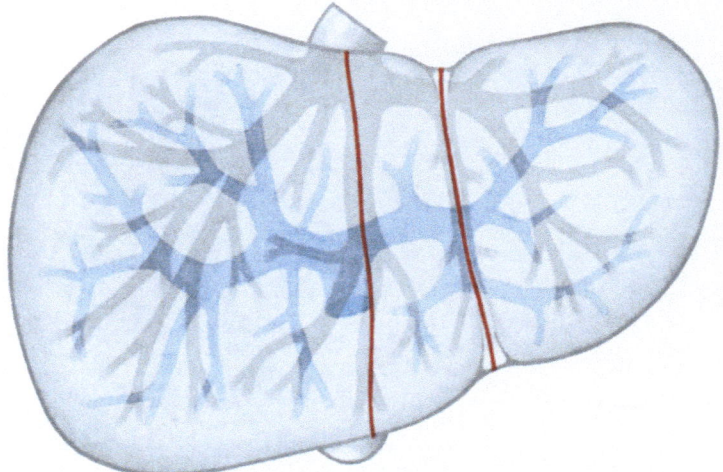

Abb. 62. Schematische Darstellung der beiden Leberhälften und des linken Leberlappens. Cava-Gallenblasenlinie und Nebengrenzspalte eingezeichnet

Welche Resektionen sind in der heutigen Sicht als *hiläre*, welche als *periphere* zu bezeichnen? *Hilär* lassen sich resezieren:
 1. die funktionelle rechte Leberhälfte = *rechtsseitige Leberresektion*,
 2. die funktionelle linke Leberhälfte = *linksseitige Leberresektion*,
 3. der anatomisch linke Leberlappen = *linksseitige Lobektomie* (Abb. 61).

Die Resektion des anatomisch linken Leberlappens ist aber vielfach schon keine rein hiläre mehr, da die Befunde sehr häufig ein kombiniertes Vorgehen unumgänglich machen.

In der *topographischen* Anatomie sind die Bezeichnungen rechter oder linker *Leberlappen*, die durch das Lig. falciforme voneinander getrennt werden, feststehende Begriffe. Nach der gefäßgebundenen Innenarchitektur gibt es aber nur eine *rechte* und eine *linke Leberhälfte*. Um nun aber die altüberkommene Bezeichnung Leberlappen nicht ohne weiteres fallen zu lassen, sollte man die Entfernung der seitlichen Abschnitte der linken Leberhälfte, die dem anatomischen Lappen entsprechen, mit dem Terminus *Lobektomie* belegen (Abb. 62).

VI. Operative Technik
1. Allgemeines

Zur *Freilegung der Leber* ist eine Vielzahl von Schnittführungen üblich. Wird der Eingriff planmäßig durchgeführt und ist primär die Resektion eines bestimmten Leberabschnittes vorgesehen, so wird man den Zugang entsprechend wählen können (Abb. 63 u. 64). Grundsätzlich kann man sich auf den Standpunkt stellen, daß alle Resektionen, die in den vorderen unteren Bereichen der *linken* Leberhälfte und des anatomisch linken Leberlappens durchgeführt werden, *rein abdominell* angegangen werden können. Hingegen wird man bei allen in der *rechten Leberhälfte* bzw. in der Leberkuppe gelegenen Krankheitsprozessen den direkten *transpleuralen* und *transdiaphragmalen* Weg vorziehen. Nicht allzu selten wird jedoch die Indikation zur Leberresektion erst bei eröffneter Bauchhöhle gestellt werden, so daß man gezwungen wird, die Laparotomie entweder nach oben, nach unten oder seitlich zu erweitern. Notwendigenfalls wird man zusätzlich thorakotomieren. Der *direkte Weg* führt durch das Bett

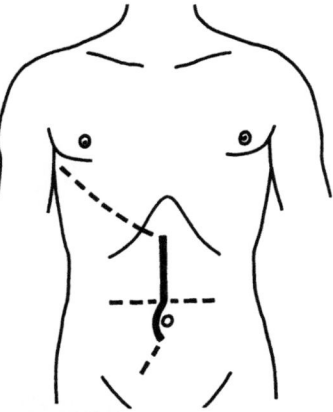

Abb. 63. Übliche Schnittführungen zur Freilegung der Leber. Erweiterungsschnitte gestrichelt

der rechten 7.—8. Rippe transthorakal auf die Zwerchfellkuppe. Nach Abstopfung der Lunge wird das Zwerchfell in Richtung auf die V. cava durchtrennt. Setzt man einen Rippensperrer ein, läßt sich die ganze Leber gut übersehen.

Für das weitere Vorgehen ist bei allen Resektionen die Technik prinzipiell die gleiche. Zunächst erhebt sich immer die Frage, ob es *anatomische Anhaltspunkte* an der Leberaußenfläche gibt, die uns Hinweise auf die Innenarchitektonik der Leber geben können. Wir kennen zwar als grobe Orientierung die Cava-Gallenblasenlinie und damit die Teilungsebene der beiden Leberhälften, wir kennen auch das Ligamentum falciforme als die Scheidelinie der anatomisch linken und rechten Leberlappen. Darüber hinaus findet man noch einige *Einschnitte*, die als Richtungsweiser dienen können, nämlich die sog. *Rimae coecae* oder Hallerschen Furchen. Auf der Talsohle dieser blind endenden Einschnitte findet sich regelmäßig ein relativ großer Ast der Pfortader (BECKER) (Abb. 65). Gerade bei den peripheren Resektionen zur Entfernung gutartiger Tumoren oder zur Anlegung einer Hepatocholangioduodenostomie nach LONGMIRE-DOGLIOTTI wird sich der Chirurg gern dieser Richtungsanzeiger bedienen. Andererseits kann man sich auf die sichere Existenz dieser Projektionszeichen nicht allzusehr verlassen, da sie, wie wir in *eigenen* Untersuchungen feststellten, bei vielen Lebern fehlen.

Für das weitere Vorgehen ist der jeweilige Befund bestimmend. Läßt sich dieser durch Inspektion und Palpation nicht genügend klären, so ist durch

Cholangiographien oder *Portographien* die Art und Ausdehnung des Krankheitsprozesses und die Gefäßanatomie sicherzustellen. Ist man sich über den Charakter eines Tumors nicht im klaren, ist eine *histologische Schnellschnittuntersuchung* erforderlich.

Eine grundsätzliche Bevorzugung des gewöhnlichen *Skalpells* oder des *elektrischen Messers* ist nicht möglich. Gelingt es, die Gefäße an den Hili sicher zu unterbinden, dann ist die Incision mit dem Skalpell sicherlich gewebsschonender. Bei peripherem Vorgehen und bei sehr starker Parenchymblutung ist das elektrische Messer vorteilhafter, da die Hitze die kleinen Gefäßlumina koaguliert. Sie schädigt andererseits das sehr empfindliche Leberparenchym, so daß mit sekundären Nekrotisierungen,

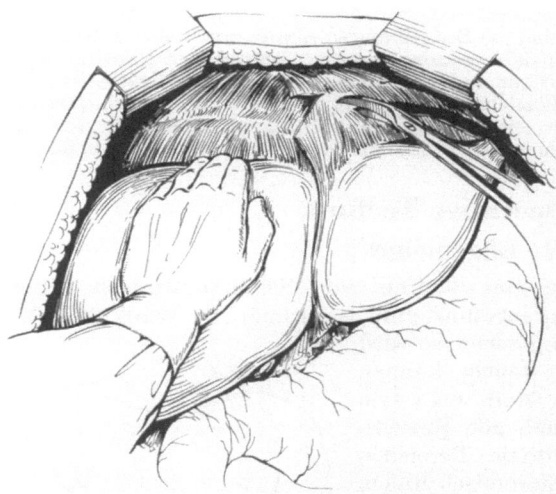

Abb. 64. Durchtrennung des Halteapparates der Leber an der oberen Kuppe. Bauchfellduplikaturen durch Abdrängung der Leber nach unten angespannt

Autolysen und Infektionen des Gewebes nach Koagulationen immer gerechnet werden muß. Finden sich in der Schnittfläche größere Blut- oder Gallengefäßlumina, so werden sie, bei gleichzeitiger manueller Kompression oder schonender Abklemmung der Schnittflächen, einzeln gefaßt und sorgfältig ligiert. Abstepp-, Matratzen- oder intrahepatische Nähte sind bei hilärem Vorgehen in der Regel nicht notwendig, es sei denn, daß in den gefährlichen Zonen ein destruierender Prozeß keine sichere präventive Gefäßligatur zuläßt (s. Einzelheiten in Abschnitt F: „Verletzungen und Rupturen"). Punktblutungen können koaguliert bzw. durch Catguteinzelknopfnähte versorgt werden. Da allzu lang belassene Gewebsstümpfe der Autolyse anheimfallen, sind die Resektionen knapp vorzunehmen. Von

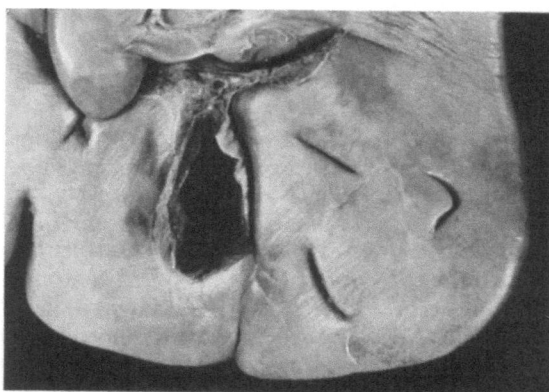

Abb. 65. Hallersche Furchen, auf deren Talsohle sich ein großer Ast der Pfortader findet (nach BECKER)

forcierten Versuchen, die Wundflächen miteinander zu vernähen, ist abzuraten. Selbst dickes Catgut schneidet leicht durch und traumatisiert das Gewebe noch mehr. Kleinere Blutungen stehen vielfach schon durch genügend lange Kompression mit heißen Tüchern. Gut bewährt hat sich die Unterpolsterung der Leberwunde mit einem mitgefaßten *Netzzipfel*. Damit wird auch eine ausreichende Blutstillung gewährleistet, der gesetzte Defekt mit körpereigenem Material ausgefüllt und sicher peritonealisiert. Sehr viel ungünstiger sind die infektionsfördernden, resorbierbaren „verlorenen" Tampons oder gar

Jodoformstreifen. Diese saugen sich sehr schnell voll, leiten schlecht ab, drücken auf das erhaltene Gewebe und leisten einer sekundären Infektion Vorschub. Die Gefahr einer Gallenfistel ist immer groß und so ist in Analogie zu den Lungenresektionen eine sorgfältige Deckung der Schnittflächen und eine ausreichende Ableitung des Sekretes durch periphere oder choledochale Drainage erforderlich. Mit dem lebenden Netztampon lassen sich auch größere durch die Operation gesetzte Hohlräume ausfüllen. Bei Kindern kann man gelegentlich eine *Phrenopexie* vornehmen, bei Erwachsenen verbietet die Starre des Thorax jede Fixation. Die Wundhöhle ist am tiefsten Punkt durch ein oder mehrere Röhrchen, am besten vielfach gelöcherte Polyäthylenschläuche, ausreichend abzudrainieren. Besteht ein Ikterus bzw. ist ein solcher durch eine mechanische Einengung der Hilusgebilde zu befürchten, ist eine *Choledochusableitung* angezeigt.

Der *Verschluß der Bauchhöhle* bzw. der *Brusthöhle* stellt an die Sorgfalt der operativen Technik die gleichen Anforderungen wie die Resektion selbst. Das *Zwerchfell* muß nach Wiedervereinigung der Bänder und Bauchfellduplikaturen sorgfältig mehrschichtig mit Zwirn vernäht und so die topographische Situation der Leber wiederhergestellt werden.

Der *subphrenische* Raum ist *gesondert* vom *Pleuraraum* zu *drainieren*. Die Pleura- und Brustwand ist ohne Spannung zu vernähen. Gefährdet sind vor allem die vorderen Abschnitte des Thorax. Eine luftdichte und spannungslose Pleuramuskelnaht ist um so eher zu erreichen, je sorgfältiger die Rippe reseziert und die Weichteile präpariert sind. Die Intercostalnaht kann durch zusätzliche Pericostalnähte gesichert werden. Der Brustraum ist, wie üblich, durch Saugdrainage zu entlasten.

2. Hiläre Resektionen

a) Resektion der rechten Leberhälfte

Bei der *Resektion der rechten Leberhälfte* wird die Leber durch die Standardthorakotomie freigelegt. Der Bauchschnitt läuft transrectal bis etwa in der Nabelgegend aus. Nunmehr wird, entsprechend dem Vorschlag von LORTAT-JACOB, zunächst das Ligamentum triangulare, das aus dem Ligamentum hepatoduodenale und dem Ligamentum hepatophrenicum besteht, angespannt und gewebssparend eingetrennt. Einige kleinere Gefäße sind sorgfältig zu ligieren. Bei der weiteren Herauslösung der Leber muß man darauf achten, die V. cava nicht zu verletzen. Da ihre Freilegung allein in vielen Fällen nicht genügt, ist es besser, die V. cava ober- und unterhalb der Leber sorgfältig zu präparieren und mit einem Zügel anzuschlingen. Oben ist hierzu unter Umständen die Eröffnung der Pericards notwendig. Nun läßt sich die Leber vorsichtig nach oben in den Brustraum luxieren. Hierbei dürfen die kurzen Lebervenen nicht abgerissen werden. Dann werden die einzelnen Gebilde des Leberhilus dargestellt und extrahepatisch mit der gespreizten Präparierklemme isoliert. Zunächst wird die Gallenblase bzw. der Ductus cysticus unterbunden, dann die A. hepatica dextra. Die weiteren Hilusgebilde lassen sich durch Zug am rechten Ductus hepaticus übersichtlich darstellen. Ob man die Gallenblase abträgt oder nicht, richtet sich nach dem Befund. Ist sie krankhaft verändert, gestaut oder infiltriert, soll man sie lieber opfern, als sie um jeden Preis erhalten. Material zur Peritonealisierung steht ja mit den erhaltenen Ligamentresten ausreichend zur Verfügung. Anschließend wird die rechte Pfortader doppelt — 2 zentrale Ligaturen! — unterbunden, ein Manöver, das oft recht schwierig sein kann. Dieser *caudale* Zugang ist aber immer noch einfacher als das gelegentlich geübte *kraniale* Vorgehen. Bei der Abtrennung der V. portae muß man sich möglichst weit lateral halten. Dann wird die Leber wieder vorsichtig in das Abdomen zurückverlagert, die große rechte Lebervene am Hilus aufgesucht und sorgfältig unterbunden. Auch hier ist darauf zu achten, daß man sich möglichst peripher hält, da die Einmündung der Venen sehr weit caudal im Sinne eines *Venensinus* erfolgen kann (Abb. 70). Ist dieser Operationsakt erledigt, wird das Leberparenchym rechts von der Cava-Gallenblasenlinie durchtrennt. Einige kleine Gefäße werden umstochen und dann die Leberwunde in typischer Weise peritonealisiert. Gesonderte subphrenische und thorakale Drainage!

b) Resektion der linken Leberhälfte

Die *linksseitige Leberresektion* kann man entweder abdominell, besser aber transthorakal durchführen. Die Leber wird durch die in die Zwerchfellkuppe

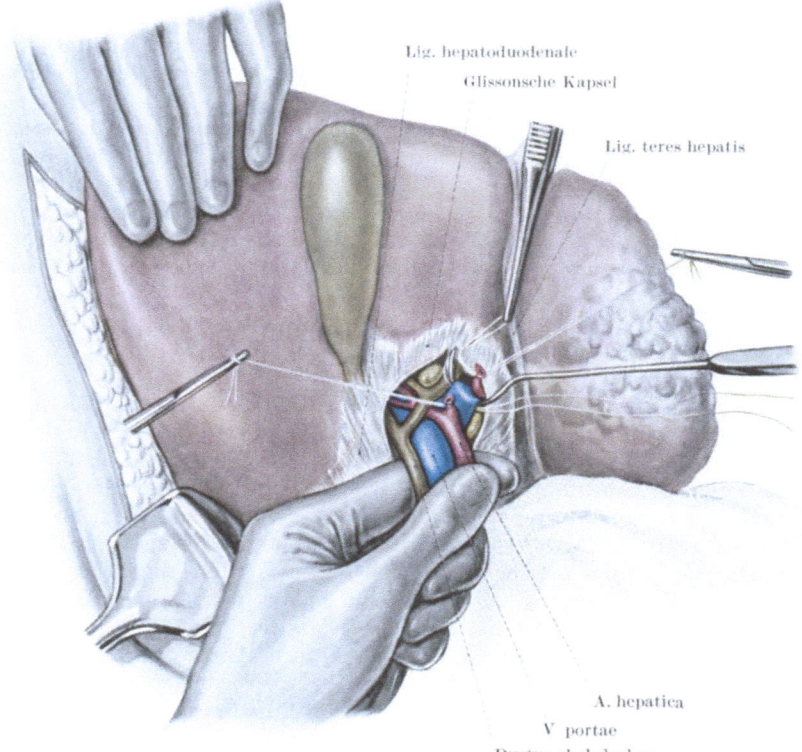

Abb. 66. Resektion der linken Leberhälfte. 1. Phase. Die Glissonschen Gebilde werden in der Leberpforte freigelegt. Die linksseitige A. hepatica ist bereits unterbunden. Temporäre Blutstillung durch digitale Kompression

eingelegte Hand nach unten gedrückt, um so die angespannten Bänder bzw. die Bauchfellduplikaturen möglichst weit eintrennen zu können. Bei der Spaltung darf man jedoch nicht mit den seitlichen Lebervenen bzw. der V. cava in Konflikt kommen. Ist der Bauchschnitt zu knapp, soll man ohne langes Zaudern entweder zusätzlich thorakotomieren oder die Laporotomie großzügig erweitern. So gelingt es immer, den Sulcus sagittalis übersichtlich darzustellen (Abb. 66—68). Die Gebilde des Ligamentum hepatoduodenale sind freizulegen und die Gefäße in die Bifurkation aus der Glissonschen Scheide herauszupräparieren. Nun unter-

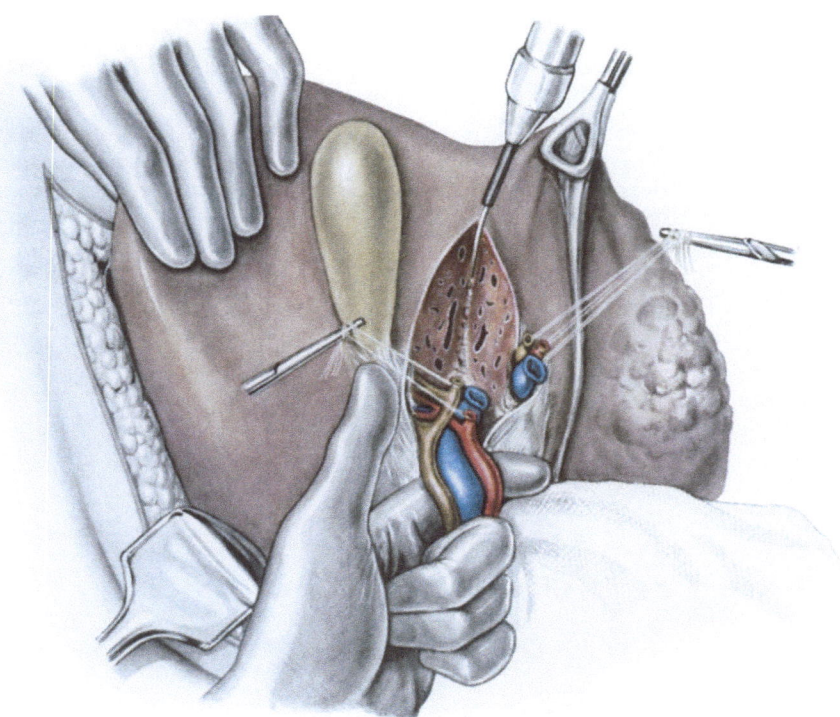

Abb. 67. Resektion der linken Leberhälfte. 2. Phase. Völlige Durchtrennung der linksseitigen Hilusgebilde. Resektion der linken Leberhälfte in der Cava-Gallenblasenlinie

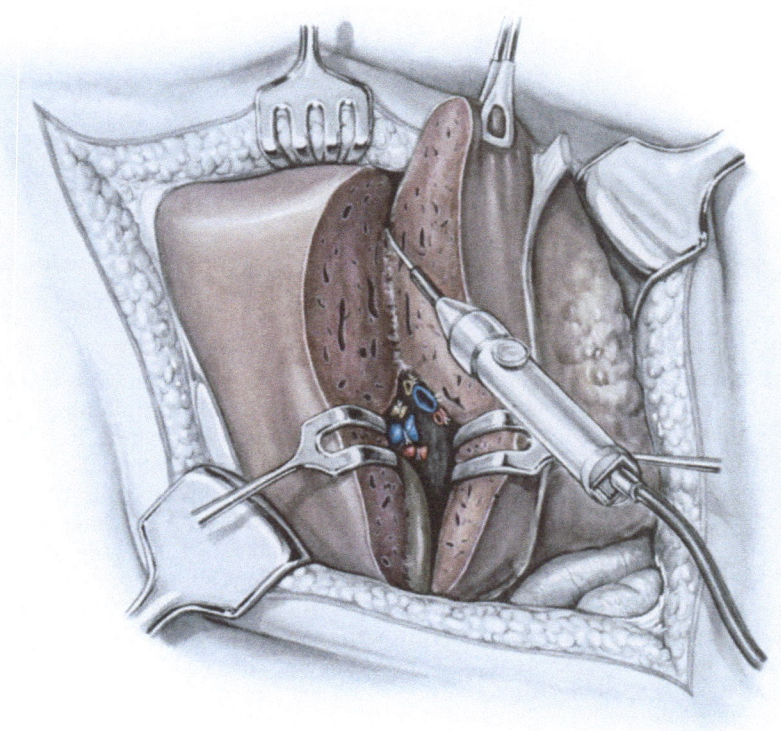

Abb. 68. Resektion der linken Leberhälfte. 3. Phase. Die Resektion ist fast vollendet. Freilegung der Vena hepatica.

bindet man zunächst die linke A. hepatica, wobei man sich hüten muß, die darunterliegende V. portae einzureißen. Anschließend werden die übrigen Gefäße in der beschriebenen Weise unterbunden, wobei besondere Sorgfalt auf die Erhaltung der Mittelvene zu legen ist.

Ist die Hilusunterbindung durchgeführt, sucht man die Einmündung der linken Lebervene am zweiten Hilus auf und unterbindet diese. Bei der anschließenden Durchtrennung des Parenchyms halte man sich möglichst weit links von der medialen Vene. Die Deckung des Defektes und das weitere Vorgehen erfolgen in der üblichen Weise (Abb. 69).

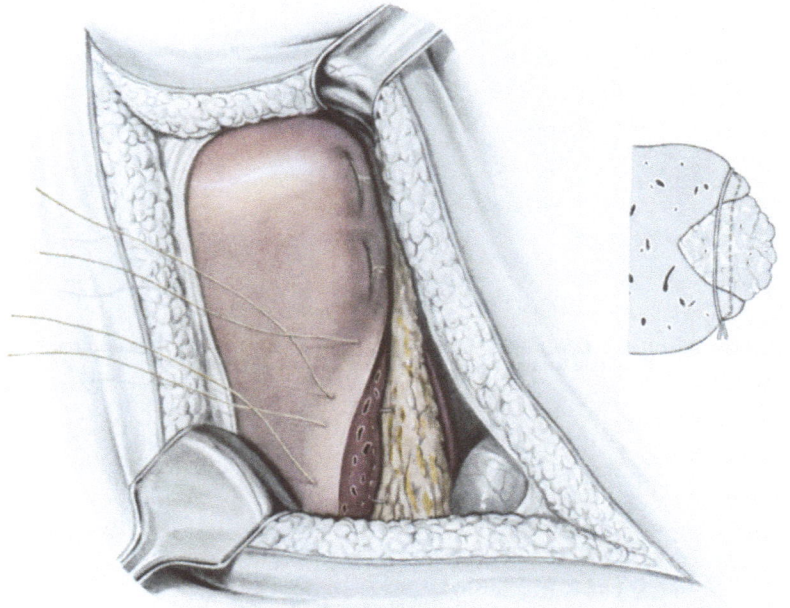

Abb. 69. Resektion der linken Leberhälfte. Schlußphase. Unterpolsterung der Resektionsfläche mit einem Netzzipfel

c) Erweiterte Resektion einer Leberhälfte

Eine kritische Betrachtung erfordert die sog. *erweiterte Resektion einer Leberhälfte*. Darunter versteht man die über die Cava-Gallenblasenlinie hinausgehende und den medialen Abschnitt der linken Leberhälfte einbeziehende Resektion der *rechten* Seite. Der Angelpunkt dieser nur in seltenen Fällen möglichen Resektion ist die Unterbindung der mittleren Lebervene. Der parallel zum Ligamentum falciforme geführte Schnitt zieht auf die linke Seite der Pfortaderbifurkation. Dabei kann man mit den zum Lobus caudatus führenden Gefäßen in Konflikt kommen. Sie sind sorgfältig zu unterbinden, dann erst wird der Hauptstamm der Pfortader dargestellt, doppelt unterfahren bzw. mit einer Durchstichligatur unterbunden. Anschließend wird je nach Befund entweder die rechte A. hepatica bzw. die A. cystica und anschließend der rechte Ductus hepaticus unterbunden. Die Schwierigkeit dieses Eingriffes liegt in der Kürze des Pfortaderstammes und in der entscheidenden Erhaltung oder Nichterhaltung der zum Processus caudatus führenden Gefäße. Ist dieser Operationsakt erledigt, so haben wir im wesentlichen die gleiche Operationssituation vor uns, wie bei der rechtsseitigen Resektion. Auch hier macht die Darstellung und Versorgung der kurzen, direkt in die V. cava mündenden Lebervenen Schwierigkeiten, da sie sehr leicht einreißen und dann Blutungen das Operationsgebiet schnell unübersichtlich machen können. Heikel ist auch die Versorgung der recht inkonstanten, breitbasig einmündenden mittleren Lebervene. So sollte man auch hier, wie bei der rechtsseitigen Leberresektion, dem Vorschlage LORTAT-JACOBS folgend, die V. cava vorsichtshalber oben und unten anschlingen. Bei der Inkonstanz der Lebervenenmündungen muß man bei der Hilusversorgung immer auf Überraschungen gefaßt sein. Zweckmäßig ist es deshalb, sich möglichst weit peripher zu halten, um die von rechts kommenden, in die mittlere Lebervene einmündenden Venen einzeln sicher umfahren und ligieren zu können. Die technischen Schwierigkeiten sind bei einer so ausgedehnten Resektion nicht unerheblich, ein Umstand, der diese Form der Resektion zu einer ausgesprochen seltenen werden läßt. Bisher sind, wie die Sichtung des Weltschrifttums erkennen läßt, *mit Sicherheit nur etwa 5—10 den medialen Abschnitt der linken Leberhälfte einbeziehende rechtsseitige erweiterte Halbseitenresektionen mit Erfolg durchgeführt worden.*

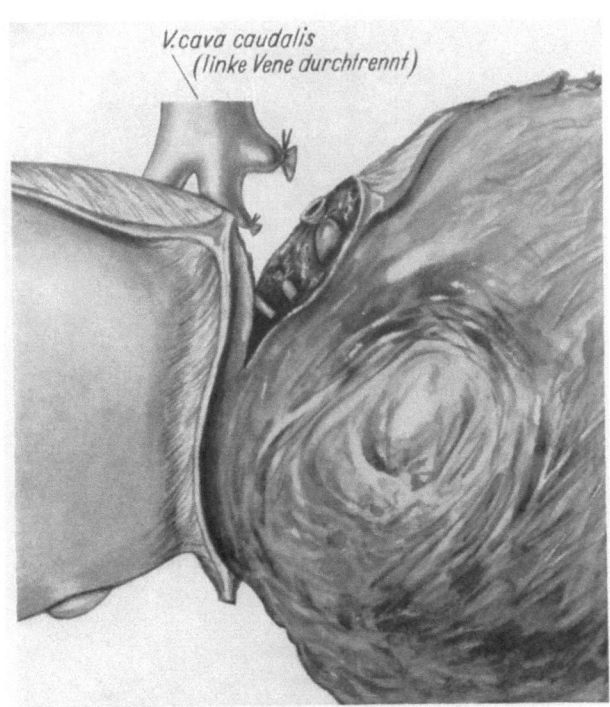

Abb. 70. Zustand nach Durchtrennung der Lebervenen im 2. Hilus (nach WACHSMUTH)

d) Resektion des anatomisch linken Leberlappens

Bei der Resektion des anatomisch linken Leberlappens, der *Lobectomia sinistra*, handelt es sich im Grunde um die Resektion eines *Doppelsegmentes*. Hierauf basiert die unterschiedliche Einstellung, ob man primär hilär oder peripher vorgehen soll. Viele Chirurgen legen gerade in neuerer Zeit nach Dissektion der Bänder parallel zum Ligamentum falciforme auf der linken Seite eine große Klemme an bzw. steppen in diesem Bereich das Lebergewebe mit Matratzennähten oder intrahepatischen Ligaturen ab. Fortlaufende Nähte sind unzweckmäßig, da sie leicht abgleiten. Der anatomisch linke Leberlappen wird dann in heiße Kochsalztücher eingehüllt und die Schnittfläche leicht angespannt. Darauf wird, von caudal beginnend, das Parenchym mit dem Skalpell oder dem elektrischen Messer schrittweise durchtrennt. Trotz vieler struktureller Variationen stößt man in der Nebengrenzspalte in der Regel auf den bogenförmigen Ramus ventroflexus der V. portae bzw. seine Aufzweigungen (Abb. 71). Er weist annähernd eine Länge von 2 cm auf und entsendet Äste in die mediale und laterale Region. In der Nebengrenzspalte finden sich ferner Gallengangsäste für das dorso-laterale und ventro-laterale Segment. Auch sie müssen geschont werden, da sie die Galle aus dem Bereich des Lobus quadratus ableiten und keine Anastomosen zwischen den beiden Hauptstromgebieten bestehen. Alle kleinen Gefäße sind sorgfältig mit der gespreizten Dissektionsklemme Schritt für Schritt zu isolieren und mit feinen Cat-

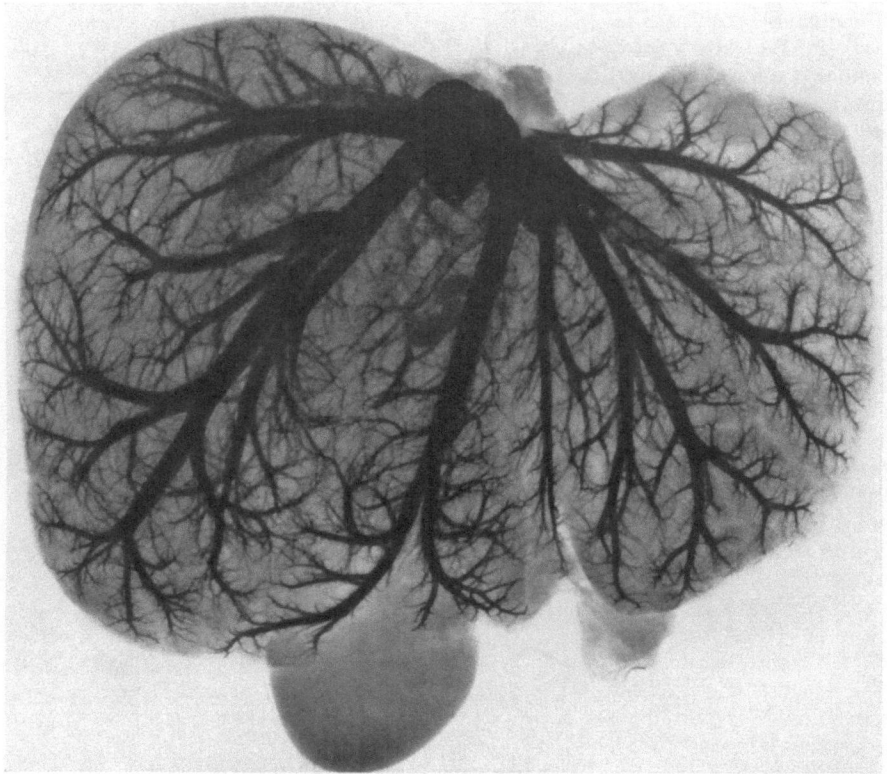

Abb. 71. Postmortales Venogramm. In der Nebengrenzspalte sieht man einen kräftigen Lebervenenzweig, der in den Ramus principalis sinistra einmündet

gut- oder Zwirnnähten doppelt zu ligieren. Bei der parallel zum Mesohepaticum ventrale weitergeführten Durchtrennung des Lebergewebes muß man sich immer möglichst weit seitlich von der linken Lebervene halten. In der Nebengrenzspalte trifft man häufig einen kräftigen Lebervenenzweig, der dann in den Ramus principalis sinister oder in vereinzelten Fällen direkt in die Ventralwand der V. cava inferior in Höhe des oberen Leberrandes einmündet. Dieser Mittelast der linken Vene kann auch als ein längerer Stamm angetroffen werden, in den von den beiden benachbarten Segmenten Venenäste einmünden. Weitere Varianten sind Gefäße, die, von der ventralen und zentralen Sektion kommend, die NGS. kreuzen. Alle diese Lebervenen haben keine eigentliche Scheide und hängen innig mit dem Parenchym zusammen. Häufig wird man sie deshalb nur umstechen können. Die Naht darf nicht zu stark angezogen werden, da die Venenwände sehr leicht einreißen. Schwierigkeiten kann die Abtrennung des linken Leberlappens im kranialen Bereich machen. Besteht ein breiter Sinus venosus, läuft man Gefahr, mit diesem in Konflikt zu kommen. Deshalb halte man sich bei der Abtrennung des linken Leberlappens möglichst weit peripher. Damit werden auch am sichersten Gefahren für die Blutableitung des restierenden Lebergewebes vermieden. Die Lebervene ist zentral doppelt zu ligieren. Die Deckung des Defektes läßt sich mit dem Ligamentum falciforme, das man möglichst nahe der parietalen Bauchwand durchtrennen soll, oder einem Netzzipfel durchführen. Sorgfältige Drainage!

e) Periphere Resektionen

Alle übrigen Resektionen gefäßarmer Leberbezirke und Segmente werden *peripher* begonnen. Echte, auf ein *Segment beschränkte Resektionen* kommen ja bei der Leber meines Erachtens kaum in Betracht. Allenfalls kann man bei der peripheren Abtragung des ganz seitlich gelegenen linken Leberanteils von einer *dorsolateralen Segmentektomie* sprechen. *Damit ist eigentlich das Kapitel Segmentresektionen schon abgeschlossen.* Auch in der *rechten* Leberhälfte werden bei den peripheren Leberresektionen fast immer mehrere Segmente einbezogen, wie überhaupt die Grenzen der hepato-vasculären Einheiten bei dem Schichtaufbau der Leber niemals streng innegehalten werden können. In den eigentlichen Segmentspalten präparierend

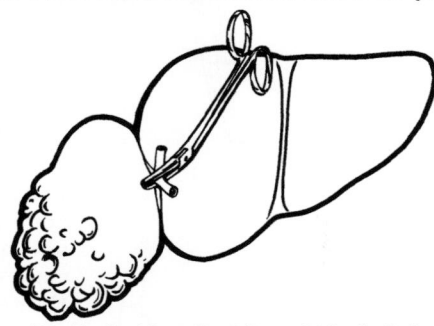

Abb. 72. Periphere Resektion mittels elastischer Ligatur

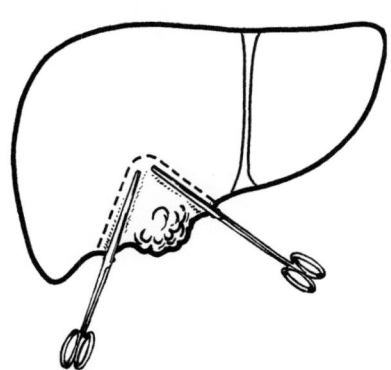

Abb. 73. Blinde Resektion zwischen zwei rechtwinklig angesetzten Klemmen

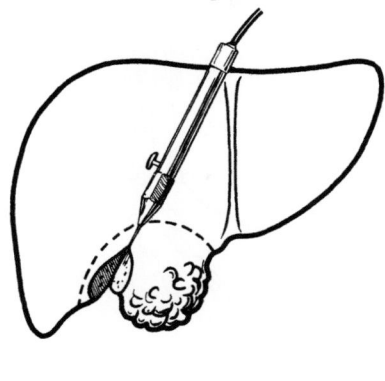

Abb. 74. Atypische Resektion mit dem elektrischen Messer

vorzugehen mit der Tendenz, die zugehörigen Segmentgefäße *vor* der eigentlichen Resektion zu durchtrennen, verbietet sich von selbst. Die Gefahr einer Blutung, die das ganze Operationsgebiet überschwemmt, wäre allzu groß. In der Leber lassen sich im Gegensatz zur Lunge keine Intersegmentebenen darstellen, und es ist auch nicht möglich, ohne Blutleere die für die Erhaltung des verbleibenden Gewebes wichtigen Intersegmentvenen zu schonen.

Segmentresektionen sind aber auch an der Leber schon aus rein praktischen Erwägungen nur selten notwendig. Theoretisch könnten sie dann indiziert sein, wenn sich eine örtlich umschriebene Hepatopathie isoliert auf ein Segment beschränkt. Analogien zur Lunge, bei denen ja die Tuberkulose die Hauptanzeige zur Segmentresektion stellt, liegen bei der Leber nicht vor. Die vornehmlich eine

Resektion erfordernden benignen und malignen Tumoren überschreiten meistens die Segmentgrenzen, so daß größere Bezirke der Leber zu resezieren sind. Sind keine Halbseitenresektionen oder eine Lobektomie erforderlich, kommen die früher ausschließlich durchgeführten peripheren Resektionen in Betracht. Ob man den zu resezierenden Leberabschnitt mit gutsitzenden Spezialklemmen, mit einer elastischen Ligatur oder mit Steppnähten abriegelt, hängt dann weitgehend vom Befund ab (Abb. 72—75).

Bei Berücksichtigung des Lebergefäßaufbaues sind diese *peripheren Methoden* vornehmlich in den *gefäßarmen* Bezirken indiziert. Relativ gefahrlos sind die Resektionen der *äußersten Seitenanteile*, während bei der Entfernung eines in die Leber eingewachsenen Gallenblasencarcinoms, die man entweder rechtwinklig oder keilförmig durchführt, das Risiko einer zusätzlichen Gefäßverletzung schon sehr viel größer ist. Hier werden die Hauptstämme der Glisson-Gefäße und auch die mittlere Lebervene sehr leicht tangiert, und man wird sich deshalb fragen müssen, ob man dann nicht lieber eine hilär ansetzende Halbseitenresektion durchführt. Ebenso ist die Resektion von Leberanteilen im medialen

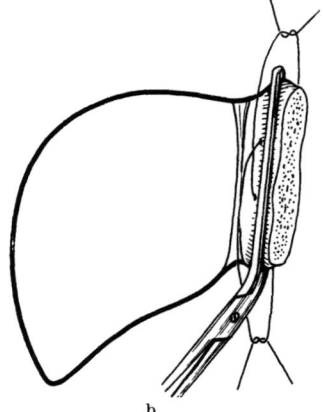
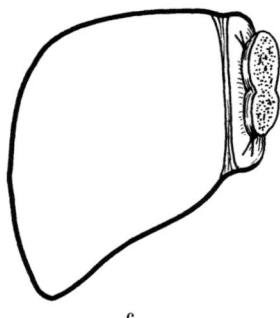

Abb. 75a—c. Periphere Resektion nach der Methode von NAKAYAMA. Die Abtragung wird mit zwei durchgreifenden Nähten und einer Spezialklemme durchgeführt

Abschnitt als gewagt anzusprechen. Entfernungen des dorsalen Segmentes fallen von vornherein weg, da es den Lebervenenhilus einschließt. *Die Resektionen des Lobus caudatus und Lobus quadratus wären zwar theoretisch denkbar, in der Praxis gehören jedoch diese Abschnitte in die Kategorie der chirurgisch unangreifbaren Leberanteile!* Nur in Ausnahmefällen wird es möglich sein, den ventralen Anteil des medialen Abschnittes partiell zu resezieren. Der operativen Technik sind jedoch hier durch die pathologischen Veränderungen, z.B. destruierendes Tumorwachstum, Grenzen gesetzt.

Alle Bemühungen, *Leberresektionen einzig und allein hilär* durchführen und die *Entfernung von Segmenten anatomiegebunden bis in die kleinsten Einheiten ausbauen zu wollen*, sind als überspitzt und schon jetzt als überholt anzusehen. Für die chirurgische Praxis besteht für allzu *standardisierte* und *genormte Segmentresektionen* auch kein *rechtes Bedürfnis!*

Reseziert man in den sog. *Sicherheitszonen*, so läuft man kaum Gefahr, größere Gefäßwurzeln zu verletzen. Wenn man z. B. den Leber-Gallenblasenkrebs nicht keilförmig, sondern in einer *rechtwinkligen* Linie, die den ganzen Vorderrand der rechten Leberhälfte einschließt, unter Schonung der zentral-kranialen Wurzel reseziert, kann man immer noch mehr Lebergewebe erhalten, als wenn man eine Halbseitenresektion durchführt. Sagittale Schnittlinien sind bei den Resektionen der Seitenpartien vorzuziehen, da sie am wenigsten gefährlich sind. Nicht unbedenklich sind die manchmal sich anbietenden Keilexcisionen, die zwischen 2 Klemmen ausgeführt, häufig die Zirkulation gerade an der Spitze des Keiles unterbrechen und damit die weitere Ernährung der anliegenden Bezirke gefährden.

Die geringsten Gefahren entstehen bei den *peripheren Polresektionen*, die man im gesunden Gewebe zur Anlage einer Gallengangs-Dünndarmanastomose (LONGMIRE, DOGLIOTTI) vornimmt. Hier brauchen ja nur relativ kleine,

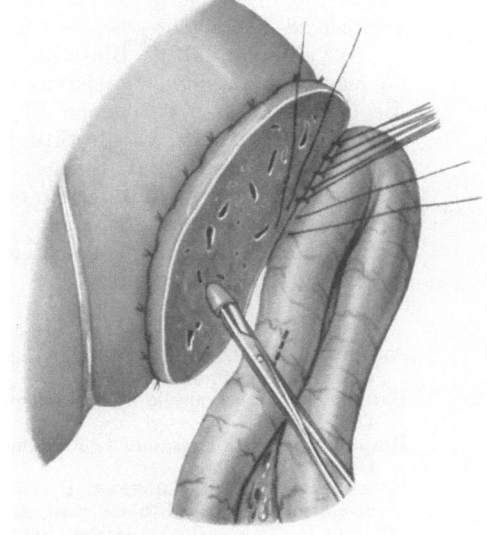

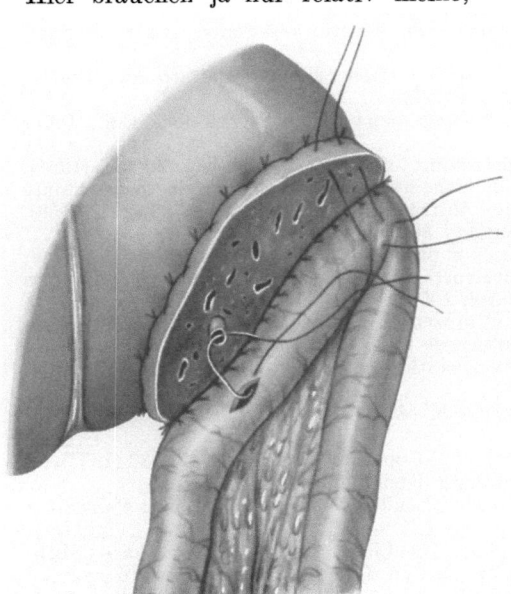

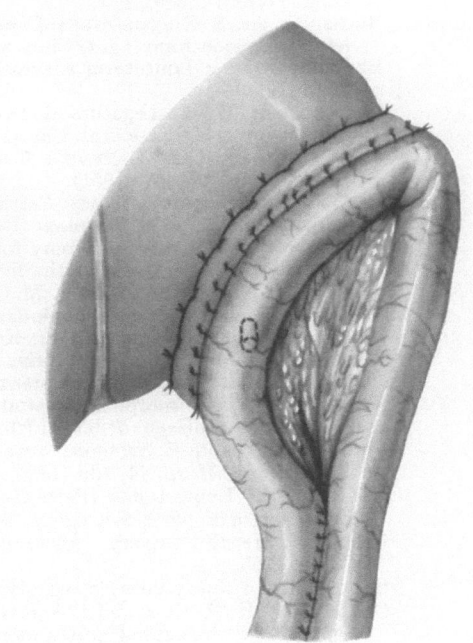

Abb. 76a—c. Resektion nach LONGMIRE-DOGLIOTTI. Operationstechnik siehe Text

periphere Leberanteile reseziert zu werden, um einen intrahepatischen Gallengang mit dem Magen oder besser mit dem Jejunum zu verbinden.

Operative Technik. Der anatomische linke Leberlappen wird vorgelagert und ein kleines Teilstück zwischen Absteppnähten reseziert. Dann wird ein möglichst großer Gallengang isoliert eröffnet und aufgedehnt. Die Resektionsfläche wird mit einer antecolisch vorgelagerten Jejunumschlinge vereinigt. Incision des Jejunums, mehrreihige Knopfnähte zwischen Leber- und Jejunumwunde, sorgfältige Peritonealisierung und Braunsche Anastomose zwischen zu- und abführendem Teil der Jejunumschlinge.

Auf eine sorgfältige Blutstillung ist gerade in diesen Fällen besonderer Wert zu legen, da es sich ja meistens um einen Verschlußikterus handelt und somit die Gefahr einer hepatogenen Blutung durchaus gegeben ist (Abb. 76).

Unübersichtlicher ist die Situation bei *Leber-Gallen-Fisteln* nach Unfallverletzungen, Abscessen und Kriegsverwundungen. Hier finden sich meist derbe Narbenschwielen, so daß der Befund nicht ohne weiteres zu übersehen ist. Eine Leberresektion sollte erst dann durchgeführt werden, wenn der anatomische Befund offen zutage liegt. Auch hier gelten die Prinzipien der gefäßtopographisch gelenkten Operationsweisen!

Literatur

ANSCHÜTZ, W.: Über die Resektion der Leber. In R. v. VOLKMANN, Klinische Vorträge. Chirurgie Nr 99, 451 (1903).
BECKER, V.: Anatomische Bemerkungen zur Technik der typischen Leberresektion. Chirurg 28, 55 (1957).
BIANCOGIGLIO, I.: Resezioni tipiche del fegato anatomia, tecnica ed indicazioni. Anat. e Chir. 1, 185 (1956).
BOLLMANN, J. L., M. KHATTAH, R. THORE and J. H. GRINDLAY: Experimentally produced alterations of hepatic blood flow. Arch. Surg. (Chicago) 66, 562 (1953).
BORELLI, C.: Le resezioni epatiche. Studio sperimentale di segmentectomia nel cane. Minerva chir. (Torino) (1955), 697.
BROSS, W., and S. KOCZOROWSKI: Pubertas praecox in a case of hepatoblastoma, treated by left hepatolobectomy. Int. Chirurgen-Kongr. Kopenhagen 1955.
BRUNSCHWIG, A.: Long term survival following right hepatic lobectomy. Amer. J. Surg. 94, 2 (1958).
CARBONESCHI, W. R.: Legatura dell'arteria epatica e rigenerazione del fegato dopo epatectomia subtotale. Rass. ital. Chir. Med. 4, 215 (1955).
CLAY, R. C., and O. D. RATNOFF: Modified one-stage hepatectomy in the dog. Bull. Johns Hopk. Hosp. 88, 457 (1951).
DE WEESE, M. S., and C. LEWIS: Partial hepatectomy of the liver. Surgery 30, 642 (1951).
DOGLIOTTI, A. M., and E. FOGLIATI: Resection of the liver with intrahepato-ductogastrotomy or intrahepatoductojejunostomy for biliary obstruction. Int. Coll. Surg. 26, 267 (1956).
ELIAS, H. PH. D.: Segments of the liver. Surgery 36, 950 (1954).
FAGARASANU, I., L. CHITLARU et M. CARSTEA: À propos de l'hepatectomie pour drainage: L'hepato-cholangio-gastrostomie dans les obstructions neoplastiques ou cicatricielles des voies biliaires. Int. Chirurgen-Kongr. Kopenhagen 1955.
FISCHER, B., E. J. FEDOR, S. H. LEEM, W. K. WEITZEL, R. SELKER and C. RUSS: Some physiologic effects of short- and long-term hypothermia upon the liver. Surgery 40, 862 (1956).
FISHBACH, F. C.: A morphologic study of regeneration of the liver after partial removal. Arch. Path. (Chicago) 7, 955 (1929).
FRIOR, W. M., and E. STINSON: Total exstirpation of the dog's liver in one stage. Bull. Johns Hopk. Hosp. 44, 138 (1929).
FOJANINI, G.: Epatectomia (Parte fisiologica). Bull. ophthal. Soc. Egypt 47, 330 (1955). — Le epatectomie parte fisiologica. Int. Chirurgen-Kongr. Kopenhagen 1955.
GANS, H.: Hepatic surgery. Amsterdam-Houston-London-New York: Elsevier Publishing Comp. 1955.
GARCIA, J. A.: Nueva cirugia reglada del higado. Int. Chirurgen-Kongr. Kopenhagen 1955.
GURD, F. N., H. M. VARS and J. S. RAVDIN: Composition of the regeneration liver after partial hepatectomy in normal and protein-depleted rates. Amer. J. Physiol. 1952, 11 (1948).
HOBSLEY, M.: Intra-hepatic anatomy. A surgical evaluation. Brit. Surg. 45, 635 (1958).
HOHENBERGER, H.: Über Leberresektionen. Inaug.-Diss. Würzburg 1957.
HUGGINS, CH., and E. L. CARTER: Partial hepatectomy employing differential hypothermia. An experimental study. Arch. Surg. (Chicago) 74, 189 (1957).
KNAKE, E.: Über Transplantation von Lebergewebe. Virchows Arch. path. Anat. 319, 321 (1950).
LEVEEN, H. H., and L. LEWIS: A simplified one stage hepatectomy for experimental surgery. Ann. Surg. 139, 195 (1954).

LIN, CH. Y., and N. CH. HUANG: Intrahepatic cholangiojejunostomy. Chin. med. J. **77**, 70 (1958).
LOCALIO, S. A., and N. J. SALTZ: Regeneration of the liver following massive destruction as a result of trauma. Report of a case and correlation with experimental literature. Surgery **27**, 282 (1950).
LONGMIRE, W. P., and M. C. SANDFORD: Intrahepatic cholangiojejunostomy with partial hepatectomy for biliary obstruction. Surgery **24**, 264 (1948).
LORTAT-JACOB, J. L., et H. G. ROBERT: Hépatectomie droite réglée. Presse med. **60**, 549 (1952).
— Hépatectomies droites. Étude clinique. 16. Kongr. Soc. Int. Chir. Kopenhagen 1955.
MALLET-GUY, P., et J. FEROLDI: La régeneration hépatique après hépatectomie partielle. Lyon chir. **48**, 845 (1953).
MANCUSO, M., S. MESSINETTI e A. NAPOLITANO: Sulla reversione della cirrosi epatica umana dopo epatectomia parziale con funzione rigenerativa ed in particolare sul significato delle modeficazioni qualitative e quantitative della frazione mesenchimale. Fegato **3**, 376 (1957).
—, M. E., E. NATALINI et E. DEL GRANDE: Anatomia et tecnica chirurgica dell'exeresi tipica lobare e segmentaria dell settore sinistra del fegato. Policlinico, Sez. chir. **64**, 127 (1957).
MANN, F. C.: Studies in the physiology of the liver. Technique and general effect of removal. Amer. J. med. Surg. **161**, 37 (1921).
—, and TH. B. MAGATH: Die Wirkung nach totalen Leberresektionen. Ergebn. Physiol. **23**, 212 (1924).
MELNIKOV, A.: De la résection du foie. Rapports de la délégation soviétique. 16. Congr. Int. Chir. Copenhagne 1955. Editions en Langues Etrangeres, Moscou, 1955.
MIZUKAMI, T.: Beitrag zur Resektionstechnik des linken Leberlappens. Zbl. Chir. **83**, 1159 (1958).
NAKAYAMA, K.: Vereinfachte Leberresektion. Chirurg **27**, 456 (1956).
NOVIKOFF, A. B., and R. VAN POTTER: Biochemical studies on regeneration liver. J. biol. Chem. **137**, 223 (1948).
PARENTELA, A., D. ZILIOTTO and E. ODEBLAD: An experimental study an S^{35} uptake by regenerating liver and spleen in partially hepatectomized mice. Bull. int. Chir. **2**, 164 (1956).
PATEL, J., et C. COUINAUD: Les bases anatomiques des hépatectomies réglées. Int. Chirurgen-Kongr. Kopenhagen 1955.
PELKAN K. F., and G. H. WHIPPLE: Zit. nach HOHENBERGER.
PETTINARI, V.: Chirurgia demolitiva del fegato. Edizioni Idos, Milano, 1958.
POPESCU, C.: Das Prinzip der „atypischen" anatomiegerechten Leberresektionen. Z. ärztl. Fortbild. **16**, 673 (1958).
RAVEN, I. S.: Some factors concerned with liver injury. West. J. Surg. **59**, 551 (1951).
REIFFERSCHEID, M.: Chirurgie der Leber. Stuttgart: Georg Thieme 1957.
ROSSI, R.: La resezione epatica atipica e l'epatectomia tipica. Istituto per la diffusione di opere scientifiche, Milano, 1953.
SCHOTTENFIELD, L. E.: Surgery of the liver. Amer. J. dig. Dis. **22**, 139 (1955).
SÉNÈQUE, J., M. ROUX et CH. L. CHATELIN: Technique de l'hépatectomie gauche typique réglée. J. int. Chir. **13**, 59 (1953).
SHUMACKER, H. B., and J. MILLER: Intrahepatic cholangiojejunostomy for biliary obstruction. A.M.A. Arch. Surg. **76**, 988 (1958).
STEUDEL, J.: Antwort zur Frage:Hepatektomie — Leberresektion — Hepatotomie? Dtsch. med. Wschr. **81**, 146 (1956).
STUCKE, K.: Zur Anzeigestellung und Technik der Leberresektionen. 16. Kongr. Soc. Int. Chir. Kopenhagen 1955,
— Leberresektionen. Langenbecks Arch. klin. Chir. **284**, 629 (1956); **287**, 791 (1957).
WARVI, W. N.: Primary tumors of the liver. Surg. Gynec. Obstet. **80**, 643 (1945).
WENDEL, W.: Beiträge zur Chirurgie der Leber. Langenbecks Arch. klin. Chir. **114**, 982 (1920).
WUSTMANN, O.: Hepatogastroanastomose bei mechanischem Ikterus infolge inoperablem Gallenblasen- oder Pankreaskopfcarcinom. 16. Int. Chirurgen-Kongr. Kopenhagen 1955.
ZUCKER, M. B., M. SIEGEL, E. E. CLIFTON, J. W. BELLVILLE, W. S. HOWLAND and C. E. GROSSI: Generallized excessive oozing in patients undergoing major surgery and receiving multiple blood transfusion. J. Lab. clin. Med. **50**, 849 (1957).
— — — — — The effect of hepatic lobectomy on some blood clotting factors and on fibrinolysis. Ann. Surg. **146**, 772, (1957).

H. Chirurgie der örtlichen Hepatopathien
I. Mißbildungen

Von den Mißbildungen der Leber verdient der sog. *Riedelsche Lappen* besonderes chirurgisches Interesse. Diese zungenartige Ausziehung des anatomisch rechten Leberlappens imponiert als ein in die freie Bauchhöhle vorwachsender Tumor, der sich bis zum Becken hinziehen kann. An seiner Basis, die oft recht schmal ist, findet sich häufig ein Schnürring, ein Befund, der die Vermutung

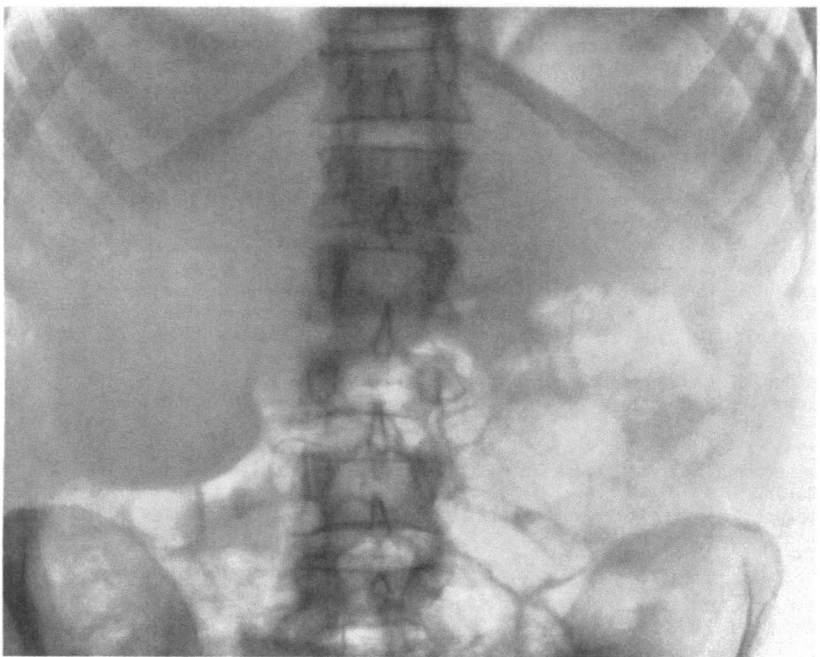

Abb. 77. Riedelscher Lappen bis auf die Beckenschaufel reichend

aufkommen ließ, daß diese Abnormität dem Tragen von Korsetts zur Last zu legen ist. Diese Auffassung erhielt weitere Nahrung durch die Tatsache, daß diese bizarre Lappenbildung vorwiegend bei älteren beleibten Frauen auftritt. Die kausal-genetischen Ansichten haben sich jedoch hier in den letzten Jahren gewandelt. Heute sieht man diese Veränderung als eine angeborene Mißbildung an. Der Gewebsaufbau des Riedelschen Lappens ist meistens normal, manchmal finden sich jedoch stärkere Vermehrungen des interlobären Bindegewebes. Bei entsprechender Größe macht diese tumorartige Veränderung Druck- und Verdrängungsbeschwerden. Bemerkenswert ist auch, daß die Träger des Riedelschen Lappens nicht selten gleichzeitig unter Gallenblasenaffektionen leiden. Die Resektion dieser Mißbildung, die in der Regel erst bei der Probelaparotomie festgestellt wird, bietet sich bei dem fibrösen, gefäßarmen Stil geradezu an. Der Eingriff bietet keine größeren Gefahren (Abb. 77).

Von den übrigen Mißbildungen sind chirurgisch interessant *abnorme Lappungen* (Hepar lobatum) — die auch erworben sein können —, *akzessorische Lappen* und sog. *Nebenlebern* z. B. im Lig. suspensorium und im großen Netz. Hierher gehören auch die Formanomalien und Vorwölbungen bei kongenitalen oder angeborenen

Zwerchfellhernien und zungenartige Ausziehungen des linken Leberlappens. Differentialdiagnostische Schwierigkeiten machen nicht selten accessorische Spalten, die man als atavistisch ansieht und deshalb auch als Affenspalten bezeichnet. Sie finden sich sowohl an der Unterfläche als auch am Leberrand und können mit bizarren Lappungen der gesamten Leber einhergehen (Abb. 78).

Schließlich sind noch die *Hypo- und Aplasien* eines ganzen Leberanteiles (W. W. MEYER) und *abnorme Vergrößerungen* (Hemmungsmißbildungen, kompensatorische Hypertrophie) und die *Verlagerungen* der Leber zu erwähnen. Die *Transposition* der Leber mitsamt der Gallenblase auf die andere Körperseite ist meistens mit einer Mißbildung der übrigen intraperitonealen Organe vergesellschaftet. Der Pylorus liegt dann links von der Mittellinie, während der Fundus des Magens, das absteigende Colon, Sigma und Milz auf der rechten Seite, die Appendix hingegen auf der linken Seite gefunden werden. Alle Möglichkeiten vom partiellen bis zum kompletten Situs inversus kommen vor und verursachen nicht unerhebliche diagnostische Probleme. Die chirurgische Behandlung kann sich selbstverständlich nur auf explorative und symptomatische Maßnahmen beschränken.

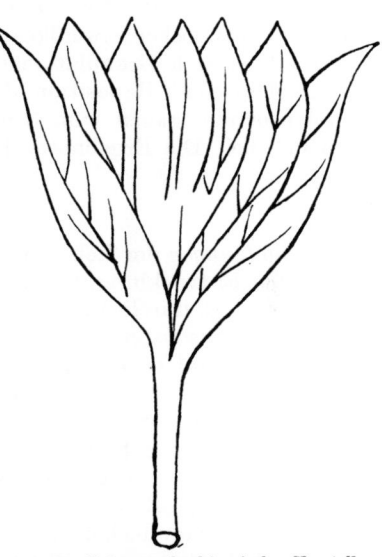

Abb. 78. Leber nach chinesischer Vorstellung aus 7 Blättern, 3 linken und 4 rechten, bestehend (nach HOFMANN)

Als Mißbildungen im weiteren Sinne sind auch die *totalen* oder *partiellen Hepatoptosen*, die *mobilen* oder *flottierenden* Lebern und die *Luxation* der Leber mit anormaler Beweglichkeit anzusprechen. Daß diese Verlagerungen kolikartige Schmerzen und dauernde Druckbeschwerden auslösen können, ist zwar bekannt, gibt aber immer wieder zu Fehldeutungen Anlaß. Die ausstrahlenden Schmerzen in die rechte Schulter, in den rechten Oberbauch und in die Nierengegend lassen an alles andere eher denken als an eine Lebersenkung oder -verlagerung. Die Rechtsdrehung der Leber um ihre Achse und ihre Verlagerung nach vorn und unten verursachen strangulationsartige bzw. krampfhafte Schmerzen. Die häufigste Diagnose lautet: Gallensteinkolik! Auf die weiteren klinischen und therapeutischen Fragen wird in dem Kapitel O (Chirurgie des rechten Subphreniums) ausführlich eingegangen.

Bei der *Omphalocele* fällt — bei entsprechender Ausdehnung — neben Magen- und Darmschlingen die Leber in den Nabelbruchsack vor. Die Gefahr der Ruptur des dünnen Sackes und einer Durchwanderungsperitonitis bzw. eines Ileus sind beim Nabelschnurbruch immer gegeben. Da gleichzeitig häufig andere Mißbildungen z. B. angeborene Herzfehler, Zwerchfellhernien, malrotation oder nonrotation des Darmes bestehen, sind diese Kinder primär kaum lebensfähig. Die Ansichten, ob man einen Nabelschnurbruch sofort operieren oder sich konservativ verhalten soll, sind geteilt. Bei der *operativen* Behandlung unterscheidet man das *einzeitige* Verfahren in Form einer Reposition des Bruchsackinhaltes und nachfolgenden Verschluß der Bauchdecken in *einer* Sitzung von dem *zweizeitigen* Vorgehen, das bei größeren Nabelschnurbrüchen immer dann zu empfehlen ist, wenn die Reposition der vorgefallenen Darm- und Leberabschnitte schwierig ist. Hat man das Gefühl, daß die prolabierten Eingeweide ihr Wohnrecht in der Bauchhöhle verloren haben, so wird man nach GROSS in der 1. Sitzung lediglich die Bauchhaut in der Umgebung des Prolapses mobilisieren und über diesem verschließen. Damit wird eine Infektion der Bauchhöhle abgewehrt und die Ruptur des Bruchsackes hintangehalten. In der 2. Sitzung wird einige Zeit später, wenn sich die Lageverhältnisse in der Bauchhöhle ausgeglichen haben, die Bauchhöhe vollständig verschlossen. Bei sehr großen Nabelschnurbrüchen wird sich jedoch dieser Eingriff nur schwerlich ohne stärkere Hautspannung über der eventrierten Leber durchführen lassen. Werden die Weichteile allzu sehr mobilisiert, ist eine Reposition kaum möglich und die Wundheilung gefährdet. Deshalb gibt man heutigentags immer mehr der *konservativen* Behandlung den Vorzug. Nach Desinfektion wird der Bruchsack „*offen*" mit Heizkissen und chemischer Eiweißkoagulation „ausgetrocknet". Unter dem trockenen Schorf bilden sich Granulationen und so erfolgt allmählich durch Vernarbung eine „biologische" Reposition der Eingeweide in die Bauchhöhle. Elastische Wickelverbände tragen zum Erfolg dieser zweifellos sehr schonenden Methode wesentlich bei. Die Ergebnisse sind gleich gut wie die der operativen Verfahren.

II. Cysten

Cystenbildungen der Leber sind verhältnismäßig selten. Sie beruhen auf einer fehlerhaften Entwicklung, treten meistens solitär auf und sind als einfache Retentionscysten z. B. durch Abschnürungen im Gallengangs- oder Lymphsystem oder als Proliferationscysten anzusprechen. Von den *echten* Cysten, die solitär, uni- oder multicameral vorkommen, sind die posttraumatischen und neoplastischen, *unechten* oder *Pseudocysten* abzugrenzen (Abb. 79). Den Lebercysten in ihrem Erscheinungsbild sehr ähnlich ist die *Cystenleber*, die sehr häufig mit gleichartigen angeborenen Entwicklungsstörungen der Nieren, des Pankreas und anderen Mißbildungen vergesellschaftet ist. Dieses Leiden ist familiär-kongenital verankert. Die diagnostischen und therapeutischen Probleme der Lebercysten und des Hepar cysticum decken sich mit denen der gutartigen Tumoren. Differentialdiagnostisch kommen vor allem Cholecystopathien und cystische Tumoren der Niere, des Pankreas, des Ovariums und der Milz in Betracht. Nimmt die Cyste an Größe zu, so treten Schmerzen durch Reizung des parietalen Peritoneums und Verdrängungserscheinungen des Zwerchfells bzw. der benachbarten Bauchorgane auf. Die Symptome eines malignen Tumors fehlen, die Leberfunktionsproben zeigen im allgemeinen keine krankhaften Abweichungen, ebenso ist ein Ikterus keineswegs konstant. Bei der Palpation findet man eine tumorartige, rundliche Vorwölbung von prall-elastischer Konsistenz, die sich von der Leber nicht abgrenzen läßt. Sie ist von oben nach unten schlecht, von rechts nach links gut zu verschieben. Nach SPATH und KÖLE liegt das Colon und der nach links verdrängte Magen *hinter* dem Tumor, ein differentialdiagnostisch gegenüber anderen Cysten und Tumoren wertvolles Zeichen. Sind die Cysten klein und multipel, so soll man sie, wenn man sie bei einer Laparotomie antrifft, in Ruhe lassen. Besteht jedoch eine größere, krankmachende, unilokuläre Cystenbildung, so kommen Punktionen, Incisionen, Excisionen, Resektionen und schließlich bei allzu großer Ausdehnung Anastomosen mit dem Dünndarm in Betracht. Mehrmals ist auch eine Ignipunktur bzw. die elektrochirurgische Koagulation der Cyste versucht worden. Da die Gefahr einer sekundären Gallensekretion und -fistelbildung jedoch immer besteht, ist ein solcher therapeutischer Versuch nur dann zu empfehlen, wenn wirklich eine absolute Indikation gegeben ist. Bei einkammerigen, kleincystischen Veränderungen ist die Lebenserwartung normal, bei einer polycystischen Degeneration ist die Prognose sehr viel ungünstiger. Die Patienten sterben schließlich an einem Leber- oder Nierenversagen. Die Cysten können

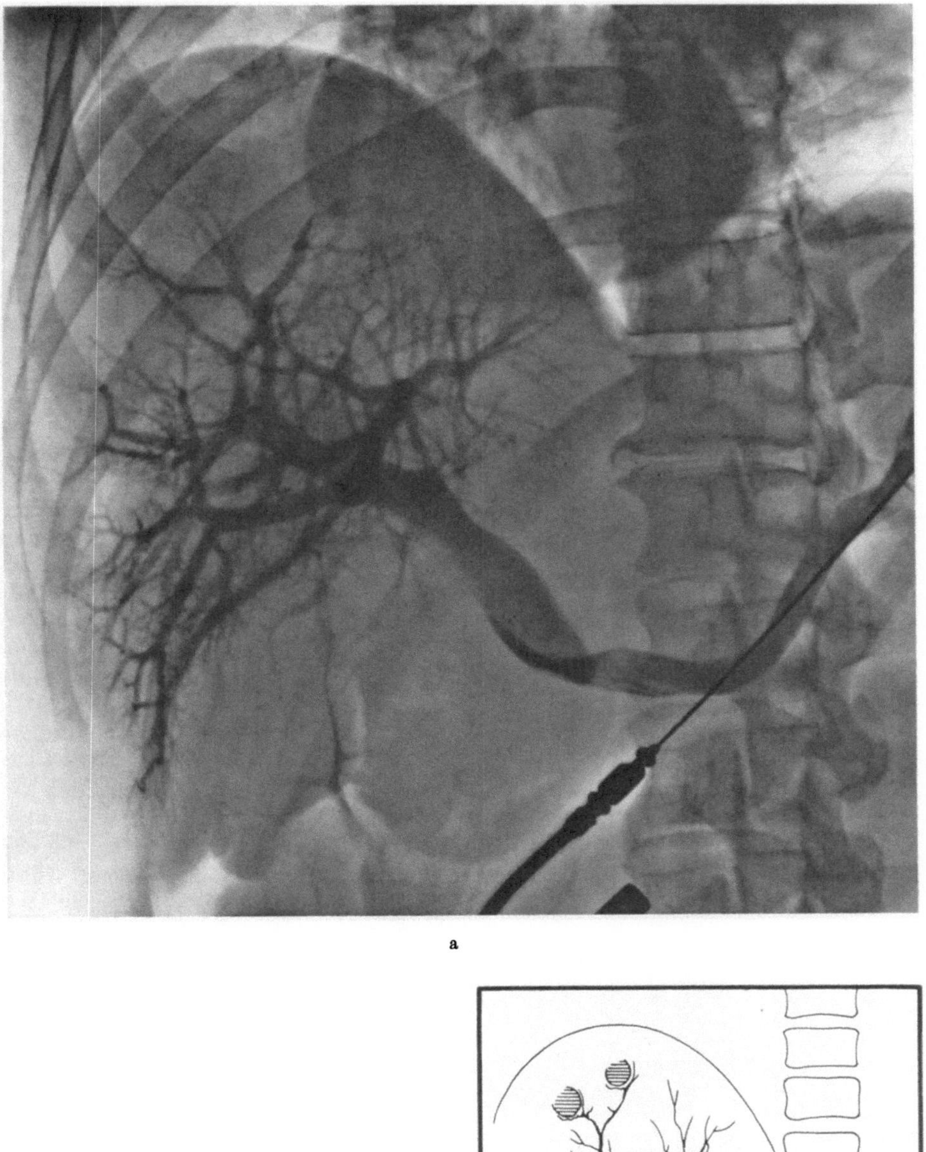

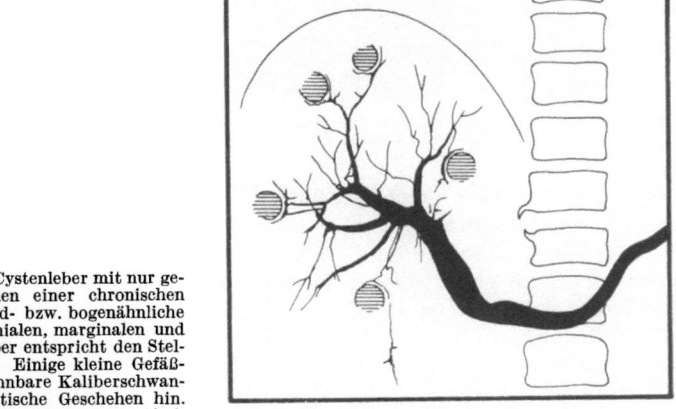

Abb. 79a u. b. a Generalisierte Cystenleber mit nur geringen histologischen Anzeichen einer chronischen Hepatitis. Die sichel-, halbmond- bzw. bogenähnliche Form einzelner Gefäße im kranialen, marginalen und dorsalen Sektor der rechten Leber entspricht den Stellen größerer Cystenbildungen. Einige kleine Gefäßabbrüche und stellenweise erkennbare Kaliberschwankungen deuten auf das hepatitische Geschehen hin. b Schematische Pause des Splenoportogrammes (Aufnahme Dr. WANNAGAT, Bad Mergentheim)

ein gewaltiges Ausmaß annehmen und zu erheblichen Verdrängungserscheinungen führen. Hierfür ein bezeichnendes Beispiel:

10jähriger Junge bemerkt seit 4—5 Wochen eine Vorwölbung oberhalb der Nabellinie. Seit gleicher Zeit läßt der Appetit nach, Druckgefühl, unregelmäßige Verdauung. Hausärztliche Einweisungsdiagnose: Echinococcus. Pädiatrische Vermutungsdiagnose: Pankreascyste oder Nierentumor? Probelaparotomie: Großer cystischer Tumor an der Unterfläche des linken Leberlappens mit Verdrängung des Magens und Colons nach unten. Keine erheblichen Verwachsungen, keine auffälligen entzündlichen Reaktionen. Nach Abstopfung der Bauchhöhle wird die Cyste abpunktiert: 600 cm³ klare seröse Flüssigkeit. Danach wird die Cyste teils scharf, teils stumpf Schritt für Schritt aus der Leber herausgelöst. Ein Kapselrest wird belassen und in sich vernäht. Keine stärkere Blutung. Glatter Heilverlauf. Entlassung nach 14 Tagen. Nachuntersuchung nach 5 Jahren zeigte normale klinische und röntgenologische Verhältnisse. Im intravenösen Pyelogramm im Vergleich zu dem erstangefertigten vor der Operation normale Füllung des linksseitigen Kelchsystems und der abführenden Harnwege.

III. Tumoren
1. Benigne Tumoren

Unter den *gutartigen Geschwülsten* sind neben den seltenen *Lymphangiomen*, *Teratomen* und *Fibromen* die sog. *Leberadenome* hervorzuheben. Diese primär epithelialen Geschwülste der Leber unterteilt man in die 2 Formen des *acinösen* Leberzelladenoms und des *tubulösen* Gallengangsadenoms. Ätiologisch werden kongenitale Mißbildungen, aber auch regenerative Bildungen von adenomartigem Charakter verantwortlich gemacht. Die histologischen Bilder erinnern vielfach an eine Cirrhose und ähneln dann den knotigen Hyperplasien, die im Gegensatz zu den Adenomen ohne scharfe Grenze in das normale Gewebe übergehen. Das Adenom komprimiert und verdrängt das angrenzende Lebergewebe (KETTLER). Nur selten erreichen die knotigen Hyperplasien und Adenome eine solche Größe, daß sie Beschwerden oder Verdrängungserscheinungen verursachen.

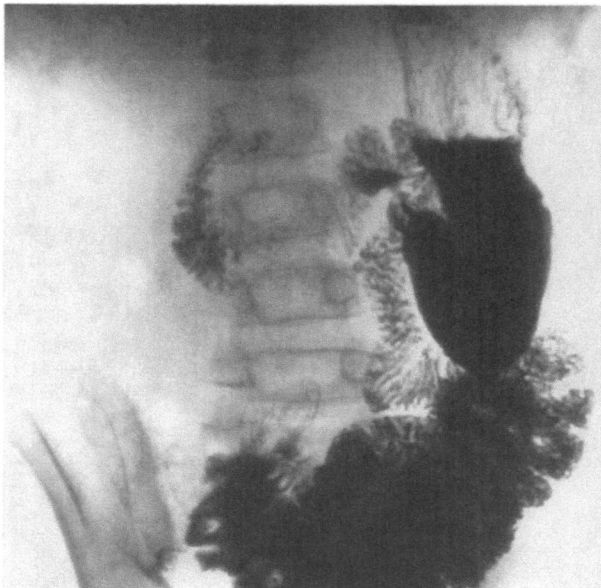

Abb. 80. Lebertumor mit Verdrängungserscheinungen des Magen-Darmkanals

Da diese Tumoren als *potentiell maligne* anzusprechen und Übergänge von der Hyperplasie zum Adenom und Carcinom nachzuweisen sind, ist die Indikation zur Entfernung in jedem Falle gegeben. Eine makroskopische Entscheidung, ob es sich um einen benignen und malignen Tumor handelt, ist selten möglich, selbst histologisch ist die Abgrenzung nicht immer leicht.

Dankbare Resektionsobjekte sind die sog. *Hamartome*, aus embryonalen Resten entstehende Fehlbildungen, die, aus dem normalen Gewebsverband heraus-

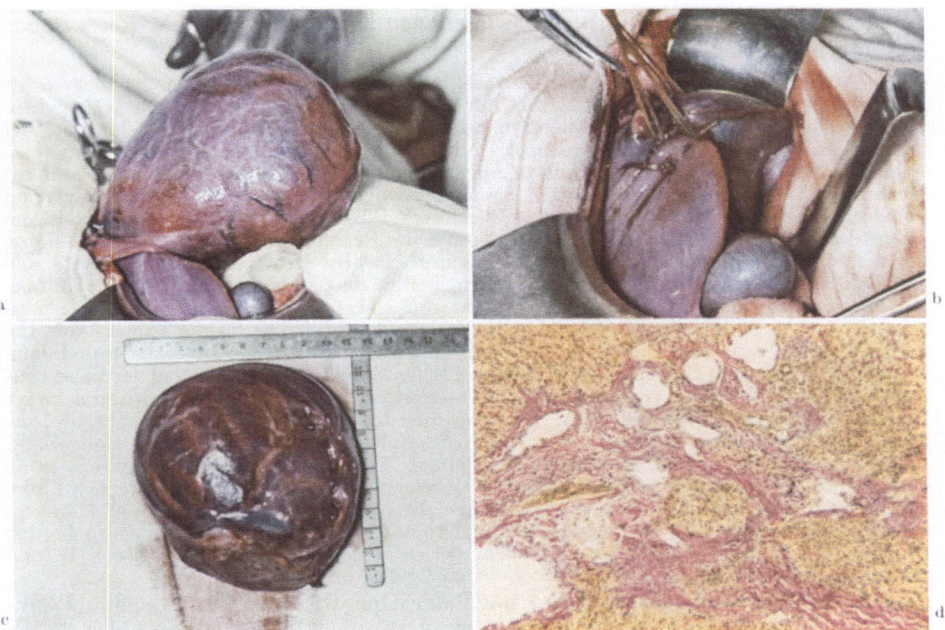

Abb. 81 a—d. Gutartiger Lebertumor. a Operationssitus: Der Tumor nimmt den ganzen linken Leberlappen ein. b Zustand nach „typischer" Resektion. c Makroskopisches Präparat. d Cirrhoseähnliches Bild mit deutlicher Bindegewebsvermehrung der Glissonschen Felder. Van-Gieson-Färbung, Lupenvergrößerung

gelöst, sich zu circumscripten Geschwülsten entwickeln. Diese sind zunächst gutartig, können dann aber in eine recht maligne, schrankenlos fortschreitende Geschwulst übergehen. In der kausalen und formalen Genese dieser Tumoren hat sich die Vorstellung von der regeneratorischen Fehldifferenzierung (FISCHER-WASELS) durchgesetzt. Gerade in der Leber kommen ja durch entzündliche Erkrankungen Zell- bzw. Gewebsumwandlungen der verschiedensten Art, überschüssige Wucherungen von drüsenartigem Charakter bis zu atypischen Neubildungen mit infiltrierendem Wachstum nebeneinander und in

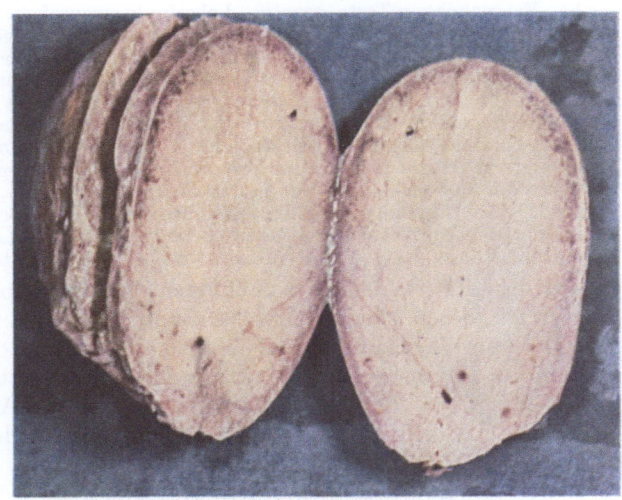

Abb. 82. Gleicher Tumor wie Abb. 81, aufgeschnitten

mannigfaltigen Entwicklungsformen vor. Im klinischen und histologischen Sinne sind sie somit als potentiell maligne anzusprechen, eine Feststellung, die ihre radikale Entfernung in jedem Falle erforderlich macht. Wir haben in der letzten Zeit bei zwei weiblichen Patienten, die mit der Verdachtsdiagnose eines

,,Bauchtumors" in die Klinik eingewiesen wurden, durch radikale Resektionen Heilungen erzielen können.

1. A. K., 6 Jahre alt, verspürt im Anschluß an einen Sturz stärkere Schmerzen im Epigastrium. Bei näherer Befragung gibt der Vater an, daß das Kind schon früher häufiger über unklare Bauchbeschwerden, insbesondere nach der Nahrungsaufnahme geklagt habe. Kein Fieber, kein Erbrechen, Appetit gut, Stuhlgang normal, keine Gewichtsabnahme. Klinische Untersuchung ergab bei gutem Allgemeinbefund im rechten Oberbauch einen gut faustgroßen, nicht druckschmerzhaften, mäßig verschieblichen, glatten Tumor. Milz nicht palpabel, Leber nicht abzugrenzen, keine Bauchdeckenspannung. Röntgendiagnose (Magen-Darm-Passage, intravenöses Pyelogramm): Tumor des Retroperitonealraumes, eventuell von der rechten Niere ausgehend. Differentialdiagnostisch wird ferner eine Pankreascyste und eine Leberechinococcose in Erwägung gezogen. Echinokokkenteste negativ. Bei der Probelaparotomie zeigt sich ein kleinkindskopfgroßer vom linken anatomischen Leberlappen ausgehender und bis in die Leberpforte reichender, derber, blau-rötlich verfärbter Tumor (Abb. 81). Dieser wird im Sinne einer linksseitigen Lobektomie zunächst peripher angegangen und dann in üblicher Weise nach Unterbindung der Glissonschen Gebilde in der NGS und der Lebervene knapp unterhalb des Sinus venosus ,,typisch" reseziert. Nur geringe Blutung, die durch einige Umstechungen gestillt werden kann. Peritonealisierung mit der Bauchfellduplikatur bzw. der Glissonschen Kapsel und einem Netzzipfel. Sorgfältige Drainage. — Glatter Heilverlauf. Entlassung nach 3 Wochen. Histologischer Befund: Die Struktur des Lebergewebes ist in dem Tumor noch deutlich zu erkennen. Die einzelnen Leberläppchen werden jedoch durch deutlich vermehrte Bindegewebssepten und Züge, die von der Glissonschen Kapsel ausgehen, auseinandergedrängt. In den Glissonschen Feldern erkennt man eine Gallengangswucherung und eine stärkere Hyalinisierung, vor allem perivasal gelegen. Der histologische Befund entspricht einer mäßigen bis deutlichen Lebercirrhose (Abb. 81).

Das Kind wurde jetzt 4 Jahre nach der Operation nachuntersucht. Wohlbefinden, kein Anhalt für Rezidiv, normale Entwicklung, Leberfunktionsteste regelrecht.

Ähnlich ist die 2. Beobachtung:

27jährige Patientin bemerkt seit 2 Jahren, daß ihr Leib an Umfang zunimmt. Keine wesentlichen Beschwerden. Erst seit einigen Tagen stärkere Schmerzen im rechten Ober- und Unterbauch. Hausärztliche Diagnose: Bauchtumor. Einweisung in die Klinik. Lokalbefund: Kindskopfgroßer, praller Tumor, der vom linken Leberlappen bis fast zum Nabel reicht. Echinokokken-Teste negativ. Leberfunktionsproben: Serumbilirubin mit 1,2 mg-% leicht erhöht, sonst normal. Röntgenologisch starke Verlagerung des rechten Abschnittes des Quercolons nach caudal. Probelaparotomie (Operateur Prof. WACHSMUTH): Doppelt kindskopfgroßer, praller Tumor, der dem linken anatomischen Leberlappen angehört. Hiläre Ligatur des linken Astes der A. hepatica, der V. portae und des linken Gallenganges, Resektion des tumortragenden Leberabschnittes mit dem elektrischen Messer, Unterbindung der linken Lebervene, sorgfältige Blutstillung, Lebernähte, Drainage. Der Tumor wiegt 1500 g. Postoperativer Heilverlauf, abgesehen von einem vorübergehenden Anstieg des Serumbilirubins auf 3,05 mg-% und des Blutzuckers auf 240 mg-%, ohne Komplikationen. In der Folgezeit gute Erholung, beschwerdefrei in hausärztliche Behandlung entlassen. — Pathologisch-anatomische Diagnose: Umschriebene tumorförmige Leberhyperplasie im Sinne eines Hamartoblastoms. Kein Anhalt für das Vorliegen eines echten Tumors.

Bei dieser Patientin ist 1 Jahr nach der Operation eine intestinale Blutung aufgetreten, deren Ursache nicht einwandfrei geklärt werden konnte. Entweder hat es sich um eine Hämobilie (Gefäßneusprossungen!) oder um eine ,,cholämische" Blutung im Rahmen einer Hepatitis gehandelt. Jetzt, ein weiteres Jahr später ist die Patientin völlig beschwerdefrei, geht ihrer Arbeit nach und fühlt sich wohl. Die Leberfunktionsteste sind normal, auffallend ist lediglich eine Erniedrigung der Thrombocytenzahl.

Unter den gutartigen *Lebertumoren* spielen die *Hämangiome* und *Kavernome* die größte Rolle. Klinisch treten sie erst in Erscheinung, wenn sie eine bestimmte Größe annehmen bzw. wenn sie Verdrängungserscheinungen machen, es sei denn, sie manifestieren sich dramatisch durch eine Ruptur als ,,akutes Abdomen". In der Regel werden die Leberkavernome als Zufallsbefunde festgestellt und bedürfen keiner chirurgischen Behandlung. Vorzugsweise kommen sie bei Frauen im mittleren Lebensalter vor. Klinisch steht das Symptom einer langsam wachsenden Bauchgeschwulst im Vordergrund, so daß diagnostische Verwechselungen mit Ovarialgeschwülsten, Pankreas- oder Mesenterialcysten und Hydro-

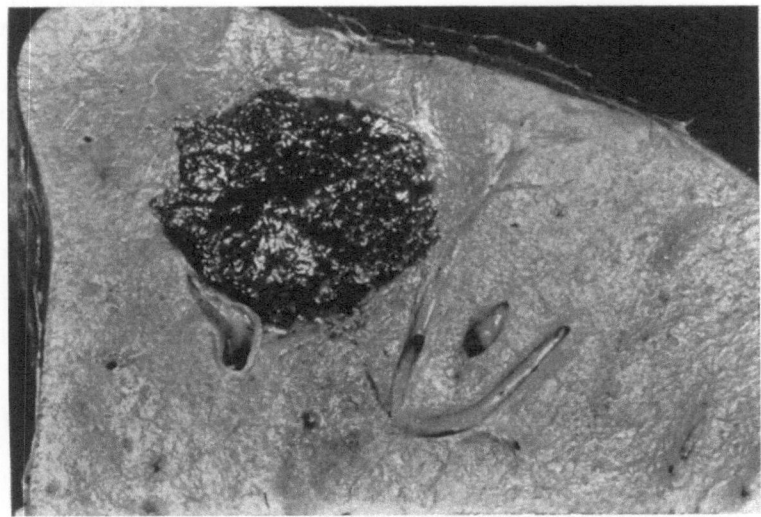

Ab. 83. Typisches Hämangiom

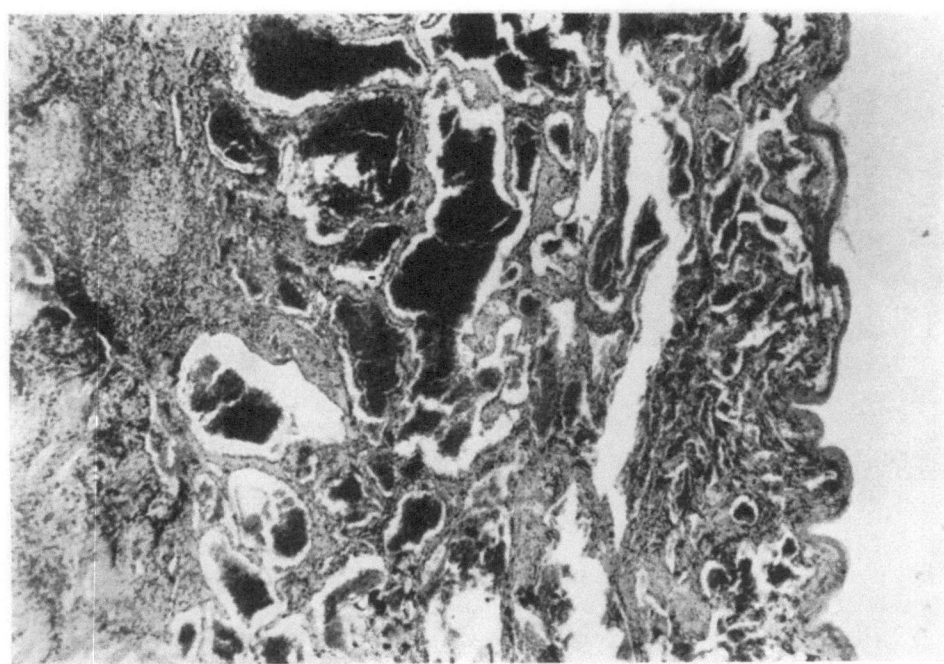

Abb. 84. Histologischer Schnitt eines Leber-Hämangioms. H.E.-Färbung

nephrosen möglich sind. Als weitere Merkmale sind dyspeptische Beschwerden, Übelkeit, Erbrechen, Bauch- und Schulterschmerzen, intermittierender Ileus und Schwächegefühl hervorzuheben. Wird der Tumor größer, stellen sich Druckerscheinungen und Verdrängungen der Nachbarorgane ein. Ihr Ausmaß hängt von dem Sitz und der Wachstumsschnelligkeit der Geschwulst ab (Abb. 83—87).

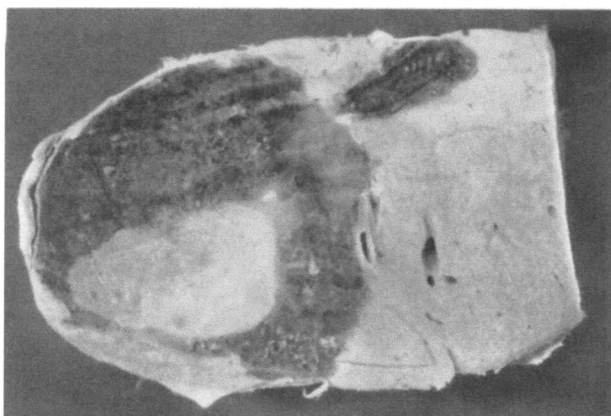

Abb. 85. Rupturiertes Hämangiom, Sektionspräparat (Pathologisches Institut Würzburg)

Bei dem uncharakteristischen Symptomenkomplex, der nichtssagenden Anamnese und der Indifferenz der objektiven Untersuchungsergebnisse wird eine einwandfreie klinische Diagnose nur selten möglich sein. Man denkt an einen Bauchtumor, ausgehend vom Pankreas oder von den Nieren, es sei denn, daß man bei dünnen und schlaffen Bauchdecken den der Leber aufsitzenden Tumor palpieren kann. Ein beachtenswertes Kennzeichen ist die respiratorische Verschieblichkeit einer breitbasig der Leber angehörenden Geschwulst. Weitere diagnostische Klärungen sind durch die *Röntgenuntersuchung* möglich. Kalkschatten im rechten Oberbauch können für ein Hämangiom sprechen, differentialdiagnostisch sind jedoch verkalkte Echinococcuscysten, Leberabscesse und Phlebosklerosen auszuschließen. Röntgenuntersuchungen des Magen-Darm-Traktes, das Pneumoperitoneum und Retroperitoneum können das breite Spektrum der diagnostischen Möglichkeiten einengen, weitere Hinweise geben die Laparoskopie und schließlich die Probelaparotomie (Abb. 86).

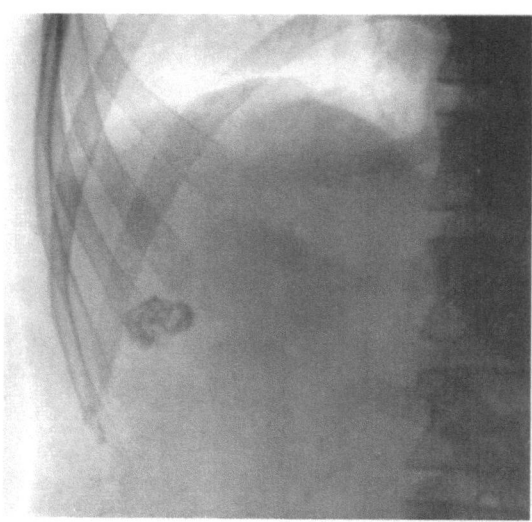

Abb. 86. Verkalktes Hämangiom, Übersichtsaufnahme

Zusammenfassend kann man feststellen, daß man bei den Leberkavernomen klinisch nur zu einer *Wahrscheinlichkeitsdiagnose* kommen kann. Diese kann nach NIEMANN und PENITSCHKA auf Grund folgender Symptome gestellt werden:

1. Kavernomträger sind vornehmlich Frauen im mittleren Alter.

2. Es bestehen Schmerzen verschiedenen Charakters in der Magengrube.

3. Allgemeinerscheinungen und vor allem Magen-Darm-Störungen deuten auf raumbeengende Druckerscheinungen.

4. Der langsam wachsende Tumor ist meist im Epigastrium oder im rechten Hypochondrium gelegen und entwickelt sich von kranial nach caudal.

5. Sein Zusammenhang mit der Leber ist palpatorisch oder perkutorisch nachweisbar.

6. Abgrenzmöglichkeiten der Neubildung nach unten und nach den Seiten, nicht aber nach oben.

7. Respiratorische Verschieblichkeit des Tumors.

8. Trotz eventueller hochgradiger Bewegungsmöglichkeit nach den Seiten und nach oben besteht Motilitätsbegrenzung nach caudal.

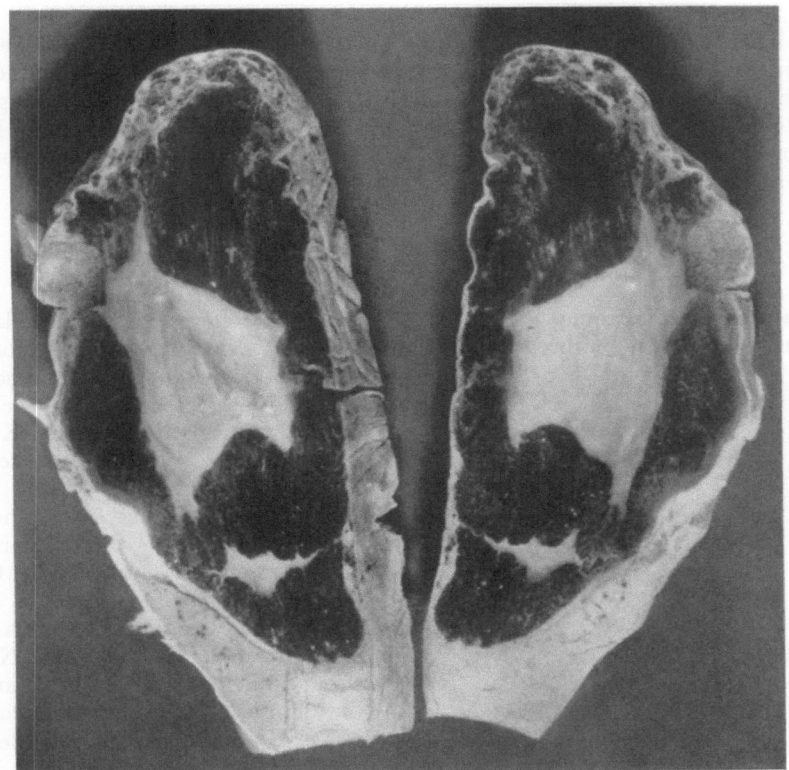

Abb. 87. Ausgedehntes Hämangiom einer Leberhälfte (Pathologisches Institut Würzburg)

Eine besondere Eigenart der Leberkavernome ist die *Ruptur*! Ein Ereignis, das, wie ein Blitz aus heiterem Himmel, als eine Perforation oder schwere intraabdominelle Blutung imponiert! Die *operative Behandlung* der Leberkavernome ist angezeigt 1. bei Ruptur, 2. bei starken subjektiven Beschwerden und ausgesprochenen objektiven Krankheitserscheinungen, z. B. Verdrängungen anderer Organe, bei Ileuserscheinungen, Ikterus und Perforationsgefahr. Die Methode der Wahl ist die Radikaloperation. Je nach Größe und Lage des Tumors wird man entweder hilär oder peripher resezieren. Die Mortalität ist relativ gering und beträgt nach den im Weltschrifttum niedergelegten Angaben etwa 11% (NIEMANN und PENITSCHKA). Punktionen und Kauterisationen sind wegen der Verblutungsgefahr abzulehnen. Alle anderen Behandlungsmaßnahmen, z. B. Injektionen mit Varicocid, Röntgenbestrahlungen usw. haben sich nicht bewährt. Bei *geplatzten Hämangiomen* kommt die chirurgische Hilfe meistens zu spät. Nur in vereinzelten Fällen ist durch Drucktamponade und Vernähung der Rupturstelle eine Heilung erzielt worden. Niemals sollte das Leberkavernom als Zweit- oder Gelegenheitsoperation bei einer aus anderer Indikation durchgeführten Laparotomie angegangen werden.

Wird man mit einem größeren Hämangiom konfrontiert, soll man die Resektion nur durchführen, wenn alle technischen Möglichkeiten und Bedingungen für den Eingriff erfüllt sind und genügend Blut zur Transfusion zur Verfügung steht. Bei der Resektion selbst ist möglichst im Gesunden und nicht im Tumor zu operieren, da sonst bei diesen gefäßreichen Tumoren eine abundante Blutung kaum zu vermeiden ist.

Keineswegs harmlos ist die *Biopsie* eines Hämangioms! In der Regel wird man ja die Artdiagnose durch die Inspektion und Palpation stellen können. Entschließt man sich zur Resektion, so ist die histologische Untersuchung *nach* der Resektion durchzuführen. Eine vor der Resektion entnommene Probeexcision kompliziert den Operationsgang sehr. Die auftretenden Blutungen sind meistens nur schwierig zu beherrschen.

2. Maligne Tumoren
a) Sarkom

Primäre Lebersarkome sind selten. Meistens handelt es sich um Rundzellen-, Riesenzellen-, Angio-, Fibro- oder Melanosarkome (Abb. 88). Häufiger kommen maligne Hämangioendotheliome vor, die sich entweder in diffuser Ausbreitung oder als umschriebene Knoten manifestieren. *Sekundäre* Sarkomformen, z. B. Retothelsarkom- und Melanoblastommetastasen können die Leber in sehr unterschiedlicher Ausbreitung befallen. Cystische Umwandlungen sind möglich. Auf die Leber übergreifende maligne Neuroblastome des N. sympathicus und der Nebennieren fallen vor allem bei Kindern an. Klinisch und therapeutisch bestehen bei den Sarkomen die gleichen Probleme wie beim Lebercarcinom. Nur in seltenen Fällen wird eine radikale Resektion möglich sein, insbesondere schon deshalb, da alarmierende Krankheitszeichen erst dann auftreten, wenn der Tumor bereits inoperabel ist.

Größeres chirurgisches Interesse verdienen die sekundären *Thorotrastsarkome*, die durch eine Dauerbestrahlung des radioaktiven Kontrastmittels vornehmlich auf die Kupfferschen Sternzellen, die Sinusoide und die an der Leberpforte ausgebreiteten Lymphdrüsen zustande kommen. Alle Thorotrastdepots und Granulombildungen sind als Präsarkomatosen oder Präcancerosen anzusprechen. Die Diagnose ergibt sich aus der Vorgeschichte, den indifferenten subjektiven Beschwerden und dem klassischen Röntgenbild. Nach einer Latenzzeit

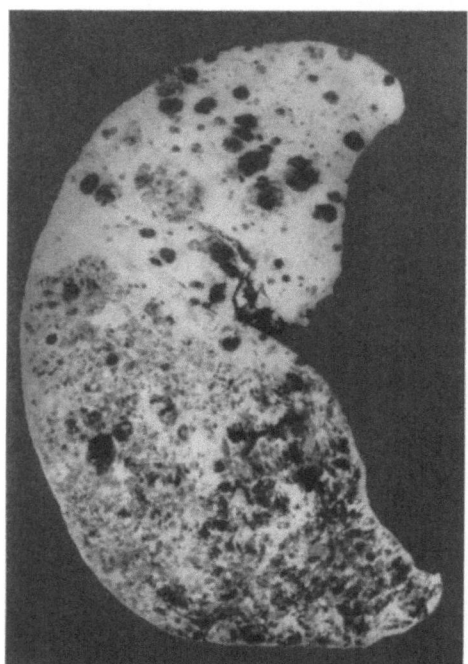

Abb. 88. Melano-Sarkom (Sammlungspräparat des Pathologischen Instituts Würzburg)

von etwa 12—18 Jahren ist mit Sicherheit eine maligne Entartung der Thorotrasttosen zu erwarten (K. H. BAUER). Neben den rein örtlichen Schädigungen sind Panmyelopathien und hämorrhagische Diathesen besonders gefürchtet.

Eine radikale Sanierung scheitert in der Regel an der diffusen Streuung des Kontrastmittels. Isolierte Granulome an der Leberpforte sollte man jedoch soweit wie möglich ausräumen!

b) Primäres Carcinom der Leber

Das *primäre Lebercarcinom* hat sich in den letzten Jahren so sehr gehäuft, daß die früher vorherrschende Meinung, es handele sich um eine seltene bzw.

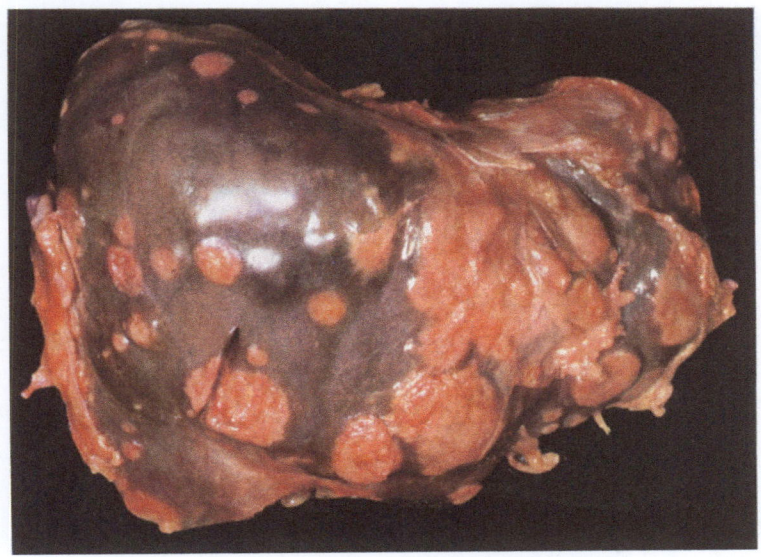

Abb. 89. Primäres Leberzellcarcinom

relativ seltene Erkrankung, heute nicht mehr zu Recht besteht. Die Zunahme ist statistisch absolut gesichert und es ist zu befürchten, daß auch in Zukunft die Zahl der primären Lebercarcinome ansteigen wird. Diese Annahme basiert nicht zuletzt auf der Vorstellung, daß die Leberkrebse in engen ätiologischen und pathogenetischen Beziehungen zur Hepatitis und zur Cirrhose stehen bzw. daß die entzündlichen und degenerativen Erkrankungen der Leber den Boden für eine Entgleisung zum Krebs bereiten können. Bemerkenswert ist in diesem Zusammhang, daß in den afrikanischen und asiatischen Ländern der primäre Leberkrebs ungeheuer weit verbreitet ist, eine Tatsache, die auf chronische Hepatitiden, Infektionen durch Schistosomiasis und andere leberspezifische Erreger und Schmarotzer zurückgeführt wird. Das Sektionszahlengut der einzelnen Länder ist sehr unterschiedlich und im Grunde kaum vergleichbar. In den europäischen Ländern besteht eine Frequenz von 0,14—0,6%, während für die Bevölkerung Amerikas die Prozentsätze etwas höher liegen. In den afrikanischen und asiatischen Ländern steht der primäre Leberkrebs unter allen Carcinomformen bei den Männern sogar an 3.—5., bei den Frauen an 6.—8. Stelle. Das Durchschnittsalter liegt in Europa zwischen 50 und 70 Jahren, während bei den südafrikanischen Eingeborenen 70—80% der primären Leberkrebse im Alter von 40—50 Jahren anfallen (BERMAN, ROULET). Der primäre Leberkrebs ist vorwiegend eine männliche Erkrankung (Abb. 89).

Nach der Auffassung von ELIAS ist das morphologische Substrat des Carcinoms eine im bösartigen Sinne gesteigerte Mitose. Bei vergleichend-anatomischer Betrachtung konnte er für die verschiedenen Formen des menschlichen Leberkrebses entsprechende Befunde von Lebern aus dem Tierbereich heranziehen.

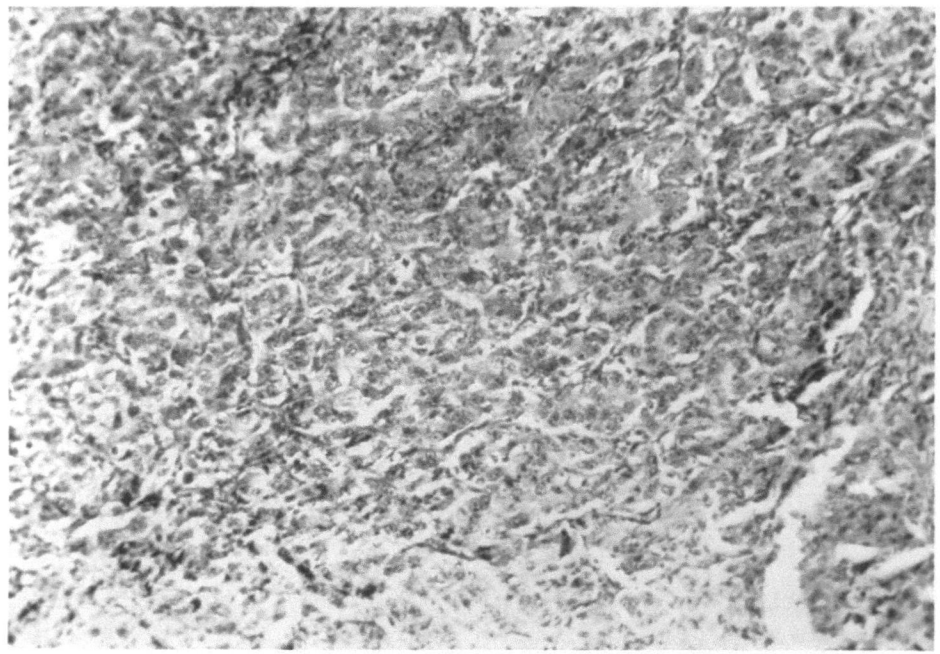

Abb. 90. Histologisches Bild des Präparates Abb. 89. H.-E.-Färbung

Der primäre Leberkrebs wird eingeteilt in:
1. *Hepatome* (Leberzellcarcinome),
2. *Cholangiome* (cholangiocelluläre Carcinome).

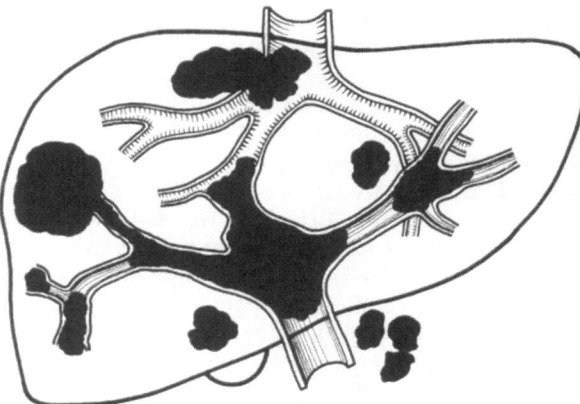

Abb. 91. Metastasierungen eines primären Leberkrebses durch Einbruch in die Pfortaderaufzweigungen und in die Lebervenen (nach NETTER)

Hepatome findet man häufig gemeinsam mit der Cirrhose, während die Cholangiome sich weit weniger in cirrhotischen Lebern ausbilden (AMBROSIUS). Übergänge und Mischformen zwischen beiden Krebsarten werden als *Cholangiohepatome* bezeichnet. Neben diesen *morphologisch* und *histogenetisch* ausgerichteten Klassifizierungen kommen auch *makroskopische* und *klinische* Gesichtspunkte für die Einteilung in Betracht. So unterscheidet EGGEL

a) die knotige Form = 64,6%, b) die massive Form = 23%, c) die diffuse Form = 12,4%.

Wie man aus der *experimentellen* Pathologie weiß, können durch cancerogene Noxen alle Carcinomformen in fast gleich großen Zahlenverhältnissen erzeugt werden. Zwischen der Lebercirrhose, der knotigen Hyperplasie, dem Leberzelladenom und dem Endstadium eines primären Lebercarcinoms gibt es fließende Übergänge, somit sehr wechselvolle histologische Erscheinungsbilder. Mängel oder Einseitigkeiten der Ernährung, Fehlen von Vitaminen und essentiellen Eiweißen, cancerogene Stoffe, sie alle wirken als krebsbegünstigende Noxen im Sinne einer *Syncarcinogenese*, so daß bei den lebhaften und überschießenden Zellmitosen eine Entgleisung durchaus möglich ist.

Metastasierungen des primären Leberkrebses erfolgen meistens durch Einbruch in die Pfortaderaufzweigungen (Abb. 91). Die Töchtergeschwülste verbreiten sich dann über die ganze Leber und werden schließlich über die Lebervenen in den großen Kreislauf abgeschwemmt. So werden die Lungen die ersten Filter, von denen aus dann die Krebszellen diffus über den ganzen Organismus abgesiedelt werden.

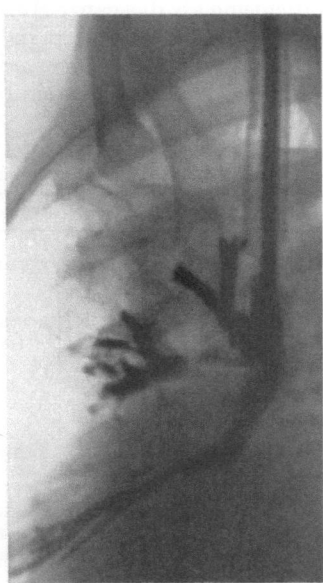

Abb. 92. Primärer Leberkrebs mit Infiltration des Zwerchfelles und der basalen Lungenabschnitte

Die *Diagnose* des Leberkrebses bereitet große Schwierigkeiten. Ausgesprochen charakteristische pathognomonische Zeichen fehlen in den Anfangsstadien. Treten Schmerzen, Verdrängungserscheinungen, Ikterus, Ascites, Leber- und Milzvergrößerungen auf, dann ist in der Regel das Krebsleiden schon weit fortgeschritten. Alle diese Merkmale sind wenig prägnant und können genausogut anderen Hepatopathien zur Last gelegt werden. Temperaturerhöhungen, Anämien, Gewichtsverluste und Kachexien deuten auf ein abdominelles Carcinom hin, gestatten jedoch keine Art- und Ortsdiagnose. Diese wird in der Regel durch die Probelaparotomie und die histologische Untersuchung gestellt. Wenn überhaupt, dann kann die Diagnose eines Lebercarcinoms nur durch *Laparoskopie* und *Biopsie* gesichert werden. Ist aber einmal der Verdacht auf ein primäres Lebercarcinom geäußert, so leitet sich hieraus die Ver-

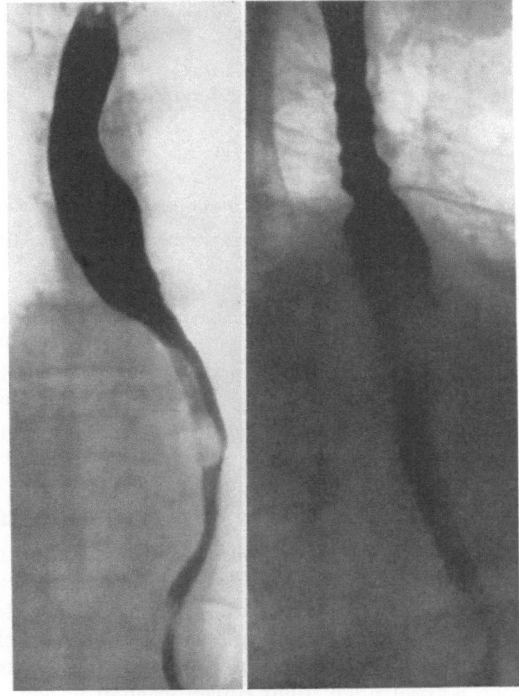

Abb. 93. Leberkrebsmetastasen des Mediastinums mit Einengung des Oesophagus

pflichtung ab, das ganze Rüstzeug der Diagnostik einzuschalten. Kommt man hiermit nicht weiter, soll man mit der *Probelaparotomie* nicht allzu lange zögern. Die einzig mögliche *Therapie* ist die Radikaloperation, d. h. die *Resektion*. Mehrere langjährige Heilungen sind gerade in den letzten Jahren beobachtet worden (Tabelle 5).

Tabelle 5. *Leberresektionen bei primärem Leber-Ca mit mehr als 3jähriger Überlebenszeit*

Nr.	Autor	Jahr	Art und Sitz des Tumors	Resektionsart	Zahl	Überlebenszeit
1	SCHRADER	1890	Ca am Leberrand	Keilexcision	1	nach 7 Jahren gesund
2	LÜCKE	1892	gestieltes Ca linker Lappen	Resektion	1	nach 3 Jahren gesund
3	TRICOMI	1893	Ca	Resektion	1	† 3 Jahre, 6 Monate p. op. an Metastasen
4	HELFERICH	1904	gestieltes Ca	Keilexcision	1	† 4 Jahre p. op. an Metastasen
5	MCARTHUR	1905	Ca des linken Lappens mit dem Magen verbacken	Kelexcision und Magenresektion	1	nach 3 Jahren gesund
6	SCHLIMPERT	1919	Ca	Exstirpation	1	nach 3 Jahren gesund
7	WENDEL	1920	Ca des rechten Lappens	typische Rechts-Lobektomie	1	† 9 Jahre p. op.
8	CACCARELLI	1925	gestielter Tumor	Resektion	1	† 3 Jahre p. op.
9	BAUMGARTNER u. FRIESINGER	1935	Adeno-Ca	Resektion	1	nach 3 Jahren 4 Monaten gesund
10	SINGLETON	1935	Adeno-Ca	Excision	1	nach 3 Jahren gesund
11	FERRE	1940	Ca	?	1	nach 3 Jahren 3 Monaten gesund
12	SANDFORD	1952	malignes Hepatom	Resektion	1	† nach 4 Jahren
13	SÉNÈQUE et AUROUSSEAU	1950	malignes Adenom	Resektion	1	nach 6 Jahren gesund
14	QUÉNU	1955	Epithelioma primitif	atypische rechtsseitige Lobektomie	1	nach 11 Jahren 5 Monaten gesund
15	BRUNSCHWIG	1957	malignes Hepatom	radikale Lobektomie	1	5 Jahre p. op. gesund
16	BRUNSCHWIG	1957	malignes Hepatom	radikale Lobektomie	1	6 Jahre p. op. gesund

c) Gallenblasencarcinom

Die aus der Umgebung einbrechenden und vorwachsenden *Carcinome* der *Gallenblase*, des *Magens*, des *Colons*, der *Nieren* und *Nebennieren* sind immer dann inoperabel, wenn sie in die großen Gefäßsysteme der Pfortader oder Lebervenen infiltriert sind. Nur dann, wenn die Einbrüche sich auf die unmittelbare Umgebung beschränken und in gefäßarmen Bezirken lokalisiert sind bzw. die Glissonsche Kapsel noch nicht durchbrochen haben, wird man eine „en bloc-Resektion" durchführen können. Hauptindikationen sind das Gallenblasencarcinom, wenn es örtlich begrenzt ist, das Coloncarcinom, das vorwiegend auf die rechte und das Magencarcinom, das isoliert auf die linke Leberhälfte übergreift. Die Prognose entspricht der allgemeinen Lebenserwartung dieser recht malignen Carcinomformen. Die in den letzten Jahren sich immer mehr breitmachende Tendenz, bei älteren Patienten radikalere en bloc-Resektionen vorzunehmen, basiert auf der Feststellung, daß gerade in der Geriatrie diese großen Eingriffe verhältnismäßig gut vertragen werden. Die primäre Mortalität hält sich hier in erträglichen Grenzen!

d) Carcinommetastasen der Leber

Immer wieder wird der Chirurg vor die Frage gestellt, ob er eine bei einer Laparotomie festgestellte *Lebermetastase* operativ angehen soll oder nicht. Bei primären Tumoren des Pfortadereinzuggebietes ist die Leber ja das große primäre Blutfilter, dessen Capillarnetze die verschleppten Geschwulstzellen passieren müssen. Setzt man die von WALTHER aufgestellten Möglichkeiten der Zellverschleppung

1. Lungentyp,
2. Lebertyp,
3. Hohlvenentyp,
4. Pfortadertyp (Abb. 94),

in Beziehung zu den klinischen Erfordernissen, so kommt für die primären Geschwülste der Leber vorwiegend die Metastasierung über die V. cava und die Lungen in Betracht. Sitzt das primäre Lebercarcinom in der Nähe der Leberpforte, kann eine Frühausbreitung in die Leber selbst erfolgen. Absiedelungen fern sitzender Carcinome können aber auch über die A. hepatica bzw. die V. cava erfolgen. In dem Züricher Material WALTHERs metastasierten 27,3% sämtlicher Fälle in die Leber. Entgegen der allgemein verbreiteten Auffassung, daß die Zahl der Lebermetastasen aus den Bauchorganen, also über die Pfortader, am größten sei, war in diesem Sektionsgut der Metastasierungstyp 1 mit 42% am stärksten vertreten, während der Pfortadertyp nur 35% ausmachte. Aber auch auf dem Wege portocavaler Anastomosen können Geschwulstemboli verschleppt werden. Ebenso ist eine Metastasierung auf dem Lymphwege von und zur Leber möglich, wenn auch dieser Ausbreitungsweg eine ungleich geringere Rolle spielt wie der hämatogene.

Sollen Lebermetastasen prinzipiell chirurgisch angegangen werden oder nicht? Diese Frage ist schnell beantwortet, wenn es sich um *multiple Metastasen* handelt. Hier verbietet sich jeder Eingriff. Anders verhält es sich mit den *solitären Tochtergeschwülsten*. Die Schwierigkeit liegt darin, ihre Einzahl wirklich zu beweisen. Die Palpation genügt allein nicht. Immer sollte zumindest eine Porto- oder Cholangiographie intra operationem durchgeführt werden.

Bevor man sich zur Resektion entschließt, ist der maligne Charakter der Geschwulst durch *histologische Schnellschnittuntersuchung* zu klären. Handelt es sich um ein sehr indifferentes Carcinom, so wird man sich in der Indikation zur Resektion Beschränkung auferlegen müssen. Ein gewagter oder heroischer Eingriff ist bei allen malignen Sekundärgeschwülsten der Leber verfehlt! Auf der anderen Seite ist die Resektionstherapie maligner Metastasen in geeigneten Fällen, d. h. bei einem gesicherten Solitärtumor in gefahrlosen Zonen durchaus angezeigt. Unter etwa 50 operierten Fällen finden sich immerhin einige mit Mehrjahresheilungen!

Lebermetastasierungen erfolgen meistens hämatogen, es sei denn, das Carcinom wächst aus der Nachbarschaft (Gallenblase, Magen) in die Leber ein. Metastasen finden sich beim Carcinom des Pankreas in 50,5%, der Gallenblase in 39,5%, des Magens in 33%, des Darmes in 33%, der Mamma in 32%, des Oesophagus in 23,5%, der Schilddrüse in 18%, des Uterus in 12% und bei sämtlichen Carcinomen (1078 Fälle) in 26,5% (KAUFMANN, zitiert nach

150   Chirurgie der örtlichen Hepatopathien

KETTLER). Heutzutage sind die Metastasen des Bronchialcarcinoms besonders häufig. So fand KETTLER unter 118 sekundären Lebercarcinomen 24,6% vom Bronchus ausgehende. Von einer Bevorzugung der rechten oder linken Leberhälfte im Sinne der vieldiskutierten Zweistromhypothese kann aber auf Grund klinischer und pathologischer Untersuchungen keine

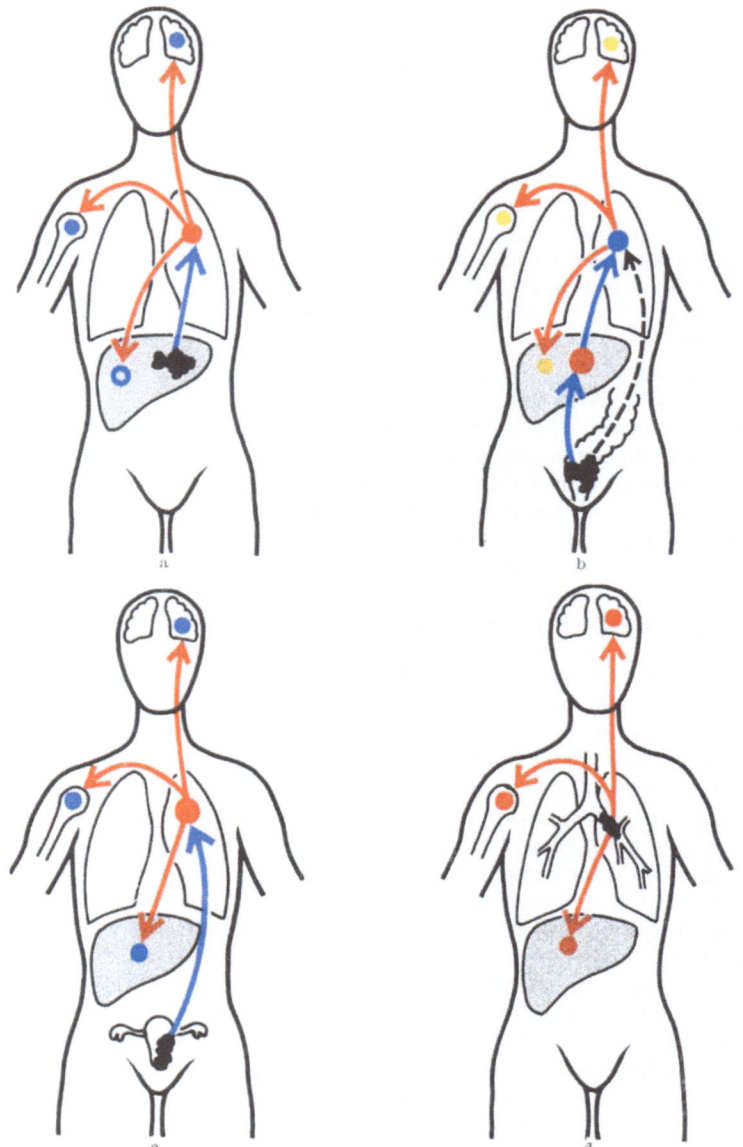

Abb. 94 a—d. Metastasentypen der Leber (nach WALTHER)

Rede sein. Beide Leberhälften werden, ganz gleich aus welchem Einzugsgebiet der Pfortaderwurzel die Absiedlungen stammen, paritätisch befallen. Makroskopisch lassen sich diffuse krebsige Infiltrationen von größeren unzähligen Knoten unterscheiden, beide Formen kommen aber auch nebeneinander vor, bzw. können ineinander übergehen. Regressive Veränderungen, Verfettungen, Nekrosen, Blutungen, cystische Umwandlungen und Verkalkungen führen zu einer Verfärbung und strukturellen Umwandlung der anfangs weiß-gelblich gefärbten Metastasen.

Palpatorisch sind multiple Lebermetastasen von einer Adenomatose und einem Echinococcus multilocularis nur schwer zu unterscheiden. Ihre klinischen Zeichen sind völlig indifferent und geben keine Anhaltspunkte über den feingeweblichen Charakter.

Die *Operationsindikation* wird von der gesicherten Einzahl, dem Sitz und dem histologischen Charakter der Metastase bestimmt. Daß es sehr langsam wachsende Metastasen gibt, ist mehrfach festgestellt worden. Im allgemeinen wächst jedoch der Sekundärtumor in der Leber unter den begünstigenden Bedingungen dieser gefäßreichen Stoffwechseldrüse recht schnell, so daß sich jeder Eingriff verbietet.

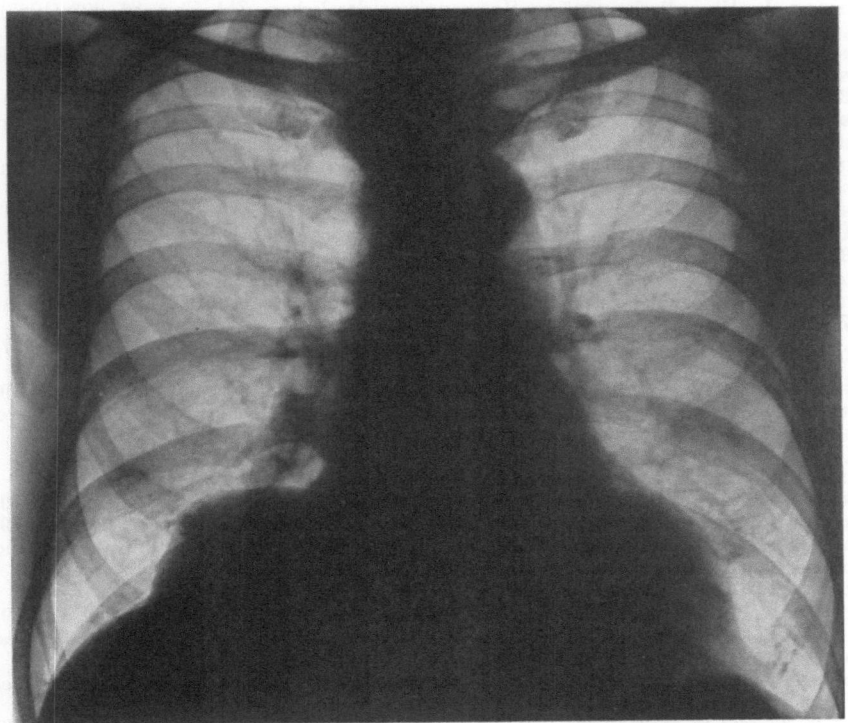

Abb. 95. Carcinommetastase eines Magenkrebses, über die Leber in den Thoraxraum vorwachsend

Literatur

Ausführliche Literatur bei EDMONDSON (1957), PETTINARI (1957) und COUINAUD (1958).

AMBROSIUS, K.: Über das primäre Lebercarcinom. Medizinische **3**, 111 (1956).
ARIEL, J. M.: The treatment of primary and metastatic cancer of the liver. Surgery **39**, 70 (1956).
BALAKRISHAN, T.: Excision of the left lobe of the liver cavernous angioma. Indian J. Surg. **18**, 332 (1956).
BATZENSCHLAGER, A., et E. WILHELM: Cancer primitif de la travée hépatique sur cirrhose thoratrastique. Ann. anat. path., N. S. **2**, 39 (1957).
BELBER, J. P., and E. R. MOVITT: Metastatic carcinoma of the liver simulating the „acute surgical abdomen". Report of three cases. Med. Ann. D.C. **26**, 580 (1957).
BENHAMOU, J. P., et R. FAUVERT: Le cancer primitif du foie en France. A propos des 25 observations. Sem. Hôp. **1958**, 121.
BERMAN, C.: Primary carcinoma of the liver. A study in incidence. Clinical manifestations, pathology and aetiology. London: H. K. Lewis & Co. Ltd. 1951.
BRASFIELD, R. D.: Prophylactic right hepatic lobectomy for carcinoma of the gallbladder. Amer. J. Surg. **91**, 829 (1956).
BRUNSCHWIG, A.: Long term survival following right hepatic lebectomy. Amer. J. Surg. **94**, 2 (1957).
— La chirurgie des tumeurs hépatiques. Brux. méd. **37**, 333 (1957).

CIOBANU, ST.: Radikale Operation bei Gallenblasenkrebs. Chirurgia (Bucuresti) **6**, 924 (1957).
CLAY, R. C., and G. G. FINNEY: Lobectomy of the liver for benign conditions. Ann. Surg. **147**, 827 (1958).
COUINAUD, C.: Le foie. Études anatomiques et chirurgicales. Paris: Masson & Cie. 1957.
DIOGUARDI, N., e A. BERNARDINI: Su una particolare indicazione alla resezione epatica. Gazz. int. Med. Chir. **63**, 53 (1958).
EDMONDSON, H. A.: Tumors of the liver and intrahepatic bile ducts. Washington: Armed forces Institut of Pathology 1958.
FINEBERG, CH., W. P. GOLDBURGH and J. Y. TEMPLETON: Right hepatic lobectomy for primary carcinoma of the liver. Ann. Surg. **144**, 881 (1956).
FRITZSCH, J.: Über die kavernösen Haemangiome der Leber. Zbl. Chir. **82**, 203 (1957).
GALLUS, P.: Le cancer primitif du foie. Acta gastro-ent. belg. **19**, 553 (1956).
HANCOCK, D. M.: Haemangioma of the liver. Roy. Coll. Surg. Edinburgh **3**, 311 (1958).
HENSON, S. W., H. K. GRAY and M. B. DOCKERTY: Benign tumors of the liver. Surgery **103**, 327, 607 (1956); **104**, 63 (1957).
KEELEY, J. L., and A. E. SCHAIRER: Intrahepatic cholangiojejunostomy (Longmire procedure) in carcinoma of intrahepatic bile ducts. A.M.A. Arch. Surg. **75**, 21 (1957).
KEIRLE, A. M., and T. W. MORGAN: Degenerating cavernous hemangioma of the liver causing small bowel obstruction. Amer. Surg. **24**, 499 (1958).
KÖHN, K.: Der primäre Leberkrebs. Berlin-Göttingen-Heidelberg: Springer 1955.
— Über das Vorkommen von Mikrocarcinomen in cirrhotischen Lebern. Z. Krebsforsch. **61**, 350 (1956).
LAZARUS, J. A., and F. FRIEDMANN: Hepatoma. Amer. J. Surg. **84**, 318 (1953).
LEVINE, S.: Hemangioma of the liver diagnosed by splenoportography. Amer. J. Roentgenol. **77**, 332 (1957).
LIN, CH. Y., and N. CH. HUANG: Intrahepatic cholangiojejunostomy. Chin. med. J. **77**, 70 (1958).
LINKE, H.: Beitrag zur Klinik des primären Leberkrebses. Ärztl. Wschr. **10**, 433 (1955).
MANCUSO, M., E. NATALINIE e G. D. GRANDE: Anatomia e tecnica chirurgica dell'exeresi tipica lobare e segmentaria del settore sinistro del fegato. Policlinico, Sez. chir. **64**, 127 (1957).
—, e D. SORVILLO: I tumori primitivi del fegato. Epatologia (Roma) **4**, 30 (1958).
MANHEIMER, L. H.: Solitary nonparasitic cyst of the liver. Ann. Surg. **137**, 410 (1953).
MARCONI, G.: L'adenoma solitario del fegato. Arch. De Vecchi Anat. pat. **27**, 895 (1958).
MARSHALL, S. F.: Resection of the liver combined with partial gastrectomy for carcinoma of the stomach. Surg. Clin. N. Amer. **1958**, 743.
MARTIN, W. L.: Hemangiomas of the liver. Amer. J. Surg. **89**, 623 (1954).
MEYER, P. G.: Das primäre Lebercarcinom. Basel 1937—1952. Z. Krebsforsch. **60**, 115 (1954).
MIXTER, CH. G., and CH. G. MIXTER jr.: Liver nodules encountered at laparotomy: significance and treatment. Amer. Surg. **138**, 230 (1952).
NIEMANN, F., u. W. PENITSCHKA: Die kavernösen Hämangiome-,,Kavernome" der Leber. Bruns' Beitr. klin. Chir. **195**, 257 (1957).
PACK, G. T., and H. W. BAKER: Total right hepatic lobectomy. Ann. Surg. **138**, 253 (1953).
—, and BRASFIELD: Metastatic cancer of the liver. The clinical problems and its management. Amer. J. Surg. **90**, 704 (1955).
PACKARD, G. T., and H. D. PALMER: Primary neoplasms of the liver in infants and childrens. Ann. Surg. **142**, 214 (1955).
—, and A. W. STEVENSON: Hamartoma of the liver. Surgery **15**, 299 (1944).
OCHSNER, J. L., and B. HALPERT: Cavernous hemangioma of the liver. Surgery **43**, 577 (1958).
OVERTON, R. C., and W. R. LIVESAY: The surgical significance of primary carcinoma of the liver. Surgery **37**, 519 (1955).
PELTOKALLIO, P., and M. KURKIPÄÄ: Polycystic disease of the liver. Ann. Chir. Gynaec. Fenn. **47**, 148 (1958).
PETRI, W.: Seltene raumbeengende Oberbauch-Prozesse. Zbl. Chir. **83**, 1269 (1958).
PETTINARI, V.: Chirurgia e patologia sperimentale. Moderni mezzi d'indagine nei tumori maligni del fegato. Estratto dal vol. 3, fasc. 1 (1955).
— Chirurgia demolitiva del fegato. Milano: Edizioni IDOS 1957.
PINHEIRO, L. C.: Hepatektomien. Rev. bras. Cir. **34**, 389 (1957).
POTTER, E. L.: Pathology of the fetus and the newborn. Chicago: The Year book publishers. 1953.
REIFFERSCHEID, M.: Über die Symptomatologie umschriebener Leberveränderungen. Dtsch. med. Wschr. **82**, 1294 (1957).
RIZZO, F.: Cisti solitari del fegato. Ann. ital. Chir. **34**, 3 (1957).
ROULET, F. C.: Die Lebercirrhose und das Lebercarcinom beim afrikanischen Neger. Schweiz. Z. allg. Path. **14**, 237 (1951).

Schönlebe, H.: Beitrag zur Röntgendiagnostik des Magens und Dickdarmes bei Leberfehlbildung. Fortschr. Röntgenstr. 84, 107 (1956).
Seltsam, M.: Über Cysten und gutartige Geschwülste der Leber. Inaug.-Diss. Würzburg 1958.
Sénèque, J., M. Roux et C. L. Chatelin: Technique de l'hépatectomie gauche typique réglée. J. int. Chir. 13, 59 (1953).
Shackelford, R. T., and W. B. Marbury: Left hepatic lobectomy for external biliary fistula. Ann. Surg. 144, 245 (1956).
Spath, F., u. W. Köle: Zur Klinik und Therapie der Cystenleber. Medizinische 1955, 519.
Stucke, K.: Moderne Leberchirurgie. Vortr. Mitteldtsch. Chirurgen, Halle, 1957.
Svoboda, M.: Cystenleber, im Röntgenbild einen Magenkrebs vortäuschend. Zbl. Chir. 82, 448 (1957).
Wachsmuth, W.: Totale Hemihepatektomie bei tumorförmigem Hamartom des linken Leberlappens. Ärztl. Wschr. 14, 197 (1959).
Walther, H. E.: Krebsmetastasen. Basel: Benno Schwabe & Co. 1948.
Warren, K. W., and R. C. Polk: Benign cysts of the liver and biliary tract. Surg. Clin. N. Amer. 1958, 707.
Webster, R.: Non-parasitic of the liver. Aust. N.Z. J. Surg. 27, 255 (1958).
Zeitlhofer, J.: Zur Frage der Häufigkeit und Form der primären Leberkrebse. Krebsarzt 6, 154 (1951).

J. Chirurgie der entzündlichen Erkrankungen
I. Leberabsceß

Die *intrahepatischen Abscedierungen* nehmen in den letzten Jahren immer mehr zu. Diese Tatsache ist um so schwerwiegender, als ihre Prognose nach wie vor eine sehr ernste ist. Chemotherapeutica und Antibiotica haben dieses Leiden wohl zeitweilig unterdrückt und vermindert, jedoch nicht, wie man hoffte, völlig verschwinden lassen. Immer häufiger werden Bacillus proteus und B. pyocyaneus gefunden, während die banalen Eitererreger seltener werden. Die Resistenz sämtlicher Bakterien selbst gegenüber den Breitbandantibiotica steigert sich laufend. Hierdurch wird die an sich schon wenig ausgeprägte *Symptomatik* der Lebereiterungen zusätzlich verschleiert und maskiert. Belastend ist ferner, daß die Kenntnis dieses Krankheitsbildes der heutigen Ärztegeneration längst nicht mehr so geläufig und vertraut ist, wie dies noch vor einigen Jahrzehnten der Fall war.

1. Pyogener Absceß

In den europäischen Ländern überwiegen die *pyogenen Abscesse*, in den tropischen die Infektionen durch *Amöben*. Eine primäre Entstehung der Leberabscesse ist äußerst selten. In der Regel gelangen die Keime auf dem *Blutwege* in die Leber. Als Infektionswege kommen in Betracht:

a) V. portae, b) A. hepatica, c) Vv. hepaticae.

Die Mehrzahl der Infektionen stammt aus dem großen Quellgebiet der *Pfortader*. Über die Mesenterialvenen werden die Eitererreger bzw. losgerissene Thromben direkt in die Pfortader verschleppt und rufen hier eine Thrombophlebitis hervor. Die Entzündung greift dann als Periphlebitis bzw. periportale Lymphangitis auf die Leberpforte über, die Keime überschwemmen die Leber, passieren sie und gelangen dann über die Lebervenen in den großen Kreislauf.

Als Primärerkrankung überwiegt die *Appendicitis*. Weitere Infektionsquellen sind verjauchte Coloncarcinome, Colitis ulcerosa, thrombosierte Milz- oder Hämorrhoidalvenen und nicht zuletzt die Diverticulitis des Dickdarmes. Häufig entstehen aber auch Abscedierungen im Gefolge entzündlicher Erkrankungen der Gallenblase und Gallenwege. Zunächst findet man den Pfortaderverzweigungen folgende, blattartige Einschmelzungen, später konfluieren die Eiterherde zu einem weitzerklüfteten Höhlensystem. Die Abscesse können solitär oder multipel sein!

Rechter und linker Leberlappen werden gleichmäßig befallen. Eine Seitenbevorzugung im Sinne der sog. *Zweistromhypothese* der Pfortader ist unseres Erachtens abzulehnen. Wir überblicken in unserem eigenen Krankengut der letzten

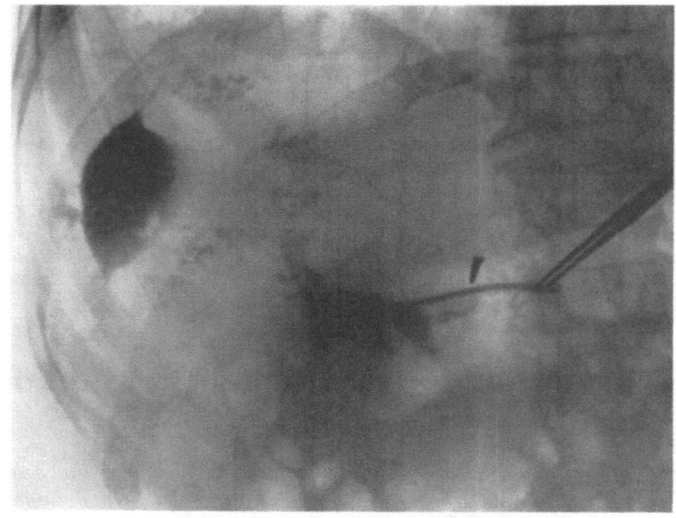

a

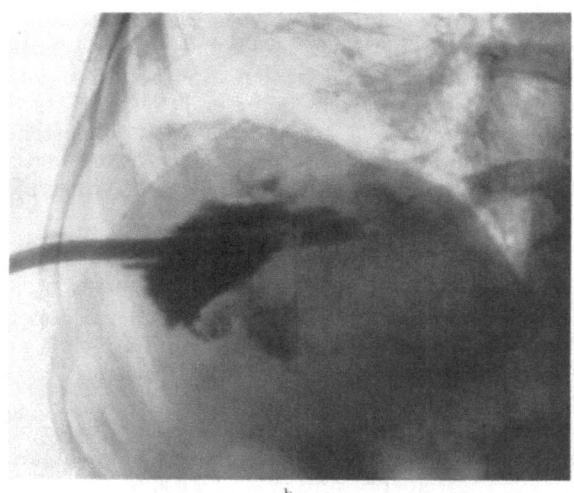

b

Abb. 96a u. b. Fisteldarstellung eines intrahepatischen Abscesses nach akuter Cholecystitis. Durchbruch in den subphrenischen Raum

2 Jahre 7 pylephlebitische Leberabscesse. Bei 2 vom unteren Dickdarm ausgehenden Infektionen fanden sich ausgedehntere Abscesse in der rechten Leberhälfte. Für eine homolaterale Gesetzmäßigkeit geben auch die im Schrifttum niedergelegten Fälle keine exakten Beweise. Infektionserreger sind vorwiegend Staphylokokken, Streptokokken und Colibacillen. Gelegentlich kommen auch Anaerobier, Typhus und Paratyphus und andere Keime der Salmonella-Gruppe vor.

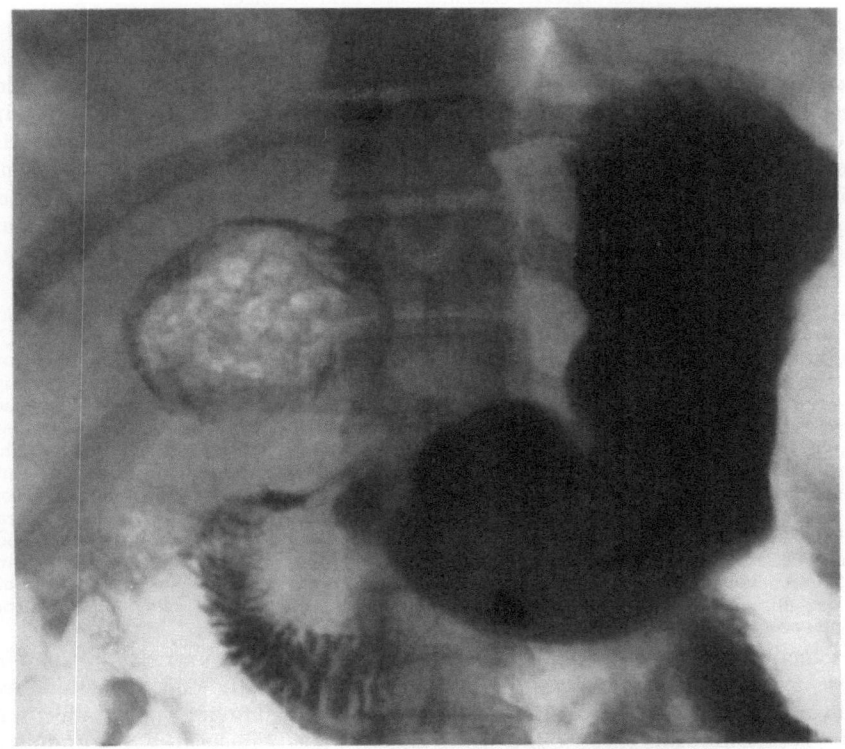

a

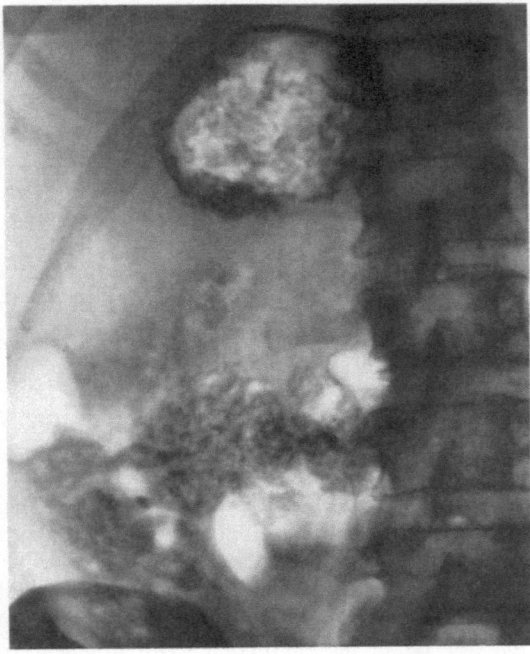

b

Abb. 97a u. b. Leberabsceß mit verkalkter Kapsel. Bakteriologisch Staphylokokken nachgewiesen. Aufsichts- und Seitenaufnahme

Bei *Neugeborenen* ist mehrfach eine *Nabelinfektion* als Ausgangspunkt der sekundären Abscesse beobachtet. Gelegentlich erfolgen auch Keimverschleppungen über die *A. hepatica*, so z. B. bei Endocarditis ulcerosa, Parotitis, Erysipel und Osteomyelitis. Rückläufige Infektionen oder Embolien infektiösen Materials sollen auch über die *Vv. hepaticae* möglich sein, sind jedoch selten. Beachtung verdienen namentlich die *Kontaktinfektionen* von Colon und Niere. Empyeme der *Gallenblase* perforieren gern in die Leber, bzw. werden von hier aus chologen und hämatogen Colierreger in die Leber eingeschwemmt. Hierfür ein bezeichnendes Beispiel:

64jähriger Mann erkrankte an einer akuten Cholecystitis. Bei der einige Wochen später im Intervall erfolgten Operation fand sich eine stark entzündlich veränderte, mit der Umgebung festverbackene, eitergefüllte, steinhaltige Gallenblase. Nach zunächst komplikationslosem Verlauf Subileus, Schwellung der Leber, Fieber, Hyperleukocytose und rechtsseitiger Pleuraerguß. Die Röntgendurchleuchtung ergibt einen Hochstand und fehlende Beweglichkeit des rechten Zwerchfells sowie einen kleinen Erguß. Im Blutbild toxisch granulierte Erythrocyten. Leichter Ikterus, Urobilin im Urin schwach positiv. Klinische Verdachtsdiagnose: Subphrenischer Absceß. Punktionsversuche negativ, allmähliche Besserung unter Antibioticagaben. Wiederaufnahme 4 Wochen später: Lebergegend druckschmerzhaft, toxisches Blutbild, dauernd leicht erhöhte Temperaturen, Serumbilirubin 3,0 mg-%. Thoraxdurchleuchtung: Verdacht, jedoch kein sicherer Hinweis auf einen subphrenischen oder intrahepatischen Absceß. Operative Revision ergibt einen in den subphrenischen Raum durchgebrochenen Leberabsceß (Abb. 97). Ausräumung von schlaffen Nekrosen, ausgiebige Drainage, allmähliche Besserung. Sechs Wochen später Entlassung, Blutbild und Leberfunktionsteste normal. Subjektives Wohlbefinden.

Gelegentlich beobachtet man Leberabscesse im Anschluß an eine *offene Verletzung* bzw. eine *subcutane Ruptur*. Prognostisch ungünstig sind die sekundären Infizierungen zentraler oder subcapsulärer Leberzerreißungen. Wiederaufflammende Entzündungsprozesse und Eiterungen nach Steckschußverwundungen sind nicht selten. Und nicht zuletzt kommen Abscedierungen durch *Operationstraumen*, z. B. Magenresektionen bei sehr verschwielten Ulcera und Carcinomen vor.

In einer großen Anzahl von Fällen bleibt jedoch der *Primärherd unbekannt*. Diese Form von Abscedierungen hat gerade im Zeitalter der Antibiotica bedenklich zugenommen.

Die *klinische Symptomatik* der Leberabscesse ist ja überhaupt nur in ausgeprägten Fällen typisch. Vielfach verläuft das Leiden latent bzw. überschneidet sich mit der Semiotik der Grundkrankheit. Fieber, Leukocytose, Schüttelfrost, Abgeschlagenheit, Krankheitsgefühl, also alles unspezifische Erscheinungen, stehen im Vordergrund.

Vermutet man auf Grund der Vorgeschichte und bei den unterschwelligen intraabdominellen Erscheinungen einen *Leberabsceß*, so fällt die Verifizierung doch in der Regel recht schwer. Von einer ausgesprochenen Prägnanz der Symptome kann auch im weiteren Verlauf nur dann die Rede sein, wenn sich größere Abscesse bilden. Ansonsten geben schmerzhafte Schwellungen der Leber mit Ausstrahlungen in die rechte Schulter, ein Weichteilödem im rechten Oberbauch bzw. der rechten Thoraxseite, eine Bronchitis, ein Reizhusten, ein „sympathischer" Erguß bzw. eine Verschwartung der Pleura wertvolle Hinweise. Der Palpationsbefund ist indifferent, die Leberfunktionsteste sind entweder negativ oder wenig signifikant. Ein Ikterus ist nur bei weit fortgeschrittenen Abscedierungen vorhanden und dann auch keineswegs obligat. Gelegentlich tritt eine Pfortaderstauung auf. Häufig überwiegen aber auch allgemeine Krankheitserscheinungen, eine toxische Leberinsuffizienz bzw. ein hepatorenales Syndrom.

Die *Probepunktion* der Leber ist gefährlich. Die *Röntgendurchleuchtung* läßt häufig ein Nachschleppen oder einen Stillstand des rechten Zwerchfells erkennen. Absceßspiegel kommen, selbst bei Schichtbildern und Aufnahmen im Stehen, nur gelegentlich zur Darstellung. Differentialdiagnostisch sind Interpositionen und Überlagerungen von Magen-Darmteilen abzugrenzen. Größere Abscesse können durch Cholangiographien und Splenoportographien erfaßt werden. Das Pneumoperitoneum ist ebenso wie die Laparoskopie kontraindiziert. Die Gefahr der Perforation oberflächlich gelegener Abscesse ist zu groß!

Wie wenig charakteristisch die Symptome und wie sehr sie von anderen Krankheitszeichen überdeckt sein können, zeigt folgendes Beispiel:

63jähriger Mann, 1916 Ruhrinfektion in Rußland, 1953 Nephrolithiasis rechts, 1957 Cholecystektomie, komplikationsloser Verlauf. Ein Jahr später erkrankt mit allgemeinem Unwohlsein und indifferenten Magen-Darmbeschwerden und gelegentlichen Schmerzen im ganzen Unterbauch. Der Allgemeinzustand reduziert sich immer mehr. Gewichtsabnahme, „Tumorbildung" im linken Unterbauch. Vorläufige Diagnose: Linksseitige Pyohydronephrose auf Grund eines Steinleidens. Behandlung mit Achromycin, darauf vorübergehende Besserung und Entfieberung. Einige Wochen später *Thrombophlebitis* am linken Unterschenkel. Die Cystoskopie ergab das Vorliegen eines Ureterenverschlusses links. Wegen zunehmender Verschlechterung weitere diagnostische Klärung nicht möglich. In den nächsten Tagen rapider Verfall, Schüttelfrost, Kreislaufkollaps, Exitus letalis unter dem Bild eines Kollapses. Die Autopsie ergab das Vorliegen einer *Diverticulitis* und *Peridiverticulitis des Sigmas*. Starke Einengung des linken Ureters durch entzündliches Schwielengewebe, Erweiterung des linken Nierenbeckens. *Multiple pylephlebitische Leberabscesse in der rechten (!) Leberhälfte. Atelektasen im Bereich des rechten Lungenunterlappens.* Dilatation des rechten Herzens. Bakteriologische Untersuchung des Leberabsceßeiters: Staph. pyog. aureus, B. proteus, B. coli, B. fluorescens, B. pyocyaneus.

Auch hier sprach das klinische Bild kaum für eine eitrige Infektion der Leber. Im Vordergrund stand — alles überdeckend — der „Tumor" im linken Unterbauch, der sich bei der Obduktion als eine *Diverticulitis* bei *Diverticulose* erwies. Bemerkenswert ist ferner an diesem Fall die *kontralaterale Lokalisation* der Abscesse im *rechten* Leberlappen. Ebenso schwierig ist die Deutung des Krankheitsbildes beim *Fehlen jeder Anhaltspunkte*:

12jähriges Mädchen erkrankt mit Fieber und Schüttelfrost, allgemeiner Abgeschlagenheit und Brechreiz. Continua von 39°, Leukocyten um 11000, leichter Ikterus, „etwa wie bei einer Perniciosa". Leib und Nierengegend völlig frei. Als einzig klinisch faßbarer Befund ist eine geringe Abschwächung des Atemgeräusches über der rechten Lunge zu erheben. Röntgenologisch o.B. Verdachtsdiagnose: Subsepsis hyperergica, Enteritis, Typhus, Paratyphus? Mehrwöchige Behandlung mit Penicillin, Leukomycin, Irgapyrin. Keine wesentliche Besserung, gelegentliches Erbrechen, unklare allgemeine Beschwerden. Antibiotica werden abgesetzt! Drei Wochen später bei unverändert hohen Temperaturen Anstieg der Leukocyten und Auftreten eines leichten Ikterus. Außer einer geringen Druckschmerzhaftigkeit der Leber kein abdomineller Befund. Plötzlicher Verfall, zunehmender Druckschmerz im rechten Oberbauch, Herz- und Kreislaufversagen, Leberkoma, hepatorenales Syndrom. Überweisung in chirurgische Behandlung. Verdachtsdiagnose: *Subphrenischer Absceß*. Am gleichen Abend Exitus letalis. Autopsiebefund: Gänseeigroßer *Leberabsceß* an der Kuppe des rechten Lappens, *weitere kleinere Abscesse im Leberzentrum*. Konfluierende Bronchopneumonie in beiden Unterlappen. Interstitielle Nephritis (Abb. 98).

In diesem Falle konnte die *Ätiologie* der sekundären pylephlebitischen Leberabscesse selbst durch die Autopsie nicht geklärt werden. Durch die wochenlangen Antibioticagaben waren offensichtlich die primären eitrigen Entzündungsprozesse coupiert. Retrospektiv war es doch naheliegend, eine Bronchitis oder einen grippalen Infekt mit Beteiligung der oberen Luftwege als Ausgangspunkt für den Abszeß anzuschuldigen. Letzten Endes bleibt aber die Genese unklar.

Die *Prognose* der pyogenen Leberabscesse ist meistens recht ernst. Lebensgefahr besteht immer dann, wenn *multiple Eiterbildungen* in der ganzen Leber vorliegen. Die an der Oberfläche gelegenen Abscesse können in die freie Bauchhöhle perforieren. Meist erfolgt jedoch ein *Durchbruch* in das *Subphrenium* bzw. *in den Brustraum*.

Die *Therapie* kann nur eine *chirurgische* sein! Die auf die Antibiotica gesetzten Hoffnungen haben sich nicht erfüllt. Immer häufiger werden Bakterien gefunden, die selbst auf Breitbandantibiotica nicht mehr ansprechen. Die *blinde diagnostische Probepunktion* ist nicht ungefährlich, „denn wenn man das Glück hat, den Absceß zu treffen, wird der Kranke leicht das Unglück haben, daß der Eiter in die Peritoneal- oder Pleuralhöhle ausfließt" (HELLER). Besteht der Verdacht auf einen Leberabsceß, so kann allein durch eine *übersichtliche Darstellung* der Sitz des

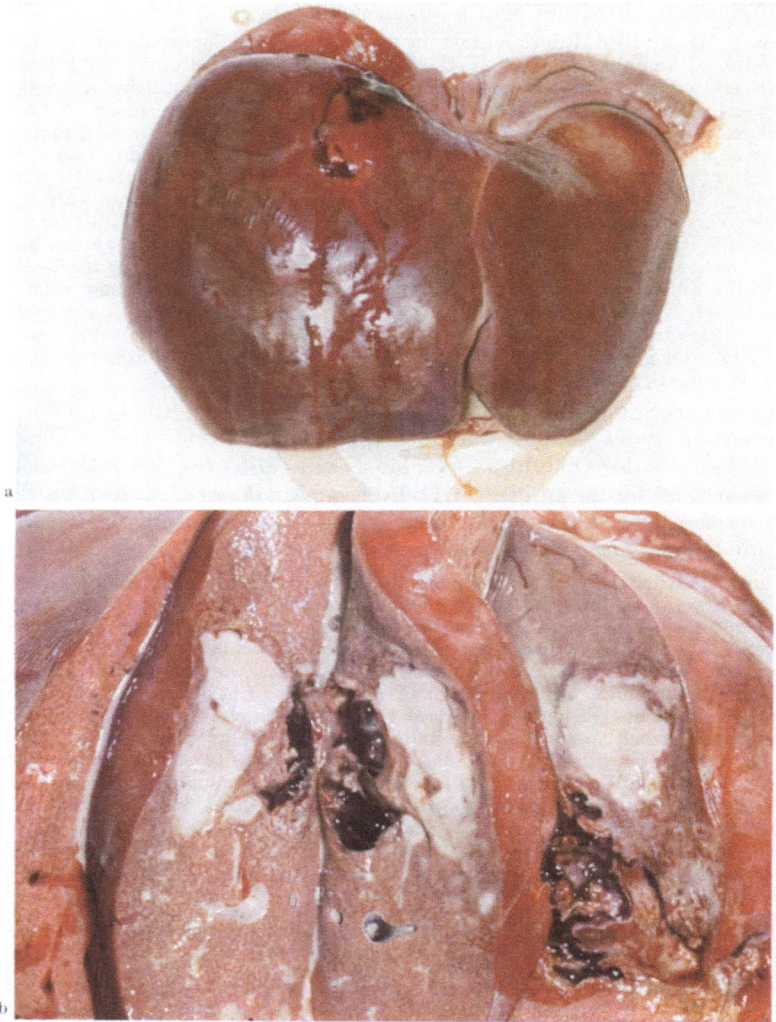

Abb. 98a u. b. Multiple Absceßbildung nach Pylephlebitis mit Perforation in das rechte Subphrenium

Abscesses bestimmt werden. Auch hier ist die *mediane Oberbauchlaparotomie* der günstigste Zugangsweg. Bei oberflächlicher Lage läßt sich der Absceß durch Inspektion und Palpation leicht feststellen. Liegt er aber in der Tiefe, ist die *Probepunktion* nach sorgfältiger Abstopfung der Umgebung unentbehrlich. Wird Eiter aspiriert, incidiert man über der Nadel mit spitzem Messer und entlastet. Ist die bedeckende Leberschicht zu dick, geht man mit einer Klemme bzw. einer zarten Kornzange stumpf vor oder durchdringt das Lebergewebe elektrochirurgisch.

Niemals mache man die *Probepunktion*, wenn nicht alle Vorsichtsmaßregeln und Vorbereitungen für die weitere Operation getroffen sind. Muß man in mehrere Richtungen punktieren, so können bei der starken Blutfülle der Abszeßleber Hämorrhagien auftreten. Sie lassen sich in der Regel durch temporäre Kompression bald stillen.

Dichtet man bei der Laparotomie die freie Bauchhöhle sorgfältig ab, kann man *einzeitig* operieren. Die Aufklappung des Rippenbogens oder gar der transpleurale oder transdiaphragmale Weg sind nicht ungefährlich. Meistens kommt man auch bei genügender Mobilisation der Leber mit der *medianen Laparotomie und zusätzlichen Hilfsschnitten* aus. Eine genügende, möglichst *geschlossene Drainage* und bei nichtverklebtem Peritoneum eine *Schutztamponade* beenden den Eingriff. Die gezielte örtliche Anwendung mit ausgetesteten Antibiotica hat sich bewährt. Die operativen Erfolge sind dann gut, wenn es sich um einen solitären Eiterherd handelt. Bedeutend schlechter ist die *Prognose* der multiplen Abscesse, die chirurgisch nur unzulänglich angegangen werden können. Oft bleibt nur noch als ultima ratio der Entlastungsversuch durch eine *Hepatostomie* übrig. Liegen Eiterbildungen um die Gallengänge vor bzw. besteht eine Cholostase, ist die Palliativdrainage des Choledochus angezeigt. Diese kann auch zur Spülung der Gallenwege mit Antibiotica benutzt werden.

2. Amöbenabsceß

Eine Sonderstellung nehmen die Leberabscesse bei der *Amöbenruhr* (Amoeba histiolytica Schaudinn) ein. Dieses Leiden ist in außereuropäischen Ländern weit verbreitet, aber auch in Deutschland durch die Kriegs- und Nachkriegsereignisse häufiger anzutreffen als früher. Die Anschauung, daß die Amöbenruhr eine spezifische Erkrankung der tropischen oder subtropischen Länder sei, besteht demnach nicht mehr zu Recht. Befallen werden besonders Europäer in den ersten Jahren ihres Tropenaufenthaltes, während die einheimische Bevölkerung kaum oder nur selten erkrankt. Die Infektion erfolgt durch Kontakte von Mensch zu Mensch. Die Abscesse sitzen vornehmlich (85%) in der rechten Leber. Primäre Leberabscesse sind bisher nicht beobachtet, der Ursprungsherd ist der Darm. Die weitere Verschleppung der Keime erfolgt ebenfalls über die Mesenterialvenen und die Pfortader. Die enteritischen Infektionen und Reizzustände unterscheiden sich klinisch zunächst kaum von den unspezifischen Infektionen. Zwischen dem Erstbefall und dem Auftreten der Leberabscesse kann eine recht lange Zeit verstreichen. Zusätzliche Erkrankungen, Überanstrengungen, Resistenzminderung, Alkoholgenuß oder Traumen werden als *begünstigende Faktoren* für die Infektionsausbreitung der fakultativ pathogenen Amöben angesehen.

Auch hier sind die *Symptome* zunächst recht uncharakteristisch. Allgemeine Abgeschlagenheit, leichte Temperaturanstiege, fehlender Appetit können genau so gut für jede andere Erkrankung sprechen. Hinweise auf die Art des Leidens geben im weiteren Verlauf das Auftreten von Schüttelfrösten und eine schmerzhafte Leberschwellung. Die Laborteste sind kaum verändert, ein Ikterus ist selten und nicht konstant. Die *Diagnose* läßt sich nur durch den Nachweis von Amöben im Stuhl sichern. Die Abszeßbildungen in der Leber sind in ihrer Morphe keine echten Abscesse, sondern mehr *sterile Höhlenbildungen*, die mit nekrotischen, schokoladenfarbenen Gewebsbröckeln ausgefüllt sind. Hieraus resultiert die *Latenz* des klinischen Verlaufes. Akute Gefahren treten auf, wenn sich die Höhle akzidentell mit unspezifischen Keimen infiziert, oder wenn ein Durchbruch in die freie Bauchhöhle, in das Subphrenium bzw. durch das Zwerchfell hindurch in die Pleura erfolgt. Lungenabszesse, Pneumonien und hepatobronchiale Fisteln sind besonders gefürchtet. Ihre Mortalität ist hoch!

Bleibt die *Sterilität* der Amöbenabscesse erhalten, ist ihre *Prognose relativ günstig*, da die Reinkulturen gut auf *Emetin* ansprechen. Als Methode der Wahl gilt deshalb bei den isolierten Abscessen die *Punktion* und *Aspiration* des Eiters mit nachfolgender Emetinspülung.

Die Besserung setzt erstaunlich schnell ein, ist in ihrer Intensität verblüffend und geht mit einer völligen Entfieberung und Schmerzfreiheit einher. Dieser Umschlag ist so spezifisch und unverkennbar, daß er als differentialdiagnostischer „ex-juvantibus-Test" für die Artdiagnose einer Amöbenruhr angesehen wird. Der lebensrettende Effekt des Emetins wird jedoch durch toxische Nebenwirkungen auf die parenchymatösen Organe, insbesondere den Herzmuskel, eingeschränkt. Da obendrein eine individuelle Idiosynkrasie bestehen kann, ist in jedem Falle eine genaue klinische Untersuchung und Austestung angezeigt. Emetin soll täglich in Dosen von 0,06—0,09 g in 2—3 Einzelgaben verabreicht werden. Das Medikament wird subcutan oder intramuskulär injiziert. Eine Eigentümlichkeit der Emetintherapie stellt das Wiederaufflackern der Infektion bei vorzeitiger Unterbrechung der Kur dar. Klingen die klinischen Erscheinungen nicht sofort ab, sind weitere Emetingaben nach Einschaltung eines mehrwöchigen Intervalls ratsam. Die therapeutische Breite des Emetins ist sehr groß, so daß eine zusätzliche Anwendung von Bakteriostatika nach den Erfahrungen der Tropenärzte nicht notwendig ist.

Als konkurrierendes Medikament tritt neuerdings bei der Behandlung der Amöbenabscesse das *Chloroquine* auf den Plan. Sein Vorzug besteht in der oralen Anwendungsmöglichkeit und in der guten Verträglichkeit auch für sehr reduzierte Patienten. Seine Nebenwirkungen sind geringer, sein therapeutischer Effekt ist jedoch nicht so sicher wie der des Emetins. Die Kombination beider Mittel wird als optimale Behandlungsmethode bezeichnet.

Bei Versagen der konservativen Therapie, bei allen größen Höhlenbildungen und vor allem bei Mischinfektionen und Perforationen kommt nur die *operative Behandlung* in Betracht. Eine primäre chirurgische Behandlung bei kleineren, sterilen Amöbenabscessen ist wegen der Gefahr der Superinfektion kontraindiziert. *Muß man operieren, dann ist beim Amöbenabsceß die Prognose im allgemeinen ungünstig.* Um die Zweitinfektion zu vermeiden, ist die *geschlossene* Drainage jeder offenen Behandlung und insbesondere der Tamponade vorzuziehen. Die chirurgischen Ergebnisse haben sich seit konsequenter Durchführung dieser Ableitungsform erfreulich gebessert. Spülungen der Absceßhöhle mit Emetin haben sich bewährt, wichtig ist die zusätzliche Entkeimung des Darmes, wie ja auch die Rezidivgefahr nur durch Emetin gebannt werden kann.

Empfohlen wird auch die Pneumoparacentese nach CONDORELLI (1941): Der Absceß wird punktiert, dann an die Nadel eine 50 cm³ Spritze angesetzt und aspiriert. Bei schwieriger Ansaugung Einblasen von Luft in die Absceßhöhle, anschließend Umlagerung des Patienten, so daß die Höhe des Kanülenansatzes dem tiefsten Punkt der Absceßhöhle entspricht. Druckausgleich durch Entfernung der Spritze, zusätzliche Emetingaben.

In Abwandlung der von ACUFF (1951) aufgestellten Faustregel, daß die *Behandlung der Amöbenabscesse einfach* und *ihre Prognose ausgezeichnet, hingegen die Behandlung der pyogenen Abscesse schwierig und ihre Prognose ernst sei*, muß man jetzt, nur einige Jahre später, doch kritisch einwenden: Die Umschichtung der Bakterienflora im Zeitalter der Antibiotica zeitigt zunehmend Mischinfektionen der an sich sterilen und nicht abscedierenden Amöbenleber. An die Stelle der rein konservativen Therapie treten immer mehr operative Verfahren. Die kombinierte Anwendung von Antibiotica und Emetin, ohne dessen Schutz man niemals operieren sollte, setzt sich immer mehr durch.

Nicht zuletzt sei auch noch in diesem Zusammenhang der *Lambliasis* gedacht, bei der enterogen die Gallenwege und die Leber mitbesiedelt werden können. Gelingt es nicht, diese Darmschmarotzer durch *Atebrin* wirksam zu bekämpfen, entwickelt sich eine abscedierende Hepatitis, die dann der chirurgischen Intervention bedarf.

II. Aktinomykose der Leber

Die *Leberaktinomykose* ist eine verhältnismäßig seltene Erkrankung bzw. gewinnt nur selten chirurgisches Interesse. Man hat jedoch den Eindruck, daß sie in den letzten Jahren stärker in den Vordergrund rückt. Ob hier eine therapeutisch bedingte Verschiebung der Bakterienflora durch massive Antibioticagaben eine Rolle spielt, ist ungeklärt. Die Infektion mit den Actinomyces-Pilzen erfolgt entweder metastatisch aus dem Quellgebiet der V. portae oder ist die Folge eines Einbruches vom Brustraum her. Die Aktinomykose breitet sich per contiguitatem und continuitatem nach allen Richtungen aus. Für den von der Lunge bzw. Pleura fortschreitenden Entzündungsprozeß stellt das Zwerchfell kein wesentliches Hindernis dar (Abb. 99). Andererseits können auch von der Leber her Einbrüche in den Pleuraraum erfolgen. Der Chirurg sieht meistens den *konfluierten pleuro-pneumato-hepatitischen Absceß*. Die Schwierigkeiten der ätiologischen Abgrenzung zeigt folgender Fall:

47jährige Hausfrau, seit 8 Wochen leicht erkältet, erkrankt plötzlich mit stärkeren ziehenden Schmerzen in der rechten Oberbauchseite, Fieberanstieg auf 38°. Hausärztliche Diagnose: Akute Cholecystitis. Internistische Diagnose: Pleuraexsudat rechts. Bakteriologische Untersuchung: Pneumokokken Friedländer, *Aktinomyceten*. Auf Streptomycin und Penicillin zunächst Abfall der Temperatur und Resorption des Exsudates, dann jedoch wieder abendliche Fieberschübe, *zunehmende Verschwartung der rechten Pleura*. Überweisung in die Chirurgische Klinik: Rechte Lungenseite schleppt bei der Atmung deutlich nach. Grenzen nicht festzustellen. Atemgeräusch und Stimmfremitus über den hinteren rechtsseitigen Lungenpartien aufgehoben. Abwehrspannung im rechten Oberbauch. Punktionsversuche negativ. 14 Tage später zeigen sich extrapulmonale gekammerte Spiegelbildungen (Abb. 100) sowie peribronchiale Infiltrationen, wahrscheinlich durch Lymphknotenschwellungen (Abb. 101). 14 Tage später Thorakotomie: Die *Dekortikation* einer dicken Narbenschwiele zwischen Unterlappen und Zwerchfell ist stumpf unmöglich, so daß an einigen Stellen elektrochirurgisch vorgegangen werden muß. Etwa in Mitte des Zwerchfells gerät man in eine faustgroße, mit gelblichbraunem, stinkendem Eiter ausgefüllte *Absceßhöhle*, die tief in den *rechten Leberlappen* hineinreicht. Die Lunge wird abgelöst und soweit wie möglich entrindet. Die gut gänseeigroße Absceßhöhle wird ausgeräumt und sorgfältig von allen Nekrosen befreit. Ausgiebige *Drainage* des subphrenischen Raumes, *Verschluß* des handtellergroßen, unregelmäßigen *Zwerchfelldefektes* mit doppelter Naht. *Gesonderte Drainage der Thoraxhöhle*. Komplikationsloser Heilverlauf. Penicillin, Streptomycin, Supronal- und Aureomycingaben. 14 Tage später ist die rechte Lunge ausreichend entfaltet, Resthöhlen sind nicht mehr nachweisbar. Die *histologische* Untersuchung ergab das Vorliegen einer *Aktinomykose!* Zusätzliche Röntgenbestrahlungen. — 1 und 5 Jahre später durchgeführte Nachuntersuchungen ergaben außer einer Verschwartung im Bereich des rechten Untergeschosses und des Zwerchfells keine Besonderheiten. Wohlbefinden, Gewichtszunahme, volle Arbeitsfähigkeit. Hämatologische Befunde und Leberfunktionsteste o.B. Lungenfunktionsprobe: s. S. 164.

Durch die *Dekortikation* konnten in diesem Falle nicht nur die hepato-bronchialen Kommunikationen, sondern auch der Leberabsceß vollständig beseitigt werden. Ob die Leber oder die Lunge der Ausgangspunkt der Abscesse waren, ließ sich nicht mehr feststellen. Bei der Größe der Absceßhöhle und bei der Starre der zottigen Absceßwand neigen wir mehr zur *hepatogenen Entstehung*.

Die *Prognose* der Aktinomykose hat sich gegenüber früher durch die Einführung der *Antibiotica* und durch die *radikalere chirurgische Einstellung* erheblich gebessert. Konservative Behandlungsversuche allein reichen in solchen Fällen nicht aus. Die narbigen Veränderungen und Nekrosen gestatten kein genügendes Heranbringen der Antibiotica an den Krankheitsherd. Hier tritt die *kombinierte*,

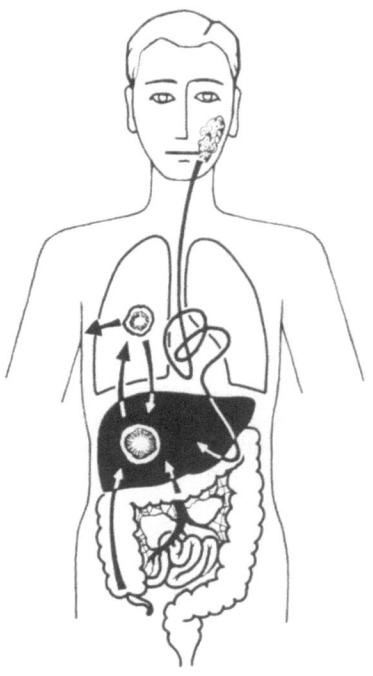

Abb. 99. Kreislauf der Aktinomykoseinfektion. Die Leber kann von der Mundhöhle, von der Lunge und von dem Einzugsgebiet der Pfortader infiziert werden

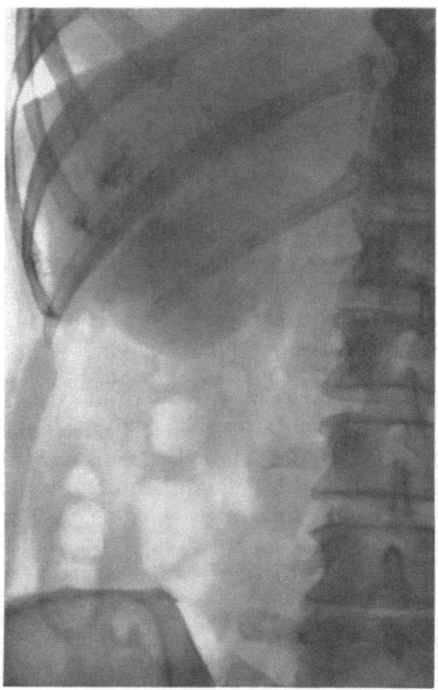

Abb. 100 b. Leber stark vergrößert und den rechten Rippenbogen überragend.

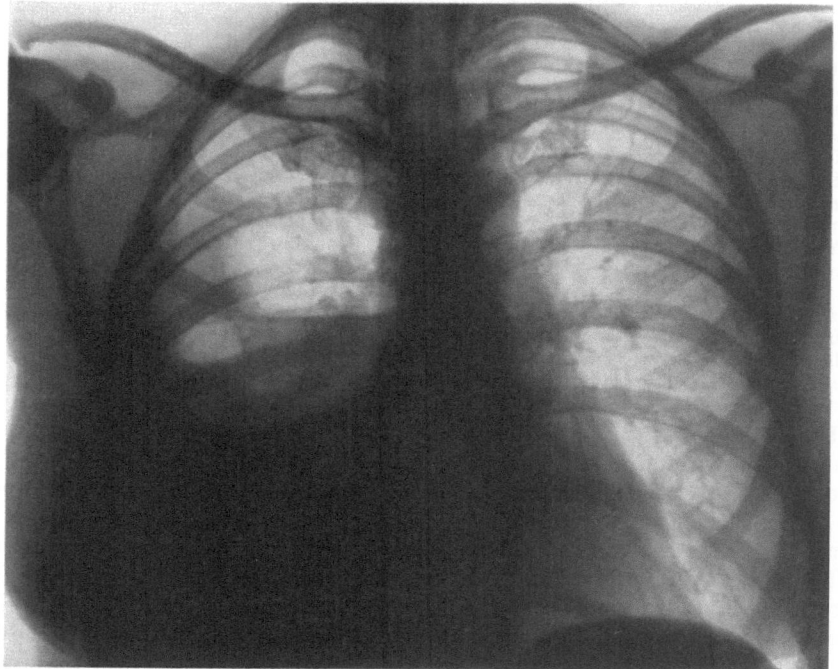

Abb. 100a. Lungen-Leber-Aktinomykose. a Einweisungsbefund: Extrapulmonale gekammerte Spiegelbildungen.

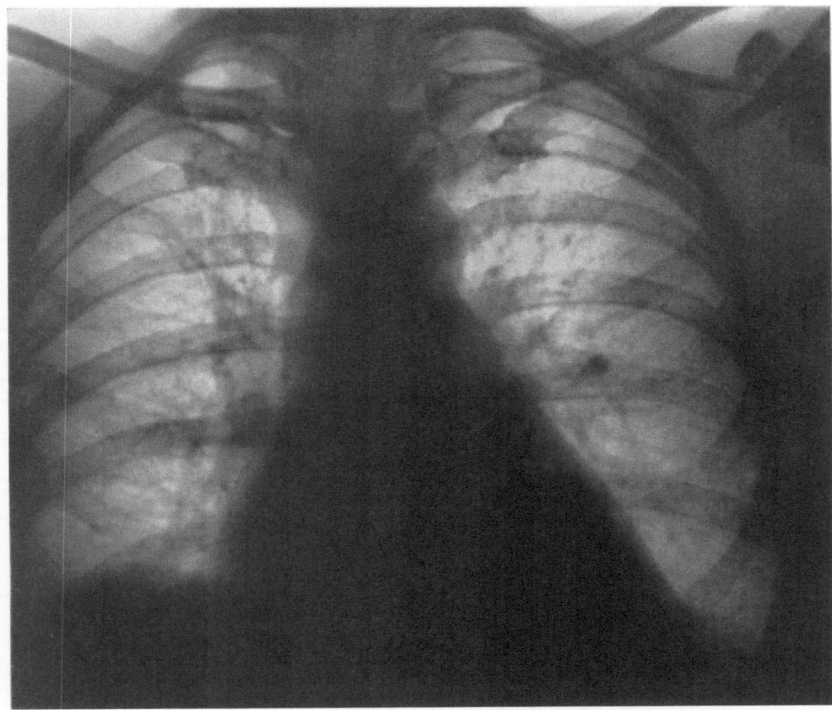

Abb. 100 c. Zustand nach operativer Revision: Ausräumung eines Abscesses, Verschluß eines Zwerchfelldefektes und Dekortikation der basalen Pleura

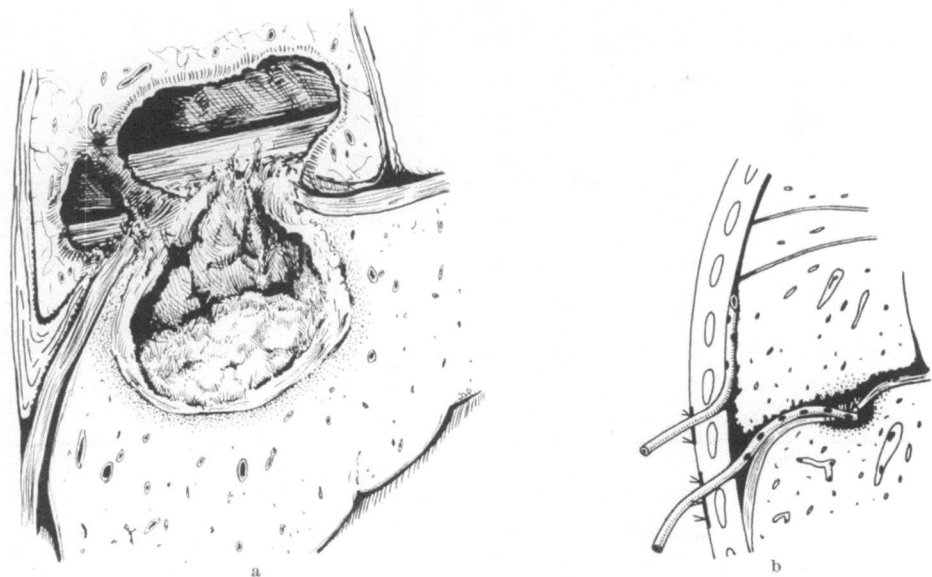

Abb. 101a u. b. Konfluierender pleuro-pneumato-hepatitischer Absceß. a Operationsbefund. b Nach Sanierung

medikamentös-chirurgische Therapie in ihre Rechte. Zusätzlich lassen sich günstige Effekte durch die Röntgenstrahlen erreichen.

Lungenfunktionsprüfung

Name: *E.G.*   Station: *ambulant*
Geburtstag: *5. 2. 1905*   Größe: *161,5 cm*   Gewicht: *86,5 kg*

Klin. Diagnose: *Leber- und Lungenaktinomykose*   Datum: *13. 3. 1958*
Zustand nach Dekortikation   ATM. Druck: *755 mm Hg*
überwiesen von: Zimmertemp.: *19°C*

Spirometrie
Untersuchungen in Ruhe

	Sollwerte	In % der Tot.-Kap.	Istwerte	Istwerte in % der Sollwerte
Pulsfrequenz				
Atemfrequenz/min.	14—16		18	
Atem-Min.-Vol. in Ltr.	7,0		7,02	100
O^2-Aufnahme in cm^3/min.	180		165	92
O^2-Verbrauch Luft in %			2,36	
Atem-Äquivalent			4,24	
Atemgrenzwert in Ltr.	29,0		48,44	166
Atemfrequenz AGW			36	
Atemgrenzwert/Atem-Min.-Vol.	10—15		6,90	
Atemreserve in Ltr.	22,0		41,42	188
Komplementärluft in cm^3	1930	46	1470	76
Atemvolumen in cm^3	390	10	390	100
Reserveluft in cm^3	580	14	240	41
Vitalkapazität in cm^3	2900	70	2100	72
Tiffeneau in cm^3			1470	
Tiff. in % der VK			70%	
APN. Pause, sec. insp.	40		40%	
APN. Pause, sec. exsp.	30		13%	
Atemgrenzwert/Vit.-Kap.	25		23.00	
Vitalkapazität in cm^3 (Trockenspirometer)				
Residualluft in cm^3		30	mit Helium off. Methode	
CO^2-Gehalt d. Ausatmungsluft				
Totalkapazität in cm^3		100		
Nach Adrenalin:				
Vitalkapazität				
Atemgrenzwert				

III. Granulome

Die übrigen *entzündlichen Erkrankungen* der Leber, wie z. B. die Tuberkulose, der Morbus Boeck-Sarcoidosis, die Syphilis, die Brucellose, die Tularämie und die Lymphgranulomatose haben nur dann chirurgische Bedeutung, wenn sie zu einer *mechanischen Verlegung* eines großen Gallenganges oder Gefäßes führen. Diese mit einer *Granulomatose* bzw. mit *Granulomen* einhergehenden Entzündungen, die auch einen völlig unspezifischen Charakter haben können, müssen in ihrer Genese genau abgeklärt werden, um sie zunächst durch eine gezielte interne Therapie voll wirksam anzugreifen.

Die Resektion oder die Exstirpation von Syphilomen, Gummen oder gar des Hepar lobatum syphiliticum, noch vor einigen Jahrzehnten durchaus üblich, ist heute chirurgisch indiskutabel!

Literatur

ACUFF, H.: Zit. nach FLÖRCKEN.
BAN. B.: A case of misced emphysema secondary to an amoebic liver abscess. Indian. J. Surg. **18**, 237 (1956).
BARNES, W. A., and L. V. PEARSON: Suppurative pylephlebitis and hepatic abscess complicating appendicitis. A case of recovery. Brit. med. J. **1948**, 390.
BASNUEVO, J. G., E. G. ESTARLI y F. S. DELGADO: Un nuevo tratamiento del absceso hepatico ambiniano. Rev. Kuba Med. trop. 8, 9 (1952).
— S. D. QUESADAM, C. G. MAURI: Absceso hepatico amibiano curado con cloroquina (Baskir compuesto). Rev. Kuba Med. trop. 8, 6 (1952).
BERMANN, J. K., and H. L. EGBERT: Appendicitis with multiple abscesses of the liver and other complications with recovery. J. Indiana med. Ass. **34**, 365 (1941).
BERNHARD, F.: Chirurgie der Leber. In WULLSTEIN-WILMS, Lehrbuch der Chirurgie, herausgeg. v. GOHRBANDT-V. REDWITZ-SAUERBRUCH, 10. Aufl., Bd. 1. Jena: Gustav Fischer 1951.
BEUKEMA, W.: (Pseudo)-Leberabsceß und Colontumor durch Lamblia. Ned. T. Geneesk. **1951**, 1568.
BOCK, H. E.: Lebervergrößerung bei oder infolge Lambliosis und Amöbiasis. Klin. Wschr. **24/25**, 331 (1947).
— H. F. v. OLDERSHAUSEN u. R. v. OLDERSHAUSEN: Zur Klinik der sog. ,,granulomatösen Hepatopathien". Klin. Wschr. **33**, 401 (1956).
— — — Granulomatöse Hepatopathien. Klin. Wschr. **34**, 400 (1956).
BOURGEON, R., H. PIETRI, J. P. PANTIN, M. GUNTZ et F. MESNARD: La spléno-portographie-transpariétale au cours des abces du foie intéret pour le diagnostic et la conduite thérapeutique. Afr. franç. chir. **13**, 229 (1955).
BOURNE, W. A.: The diagnosis of pyogenic liver abscess. Lancet **1954 II**, 1093.
BURI, R. and M.: Three cases of pericardial effusion due to rupture of amebic liver abscess. Amer. J. Gastroent. **23**, 45 (1955).
CAMERON, J. A. M.: An unusual amoebic liver abscess. Brit. med. J. **1943**, 329.
— J. D. S.: Infective hepatitis. Quart J. Med. **12**, 139 (1943).
CONDORELLI, L.: Sulla terapia dei grandi ascessi amebici del fegato. Boll. Soc. med.-chir. Catania **9**, 35 (1941).
LE DEJOU, et CHIPPAUX: Les abcès solitaires du foie à staphylocoques. Arch. Mal. Appar. dig. **36**, 16 (1947).
DIETRICH, A.: Allgemeine Pathologie und pathologische Anatomie. Stuttgart: S. Hirzel 1948.
ELIASON, E. L., R. B. BROWN and D. P. ANDERSON: Pyogenic liver abscess. Penn. med. J. **41**, 1147 (1938).
FERGUSON, L. K., and R. K. ANDERSON: Amebic liver abscess in service personal. Gastroenterology **8**, 332 (1947).
FISCHER, W.: Tierische Parasiten der Leber und Gallenblase. In HENKE-LUBARSCHS Handbuch der speziellen pathologischen Anatomie und Histologie, Bd. V. Berlin: Springer 1930.
FLÖRCKEN, H.: Die Operation des Leberabszesses. In BIER-BRAUN-KÜMMELL, Chirurgische Operationslehre, 7. Aufl. Hrsg.: FISCHER-GOHRBANDT-SAUERBRUCH, Bd. 4 (Bauchorgane). Leipzig: Johann Ambrosius Barth 1955.
FLYNN, J. E.: Pyogenic liver abscess. Review of the literature and report of a case successfully treated by operation and penicillin. New Engl. J. Med. **234**, 403 (1946).
FUSS, E. M., and M. FUHRMANN: Multiple gaseous liver abscesses due to anaerobic streptococcus viridans with recovery. N.Y. St. J. Med. **50**, 1142 (1950).

GEISSENDÖRFER, R.: Operationen an Leber- und Gallenwegen: In R. STICH u. K. H. BAUER, Fehler und Gefahren bei chirurgischen Operationen. Jena: Gustav Fischer 1954.

GHOSH, B. C.: Tropical liver abscess affecting the left lobe. Indian med. Gaz. **89**, 152 (1954).

GILLILAND, I. C., and G. C. MANNING: Liver abscess and polyarteritis nodosa. Brit. med. J. **1954**, 794, No 4891.

GIVNER, D., and D. J. CHANG: Problems in diagnosis and complications of amebic infection of the liver. Amer. J. dig. Diss. **20**, 32 (1953).

GREPL, J.: Beitrag zur Röntgendiagnose der Leberabszesse. Fortschr. Röntgenstr. **85**, 216 (1956).

HABERER, H. v.: Die Erkrankungen der Leber und Gallenwege. Kempen: Thomas 1947.

HARINASUTA, CH.: A comparism of chloroquine and emetine in the treatment of amoebic liver abscess. Indian med. Gaz. **86**, 137 (1951).

HELLER, E.: Die Chirurgie der Leber- und Gallenwege. In KIRSCHNER-NORDMANN, Chirurgie, II. Aufl. Bd. 7. Berlin u. Wien: Urban & Schwarzenberg 1942.

HIRSCHOWITZ, B. J.: Pyogenic liver abscess. A review with a case report of a solitary abscess caused by salmonella enterititis. Gastroenterology **21**, 291 (1952).

HOLLER, G., u. F. STARLINGER: Die Infektion der Gallenwege mit Typhus- und Paratyphusbakterien und ihre Folgen (bes. Leberabszesse). Med. Klin. **49**, 429 (1954).

HORSTER, W.: Über die Erkennung und Behandlung der Amoeben-Lebererkrankung. Dtsch. Mil.-Arzt **9**, 513 (1944).

HUBER, H.: Besondere Verlaufsformen der Amoebenerkrankung. Dtsch. med. Wschr. **75**, 71 (1950).

JOHNSON jr., G., and F. GLENN: Multiple liver abscesses following biliary tract surgery. Ann. Surg. **140**, 227 (1954).

JONES, G. W., A. H. BAGGENSTOSS, and J. BARGEN: Symposium on some complications of chonic ulcerative colitis; the liver in chronic ulcerative colitis. Proc. Mayo Clin. **25**, 251 (1950).

KALK, H., u. A. WEPLER: Granulomatöse Hepatopathien. Klin. Wschr. **34**, 400 (1956).

—, u. E. WILDHIRT: Über das Vorkommen von Amoeben im Duodenalsaft und in der Galle. 43. Tagg der Nordwestdtsch. Ges. für Innere Medizin, Bremen, 1954.

KEEFER, C. S.: Liver abscess. A review of 85 cases. New Engl. J. Med. **211**, 21 (1934).

KETTLER, L. H.: Die Leber. In E. KAUFMANN u. M. STAEMMLER, Lehrbuch der Speziellen pathologischen Anatomie, Bd. II, 3. Liefg. Berlin: W. de Gruyter & Co. 1958.

KINNEY, TH. D., and J. W. FEREBEE: Hepatic abscess factors determining its localisation. Arch. Path. (Chicago) **45**, 41 (1948).

KISNER, W. H.: Solitary pyogenic abscess of the liver. Amer. J. Surg. **73**, 511 (1947).

KLEINSASSER, L. J.: Solitary pyogenic abscess of the left lobe of the liver. Ann. Surg. **132**, 1158 (1950).

KUNZ, H.: Die Eingriffe an den Gallenwegen und an der Leber. In B. BREITNER, Chirurgische Operationslehre, Bd. 3. Wien: Urban & Schwarzenberg 1957.

L'ARBRE, de G.: Multiple liver abscesses: Report of a case successfully treated and followed with cholangiograms. Ann. Surg. **137**, 135 (1953).

MCGEE, CH., W. S. PRIEST and A. SCHINEBERG: Pylephlebitis and pyogenic liver abscess. Amer. J. Surg. **74**, 194 (1947).

MELCHIOR, E.: Emetin. Seine Wirksamkeit auf schwere chirurgische Infekte. Stuttgart: Ferdinand Enke 1954.

MICHEL jr., M. L., and W. R. WIRRH: Multiple pyogenic abscesses of the liver: cure by penicillin due to anaerobic streptococci. J. Amer. med. Ass. **133**, 395 (1947).

MILES, R. M.: Amebic abscess of the liver-therapeutic approaches. Arch. Surg. (Chicago) **62**, 260 (1951).

MILLIKEN, N. T., and H. B. STRYKER: Suppurative pylethrombophlebitis and multiple liver abscesses following acute appendicitis. — Report of a case with recovery. New Engl. J. Med. **244**, 52 (1951).

MILLS, J. H.: Multiple liver abscess. Northw. Med. (Seattle) **51**, 315 (1952).

MÖRL, F. K.: Melaena und Haematemesis als Symptome der Leberruptur. Zbl. Chir. **82**, 2051 (1957). Ref. Zentr.-Org. ges. Chir. **151**, 210 (1958).

MORLEY, H. S.: Multiple streptococcal abscesses of liver. Recovery with penicillin. Lancet **1948** I, 949.

OCHSNER, A., and M. E. DE BAKEY: Diagnoses and treatment of amebic abscess of the liver. Amer. J. dig. Dis. **2**, 47 (1935).

— — Amebic abscess: Analysis of seventy-three cases. Amer. J. Surg. **29**, 173 (1935).

— — Surgical amebiasis. New int. Clin. **1**, 68 (1942).

— — R. KLEINSASSER and M. E. DE BAKEY: Amebic hepatitis and hepatic abscess. Rev. Gastroent. **9**, 438 (1942).

— M. E. DE BAKEY and S. D. MURRAY: Amebic hepatic abscess—an analysis of 139 cases with review of literature. J. int. Chir. **4**, 509 (1939).

OCHSNER, A., and M. GRAVES: Subphrenic abscess. Analysis of 372 collected and personal cases. Ann. Surg. **98**, 961 (1933).
PEAKE, J. D., and ESKERIDGE: Hepatic amebiasis with complications. Sth. med. J. (Bgham, Ala.) **43**, 300 (1950).
PFANNER, W.: Über den Amoebenabsceß der Leber. Münch. med. Wschr. **1943 I**, 177.
POLLWEIN, O.: Heilung eines in die Lunge durchgebrochenen Leberabszesses. Bruns' Beitr. klin. Chir. **181**, 31 (1951).
RAALTE, H. G. S. VAN: Chronic amebic abscess of liver and aspiration liver biopsy. Amer. J. trop. Med. **29**, 881 (1949).
RADKE, R. A.: Diagnose und Behandlung des Amoeben-Leberabscesses. Ann. intern. Med. **40**, 901 (1954).
REITER, H.: Die primäre pleuro-pulmonale Aktinomykose. Zbl. Chir. **79**, 993 (1954).
RIGDON, R. H.: Chronic abscesses secondary to cholelithiasis and perforation of the gallbladder. Amer. J. Surg. **77**, 124 (1949).
ROTHE, G., u. W. KLÄRING: Das Pleuraempyem unter besonderer Berücksichtigung ätiologischer und therapeutischer Gesichtspunkte. Zbl. Chir. **82**, 1792 (1957).
ROTHENBERG, R. E., and W. LINDER: The single pyogenic liver abscess. A study of 24 cases. Surg. Gynec. Obstet. **59**, 131 (1934).
SCHORR, S., and A. SCHWARTZ: The roentgenologic manifestations of amebians of the liver with concomitant findings in the chest. Amer. J. Roentgenol. **66**, 546 (1951).
SEBENING, W.: Die Operationen an der Leber und im Subphrenium. In BIER-BRAUN-KÜMMELL, Chirurgische Operationslehre, 6. Aufl., Bd. 3. Leipzig: Johann Ambrosius Barth 1933.
SODEMANN, W. A., A. A. DOERNER, E. M. GORDON and C. M. GILLIKIN: Chloroquine in hepatic amebiases. Ann. intern. Med. **35**, 331 (1951).
ST. JOHN, F. B., E. J. PULIASKI and J. M. FERRER: Primary abscess of the liver due to anaerobic nonhemolytic streptococcus. Ann. Surg. **116**, 217 (1942).
STRANG, S.: Staphylococcal portal pyaemia. Brit. med. J. **1949**, 912.
STUCKE, K.: Über Schußverletzungen der Gallenblase. Chirurg 18, 73 (1946).
SZERESZEWSKA, H., u. R. RAFINSKI: Ein Fall von Leber-Lungen-Fistel. Pol. Tyg. lek. **10**, 22, 732 (1955).
TAYLOR, F. W.: Regional enteritis complicated by pylephlebitis and multiple liver abscesses. Amer. J. Med. **7**, 838 (1949).
VIRANUVATTI, V., and P. BISESHURARIT: Clinical trial of erythromycin in amebic liver abscess. Amer. J. Gastroent. **23**, 157 (1955).
WEITHALER, K.: Die Bedeutung der laporoskopischen Photographie bei Leberabszessen. Acta hepat. (Hamburg) **3**, 128 (1955).
WILLIAMS, H. G., and J. M. OVENS: Multiple pyogenic liver abscesses. Amer. J. Surg. **62**, 412 (1943).
YATER, W.: Diagnosis of liver abscess by means of thorotrast hepato-splenography. J. Amer. med. Ass. **125**, 774 (1944).
ZINGARO, A. A.: Pyopneumohepatitis. A case report. J. Roentgenol. **64**, 785 (1950).

K. Chirurgie des Echinococcus

Für die Kenntnis der *Leberechinococcose* ist die Tatsache wichtig, daß man grundsätzlich zwei verschiedene Formen unterscheiden muß:

a) die *cystische* Hydatidose,

b) die *multiloculäre, alveoläre* Echinococcose.

Während der *cystische* Echinococcus vorwiegend in Griechenland, der Türkei, Cypern wie überhaupt im gesamten Mittelmeerraum, in Südamerika und Australien, also in Gegenden mit verbreiteter Schafhaltung, anfällt, treten die parasitären Bildungen des *multiloculären* Echinococcus vornehmlich in Süddeutschland, insbesondere der Schwäbischen Alb, dem Jura und den Alpengebieten, aber auch in Rußland und in Sibirien auf. Beide Wurmarten scheinen sich gegenseitig auszuschließen! So kommt die alveoläre Form dort, wo der cystische Echinococcus gehäuft anzutreffen ist, eigentlich gar nicht vor, z. B. wurde von 11 000 in Griechenland beobachteten Fällen von cystischer Echinococcose nur in 3 Fällen die Vermutung eines alveolären Parasiten ausgesprochen. Bei kritischer Betrachtung stellte sich dann aber heraus, daß auch hier eine Echinococcenhydatidose in einer besonderen Spielart vorlag.

In *biologischer* Hinsicht war man sich jahrzehntelang über die Natur dieser Parasiten uneins. Insbesondere blieb die Streitfrage unentschieden, ob der alveoläre Echinococcus eine spezifische, von dem Erreger der cystischen Hydatidose abzutrennende Wurmart sei oder ob es sich hier nur um die verschiedenen Wuchsformen einer einzigen Species handelt. Nach Dévé und Dew soll es nur eine den Menschen befallende Echinococcusart geben, und man begründete diese Ansicht mit der angeblich erwiesenen Existenz von Zwischen- und Übergangsformen des cystischen zum alveolären Echinococcus bei sieben menschlichen Fällen. Diesem *unizistischen Standpunkt* steht die sog. *dualistische Richtung* (Posselt) gegenüber, die durch die Differenz der geographischen Verbreitung und die Unterschiede in der Struktur, Pro-

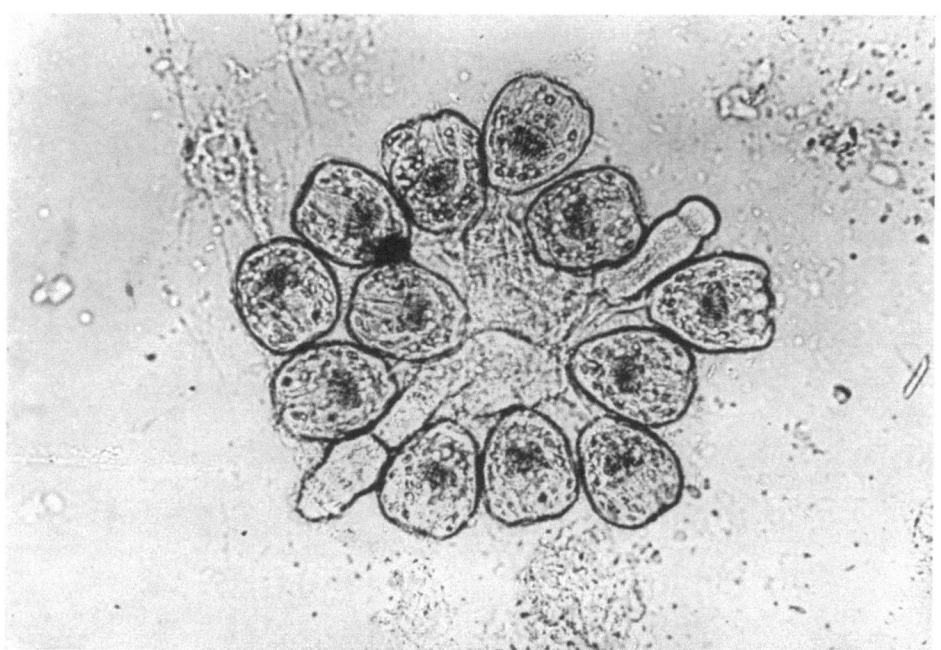

Abb. 102. Cystische Hydatidose. Mikroskopisches Präparat von Tochterbläschen

liferation und Pathogenität der beiden Larven und Häkchenformen viel Wahrscheinliches an sich hat. Beim Echinococcus multilocularis sind diese Häkchen sehr viel schlanker und mit einem längeren Wurzelfortsatz versehen. Beide Auffassungen blieben auf der Stufe von Hypothesen jahrzehntelang nebeneinander bestehen, bis im Jahre 1951 Rausch und Schiller auf eine besondere Echinococcenart bei Polarfüchsen und Schlittenhunden in Alaska aufmerksam machten. Als Zwischenwirte dieser Parasiten konnten zwei Wühlmausarten festgestellt werden, bei denen man in der Leber eine Larvenform von vielkammerigem Bau fand. Dieser Parasit des Polargebietes wurde mit dem europäischen Alveolarechinococcus als identisch angesehen (Rausch). In ausgedehnten experimentellen Untersuchungen konnte vor kurzem Vogel an wildlebenden Tieren der Schwäbischen Alb und durch Infektionsversuche im Laboratorium den Lebenscyclus des europäischen Alveolarechinococcus aufklären. Als natürliche Wirte des Bandwurmstadiums ermittelte er Füchse und als Träger der alveolären Larvenformen Feldmäuse. Die Übertragung auf den Menschen ging aber nicht nur von diesen Tieren, sondern auch von Hunden und Katzen aus, die befallene Mäuse gefressen hatten. Auf Grund der morphologischen Erscheinungen des Bandwurmstadiums propagiert Vogel die Wiedereinführung der alten Bezeichnung ,,Echinococcus multilocularis" (Leuckart 1863). Bemerkenswert ist ferner, daß pflanzenfressende Haustiere im Lebenscyclus des Echinococcus multilocularis offensichtlich keine Rolle spielen. Die im Süddeutschen Raum anzutreffenden Wurmarten sind mit den in Sibirien und Alaska gefundenen Formen als artgleich anzusehen und unterscheiden sich lediglich in der Hakengröße, der Wirtsspezifität und der Lokalisation der Larvenstadien, wohl auf Grund besonderer geographischer Bedingungen (Vogel).

Im süddeutschen Raum, in Schwaben und im Maintal, finden sich beide Echinococcenformen *nebeneinander*. Die alveoläre Echinococcose hat hier einen bodenständigeren Charakter, die cystische Form ist seltener bzw. ist aus anderen Regionen mitgebracht oder eingeschleppt worden. Bezeichnend ist eine gewisse Häufung der Hydatiden-Echinococcose im Gefolge des letzten Krieges. So sahen wir parasitäre Cystenbildungen bei volksdeutschen Umsiedlern und Flüchtlingen aus den Balkanstaaten!

I. Echinococcus cysticus

Da die *cystische* Form rein zahlenmäßig eine ungleich größere Rolle spielt als die alveoläre und in manchen Ländern geradezu ein schweres soziales Problem bedeutet, setzen sich die im Weltschrifttum niedergelegten Arbeiten vorwiegend mit dieser Form der Echinococcose auseinander.

Der reife Bandwurm, die Taenia echinococcus, wird als typischer Schmarotzer des Hundes angetroffen. Er erreicht eine Länge von 5—6 mm und ist mit 3 Proglottiden ausgestattet. Mit Abstoßen des letzten geschlechtsreifen Bandwurmgliedes verlassen die Eier den Hundedarm und entwickeln sich nur dann weiter, wenn sie in das Intestinum eines Zwischenwirtes gelangen. Hierzu zählen das Schaf als Haupttaenienträger, das Rind, das Schwein, aber auch der Mensch, der dadurch infiziert werden kann, daß er mit Taenieneiern behaftete Gemüse oder Salate ißt. Meist führt jedoch der Infektionsweg direkt vom Hund zum Menschen, um so mehr, je enger die Gemeinschaft zwischen beiden ist. Die Taenieneier gelangen durch den Magen, in dem ihre Schalen aufgelöst werden, in den Darm, durchbohren hier mit Hilfe ihrer Häkchen die Darmschleimhaut, perforieren in die kleinen Darmvenen und werden dann mit dem Blutstrom der V. portae in die Leber eingeschleppt. Dieser hämatogene Transportweg ist aber keineswegs der einzige, eine lymphogene, muköse bzw. eperiöse Ausbreitung ist ebenso möglich wie durch eine Eigenbewegung der Parasiten. Kein Organ bleibt im Körper vom Befall verschont. Da die Leber das erste große Filter der hämatogenen Infektion darstellt, ist sie weitaus am meisten besiedelt. Aus der nachfolgenden Tabelle (Dévé 1913) ist die einseitige Bevorzugung der Leber gut ersichtlich:

Leber	74,9%	Nieren	2,1%
Lunge	8,5%	Hirn	1,4%
Muskulatur	5,7%	Knochen	0,9%
Milz	2,3%	Verschiedenes	4,2%

In den letzten Jahren scheint sich eine Verschiebung insofern anzubahnen, als neuerdings immer mehr Lungenechinococcen gefunden werden. Bezeichnend ist eine statistische Aufstellung von Note (1956):

Leber	75%	Bauchhöhle	10%
Lungen	31% (!)	Milz	7%
Muskeln	11%	Knochen	1%

Dieser bemerkenswerte Anstieg ist jedoch wohl weniger auf eine echte Zunahme als auf die verbesserte Röntgendiagnostik der Thoraxorgane zurückzuführen.

1. Klinik

Haben sich die Echinococcen in der Leber angesiedelt, so kommt nur ein Bruchteil der eingewanderten Embryonen zur vollen Entwicklung, während eine nicht unbeträchtliche Menge noch im jugendlichen Stadium abstirbt. Die Embryonen wandeln sich bald in kugelige Blasen um, die sich mit einer eiweißhaltigen Flüssigkeit anfüllen. Dieses spezifische Eiweiß der Echinococcen, das von dem des Wirtes artverschieden ist, erklärt die Anaphylaxieerscheinungen für einen sensibilisierten Organismus. Um die Embryonen herum bildet sich als lokale Reaktion schon kurze Zeit nach der Einschwemmung des Parasiten eine *bindegewebige Kapsel*, die nach den klassischen Auffassungen in 3 Schichten zerfällt:

a) eine *innere*, zellreiche, aus Fibroblasten und Riesenzellen bestehende,
b) eine *mittlere*, aus regellos liegenden Fibroblasten und Lymphocyten,
c) eine *bindegewebige* der Leber selbst.

Zwischen Wirtskapsel und Chitinmembran des Parasiten findet sich ein *pericystischer Lymphspalt*, der mit den Lymphgefäßen der Wirtskapsel kommuniziert.

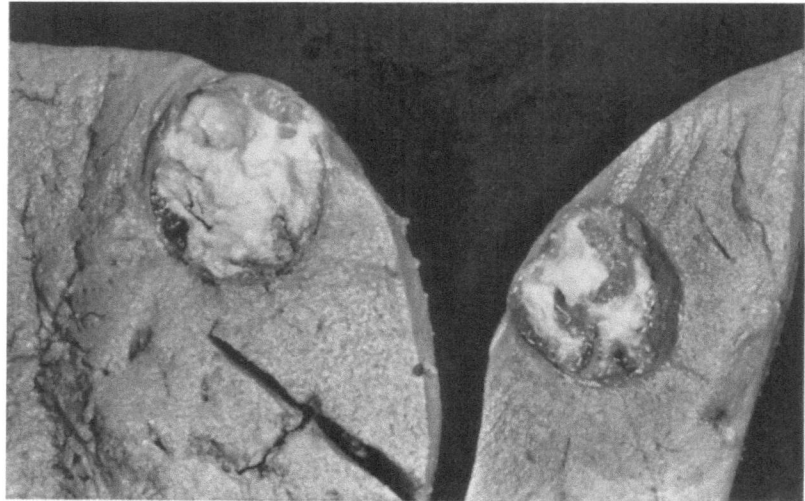

Abb. 103. Abgestorbene und zum Teil verkalkte Blasenbildung

Das Wachstum erfolgt meistens sehr langsam und schubweise, so daß die Cystenbildungen unterschiedlich groß sein können. Sie sind beim Menschen in der Regel in der Einzahl (70%), im Laufe der Zeit kann sich aber durch zahlreiche Tochterblasen ein Mehrkammersystem entwickeln. Innerhalb der Leber, deren *rechte Hälfte* bevorzugt befallen wird, dringen die Cysten häufig zur Oberfläche vor und führen dann zu Formveränderungen des Organs, zu voluminösen Auftreibungen, Randausziehungen und entzündlichen reaktiven Veränderungen des parietalen Peritoneums und des Zwerchfells.

Auf der anderen Seite gibt es jedoch auch *rein zentral* wachsende Formen, welche die Leberform nicht verändern.

Stirbt der Parasit frühzeitig ab, bleibt die Erkrankung unbemerkt (Abb. 103). Wächst er jedoch weiter, so verursacht die sich ausbreitende Cyste rein mechanisch durch Dehnung und Spannung der Leberkapsel, Verlegung der Gallengänge und Kompression des Parenchyms entsprechende Druck- und Verdrängungsbeschwerden. Die Patienten klagen über dumpfe, bohrende Schmerzen, die manchmal kolikartigen Charakter annehmen und in die Schulter, den Rücken, ja, sogar in das Kreuz und die Beine ausstrahlen können. Bei subphrenischem Sitz treten Pleurareizungen, Atembeklemmungen und Stiche beim Luftholen auf. Wenn alle diese Symptome noch relativ uncharakteristisch sind und ebensogut für eine andere Leber- oder Gallenaffektion sprechen, so deuten palpable Vergrößerung der Leber, Vorwölbungen der unteren rechten Thoraxseite bzw. des Oberbauches, ein prall-elastischer Tumor, Übelkeit, Magen-Darmstörungen und gelegentlich ein Ikterus auf die Eigenart des Leidens hin. Die Klinik und Symptomatik der Echinococcose ist von HOSEMANN, SCHWARZ, LEHMANN und POSSELT im Jahre 1928 so ausgiebig und intensiv bearbeitet worden, daß es sich erübrigt, hier weitere Daten zu bringen.

Für die *Diagnose* ist es wichtig, neben den rein klinischen Befunden einige *spezifische* Untersuchungen durchzuführen. Bei der Mehrzahl der Echinococcuserkrankungen besteht eine Eosinophilie von mehr als 4%. Die Komplementbindungsreaktion nach GHEDINI-WEINBERG kann den Nachweis einer Echinococcuserkrankung ebenso sichern wie die *Kutanreaktion* nach CASONI und BOTTERI:

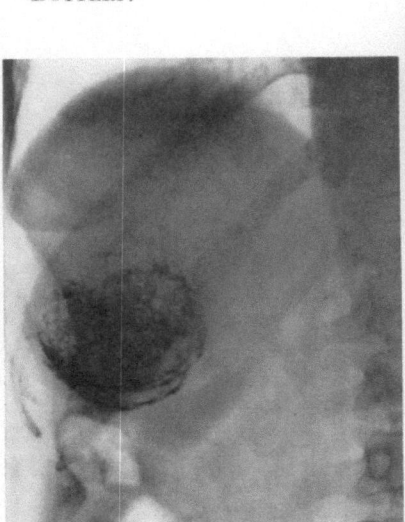 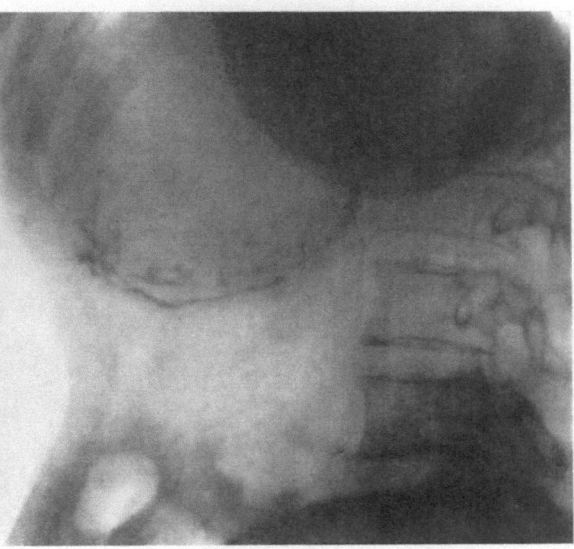

Abb. 104a u. b. Verkalkte Echinococcenblase am unteren Rande der Leber. Übersichtsaufnahme

Technik: 0,1—0,2 cm^3 sterilisiertes Echinococcenantigen wird mit sehr feiner Nadel streng intracutan in die Beugeseite des Unterarmes injiziert. Kontrollinjektionen mit physiologischer Kochsalzlösung. Bereits wenige Minuten nach der Impfung Frühreaktion in Form einer sekundären Quaddel um die künstlich gesetzte Primärquaddel. Die Haut der Umgebung zeigt eine hochrote Reaktionszone. Neben dieser Frühreaktion gibt es noch eine spätere nach 24 Std mit einer Rötung der Haut und einem subcutanen entzündlichen Ödem. Die Frühreaktion gilt als empfindlicher, die Spätreaktion als spezifischer!

Die *Röntgenuntersuchung* ist ein weiteres wichtiges Hilfsmittel für die Diagnose und genaue Lokalisation. Runde *Kalkschichten* in der Lebergegend weisen auf eine Verkalkung der Parasitenwand hin (Abb. 104). Differentialdiagnostisch müssen Gallensteine, Phleboskerosen, Hämangiome, Aneurysmen usw. ausgeschlossen werden. Als weitere Routine-Röntgenuntersuchungen kommen Magen-Darmpassagen, Kontrasteinlauf, Cholecysto- und Pyelographien und vor allem Durchleuchtungen und Schichtaufnahmen in Betracht. Des weiteren können Pneumoperitoneum und Pneumoretroperitoneum herangezogen werden, um die Randzonen der Leber darzustellen und damit Anhaltspunkte für die Ausdehnung der Blasen und den chirurgischen Operationsplan zu erhalten. Die *Cholangiographie* ist besonders wichtig, um die Verbindung zwischen der Hydatiden-Cyste und den Gallengängen darzustellen. Aber auch für die Topodiagnostik der Echinococcuscysten gewinnen die angiographischen Untersuchungen zunehmend

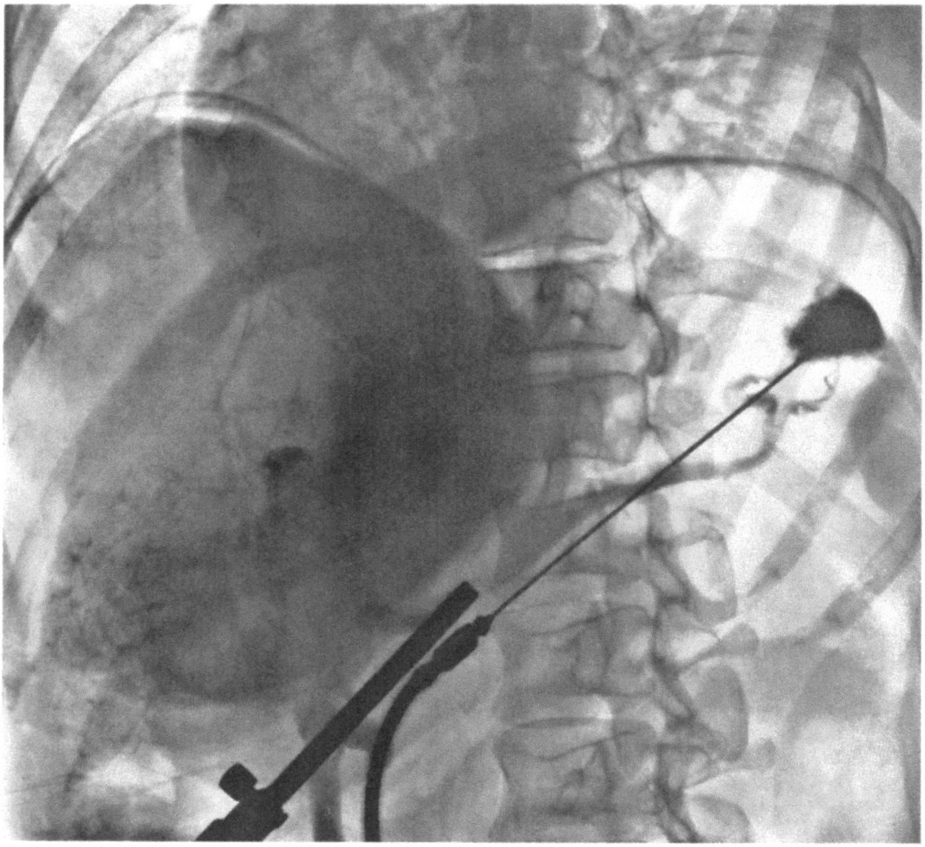

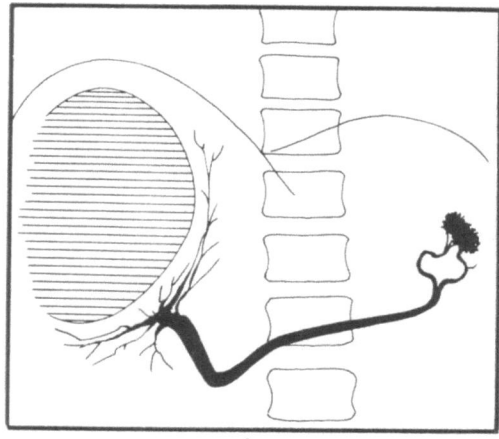

Abb. 105 a u. b. a Große Echinococcusblase der rechten Leber mit ungewöhnlich eindrucksvoller Verdrängung des gesamten Gefäßbaumes in die medio-marginalen Sektoren. Histologisch Anzeichen einer Cholangitis und Pericholangitis. Operative Bestätigung. b Schematische Pause des Splenoportogrammes (Aufnahme Dr. WANNAGAT, Bad Mergentheim)

an Bedeutung, z. B. die *Aortographie* und vor allem die *Splenoportographie* (Abb. 105). Die mechanischen Verdrängungen führen zu typischen Verlagerungen der Gefäßäste und geben Hinweise über die Ausdehnung und die Lokalisation der

Cystenbildung Bestehen starke Änderungen der Leberkonturen am oberen oder unteren Rand, Ausfüllungen des Subphreniums, Verdrängungen oder Buckelungen des Zwerchfells lungenwärts, Luftfüllungen der Cysten oder gar ringförmige Verkalkungsfiguren und Flüssigkeitsspiegel, so können alle diese Röntgenzeichen im Verein mit der Klinik die chirurgische Marschroute bestimmen.

2. Behandlung

Da eine befriedigende medikamentöse, physikalische oder antiparasitäre Therapie bisher nicht zur Verfügung steht, ist auch heute noch die *operative Behandlung allein indiziert*. Sie setzt sich das Ziel, nicht nur den lebenden Blasenwurm bzw. die Cysten zu entfernen, sondern auch den toten Parasiten zu beseitigen. Immer besteht ja die Gefahr einer sekundären Infektion der Cysten, d. h. einer lebensbedrohenden Vereiterung oder eines Durchbruches in die freie Bauchhöhle, in den Brustraum oder in die benachbarten Organe.

In den *chirurgischen Konzeptionen* ist aber im Laufe der letzten 30 Jahre insofern ein bemerkenswerter Wandel eingetreten, als sich heute die Diskussionen nicht mehr um die Frage drehen, ob man grundsätzlich ein- oder

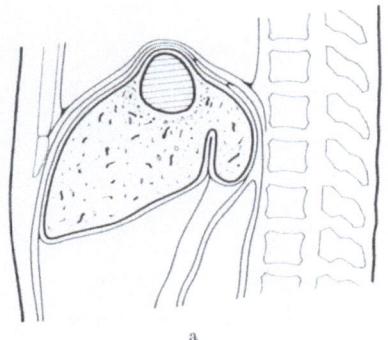

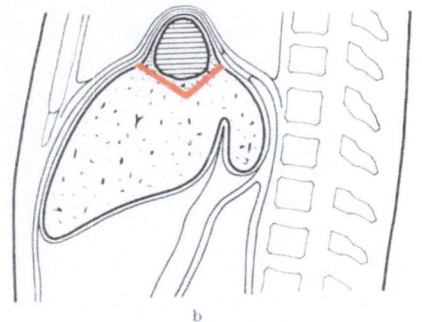
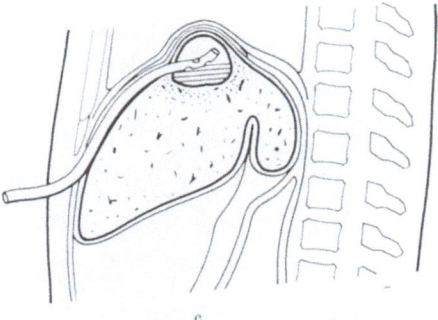

Abb. 106a—c. a Echinococcusblase in der Leberkuppe. b Cystektomie oder Resektion. c Marsupialisation

zweizeitig, ob man offen oder geschlossen operieren soll und ob man die Formolage regelmäßig vornimmt oder sie besser unterläßt. Jetzt gehen die Auseinandersetzungen vielmehr darum, ob man die Cyste *geschlossen* bzw. möglichst geschlossen entleert oder ob man gar den gesamten Parasiten samt der menschlichen Kapsel radikal exstirpiert, also eine Resektion im Gesunden vornimmt. Während LEHMANN noch vor 30 Jahren den Standpunkt vertrat, daß die Entfernung mit der geschlossenen Kapsel oder Teilen des Wirtsorganes nur für besonders günstig gelegene Fälle reserviert, niemals jedoch Methode der Wahl oder erzwungen werden soll, ist die Leberchirurgie heute hier sehr viel aktiver eingestellt. Die gegen die Resektion vorgebrachten Bedenken behalten jedoch um so mehr Gewicht, als es sich ja bei Echinococcose nicht um eine circumscripte Hepatopathie, sondern um eine *Allgemeinerkrankung* handelt, die zwar vornehmlich die Leber, aber ebenso auch andere Organe befällt. Darum vertrat man auch die Ansicht, daß man bei mehreren Cysten höchstens 2—4 Blasen in einer Lösung entfernen und lieber den

Eingriff wiederholen sollte. Der Aufschwung der Leberchirurgie und vor allem auch die verbesserten röntgendiagnostischen Methoden haben die chirurgische Radikalität in manchem erweitert. Wenn man von allen unbedeutenden Modifikationen absieht, so beherrschen heute folgende Verfahren die Chirurgie der Echinococcose:

1. Die *Cystektomie* als geschlossene oder halbgeschlossene Methode nach GEROULANOS.
2. Die *Resektion* als radikale Ausräumung der ganzen Cyste im Sinne eines Tumors.
3. Die *partielle Cystektomie* mit anschließender *Netzplombierung*.
4. Die *Marsupialisation* (Abb. 107).

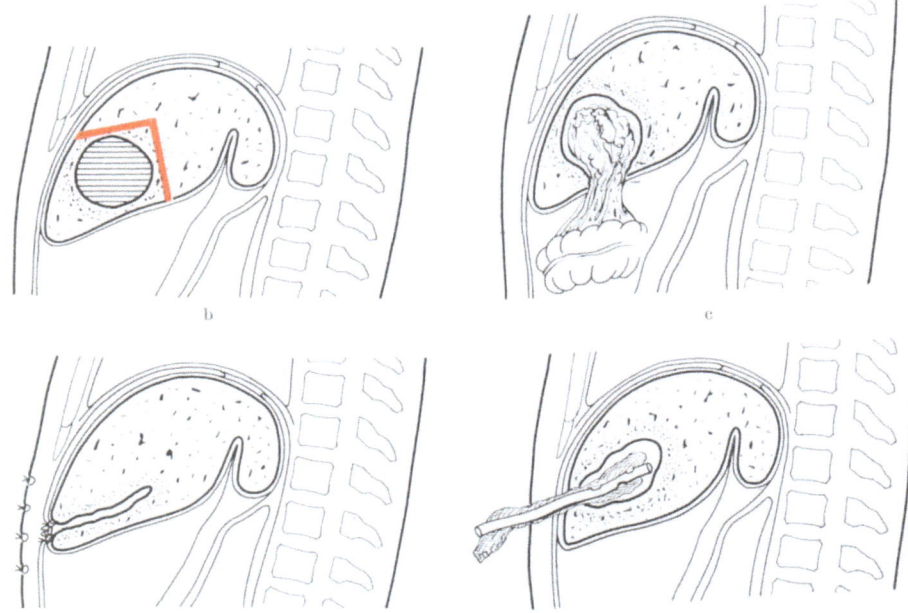

Abb. 107a—e. a Zentral sitzender Echinococcus. b Resektion. c Partielle Cystektomie mit anschließender Netzplombierung. d Cystektomie nach GEROULANOS. e Marsupialisation

Immer mehr setzt sich in der Echinococcenchirurgie die Auffassung durch, daß die Aufrechterhaltung eines ungehinderten Galleflusses für den Erfolg der operativen Intervention von ausschlaggebender Bedeutung ist. Zwischen den Echinococcuscysten und dem Gallengangssystem besteht ein kontinuierlicher Übergang von Flüssigkeit. Während der Cysteninhalt etwa einen Druck von 60—80 cm Wassersäule aufweist, hat die Galle nur einen solchen von 20—25 cm. Sinkt der Binnendruck der Blase unter die Druckwerte der Galle, so fließt diese in die Cyste, wodurch die Keim- und Parenchymschicht geschädigt und eine Infektion gefördert wird. Ist hingegen die Fistel weit und eine gute Drainage gewährleistet, breitet sich die Infektion nicht aus, die Hydatide stirbt ab und verkalkt. Liegt ein Ventilverschluß vor, so kann der Cysteninhalt nicht abfließen, die Infektion greift um sich und schließlich vereitert die Blase. Tochterechinococcen können beim Absterben der Mutterblase lebensfähig bleiben, da ihre Membranen intakt sind und nicht durch die Galle geschädigt werden. In 90% aller operierten Fälle lassen sich makroskopisch und cholangiographisch cystobiliäre Fisteln nachweisen. Hieraus werden folgende für die Therapie wichtigen Konsequenzen gezogen (BOURGEON u. Mitarb.):

1. Bei Verschluß der äußeren Fistelöffnung einer operativ entleerten Lebercyste bleibt in der Tiefe eine innere Fistel bestehen, die dann wie ein inneres Drain funktioniert.

2. Der Gallenfluß wirkt von da an nicht mehr verschlechternd, wie man voreilig befürchten könnte.

3. Um diesen offenen Gallenkanal herum vollzieht sich die Auffüllung der Resthöhle.

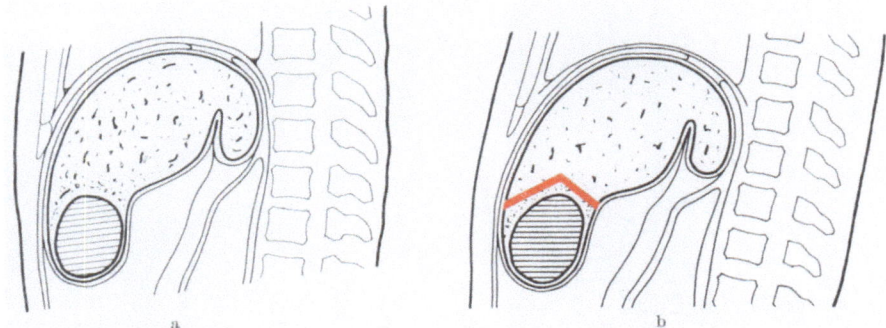

Abb. 108a u. b. Echinococcusblase im ausgezogenen unteren Leberrand, Resektionsfall!

4 Die Möglichkeiten einer Erschlaffung der Höhle sind abhängig von der Beschaffenheit des die Cyste umgebenden Gewebes, das bei jungen Cysten nachgiebig und bei älteren Cysten mehr oder weniger derb, eventuell sogar verkalkt sein kann.

5. Der Verschluß der äußeren Fistelöffnung erfolgt bei sauberer Resthöhle, gutem Funktionieren der inneren Drainage, Durchgängigkeit des Hauptgallenganges, Anwendung von Antibiotica und schafft die günstigsten Vorbedingungen für eine sich spontan entwickelnde natürliche Prothese eines Gallenkanals.

Die *Indikation* zur chirurgischen Behandlung ist bei den Echinococcuscysten der Leber grundsätzlich gegeben. Die Art des Vorgehens richtet sich jedoch nach der Größe der Blase, ihrer Ein- oder Mehrzahl, ihrem Sitz und vor allem danach, ob der Blaseninhalt „steril" oder infiziert ist (Tabelle 6).

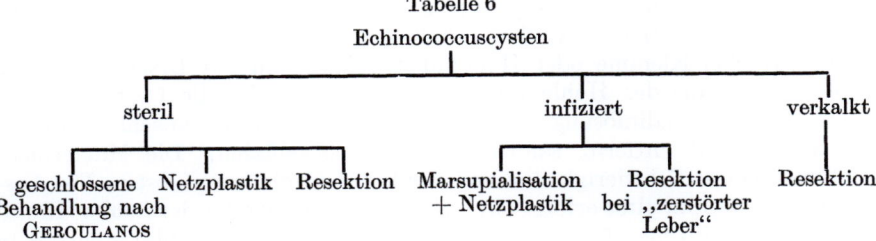

Der *Zugangsweg* ist vom Sitz der Cyste abhängig. So geht man bei den rechtsseitigen und den in den Kuppenabschnitten der Leber gelegenen Prozessen transpleural und transdiaphragmal vor, während bei einer Einzelcyste in den linksseitigen und unteren Randpartien der abdominelle Weg zu bevorzugen ist. Grundsätzlich sollte man jedoch *primär laparotomieren*, um sich über die Ausdehnung der Echinococcose im Abdomen zu informieren. Je nach Bedarf läßt sich der Schnitt nach rechts oder links bzw. zum Thorax hin erweitern. Wichtig ist, daß eine gute Übersicht gewonnen wird und daß die Bauchdecken und die freie Bauchhöhle durch sorgfältige Tamponade abgeschirmt werden. Von der

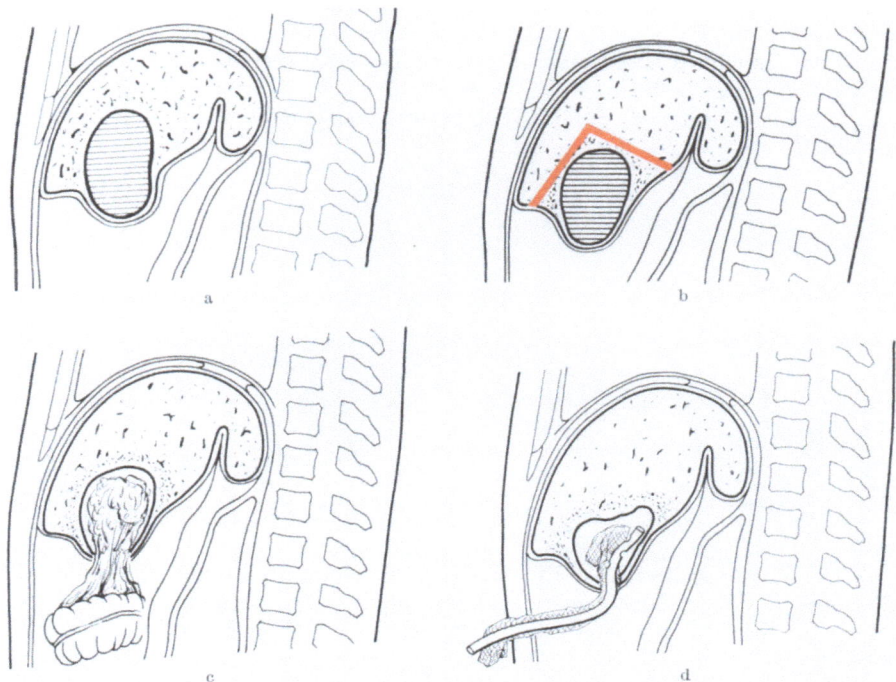

Abb. 109a—d. a In der Gallenblasengegend gelegene Echinococcusblase. b Resektion. c Netzplastik. d Marsupialisation bei Infektion der Cyste

Vielzahl der *operativen Vorschläge* sollen hier nur die jetzt vorwiegend gebräuchlichen geschildert werden.

1. Die *einzeitige Eröffnung* und *Ausräumung der Cyste* mit *nachfolgendem primärem Wundverschluß ohne Drainage* nach GEROULANOS: In Standardintubationsnarkose wird die Bauchhöhle über der Echinococcuscyste eröffnet. Diese wird mit mehreren Lagen feuchter Kompressen gegen die freie Bauchhöhle abgestopft, dann die Cyste punktiert und der Inhalt abgesaugt. Die Cystenwand wird durch eine Kocher-Klemme oder Haltefäden gefaßt, um bei Erschlaffung die Flüssigkeit nicht aus der Höhle übertreten zu lassen. Ist die Cyste entleert, instilliert man Formalinlösung, beläßt sie 5 min, eröffnet anschließend die fibröse Kapsel und entfernt sämtliche Echinococcusblasen. Die Mutterblase läßt sich meist ohne Schwierigkeiten von der Innenwand stumpf lösen. Die Ausräumung des Blaseninhaltes erfolgt mit einem Schöpflöffel oder der hohlen Hand. Die Cystenhöhle wird mehrfach ausgespült und sorgfältig auf Tochtergeschwülste kontrolliert, ohne daß man hierbei die Wirtskapsel verletzen darf. Dann wird die Kapselöffnung durch Matratzennähte an das parietale Bauchfell geheftet und hierüber Aponeurose und Haut ohne Drainage dicht verschlossen. Das

Wundsekret kann sich zwischen den Nähten nach außen entleeren. Ist man sich nicht sicher, ob alle Cysten entfernt sind, läßt sich durch eine intraoperative Cholangiographie ausreichende Klarheit gewinnen (Abb. 110).

Diese Operation nach GEROULANOS, die in allen Leberbereichen gleichartig durchgeführt werden kann, stellt für den Patienten keine allzu große Belastung dar. Das Gefahrenmoment liegt in der Infektionsmöglichkeit des Cystenhohlraumes und der Bauchdecken. Selbst wenn das sich ansammelnde Sekret regelmäßig abpunktiert wird, ist bei der dauernden Sekretion durch die Bauchdecken die Gefahr einer Abflußstörung und einer Infektion stets gegeben. Vereitert die Cyste, sind die Nähte schrittweise zu entfernen und ein Drain einzulegen. Liegt ein Infekt vor, dann ist praktisch das Zustandsbild vorhanden, wie man es nach der Marsupialisation antrifft. Der Heilverlauf wird sehr verzögert und kompliziert!

2. Eben deshalb, weil diese Kompromißlösung zwischen geschlossenen und offenen Verfahren in vieler Hinsicht unbefriedigend ist, wird von BOURGEON (Algier) und den russischen Chirurgenschulen die *Resektion* des cystentragenden Abschnittes propagiert. Hierzu ist zu sagen, daß die Resektion eines größeren Leberabschnittes bei einem — dazu noch gutartigen — *Allgemeinleiden* wie es die Echinococcose darstellt, nur dann angezeigt sein kann, wenn es sich um einen diagnostisch einwandfrei gesicherten *Solitärherd* handelt. Andernfalls wird man das zusätzliche Opfer gesunden Lebergewebes, das ja mit jeder Resektion verbunden ist, nur dann rechtfertigen können, wenn

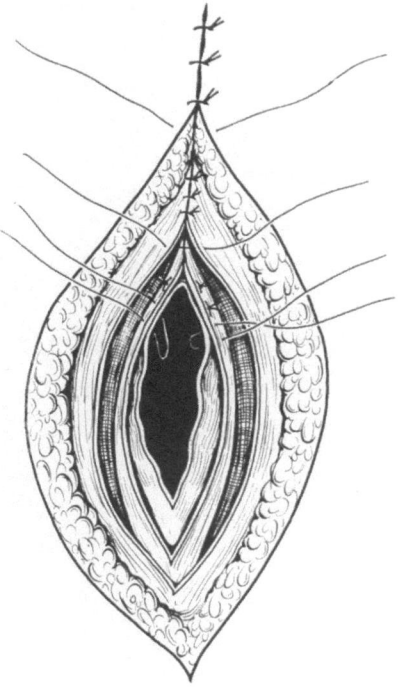

Abb. 110. Schlußphase der Operation nach GEROULANOS. Die Schnittränder der Netzkapsel sind mit dem Bauchfell und dem hinteren Blatt der Rectusscheide vereinigt. Der Rectusmuskel und das vordere Blatt der Rectusscheide werden mit der Haut locker verschlossen

der befallene Leberabschnitt völlig zerstört bzw. funktionell ausgefallen ist. Gerade letzteres Moment ist sehr schwer, auch nicht mit Angiographien, zu beweisen, da ja das die Cyste umgebende Lebergewebe häufig nur mechanisch komprimiert ist und sich sehr wohl nach der Entlastung zu erholen vermag.

Die *Resektion mitsamt der Wirtskapsel* ist demnach vorwiegend bei isolierten, an der Leberunter- oder -oberfläche gelegenen und bei gestielten Echinococcuscysten in den Randpartien und schließlich bei Verkalkungen gegeben. Somit wird es sich meistens um periphere Resektionen in den gefäßarmen Zonen bzw. um eine linksseitige Lobektomie handeln, während Halbseitenresektionen schon allein aus pathomorphologischen Erwägungen nur in Ausnahmefällen bei der *zerstörten Leber* (destroyed liver, foie détruit) indiziert sein dürften.

3. Neben der „geschlossenen" oder „halbgeschlossenen" Methode nach GEROULANOS und der radikalen Resektion setzt sich neuerdings als ein sehr erfolgversprechendes Verfahren die sog. *partielle Cystektomie mit anschließender Plombierung der Höhle mit einem Netzzipfel* (l'epiploplastie intracavitaire) immer mehr durch (Abb. 111). Die guten Erfahrungen mit der lebenden Netz-

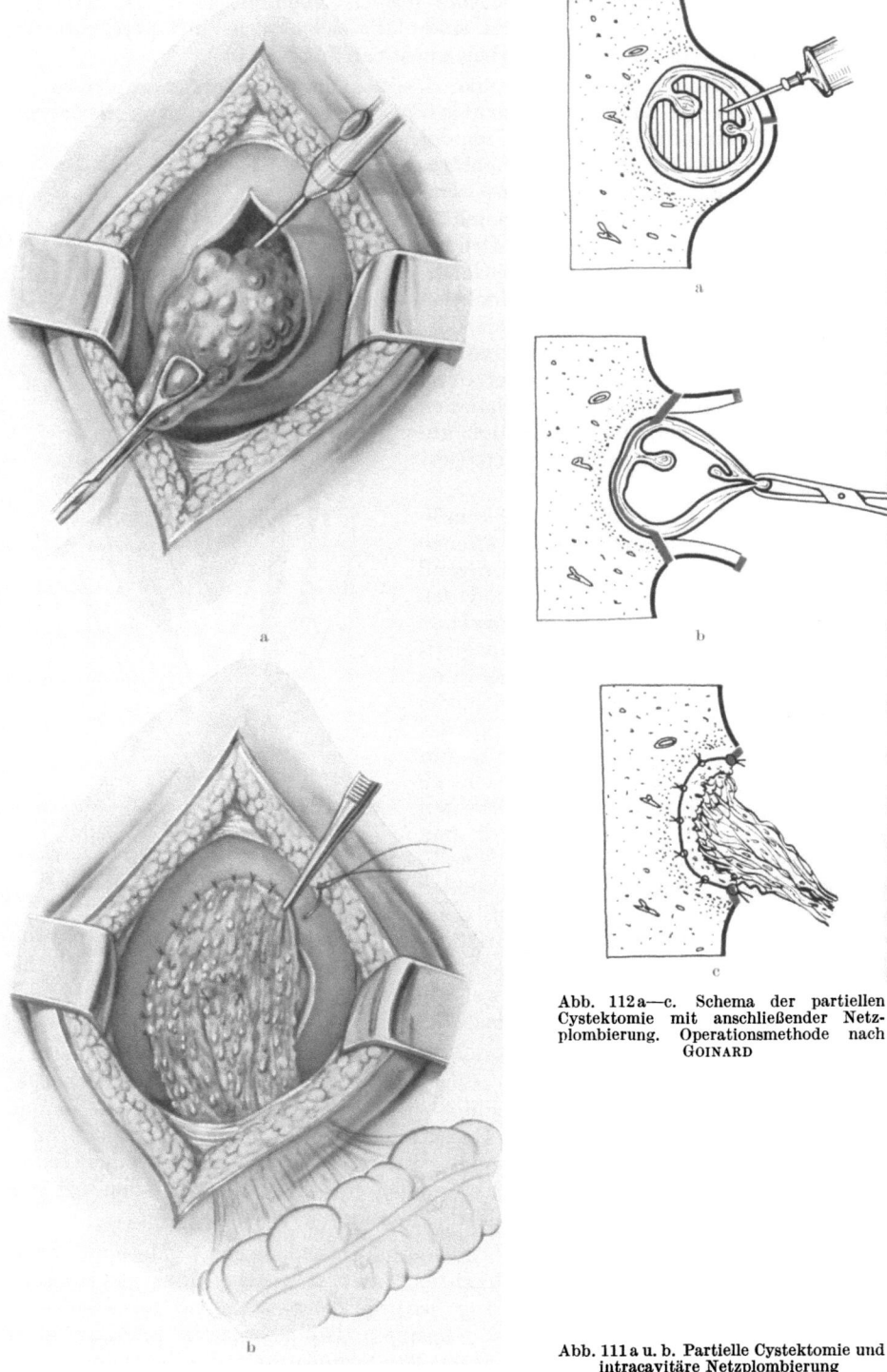

Abb. 112 a—c. Schema der partiellen Cystektomie mit anschließender Netzplombierung. Operationsmethode nach GOINARD

Abb. 111 a u. b. Partielle Cystektomie und intracavitäre Netzplombierung

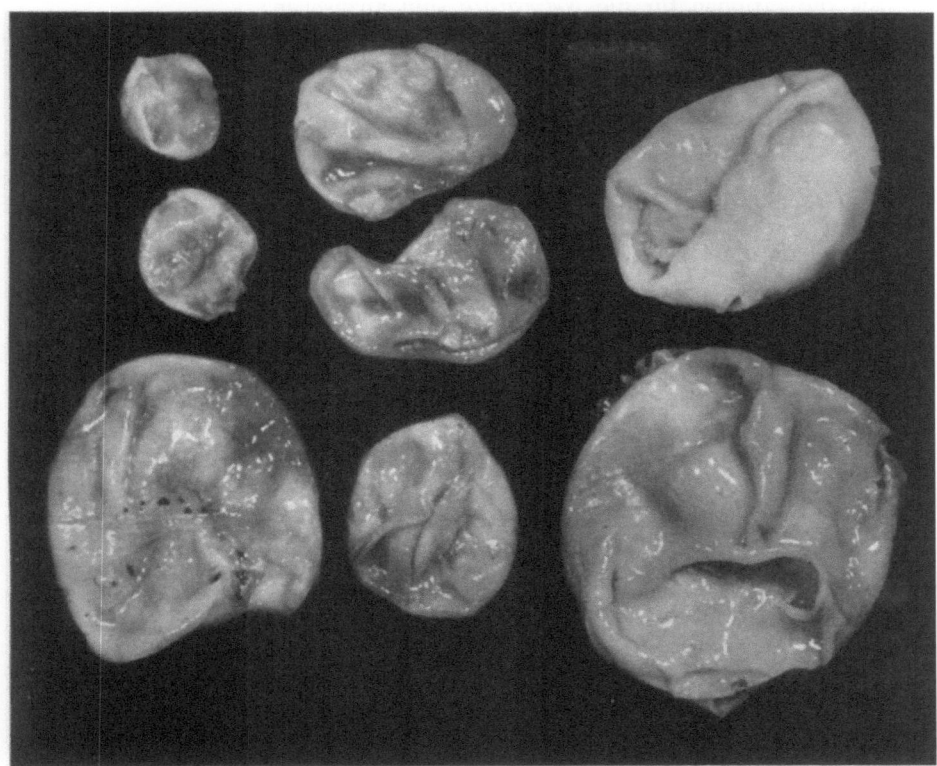

Abb. 113. Multiple durch Marsupialisation gewonnene Tochterblasen

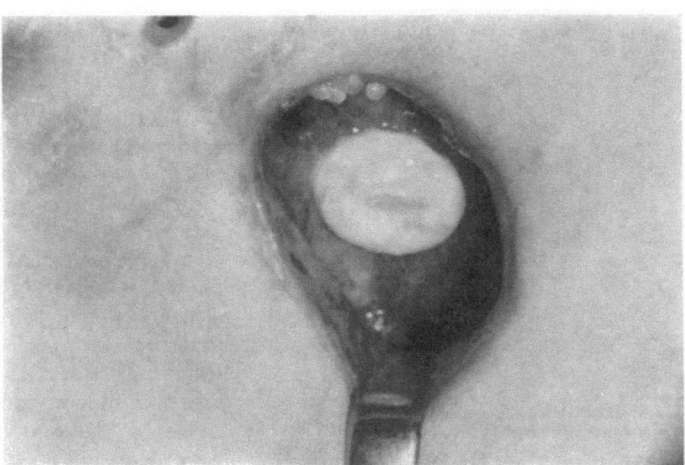

Abb. 114. Echinococcenblase in einer vereiterten Operationswunde nach Marsupialisation

tamponade in der Kriegschirurgie veranlaßten GOINARD (1951), diese Methode auch auf breiter Basis für die Echinococcenchirurgie auszubauen.

Als Indikationen für die *Netzplastik* sind anzusehen:
1. Alle großen Cysten mit klarem oder galligem Inhalt;
2. alle Cysten mit verdickten, sklerotischen oder verkalkten Kapseln;
3. alle zentral sitzenden Cysten;
4. alle Resthöhlen bei vorhergegangener Marsupialisation,
5. als Ergänzungsmaßnahme zur partiellen Cystektomie (Abb. 112).

Das Omentum vermag den durch den Kollaps der Cyste entstehenden Hohlraum gut auszufüllen und fördert kraft seiner plastischen, absorbierenden und blutstillenden Eigenschaften die Wundheilung. Eine zusätzliche Drainage ist nicht notwendig, im Gegenteil kontraindiziert, da sie zu sekundären Infektionen führen kann. Schwierigkeiten können bei der Netzplastik auftreten bzw. diese unmöglich machen:
1. wenn das Netz atrophisch ist;
2. wenn der Sitz der Cyste, z.B. im Subphrenium, das Einschlagen des Netzes erschwert bzw. hierdurch gastrointestinale Störungen zu erwarten sind;
3. wenn allzu ausgedehnte Adhäsionen vorhanden oder diese befürchtet werden müssen.

Bei allen diesen Fällen sind *Transplantate von freien Netzstücken* vorzuziehen, die sich in ihrem Effekt als gleichwertig erwiesen haben.

Schon jetzt hat sich diese schonende Methode in den Mittelmeerländern sehr durchgesetzt und bestens bewährt. So berichten CHRISTEAS u. Mitarb. über 60 Fälle, die mit der Omentoplastik behandelt wurden. In 52 von 53 Fällen konnten

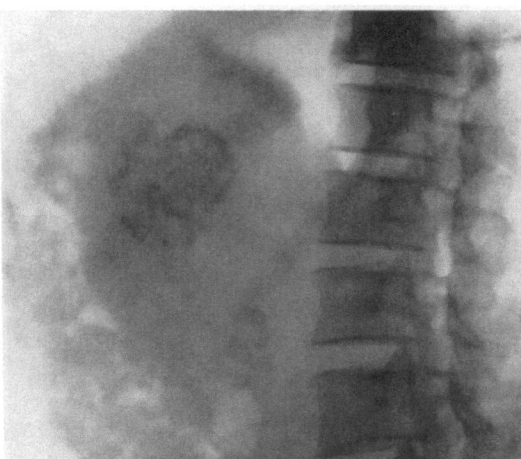
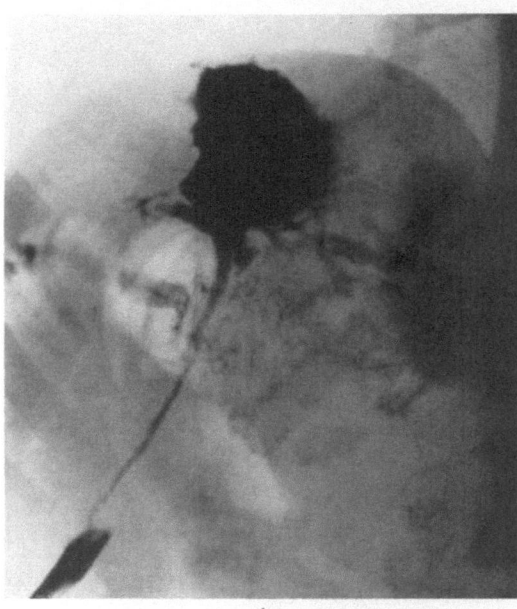

Abb. 115 a u. b. Intrahepatisch gelegene Echinococcusblase. Heilung durch Resektion. (Chirurg. Univ.-Klinik Gießen)

ausgezeichnete Ergebnisse erzielt werden, 1 Patient ist an einem anaphylaktischen Schock verstorben. Kontrolluntersuchungen nach einem längeren Zeitraum zeitigten hervorragende *Dauerresultate*.

4. Das alte Verfahren der *Marsupialisation* hat heutigentags nur noch eine Berechtigung bei Vereiterungen der Echinococcuscysten. Sie ist kontraindiziert

bei allen „sterilen" Höhlenbildungen, da eine sekundäre Infektion mit Sicherheit eintritt. So wird die Marsupialisation zu einer Not- und Palliativoperation, die jedoch immer dann angezeigt ist, wenn primär schon der Cysteninhalt von den Gallenwegen her infiziert war oder die Gefahr einer Ruptur des vereiterten Blaseninhaltes in die freie Brust- oder Bauchhöhle besteht (Abb. 116).

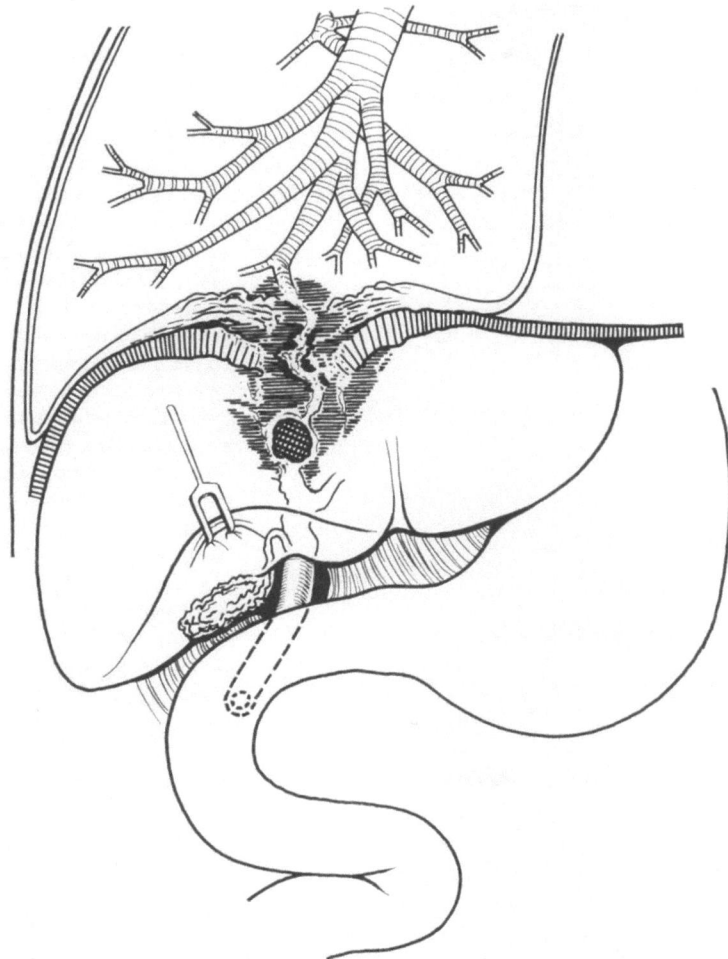

Abb. 116. Ausgedehnte Lungen-Leber-Gallengangsfistel bei cystischer Echinococcose. Heilung durch ausgiebige Drainage und Ableitung der Galle in den Darm

Bei allen Leberechinococcosen entstehen durch die dauernden Hydatidenabgänge und die Begleitentzündungen *konsekutive Veränderungen des Oddischen Schließmuskels* in Form von *Sphincterspasmen* oder *-sklerosen*. Werden diese radiomanometrisch und cholangiographisch regelmäßig nachweisbaren Dysregulationen (GOINARD u. Mitarb.) nicht ausgeschaltet, treten verhängnisvolle Gallenstauungen auf. Sie können durch instrumentelle Dilatierung des Sphincters oder Papillotomie, notfalls durch Cholecystostomie bzw. Choledochotomie, zumindest temporär, abgeleitet werden. Kommt man hiermit nicht zum Ziel, ist eine *innere Drainage* z. B. eine Choledochoduodenostomie angezeigt. In

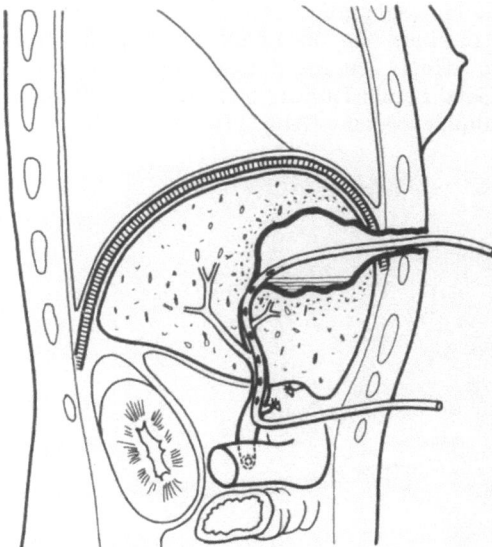

Abb. 117. Drainage des Gallenflusses durch die Anbringung eines Sogs nach KEHR-RAUSCH

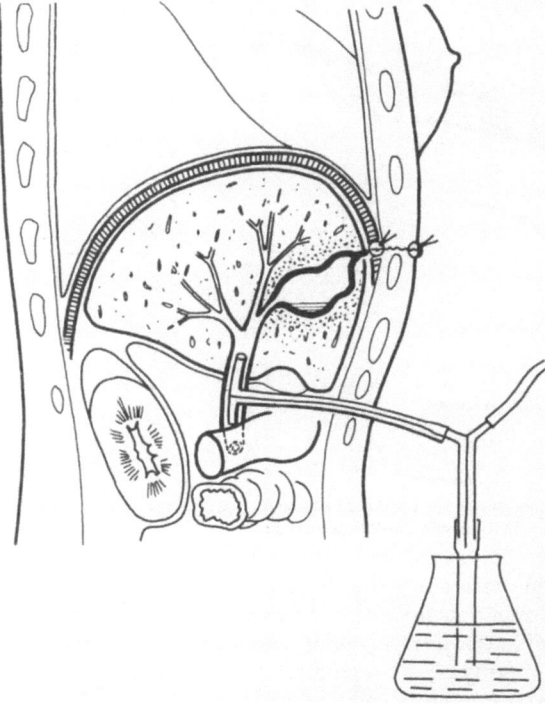

Abb. 118. Saugdrainage mittels doppelläufigem T-Rohr nach STRUPPLER

der Chirurgie der Echinococcose ist ja das *geordnete Druckgefälle zwischen Cyste und Gallengangssystem der entscheidende Angelpunkt*. Um dieses aufrechtzuerhalten, wurde sogar der Versuch gemacht, die in der Cystenwand sichtbaren größeren Gallengänge — also gleichsam ein umgekehrter Weg! — zu unterbinden und damit den Gallestrom nach innen abzuleiten (BOURGEON u. Mitarb.). Verlegen sich die cystobiliären Fisteln, sei es durch Steinbildungen, Entzündungsvorgänge oder Obstruktionen, dann weiten sich die Gallengänge aus, Verhältnisse, die denen bei den Aussackungen des Bronchialbaumes ähneln. Die *Cholangioektiasis* ist eine recht unangenehme Komplikation und stellt eine *absolute* Indikation zur Resektion dar, wenn sie nur technisch irgendwie möglich ist, da mit einer Rückbildung nicht gerechnet werden kann. Klinisch besteht das Bild einer rezidivierenden Cholangitis, die dann allmählich in eine Abscedierung übergeht. Unter diesem Gesichtswinkel bekommt die moderne Resektionstherapie auch für die Echinococcose ganz neue Aspekte!

Ein Problem eigener Art sind die *Komplikationen* der Echinococcenerkrankungen, die vor allem durch die Keimbesiedlung der Blase verursacht werden. Der *Leberabsceß* beherrscht dann das Krankheitsbild, während der Echinococcus als solcher an Bedeutung einbüßt. Eine derartige Entwicklung ist oft in ihrem klinischen Erscheinungsbild nicht sehr charakteristisch und läßt diagnostische Trugschlüsse aufkommen. Temperatursteigerungen, Hyperleukocytosen, Schüttelfröste, cholangitische Krankheitszeichen, sie alle können in den verschiedensten Ausprägungen und Spielarten anfallen, brauchen es aber nicht. Und es ist durchaus möglich, daß eine Eiterung auf *eine* Echinococcuscyste beschränkt bleibt, während die übrigen nicht infiziert werden.

Größere Cysten verursachen durch Druck auf die abführenden Gallenwege einen *Ikterus*, wie auch die Perforation in die Gallengänge zu Abflußstörungen der Galle führen kann. Daß durch die Entlastung in die Gallenwege Spontanheilungen möglich sind, ist mehrfach beobachtet worden. An weiteren Komplikationen sind Komprimierungen der Pfortader, Einbrüche in die V. cava und hernienartige Einklemmungen der Cysten im Netz und zwischen den Bauchorganen zu nennen. Sehr viel häufiger sind jedoch *Perforationen von Echinococcuscysten* in die freie Bauchhöhle durch ein Trauma oder eine „spontane" Ruptur. Diese Form des *Echinococcus multiplex disseminatus* löst schwere peritoneale Reizerscheinungen aus, so daß die Prognose in jedem Falle, sei der Cysteninhalt steril oder vereitert, als sehr ernst anzusehen ist. Hierfür ein bemerkenswertes Beispiel:

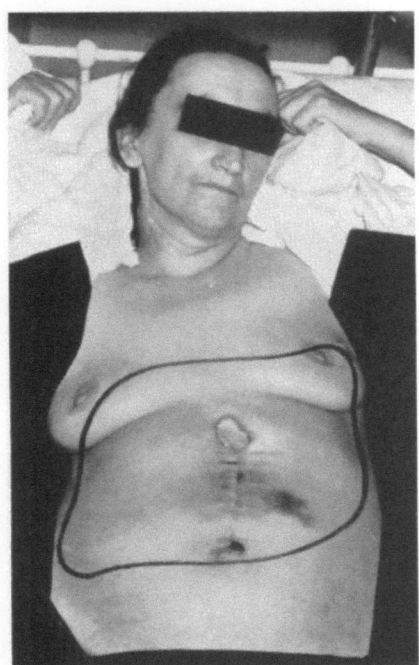

Abb. 119. Ausgedehnte Milz- und Leberechinococcose durch Marsupialisation gut gebessert

20jähriger junger Mann erhält beim Boxtraining einen kräftigen Schlag in die Magengrube und bricht 3 min später bewußtlos zusammen. Sofortige Klinikeinweisung. Typisches Bild eines „akuten Abdomens". Präoperative Diagnose: Leberruptur! Bei Eröffnung der Bauchhöhle fließt reichlich gelblichtrübe Flüssigkeit ab. Diese stammt aus einer etwa zweimännerfaustgroßen geplatzten Cyste, die am unteren Rande des Leberlappens sitzt. Marsupialisation. Entlassung nach 10 Wochen mit unbedeutendem Fistelgang in der Operationswunde.

Weiterhin sind Durchbrüche in den Magen, das Duodenum, das Colon und die Nieren beobachtet worden. Klinisch besonders schwerwiegend ist die *Perforation bzw. Penetration in den Pleuraraum*. Nach einer Statistik von TOOLE waren 66% der Fälle infiziert. Die meisten Durchbrüche erfolgen von der rechten Leber in den rechten Lungenunterlappen und führen dann zu sehr unangenehmen, hartnäckigen und therapeutisch schlecht zu beeinflussenden Leber-Lungen-Fisteln mit allen ihren schwerwiegenden Folgeerscheinungen. Pleurairritationen, Hustenreiz, Exsudat, Dyspnoe, Atelektasen, Fistelbildungen zwischen Gallengängen und Bronchien, Expektoration von schleimig-galligen Massen, sekundäre Infektionen der Lungen, sie alle stellen den Chirurgen vor eine Vielzahl von Problemen, die individuell angegangen werden müssen.

Mit einem Einbruch in die Lungen und in die Bronchien muß in 1—2% sämtlicher Echinococcuscysten der Leber gerechnet werden (KOURIAS). Während früher lediglich eine Thorakotomie mit engem Zugangsweg zur Entlastung und Drainage der Leber- und Lungencysten, also eine Marsupialisation, durchgeführt wurde und die Sterblichkeit eine recht hohe war, sind seit Einführung der intratrachealen Narkose und durch die sonstigen Fortschritte der Thoraxchirurgie die Ergebnisse wesentlich verbessert. Die Fisteln werden durch große Thorakotomie bzw. Thorakolaparotomie angegangen und sowohl der Primärherd in der Leber als auch die Tochterblasen in der Lunge ausgeräumt. Dann wird nach Drainage am tiefsten Punkt der Lebercyste das Zwerchfell verschlossen und die Lungen-

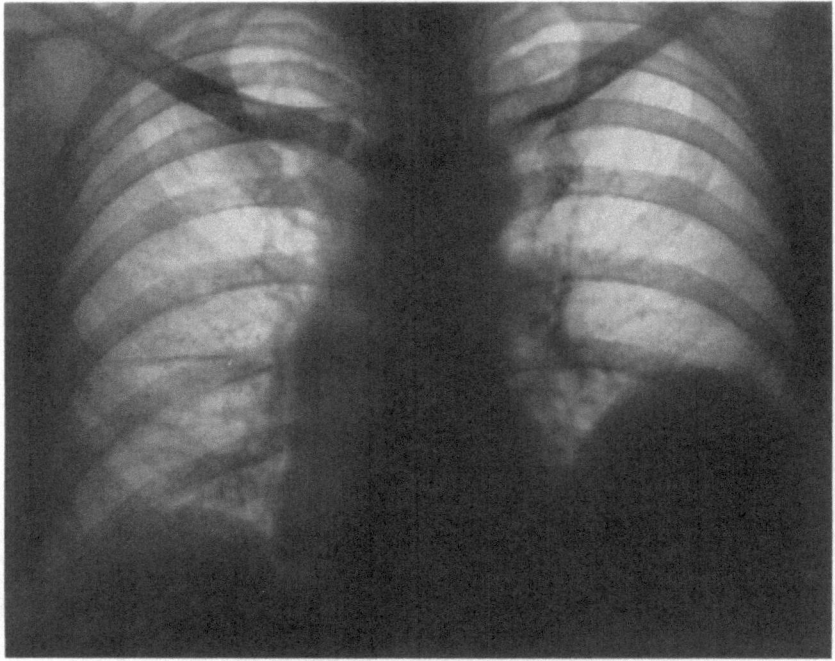

a

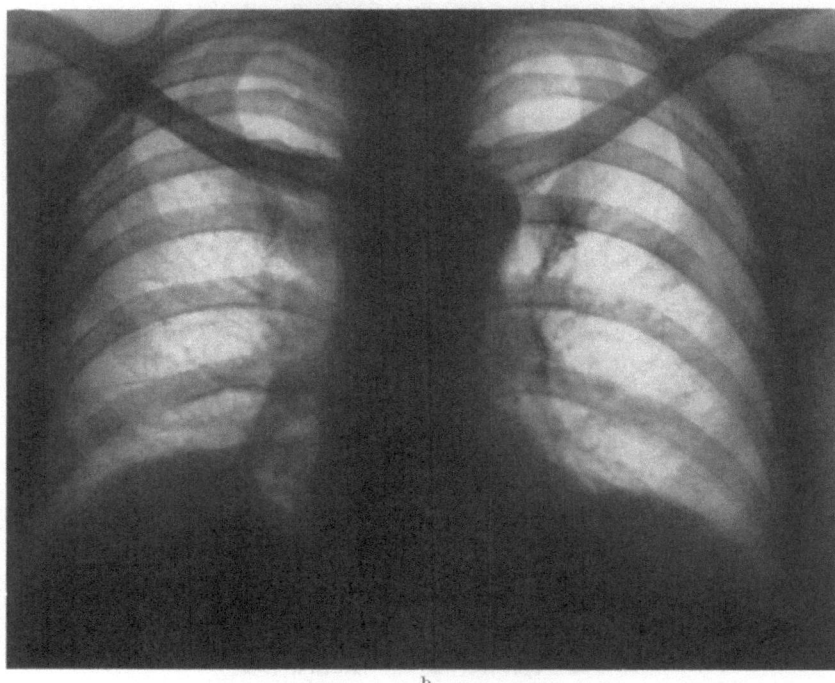

b

Abb. 120a u. b. Röntgenbilder der gleichen Patientin wie Abb. 119. a Vor der Operation. b 6 Wochen nach Marsupialisation

bronchialfistel je nach Befund entweder übernäht oder reseziert. Bei größeren Höhlenbildungen ist eine Lobektomie vorzunehmen. Gesonderte Drainage des Thoraxraumes! Besteht ein Ikterus bzw. eine Bronchialgallengangsfistel, ist eine zusätzliche Choledochusdrainage angezeigt. Durch diese erweiterten Operationsverfahren konnte die Mortalität erheblich gesenkt werden. Während im Krankengut von KOURIAS vor 1950 eine Mortalität von 33,3% bestand, ist später kein Patient mehr verstorben.

In der Chirurgischen Universitätsklinik Würzburg sind in den letzten 25 Jahren 15 Patienten mit Leberechinococcen operativ behandelt worden. 8 Fällen von Echinococcus *hydatidosus* stehen 6 *alveoläre* Echinococcusformen gegenüber. Von den erstgenannten sollen 2 besonders bemerkenswerte Fälle kurz geschildert werden:

1. 31jähriger Patient erkrankt plötzlich mit drückenden Schmerzen in der Magengegend, Erbrechen und Übelkeit. Einweisungsdiagnose: Gallensteinkolik. Da weitere Klärung nicht möglich, im Intervall Probelaparotomie: Im rechten Leberlappen in Netz eingehüllte, zum Teil feste, zum Teile weiche tumorartige Verdickungen, die in toto im Gesunden reseziert werden. 8 Tage später akutes Bild einer diffusen Peritonitis. Bei der Relaparotomie entleerte sich eine Schüssel dünnflüssigen, galligen, nicht riechenden Eiters, Drainage. 4 Wochen später mit einer kleinen, leicht sezernierenden Fistelöffnung entlassen. Nach 4 Tagen Wiedereinlieferung wegen ileusartiger Beschwerden. Relaparotomie, Lösungen von Verwachsungen. Der durch Bindegewebsstränge abgeknickte Choledochus wird mit dem Duodenum anastomosiert. 3 Wochen später Entlassung bei subjektivem Wohlbefinden mit geschlossener Fistelwunde.

2. 47jährige Frau, volksdeutscher Flüchtling aus dem Balkan, wird wegen Gallenbeschwerden in die Klinik eingeliefert. Laparotomie: Prall-elastische Echinococcuscyste im Bereich des Lig. falciforme und der rechten Leber. Marsupialisation. Nach 16 Tagen Incision einer seitlichen Bauchwandphlegmone, nach weiteren 14 Tagen Pleuraerguß links auf Grund einer vorher nicht festgestellten Milzechinococcencyste. 4 Jahre beschwerdefrei, Sommer 1958 erneute Beschwerden. Probelaparotomie: Leber stark vergrößert, mehrere Cysten im anatomisch linken Leberlappen, Vorgehen nach GEROULANOS, anschließend Vereiterung der Bauchdecken und Ausstoßen von sieben großen Echinococcuscysten, die mikroskopisch Tochterblasen enthalten (Abb. 113). Später entwickelt sich eine Leber-Gallen-Fistel, die durch Saugdrainage langsam verkleinert werden kann. Nach 3 Monaten war die Fistel geschlossen (Abb. 120). Milzbefund unverändert. Bei der Entlassung waren die Bilirubinwerte normal, von den übrigen Leberfunktionstesten lediglich der Thymoltrübungstest pathologisch. Patientin wird arbeitsfähig und subjektiv beschwerdefrei nach Hause entlassen.

Die *Trockenlegung der Höhle* durch Ableitung des profusen Gallflusses ist oft ein schwierig zu beherrschendes Problem, das in unserem Falle durch die Anbringung eines Sogs (KEHR, RAUSCH, KÖRTE, STRUPPLER) befriedigend gelöst werden konnte. Andererseits zeigt unser unter 1. skizzierter Fall, wie vorzüglich sich die Drainage der Galle mittels einer *inneren Anastomose*, in diesem Falle einer Choledochoenterostomie, auswirken kann (Abb. 117 u. 118).

II. Echinococcus multilocularis

Wenn wir in der Chirurgie des Echinococcus cysticus — bei dem relativ geringen Vorkommen in unseren Regionen — stark auf die im Weltschrifttum niedergelegten Erfahrungen angewiesen sind, so ist dies bei der *Echinococcosis multilocularis* nicht im gleichen Maße der Fall. Der alveoläre Echinococcus bietet in seinem pathologischen und klinischen Verhalten ein ganz anderes Bild und kann grob anatomisch wegen seines *infiltrierenden* und *destruierenden Wachstums* mit einem *malignen* Tumor verglichen werden.

Die Embryonen gelangen auf demselben Wege wie beim cystischen Echinococcus in die Leber. Hier werden sie jedoch nur selten größer als eine Erbse oder Haselnuß, liegen dicht nebeneinander und bilden dann ein größeres Blasenkonglomerat. In lebhafter Sprossung werden zahlreiche Zapfen nach außen vorgetrieben, die dann zu Tochterblasen auswachsen, während im Zentrum der ganzen Geschwulst schon Degeneration und Zerfall einsetzen. So entsteht inmitten dieser Neubildung eine Höhle, die sich mit bräunlicher, fadenziehender

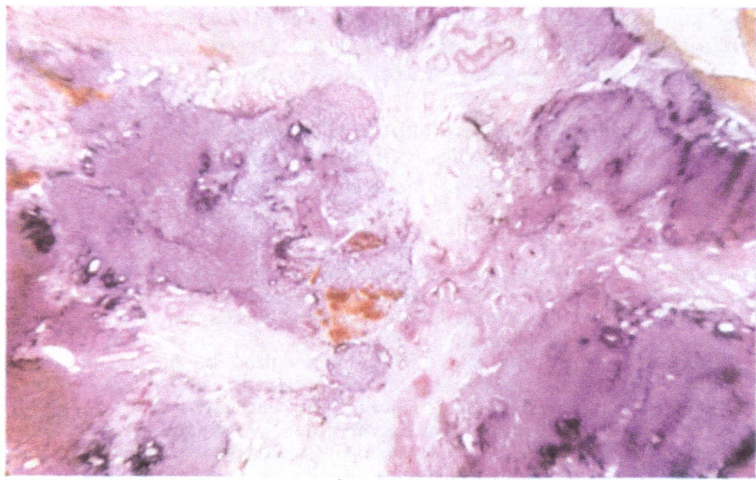

Abb. 121. Ausgedehnte tuberkuloide Granulome um kleinste Echinococcusblasen mit Verkalkung. H.-E.-Färbung (Chirurg. Univ.-Klinik Gießen)

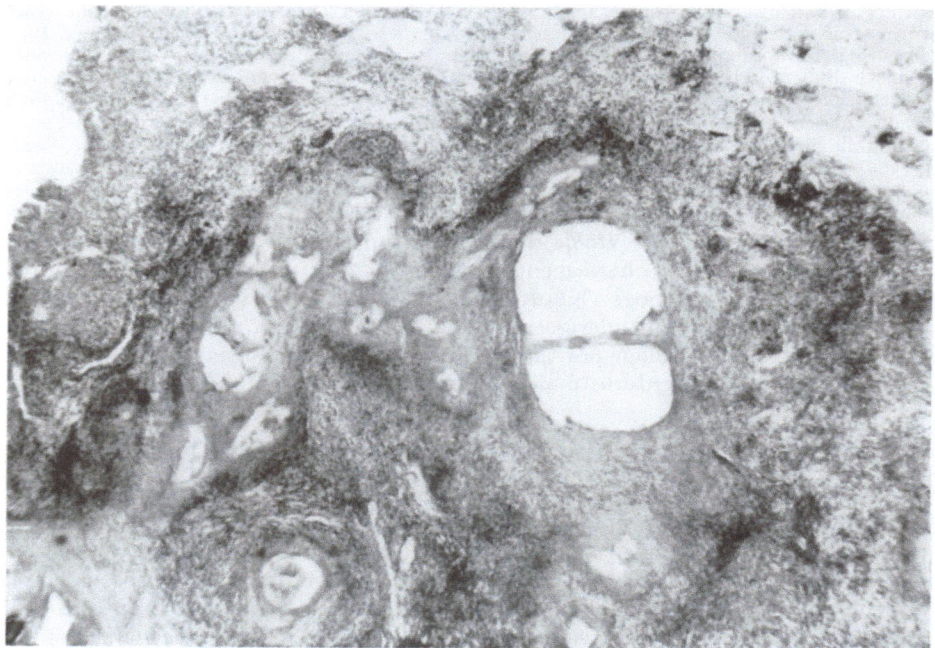

Abb. 122. Histologischer Schnitt einer operativ bestätigten alveolären Echinococcose

Flüssigkeit anfüllt. Dieses ganze pathomorphologische Verhalten des infiltrierenden und verdrängenden Wachstums ähnelt also sehr einer malignen Geschwulst. Auch makroskopisch ist sie von einem Carcinom nur schwerlich zu unterscheiden, ebenso ist auf der Schnittfläche eine Differenzierung nicht ohne weiteres möglich.

Mikroskopisch bietet jedoch der Echinococcus alveolaris ein recht eigenes Bild mit charakteristisch gestreiften Bauformen zahlreicher, gefalteter Chitinmembranen (Abb. 121 u. 122).

1. Klinik

Klinisch zeichnet sich der Echinococcus alveolaris durch eine Symptomentrias aus:
1. *harter, buckeliger Lebertumor,*
2. *Milzschwellung,*
3. *fortschreitender chronischer Ikterus* (Abb. 124).

Charakteristisch sind ferner der fieberlose Verlauf und das relativ gute Allgemeinbefinden. Die subjektiven Beschwerden sind anfänglich gering, bis dann allmählich der zunehmende Ikterus zu einem konstanten Juckreiz führt. Trotz schwerer, oft jahrelanger Gelbsucht besteht guter Appetit, ja, sogar oft Heißhunger. Der Kräfte- und Ernährungszustand ist ebenfalls meistens lange Zeit unverändert. Bemerkenswert ist eine deutlich vermehrte Harnausscheidung mit relativ hohem spezifischem Gewicht und Harnstoffgehalt. Im Blut findet man eine Eosinophilie, die allerdings großen Schwankungen unterworfen ist und sogar zeitweise fehlt. Die Senkungsreaktion kann erhöht sein, die Leberfunktionsteste sind jedoch wenig typisch und sprechen vielfach für eine völlige Intaktheit des Parenchyms. Da auch die Serodiagnosen häufig im Stich lassen, ist die klinische Diagnose Echinococcus alveolaris bei der Vielfalt der sub-

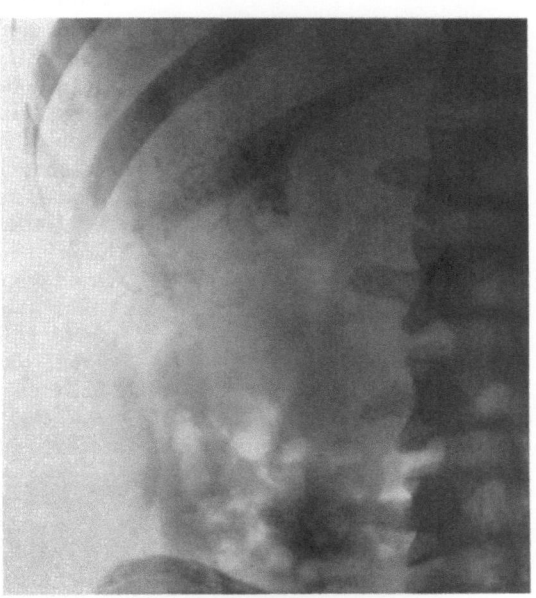

Abb. 123. Typische kalkspritzerartige Flecken bei einer alveolären Echinococcose, Bestätigung durch Operation und histologische Untersuchung

jektiven Symptome und bei den unsicheren, objektiven Untersuchungsergebnissen schwer zu stellen. Wichtige Hinweise geben uns *Röntgenuntersuchungen*. Schon auf den Leeraufnahmen sieht man oft mehr oder weniger große kalkspritzerartige Flecke, die sich als Konvolute, aber auch als feine und zarte Schatten darstellen. Meistens ist die *rechte* Leberhälfte stärker befallen! (Abb. 123).

2. Behandlung

Gelingt es nicht, die Diagnose klinisch, röntgenologisch und laparoskopisch zu stellen, so bleibt nur die *Probelaparotomie* übrig. Hier verbindet sich die diagnostische Zielsetzung mit dem therapeutischen Bestreben, diese geschwulstartige Veränderung radikal zu beseitigen. Eine nichtoperative Therapie hat bisher immer versagt, wie auch alle Versuche, den alveolären Blasenwurm chemisch „abzutöten", gescheitert sind bzw. keine eindeutigen Erfolge zeitigten. Eine gewisse Hoffnung kann man allenfalls an die von GARCIA (1951) eingeführte

Behandlung mit *öligen Thymollösungen* knüpfen (50%ige Lösung mit Zusatz von 1%igem Jod, 15tägige Kur), wie sie neuerdings auch von HANSTEIN mit gutem Erfolg beim Echinococcus alveolaris (Palmitinsäure-Thymolester) verwendet worden ist. Dosen von 1,0g Thymol pro Injektion können bei gutem Kräftezustand des Patienten unbedenklich gegeben werden. Eine *kombinierte medikamentöse*, parasitenabtötende und *chirurgische* Therapie ist dann besonders wirksam, wenn es gelingt, die erkrankten Leberteile *radikal* zu entfernen. Dieses chirurgische Ziel ist jedoch nur zu verwirklichen, wenn sich die parasitäre Neubildung auf einen ganz bestimmten Leberabschnitt beschränkt. Ist durch Inspektion, Palpation und Cholangiographie ein *beidseitiger Befall* festgestellt, kommen nur *Palliativoperationen* in Betracht. Hier gilt es zunächst, den lange bestehenden mechanischen Ikterus irgendwie zu entlasten. Sind z. B. die großen abführenden Gallenwege verlegt, so läßt sich durch Excision bzw. durch eine transhepatische Drainageplastik nach GOETZE die Galle nach außen ableiten (KOCH). Ist jedoch die Leberpforte völlig blockiert, muß man improvisieren, da sich ja bei dem Charakter des

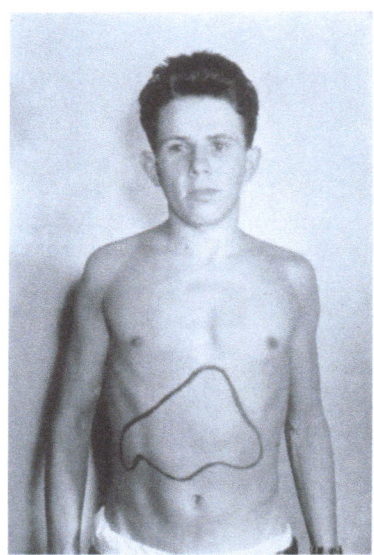

Abb. 124. 20jähriger Soldat. Klinische Symptomentrias: Lebertumor, Milzschwellung, chronischer Ikterus!

alveolären Echinococcus eine allzu heroische Resektion verbietet. Wir selbst konnten vor kurzem mit dem *Longmireschen Verfahren* bei einem 20jährigen Patienten vorübergehend eine recht gute Entlastung erzielen (Abb. 125).

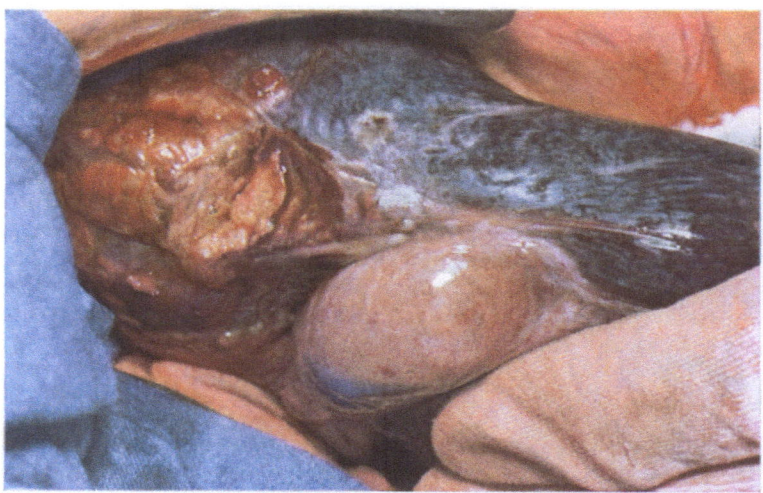

Abb. 125. Operationssitus des gleichen Patienten wie Abb. 124. Die rechte Leberseite ist stärker befallen, die Echinococcose hat jedoch auch die Leberpforte ergriffen

Bei der Operation zeigt sich ein „Tumor" der ganzen Leberpforte, der sich in beide Leberhälften fortsetzt. Die Oberfläche ist höckrig, mit Geschwulstknoten von weiß-bräunlicher Farbe durchsetzt. Der Choledochus ist normal weit, die Gallenblase schlaff und gut ausdrückbar. Die V. portae ist leicht gestaut, die Milz stark geschwollen. Bei der Probeexcision fallen das knirschende Geräusch und die mäßige Blutung auf. Histologische Schnellschnittuntersuchung: Bösartiger, infiltrativ wachsender alveolärer Echinococcus mit weitgehender Zertörung des Leberzellgewebes, beginnende Cirrhose. — Nach Anlegung einer Cholangioenterostomie blaßt der Patient allmählich ab, der Serumbilirubinspiegel — vorher um 10 mg-% — fällt nach 14 Tagen auf 5,8 mg-% ab.

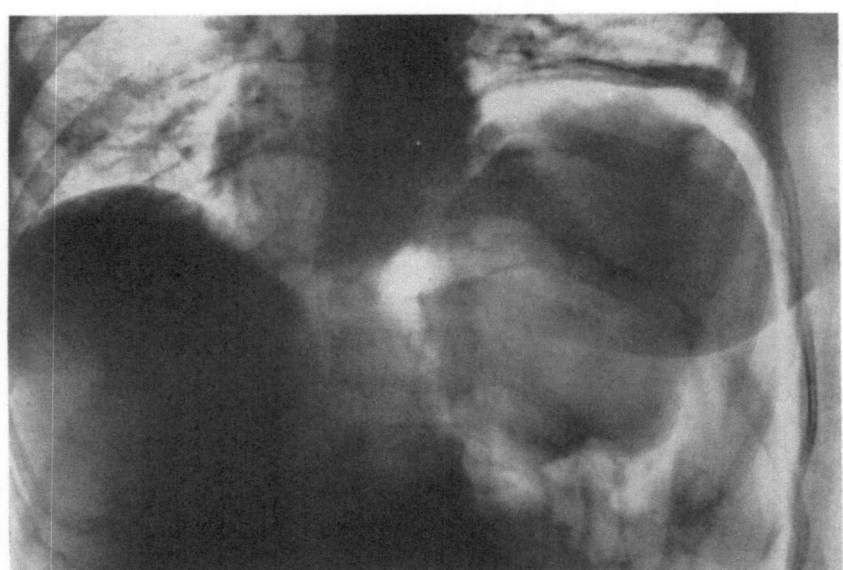

Abb. 126. Leber- und Milzechinococcus durch Pneumoperitoneum dargestellt.

Bei gegebenen Verdachtsmomenten ist in den Verbreitungsbezirken des alveolären Echinococcus die frühzeitige Probelaparotomie immer berechtigt, um in individueller Anpassung an den vorliegenden Befund möglichst rationell, d. h. entweder radikal durch Resektion oder durch einen Entlastungseingriff zumindest palliative Erfolge zu erzielen. Bei der langen Krankheitsdauer, die sich oft über 8—10 Jahre hinziehen kann, wirken sich schon Teileingriffe sehr segensreich aus, so daß jede chirurgische Intervention, die zur Erleichterung der Symptome beiträgt, voll berechtigt ist.

Literatur

Ausführliche Literatur bei HOSEMANN u. Mitarb. (1928).

ANAGNOSTIDIS, N. E.: Die abdomino-thorakale Incision zur operativen Behandlung des Leberechinococcus. Bruns' Beitr. klin. Chir. **193**, 485 (1956).

BOURGEON, R., et H. PIETRI: Cavités hydatiques résiduelles avec fistule biliaire. Mécanisme du comblement saisi par cholangiographie. Sem. Hôp. Paris **1952**, 2460.

— — Aspects diagnostiques et thérapeutiques actuels du problème de l'échinococcose hépatique. Sem. Hôp. **33**, 910 (1957).

— — L'ouverture des kystes hydatiques du foie dans les voies biliaires. Arch. int. Hidatid. **16**, 193 (1957).

— — et M. GUNTZ: Sur l'involution du kyste hydatique du foie. Presse méd. **1953**, 1515.

— — et M. DURAND: Acquisitions nouvelles au y sujet du diagnostic radiologique des kystes hydatiques du foie. Afr. franc. chir. Suppl. Algérie méd. **12**, 323 (1954).

— — — et F. SPROSIO: La résection hépatique réglée dans le traitement des kystes hydatiques du foie. Maroc. méd. **33**, 316 (1954).

BREGADZE, I. L.: Zur Technik der Ausschneidung eines Alveolarechinococcus mit dem linken Leberlappen. Chirurgija 1954, H. 11, 55. Ref. Zentr.-Org. ges. Chir. **138**, 367 (1955).

CHALNOT, P., et J. GROSDIDIER: Echinococcose alvéolaire du foie. Hépatectomie droite élargie. Acad. Chir. **1958**, 295.

CHIRICUTZA, L., C. MANOLIU-FURNICA et D. ROSNER: Sur quelques problèmes therapeutiques du kyste hydatique hépatique. Acta chir. belg. **56**, 50 (1957).
CHRISTEAS, N., E. TSARDAKAS and G. KOTTAKIS: Modern treatment of hydatid disease of the liver. Arch. int. Hidatid. **16**, 251 (1957).
DOCHEZ, CH.: Ausgedehnte Kalkeinlagerungen in der Leber. Fortschr. Röntgenstr. **82**, 272(1955).
FICARA, P.: La via abdominale nella terapia chirurgica dell'echinococco epatico a localizzazione alta. Gazz. int. Med. Chir. **60**, 1 (1955).
FONTANA, V. P.: Quistes hidaticos del diafragma. Arch. int. Hidatid. **15**, 289 (1956).
GANEM, R., et J. BARSOTTI: Interet de la cholangiographie peropératoire dans le diagnostic et le traitement des kystes hydatiques du foie rompus dans les voies biliaires. Mém. Acad. Chir. **80**, 800 (1954).
GEROULANOS, M.: Die Echinokokkenkrankheit in Griechenland. Arch. int. Hidatid. **15**, 10 (1956).
GOINARD, P., J. PEGULLO et G. PÉLISSIER: Sur la sténose oddienne consécutive à l'ouverture des kystes hydatiques du foie aux voies biliares. Déductions opératoires. Mém. Acad. Chir. **84**, 619 (1958).
HANSTEIN, H.: Medikamentöse Behandlung des Echinococcus multilocularis. Dtsch. med. Wschr. **82**, 316 (1957).
HIDLESTONE, H. J.: Bile peritonitis from rupture hepatic hydatid cyst. N.Z. med. J. **55**, 320 (1956).
HOSEMANN, G., E. SCHWARZ, J. C. LEHMANN u. A. POSSELT: Die Echinokokkenkrankheit. Stuttgart: Ferdinand Enke 1928.
KOCH, H.: Zur Versorgung einer durch Echinococcus entstandenen hohen Gallengangsstenose mit der transhepatischen Drainageplastik nach Goetze. Zbl. Chir. **81**, 2120 (1956).
KÖLE, W.: Zur typischen Leberresektion. Wien. klin. Wschr. **1956**, 232.
KOURIAS, B.: Kystes hydatiques du foie ouverts dans le poumon et les bronches. Etat actuel du traitement chirurgical. J. Chir. (Paris) **74**, 138 (1957).
— Persönliche Mitteilung 1958.
—, u. J. MARANGOS: Erfahrungen über die chirurgische Behandlung der Echinokokkenkrankheit. Chirurg **23**, 289 (1952).
KÜMMERLE, F.: Zur Chirurgie des Echinococcus alveolaris multilocularis. Chirurg **28**, 515 (1957).
MELCHIOR, E.: Chirurgische Erfahrungen aus der Türkei. Dtsch. med. Wschr. **81**, 40 (1956).
MINNING, W.: Persönliche Mitteilung 1958.
MORINO, F.: Splenoportografia ed arteriografia epatica selettiva nell'echinococco del fegato. Minerva chir. (Torino) **11**, 1060 (1956).
NOTE, C.: Epiploplastie intracavitaire et kystes hydatiques du foie. Arch. int. Hidatid. **15**, 281 (1956).
PSATTHAKIS, N.: Die sekundäre Echinokokkiasis des Abdomens. (Griechisch.) Athen 1957.
RATHCKE, L.: Persönliche Mitteilung 1957.
SCHISCHKIN, I. J.: Leberresektion bei Echinokokkus alveolaris. Chirurgija **2**, 115 (1957). Ref. Dtsch. med. Wschr. **82**, 988 (1957).
SEMINOV, V. S.: Über die Leberresektion bei alveolären Echinokokkus. Vestn. Hir. **74**, 20 (1954). Ref. Zentr.-Org. ges. Chir. **136**, 257 (1954).
STRUPPLER, V.: Zur Behandlung des Leberechinokokkus. Zbl. Chir. **78**, 1534 (1953).
THIDET, J., u. J. THIDET: Die Chemotherapie der Echinokokkenerkrankung. Therapiewoche **5**, 366 (1955).
TOOLE, H.: Treatment of severe cases of intrapulmonary rupture of hydatid cysts of the liver. Arch. int. Hidatid. **16**, 235 (1957).
— A. MOSCHOPOULOS and G. PROCOS: Modern treatment of hydatid disease of the liver. Arch. int. Hidatid. **16**, 259 (1957).
VOGEL, H.: Über den Entwicklungszyklus und die Artzugehörigkeit des europäischen Alveolarechinokokkus. Dtsch. med. Wschr. **80**, 931 (1955).
— Über den Echinococcus multilocularis Süddeutschlands. Z. Tropenmed. Parasit. **8**, 405 (1957).
WEBSTER, R.: Non-parasitic cysts of the liver. Aust. J. Surg. **27**, 255 (1958).
WILFLINGSEDER, P.: Zur Operation des Echinococcus alveolaris. Chirurg **28**, 410 (1957).

L. Chirurgie des Ikterus

I. Allgemeine Vorbemerkungen

Ikterus bedeutet gemeinhin funktionelle Abwegigkeit oder Fehlleitung des Gallenflusses in das Blut. Eine Gelbverfärbung von Haut und Schleimhäuten tritt auf, wenn der Bilirubinspiegel im Serum über 2 mg-% ansteigt.

Das Bilirubin entsteht nach den heutigen Auffassungen aus den Abfallprodukten der roten Blutkörperchen bzw. des Hämoglobins im reticuloendothelialen System. Aus dem *indirekten*, prähepatischen Bilirubin wird über mehrere Abbaustufen in der Leber *direktes*, nierenfähiges Bilirubin. Dieses nun als posthepatisch bezeichnete Bilirubin wird zusammen mit Cholesterin und Gallensäuren über die Gallenwege in den Dünndarm weitergeleitet und hier durch verschiedene enzymatische Vorgänge in Urobilinogen umgewandelt. Ein Teil geht auf natürlichem Wege ab, ein Teil wird rückresorbiert und durch die Nieren ausgeschieden (Abb. 127).

Den Ikterus teilt man in 3 Hauptgruppen ein:
1. den hämolytischen Ikterus,
2. den hepatocellulären Ikterus,
3. den mechanischen Ikterus.

Diese 3 Grundformen liegen nicht immer rein vor, sondern können sich überschneiden und kombinieren. So kann der hepatocelluläre Ikterus durchaus Züge eines mechanischen Ikterus annehmen und umgekehrt ein mechanischer Ikterus mit schweren Parenchymschäden einhergehen (Fuss).

Vom klinischen Standpunkt aus unterscheidet man einen *intrahepatischen* und einen *extrahepatischen* Ikterus (Abb. 128 u. 129). Über die Ätiologie und Pathogenese der einzelnen Ikterusformen gibt nachfolgende Übersicht Auskunft (Madden):

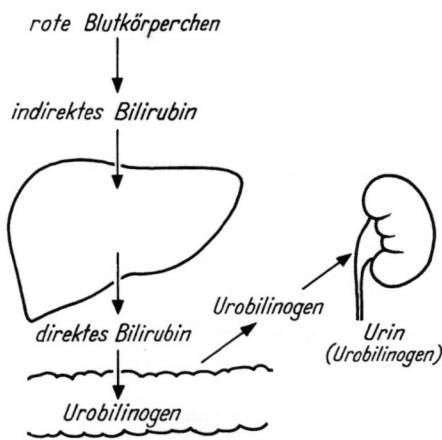

Abb. 127. Normaler Bilirubinstoffwechsel

I. *Intrahepatischer Ikterus*
  A. *Parenchymatös bzw. hepatocellulär*
    1. Lebercirrhose
    2. Tumoren
      a) primär
      b) metastatisch
    3. Abscesse
      a) pyogene
      b) Amöbenruhr
      c) Aktinomykose
        Tuberkulose
        Blastomykose usw.
    4. Anoxie bei Herzleiden
    5. Toxinwirkungen
      a) chemische
      b) bakterielle
      c) Virusinfektionen
      d) Spirochäten
      e) akute gelbe Leberatrophie
  B. *Cholangioläre Ikterusformen*
    1. Kongenitale Atresien der intrahepatischen Gallengänge
    2. Cholangiolitische Zustände im Sinne einer obstruktiven Hepatitis, primäre-biliäre Lebercirrhose (Hanot)
      a) idiopathisch
      b) toxisch

II. *Extrahepatischer Ikterus*
  A. *Prähepatisch* (ohne Obstruktion!)
    1. Hämolytische Erkrankungen
      a) familiär
      b) Hypersplenismus mit teilweiser Destruktion der Erythrocyten
    2. Physiologische Gifte, z.B. Ikterus neonatorum
  B. *Posthepatischer mechanischer Ikterus*
    1. Angeborene Atresie der Gallenwege
    2. Akute Cholecystitis
    3. Gallenblasencarcinom
    4. Gallensteine
    5. Gallengangsstrikturen
      a) gutartig, posttraumatisch oder nach Entzündung
      b) bösartig
    6. Akute Pankreatitis
    7. Chronisch rezidivierende Pankreatitis
    8. Chronische Pankreasfibrose
    9. Pankreaskopfcarcinom
    10. Tumoren der Umgebung
    11. Lymphdrüsenschwellungen im Bereich der Gallengänge
    12. Pseudocysten des Pankreaskopfes
    13. Duodenaldivertikel im Bereich der Vaterschen Papille
    14. Penetrierendes Ulcus duodeni an der Hinterwand

Den intrahepatischen Ikterus bezeichnet man gern als *internen*, den extrahepatischen als *chirurgischen Ikterus*. Eine ganz klare Scheidung ist aber nicht möglich und wäre auch zu starr. Den Chirurgen geht naturgemäß vorwiegend

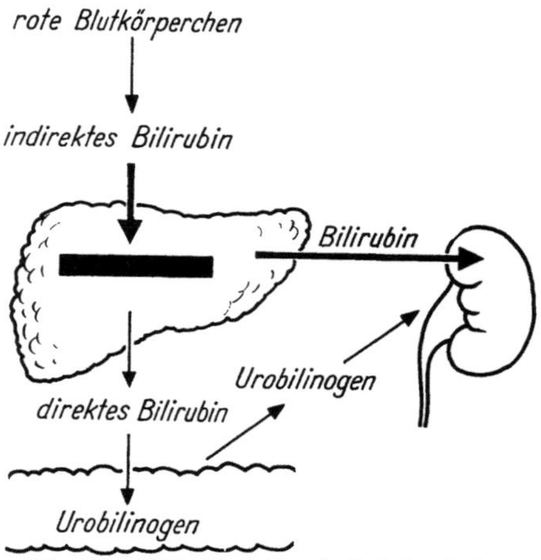

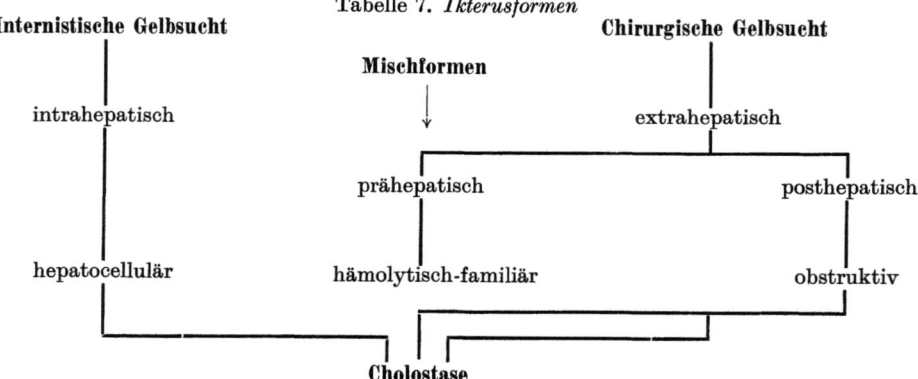

Abb. 128. Bilirubinstoffwechsel bei intrahepatischem Block

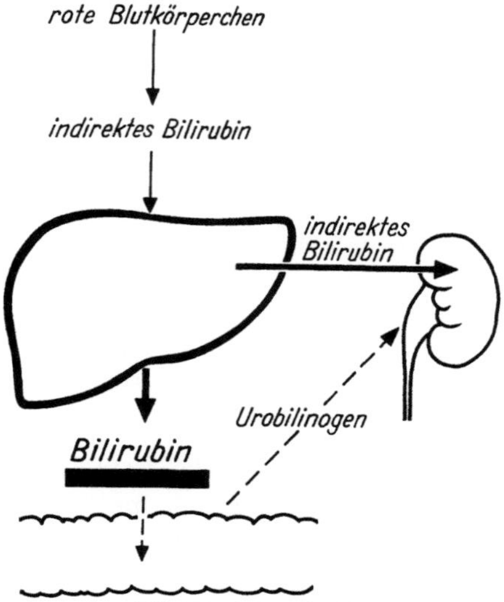

Abb. 129. Bilirubinstoffwechsel bei extrahepatischem, mechanischem Block

der mechanische Ikterus an. Immer mehr rücken aber auch die anderen, insbesondere die mit einer *Cholostase* einhergehenden Ikterusformen in das chirurgische Blickfeld (Tabelle 7).

Tabelle 7. *Ikterusformen*

Internistische Gelbsucht	Mischformen	Chirurgische Gelbsucht
intrahepatisch		extrahepatisch
	prähepatisch	posthepatisch
hepatocellulär	hämolytisch-familiär	obstruktiv
	Cholostase	

„Chirurgisch" ist auch die *symptomatische* Gelbsucht bei schweren toxischen Allgemeininfektionen, z. B. nach einer perforierten Appendicitis oder Paranephritis insofern, als durch die operative Behandlung des Grundleidens die sekundäre Leberaffektion behoben werden kann.

II. Hämolytischer Ikterus

Das Krankheitsbild des konstitutionellen *hämolytischen Ikterus* gehört zwar nur bedingt in den Rahmen einer Leberchirurgie, kann aber hier nicht ausgeklammert werden, da in vielen Fällen die Behandlung eine chirurgische wird. Dieses meist angeborene Leiden tritt familiär auf und ist durch die Symptomentrias: *Ikterus, Anämie* und *Milztumor* gekennzeichnet.

Beim hämolytischen Ikterus, den man auch als Superproduktions-Ikterus bezeichnet, fällt neben konstitutionellen Schädelverformungen, verzögertem Knochenaufbau, Kleinwuchs und Hypogenitalismus eine intensive Gelbfärbung der Haut auf. Für die Diagnose sind die Veränderungen der Erythrocytenformen (Sphärocytose), ihre Resistenzverminderung gegenüber hypotonischer Kochsalzlösung und eine überstürzte Erythropoese bei gleichzeitigem Zerfall der minderwertigen und defekten roten Blutkörperchen maßgebend. Die Reticulocyten sind vermehrt. Schon nach kurzer Zeit tritt eine erhebliche sekundäre Anämie auf. Der Eisen- und Bilirubinspiegel im Serum ist erhöht, im Urin findet sich vermehrt Stercobilinogen, die indirekte Diazoreaktion nach HIJMANNS VAN DEN BERGH ist positiv. Da das Bilirubin die Leberzelle nicht passiert, läßt sich dieses im Urin nicht nachweisen. Gallensäuren und Cholesterin sind in normalen Mengen vorhanden. Die Leberfunktionsproben sind zunächst meistens normal. Pathologische Veränderungen treten erst dann auf, wenn die Leber selbst durch allzu lange Gallenstauung in Mitleidenschaft gezogen wird. Galle und Kot sind pleiochrom. Bei diesem Leiden spielt wahrscheinlich neben dem angeborenen Überangebot von Blutkörperchenabbauprodukten, Bilirubin und Eisen eine funktionelle Ausscheidungsschwäche der Leber ein Rolle. Im Zentrum des pathogenetischen Geschehens scheint aber die Milz zu stehen! Ob ihre Vergrößerung als der Ausdruck einer besonders gesteigerten Aktivität anzusehen ist oder ob es sich hier um eine sekundäre Tumorbildung bei Minderwertigkeit bzw. Anomalien der Erythrocyten handelt, ist bisher nicht abgeklärt (Abb. 130).

Die Ausschaltung der Milz wirkt sich in vielen Fällen geradezu lebensrettend aus. Schon kurze Zeit nach der Splenektomie steigen die Erythrocyten- und Hämoglobinwerte an und die osmotische Resistenz der roten Blutkörperchen und die Erythrocytenbildung normalisiert sich. Gleichzeitig nehmen die Reticulocyten ab, der Allgemeinzustand bessert sich und die hämolytischen Krisen verschwinden. Wir selbst haben in den letzten Jahren auf Veranlassung der Würzburger Kinderklinik bei 8 Fällen von angeborenem familiärem Ikterus die Splenektomie durchgeführt. Die Ergebnisse waren insgesamt recht befriedigend, wohl nicht zuletzt deshalb, weil die Eingriffe relativ früh, d. h. bei noch gutem Blutstatus, vorgenommen wurden.

Abzugrenzen von dem familiären angeborenen Ikterus sind die hämolytischen Gelbverfärbungen durch vermehrten Erythrocytenzerfall bei perniziöser Anämie,

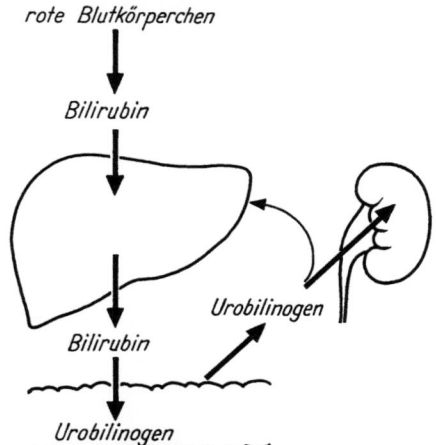

Abb. 130. Bilirubinstoffwechsel bei hämolytischem Ikterus

Malaria, Infektionskrankheiten, bei serologischen Abwegigkeiten, z.B. bei Bluttransfusionen und die Kältehämoglobinurie. Ikterus kann ferner durch die Resorption von Blutergüssen und die toxischen Einwirkungen von Phenylhydrazin, Nitriten, Pyrogallol, Benzol, Anilin, Phenol und anderen Lebergiften auftreten. Hierher gehört auch die posthepatitische bzw. intermittierende Hyperbilirubinämie, ein Krankheitsbild, das in den letzten Jahren mehrfach von KALK und WILDHIRT, SCHMIDT u.a. beobachtet und beschrieben ist. Bei diesen im Anschluß an eine Hepatitis auftretenden Ikterusformen kann eine konstitutionelle Komponente nicht ausgeschlossen werden und so lassen sich zwanglos Brücken zu dem Ikterus juvenilis intermittens Meulengracht schlagen. Bei allen diesen Krankheitsbildern besteht höchstwahrscheinlich neben dem hämolytischen Faktor ein Störungsmechanismus in der Entkoppelung des indirekten zum direkten Bilirubin. Daß hier zunächst eine chirurgische Therapie nicht in Betracht kommt, dürfte selbstverständlich sein. Nur dann, wenn das hämolytische Ikterussyndrom den Charakter eines selbständigen Leidens annimmt und die Milz als Zentrum des Blutabbaus und der Antikörperbildung krankmachend in den Vordergrund rückt, ist in ausgesuchten Fällen die Splenektomie angezeigt. Die Ergebnisse sind naturgemäß schlechter als die beim konstitutionellen hämolytischen Ikterus. Bei strenger Indikation kann jedoch ein befriedigender palliativer Erfolg erzielt werden.

III. Leberentlastende Operationen beim mechanischen Ikterus

Von den *mechanischen Ikterusformen* sollen hier nur die gewürdigt werden, die durch einen Verschluß der Leberpforte bzw. durch ein intrahepatisches Hin-

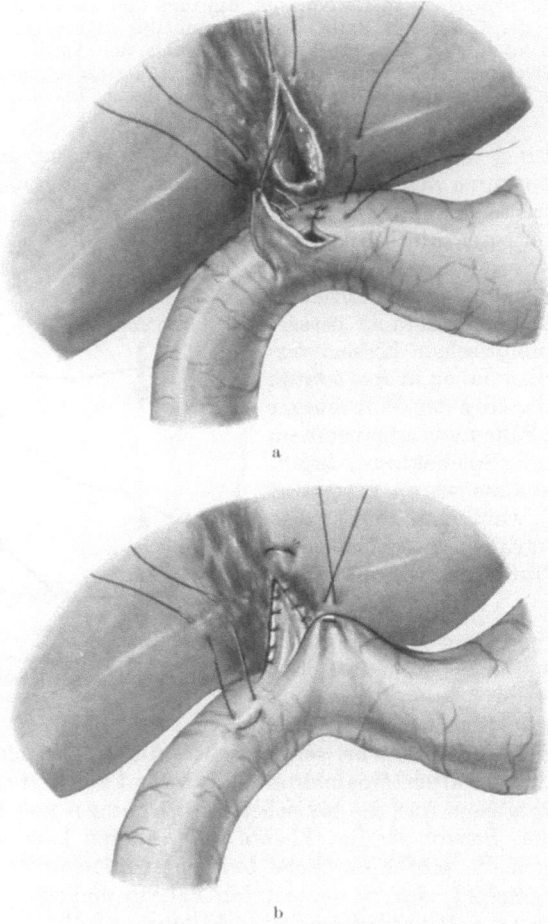

Abb. 131 a u. b. Zipfelplastik nach GOETZE

dernis hervorgerufen werden. Ganz generell läßt sich sagen, daß die Prognose des Ikterus um so ungünstiger ist, je weiter leberwärts der Verschluß liegt. Als Ursachen sind zu nennen: angeborene Atresien, idiopathische Choledochuscysten, primäre und sekundäre Tumoren und vor allem Folgen operativer Unglücksfälle. Besteht keine Möglichkeit, das Hindernis operativ zu beseitigen, den Tumor zu resezieren, die Striktur zu excidieren und den Rest eines Gallenganges zur plastischen Versorgung zu benutzen, so bleibt nichts anderes übrig, als einen der Bauchwand anliegenden oder den beweglichen linksseitigen Leberanteil vorzulagern und eine Hepatostomie (KOCHER 1882) bzw. eine Hepatocholangiostomie (LANGENBUCH 1886) vorzunehmen. Diese einfache und primitive Form der operativen Entlastung hat in Notsituationen rein symptomatischen und temporären

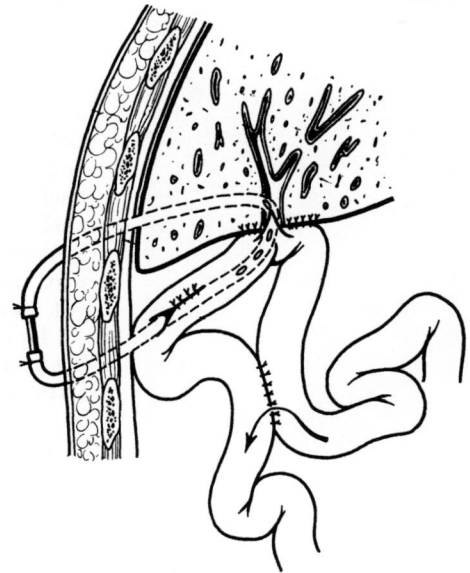

Abb. 132. Zipfelplastik mit transhepatischer Dauerdrainage nach GOETZE

Charakter. Sie kann aber auch als typischer Eingriff aufgefaßt werden, wenn sie die erste Sitzung einer geplanten Anastomosenoperation darstellt.

Als weitere Entlastungsoperationen sind die *Entrindungen* der Leber bei einer Perihepatitis constrictiva und bei der Zuckergußleber hervorzuheben. Die *Dekortikation* der die Leberpforte einschließenden schwieligen Verdickungen des Peritoneums hat sich in vielen Fällen als lebensrettende Maßnahme erwiesen.

Eine endgültige Lösung stellen diese Eingriffe jedoch nicht dar. Irgendwie muß eine Verbindung der Leber mit dem Magen bzw. dem Duodenum geschaffen werden. Die Versuche, biliodigestive Anastomosen mit Hilfe von temporären oder dauernden Prothesen zu schaffen, können nicht recht befriedigen. Ein brauchbarer Ausweg ist die von GOETZE (1930) angegebene Zipfelplastik, die nach dem Prinzip des Roserschen Läppchens aufgebaut ist:

Aus der Vorderwand des Duodenums wird ein etwa 2—2,5 cm langes und 1,5 cm breites, spitzwinkliges Läppchen mit der Basis zur Leber hin gebildet. Im Narbengebiet der Leberpforte wird der Ductus hepaticus freipräpariert, aufbougiert und gegebenenfalls discidiert. Die Läppchenspitze wird nun mittels eines doppelten Fadens in die Hepaticusöffnung eingeführt und die Naht etwas oberhalb durch die Leber ausgestochen. Die beiden Fäden werden fest verknüpft. Der Darmzipfel wird so wie eine mit Schleimhaut bedeckte Zunge in den Hepaticus hineingezogen. Das Loch im Duodenum wird verkleinert, die Ränder der Öffnungen vernäht und die ganze Leberpforte mit dem breit angelagerten Duodenum peritonealisiert (Abb. 131a und b).

DUSCHL und LÄMMLE benutzten 2 Z-förmige geschnittene Läppchen, eine Modifikation, die sich jedoch nicht stärker durchgesetzt hat. GOETZE hat später

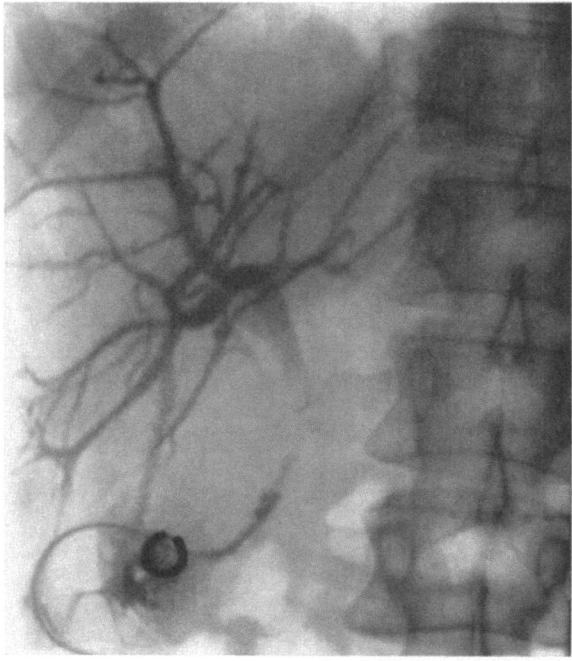

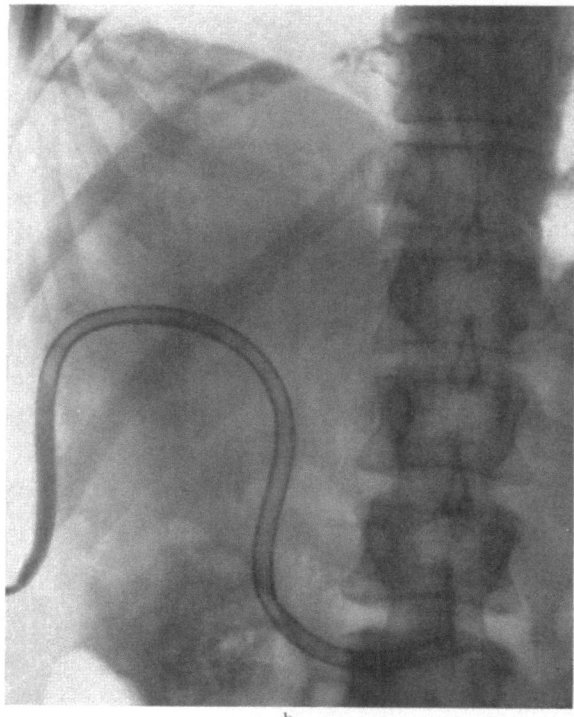

Abb. 133 a u. b. Transhepatische bzw. transduodenale Voelcker-Drainage. Cholangiographische Kontrolle, glatter Heilverlauf.

sein Verfahren durch die „Bougierung ohne Ende" ergänzt, da nach der Zipfelplastik erneut Stenosen auftraten. Bei der „Zipfelplastik mit transhepatischer Dauerdrainage" verwendet man ein auswechselbares Gummirohr, das zur einen Hälfte durch eine Dünndarmschlinge bis in die Leberpforte hinein und zur anderen Seite transhepatisch durch die Bauchdecke nach außen geleitet und hier zum Ring geschlossen wird. Die Prothese läßt sich gut wechseln (Abb. 132).

Ist die Leberpforte narbig verschwielt und eine Darstellung des Ductus hepaticus nur im lebernahen Abschnitt möglich, hat sich für die Implantation des Stumpfes in das Duodenum die *Voelckersche* Drainage gut bewährt. Ein Kunststoffrohr wird transduodenal und transpapillär über die Implantationsstelle eingeführt und nach Art einer Witzel-Fistel nach außen geleitet. In Höhe der Duodenallichtung hat das Rohr eine Seitenöffnung, aus der die Galle in das Duodenum fließen kann. Das Rohr wird gezogen, wenn mit einer sekundären Schrumpfung nicht mehr zu rechnen ist, also nach etwa 4—6 Wochen (KUNTZEN). Diese Methode ist sicherlich besser als alle sog. „verlorenen Drains", die sich dann doch nicht — wie vorgesehen — abstoßen, sondern inkrustieren und zum Verschlußikterus führen.

Wir selbst operierten vor kurzem folgenden Fall:

44jährige Frau. 6 Monate vorher in einem auswärtigen

Krankenhaus Cholecystektomie + Choledochotomie. Anschließend Gallenfistel. Seit 10 Tagen zunehmender Ikterus. Probelaparotomie: Nach Lösung derber Verwachsungsstränge gelingt es, einen nur ganz schmalen Rest des Hepaticus an der Leberpforte darzustellen. End-zu-Seit-Anastomose mit dem Duodenum über einer transhepatischen bzw. transduodenalen

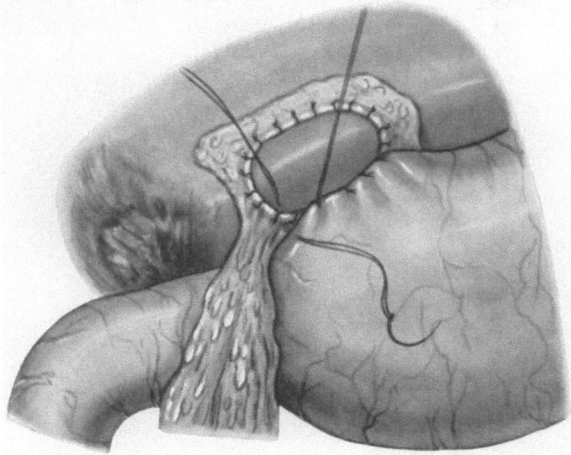

Abb. 134. Hepatogastrostomie nach GOHRBANDT. I. Phase: Das hochgeschlagene Netz ist an der Leber fixiert und die 1. hintere Naht gelegt

Voelcker-Drainage. Drei Wochen später wird nach Cholangiographie das Drain gezogen, glatter Heilverlauf. — Nach weiteren 6 Monaten Nachuntersuchung: Subjektiv beschwerdefrei, Bilirubinwerte und Leberfunktionsteste normal (Abb. 133a und b).

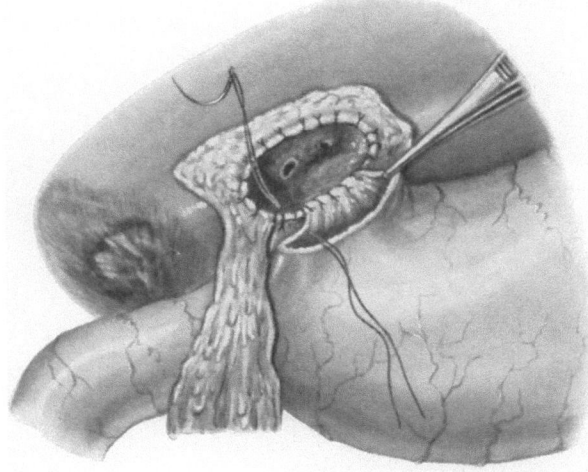

Abb. 135. Hepatogastrostomie nach GOHRBANDT. II. Phase: Excision eines Leberstückes und 2. hintere Naht. In der Tiefe der Leberwunde sieht man einen eröffneten Gallengang

Ist die Leberpforte völlig verschlossen und kein Gallengang mehr darzustellen, so bleibt nur die Anastomose eines intrahepatischen Gallenganges oder der Leber selbst mit dem Magen bzw. Duodenum übrig. Die intrahepatischen Gallengänge sind infolge der Rückstauung stark erweitert und unter der Serosa sichtbar. Nicht selten nehmen sie Cystencharakter an. Der Vorschlag, einen dicken Pezzer-

Katheter blind in das Leberparenchym hineinzubohren und das andere Ende in das Duodenum als Dauerprothese zu legen, hat sich nicht durchgesetzt. Bessere Erfolge hat die von GOHRBANDT angegebene direkte *Hepatogastrostomie*:

Ein etwa 4:6 cm großer Bezirk der Lebervorderkante wird zunächst mit einem Netzzipfel umsteppt, dann wird die Pars pylorica des Magens an die Leber gelegt und Magenwand

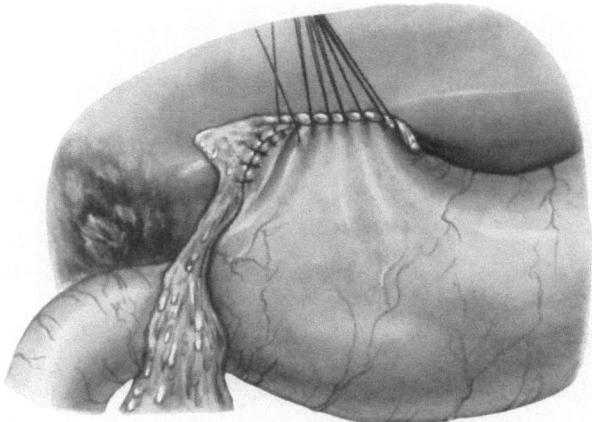

Abb. 136. Hepatogastrostomie nach GOHRBANDT. III. Phase: Vordere Anastomosennaht zwischen Magen, Leber und aufgestepptem Netz

und Leber durch ein Netzfenster mit Knopfnähten vereinigt. Aus der Leber wird ein kleines Stück excidiert und der Magen in gleicher Ausdehnung eröffnet. Magen und Leber werden dann unter Mitnahme des Netzrandes miteinander vernäht und durch den überhängenden Netzzipfel peritonealisiert (Abb. 134—137).

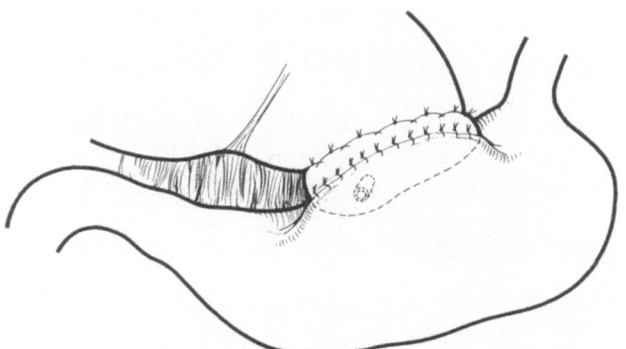

Abb. 137. Hepatogastrostomie nach GOHRBANDT (schematisch)

Diese intrahepatische Anastomose ist immer dann indiziert, wenn keine Möglichkeit mehr besteht, die Hauptgallengänge mit dem Magen- oder Darmkanal zu verbinden. GOHRBANDT betont, daß der Erfolg der direkten Hepatogastrostomie von der Funktionstüchtigkeit der Leber abhängt. Sie hat sich uns in einigen Fällen von narbigen Strikturen, Tumoren der Leberpforte und bei einer Echinococcose gut bewährt. Die Serumbilirubinwerte fielen schnell zur Norm ab und die Haut blaßte ab. Wenn auch dieser Eingriff nur in Ausnahmefällen durchzuführen sein wird und die Indikation zu begrenzen ist, so kann er sich doch durch die temporäre und palliative Ableitung der gestauten Galle segensreich auswirken.

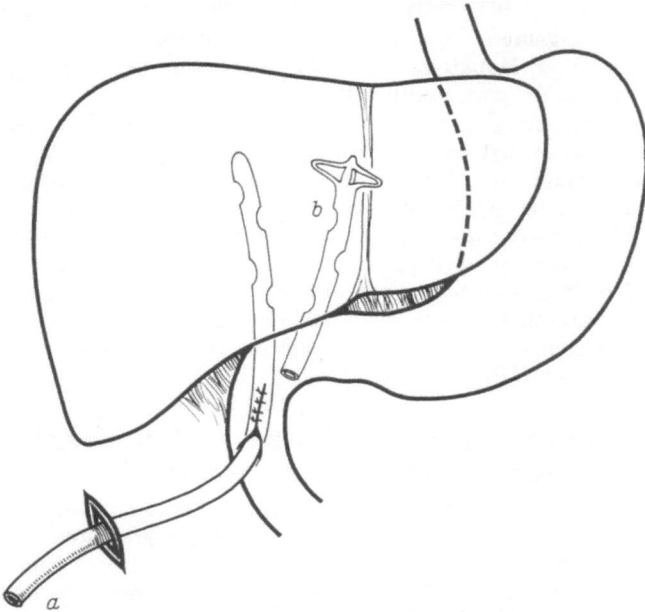

Abb. 138. Intrahepatische Dauerprothesen nach KARITZKY

Auf die intrahepatische Cholangiojejunostomie mit partieller Hepatektomie nach LONGMIRE und SANDFORD (1948) bzw. DOGLIOTTI (1949) soll in diesem

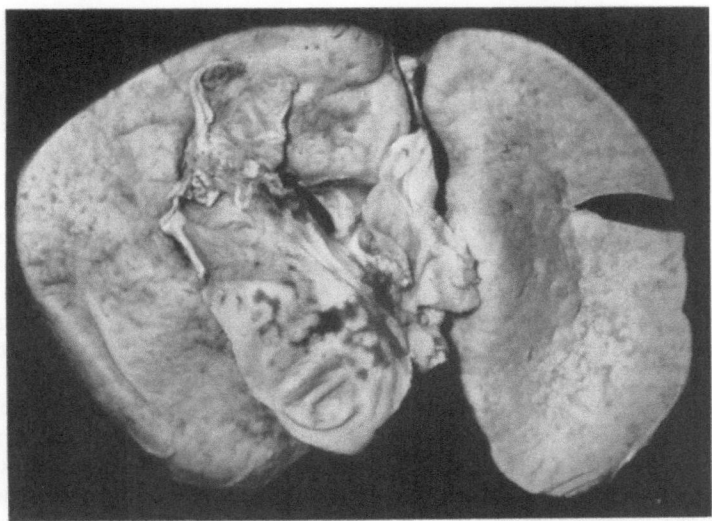

Abb. 139. Idiopathische Choledochuscyste. Durch Ventilverschluß chronischer Ikterus. Sammlungspräparat (Pathologisches Institut Würzburg)

Zusammenhang nur verwiesen werden. Die Operationstechnik wird im Rahmen der ,,Resektionen und Hepatektomien'' näher abgehandelt.

Bei der *kongenitalen Gallengangsatresie* ist bei den intrahepatischen Formen ebenso wie bei den extrahepatischen Verlegungen mit Verschluß des Ductus hepaticus und seiner Äste eine operative Behandlung kaum möglich, zumindest kann eine ordnungsgemäße Anastomosierung nicht durchgeführt werden. Hier ist der Versuch einer Hepatogastrostomie berechtigt, wie der unlängst von GRIGORESCU u. Mitarb. mitgeteilte schöne Erfolg beweist.

Gelegentlich tritt ein Ikterus im Gefolge einer *idiopathischen Choledochuscyste* auf. Sie wird meistens erst bei der Probelaparotomie erkannt, da man an dieses seltene Krankheitsbild gar nicht denkt. Die Cyste kann enorme Dimensionen annehmen und die Leberpforte wie eine Ventilklappe verschließen (Abb. 139). Die Methode der Wahl ist die direkte Anastomose zwischen Cyste und Duodenum. Der Versuch, die Cyste zu exstirpieren, endet gewöhnlich tödlich. Die Prognose einer ableitenden Cystendrainage nach außen durch Einnähen in die Bauchdecke ist ebenfalls sehr ungünstig. Die Operierten erliegen entweder dem Totalverlust der Galle oder gehen an dem Versuch der sekundären Wiederherstellung der Gallengänge zugrunde (MÖRL).

IV. Dekortikation des Choledochus und Sympathektomie der A. hepatica bei Cholostasen

Die Differentialdiagnose eines Ikterus bereitet bei den *reinen Formen* keine wesentlichen Schwierigkeiten. Hier kann die Diagnose schon häufig aus der Vorgeschichte und den klinischen Befunden gestellt werden. Sind die Gallengänge durch ein Carcinom des Choledochus oder ein anderes mechanisches Hindernis verschlossen, ist die Symptomatik eindeutig. Auch beim Steinverschluß und bei Gallenblasenaffektionen wird man sich über die Natur des Leidens ohne wesentliche Schwierigkeiten klarwerden. Weniger eindeutig ist jedoch der *inkomplette Verschluß*, der in seinen Erscheinungen und in der Art der Gelbverfärbungen dem Krankheitsbild des hepatocellulären Ikterus sehr ähnlich sein kann.

Der parenchymatöse Ikterus tritt meistens im Anschluß an eine Hepatitis, Cholangitis oder Hepatose auf. Anamnese, Krankheitsverlauf und allgemeine Befunde geben im Verein mit den Leberfunktionstesten und der Laparoskopie in den Frühstadien signifikante Anhaltspunkte für die Natur des Leidens. Besteht der Ikterus jedoch längere Zeit und wird zum hervorstechenden Syndrom überhaupt, dann schränkt sich die diagnostische Treffsicherheit, die nach MARKOFF und ALLGÖWER bei Einsatz aller klinischen und labormäßigen Möglichkeiten zunächst ungefähr 80—85% sämtlicher Ikterusfälle beträgt, immer mehr ein. Von der schnellen Klärung der Ursache des Ikterus hängt jedoch in vielen Fällen die Prognose des Leidens ganz entscheidend ab. Und so muß mit allen Mitteln versucht werden, die Grundkrankheit zu ermitteln. Die Möglichkeiten der Differentialdiagnose von mechanischem und hepatocellulärem Ikterus zeigt nachfolgende Tabelle auf (Tabelle 8). Einschränkend ist jedoch festzustellen, daß die hier aufgezeigten Symptome und Labortestse nur dann genügend klar und eindeutig sind, wenn die beiden Grundformen des Ikterus sich noch nicht allzusehr überlagert haben. Spätformen mit schweren Schädigungen des Parenchyms, Zellnekrosen und sonstigen morphologischen Veränderungen weisen nur noch wenige Charakteristika auf. Der Zeitraum, in dem sich diese Überschichtungen und Kombinationen abspielen, ist nicht fest zu umreißen. Er richtet sich nach dem Grade der Gallenstauung, den periportalen entzündlichen Reaktionen, dem Ausmaß des Parenchymschadens und nicht zuletzt der Virulenz der Bakterien.

Tabelle 8

Symptome, Teste	Hepatocellulärer Ikterus	Mechanischer Ikterus
Fieber	(+)	(+)
Koliken	(—)	(+)
Muskel- und Gelenkschmerzen	+	—
Milzvergrößerung	+	—
Hautfarbe	Rubinikterus	Verdinikterus
Laparoskopie	braune Leber	grüne Leber
Bilirubin im Serum	+	+
Bilirubin im Urin	(+)	+
Urobilinogen	vermehrt	vermehrt, dann vermindert
Ehrlichsche Aldehydreaktion	K^+	anfangs K^+, dann K (—)
	W^+	anfangs W^+, dann W (—)
Fe	erhöht	erniedrigt bis normal
Cu	mäßig erhöht bzw. normal	erhöht
Alkalische Serumphosphatase	mäßig erhöht, dann abfallend	stark erhöht, konstant
Cholesterin	normal oder vermindert	erhöht
Cholesterinester	Estersturz	normal
Mancke-Sommer	weniger als 50 mg-%	meist normal
Antithrombin	normal oder vermindert	vermehrt
Vitamin K-Test intravenös	Hypoprothrombinämie nicht zu beheben	Hypoprothrombinämie rasch zu beheben
Weltmann-Band	rechtsverschoben	normal
Thymoltrübungstest	+	normal

Kann auch eine *Fermentkonstellationsdiagnostik* den ursprünglichen Charakter des Ikterus nicht mehr klären und haben alle diätetischen, physikalischen, antibiotischen und hormonellen Behandlungsmaßnahmen versagt, dann kommt es nur noch darauf an, die *Cholostase*, gleichgültig, ob sie extrahepatischer, hepatitischer oder cholangitischer Natur ist, möglichst schnell zu beseitigen und die Störungen des Stoffwechsels, die Fermentblocks und die bedrohlichen hepatorenalen Erscheinungen zu beheben. Wann soll man operieren? Wie lange kann man konservativ behandeln? In diesen Fragen nähern sich die internistischen und chirurgischen Anschauungen immer mehr. Wenn man früher eine Wartezeit von 4—6 Wochen als noch vertretbar ansah, so mehren sich jetzt die Stimmen, die eine *Frühoperation* befürworten. Viele Internisten weisen eine 14 Tage lang bestehende Cholostase zur operativen Behandlung, d. h. zur Probelaparotomie, ein und verzichten in diesen Fällen auf die sonst obligate Laparoskopie. Operiert werden soll dann, wenn die Diagnose nur noch durch direkte Inspektion bzw. Palpation geklärt werden kann und wenn alle internen Befunde für eine mechanische Verlegung der Gallenwege bzw. eine Stauung der Gallensekretion sprechen.

Wenn chirurgischerseits die Forderung nach der *Frühoperation* aller unklaren Ikterusfälle gestellt wird, so gründet sich diese auf der Erfahrung, daß in der Notsituation eines lange bestehenden Ikterussyndroms jedes Operationstrauma eine übergebührlich große Belastung bedeutet. Auf der anderen Seite ist aber bekannt, daß einzig und allein die operative Intervention in diesem Stadium noch eine Besserung bringen kann. Erstaunlich ist dabei, daß dieser Umschwung nicht etwa durch eine bestimmte Operation, sondern, wie man aus vielen Berichten weiß, durch die verschiedensten chirurgischen Eingriffe erreicht werden kann. Es scheint also gar nicht so sehr darauf anzukommen, *was* gemacht wird, sondern daß *überhaupt etwas* gemacht wird (Dick). Schon nach einer Laparoskopie, nach einer Probelaparotomie, nach einer Probeexcision aus der Leber traten sichtbare Besserungen auf. Das beherrschende Prinzip dieses Effektes ist bei der Vielfalt und Indifferenz dieser Eingriffe zunächst nicht recht zu übersehen. Zur Diskussion gestellt sind die Saugwirkungen der Drainage, die Manipulationen am Leberhilus — im Sinne einer vegetativen Umstimmung und damit einer besseren Durchblutung der Leber —, die Entspannung des Innendruckes und noch viele andere Theorien.

Schon vor 30 Jahren hatte BACKHAUS die Erfahrung gemacht, daß die Manipulationen am Ligamentum hepatoduodenale krankheitsbedingte vegetative Fehlsteuerungen der Durchblutung enthemmen können. Sympathicusreize führen zur Hyperämie der Leber, Vagusreize üben einen fördernden Einfluß auf die Gallensekretion aus. MEYTHALER sah erfreuliche Besserungen mit der Durchtrennung des N. splanchnicus, DICK mit periduralen bzw. paravertebralen Anaesthesien. Ein weiterer Schritt auf diesem Wege war die gezielte Sympathektomie der A. hepatica (HELLER 1942, MALLET-GUY 1947).

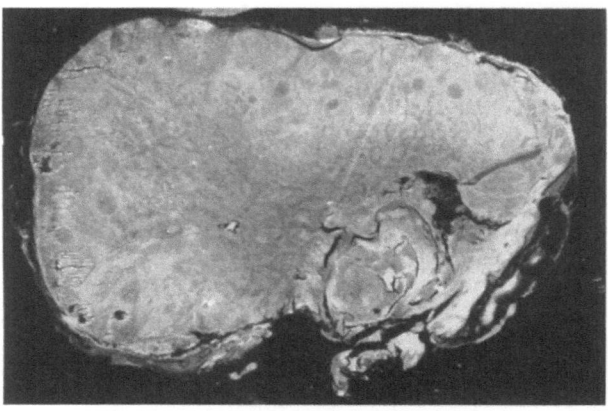
Abb. 140. Lymphadenitis simplex bei Cholostase

Seit dieser Zeit liegt eine Vielzahl von chirurgischen Berichten vor, bei denen nach der Sympathektomie sehr schnell eine Cholerese einsetzte und der Ikterus abblaßte.

Allzu wenig beachtet sind nach unserer Auffassung bisher die immer wieder bei der Cholostase anzutreffenden Lymphdrüsenpakete um den Ductus choledochus herum. Dieses von MARKOFF und ALLGÖWER als *Leberpfortekompressionssyndrom* bezeichnete Krankheitsbild imponiert durch die Mächtigkeit der stark vascularisierten, gelbrötlich-braunverfärbten, weichlichen Lymphdrüsen (Abb. 140). Die Wand des Choledochus ist meistens verdickt und seine Lichtung verengt. Die Galle ist klar, wäßrig, hellgelb und fließt nur spärlich. Ob die Drüsenvergrößerungen primär zu einer Cholostase führen oder als Folgen der Cholostase aufzufassen sind, muß jetzt noch dahingestellt bleiben. Sicher ist jedoch, daß die mächtig vergrößerten Drüsenpakete durch die mechanische Verlegung des Choledochus die Gallenstauung unterhalten. Die Ausräumung dieser Drüsenpakete unterbricht den unheilvollen Circulus vitiosus nicht nur rein mechanisch, sondern mehr noch durch eine vegetative Umstimmung. Die einzelnen Gebilde des Ligamentum hepatoduodenale sind möglichst weitgehend aus der Klammer der Lymphdrüsenpakete herauszulösen, so daß diese nachher wie ein anatomisches Präparat daliegen. Die *Dekortikation* des Choledochus (STUCKE 1958) geht aber über den rein mechanischen Effekt weit hinaus, da gleichzeitig mit den Drüsen eine Resektion des hinter dem Choledochus entlangziehenden Nervenbündels vorgenommen wird (Abb. 141 a u. b). Nach MALLET-GUY finden sich nämlich im Bereich der Leberwurzel 2 verschiedene nervale Systeme: a) ein plexusartiger Anteil an der Vorderseite der A. hepatica, b) ein hinter dem Choledochus entlangziehendes Nervenbündel. Unsere Erfahrungen sprechen dafür, daß durch eine Dekortikation der Leberwurzel der Effekt örtlich angreifender nervaler Eingriffe stark gesteigert werden kann. So darf man die Entrindung als eine erweiterte Sympathektomie der A. hepatica betrachten. Aus der ungezielten und unspezifischen chirurgischen Therapie der vergangenen Jahrzehnte entwickelt sich mit der Dekortikation +

Sympathektomie ein spezifisches, an der autonomen Steuerung angreifendes chirurgisches Vorgehen!

Wir haben mit diesem Eingriff in den letzten Jahren bei mehreren Patienten mit ausgeprägten posthepatitischen Cholostasen eindeutige Besserungen erzielen können. In einigen Fällen hatten wir auch den Eindruck, daß der Ablauf einer Cirrhose verzögert und günstig beeinflußt wurde. Empfehlenswert ist als Zusatzmaßnahme die Choledochus-T-Drainage. Sie entlastet, erlaubt obendrein eine örtlich angreifende antibiotische Behandlung und gibt die Möglichkeit einer cholangiographischen Kontrolle.

Die von MOLLOWITZ durchgeführten Viscositätsuntersuchungen des Gallensaftes haben ergeben, daß die Galle von Tag zu Tag dünnflüssiger wird und hieraus

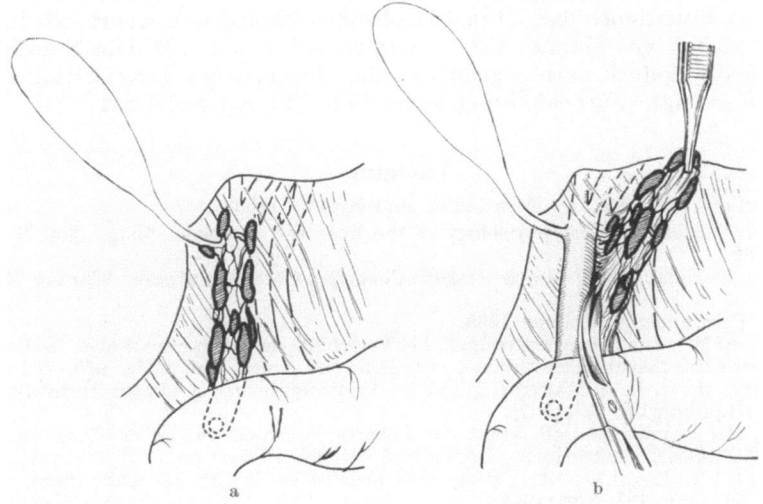

Abb. 141 a u. b. a Operationssitus, Ductus choledochus in Lymphdrüsenpakete eingemauert. b Zustand nach Dekortikation

bessere Strömungsbedingungen in den Gallengängen resultieren. Somit ist die Drainage als ein bedeutungsvoller Faktor anzusehen.

Unzweckmäßig ist die Cholecystostomie! Sie ist weder theoretisch begründet, noch hat sie sich in der Praxis bewährt. Ebenso ist eine Ektomie der völlig gesunden Gallenblase nicht berechtigt und führt zu Störungen der Druckregulationen.

Die T-Drainage soll erst dann entfernt werden, wenn der Ikterus ganz geschwunden und die Leberfunktionsprüfungen sich weitgehend normalisiert haben. Lieber soll man das Drain länger liegenlassen, als es vorschnell herausziehen.

Für den Erfolg der Dekortikation ein bezeichnendes Beispiel:

64jähriger Mann, vor 8 Wochen plötzlich heftige Schmerzen in der Magengegend, dann 3 Wochen beschwerdefrei. Erneut erkrankt mit Gelbsucht und Schmerzen im rechten Oberbauch. Erhöhte Temperaturen, keine Koliken. Aufnahme in einer Medizinischen Abteilung. Verdachtsdiagnose: Cholangitis und Hepatitis. Serumbilirubin: 10 mg-%, Leberfunktionsprüfungen uncharakteristisch, Blutbild unauffällig. Da eine exakte Klärung der Diagnose trotz eingehender klinischer und röntgenologischer Untersuchungen, Laparoskopien usw. nicht möglich ist und völlige Therapieresistenz besteht, Einweisung zur Probelaparotomie: Leber geschwollen, grünlich verfärbt, beginnende Cirrhose, Gallenblase klein, Ductus cysticus und choledochus von entzündlichen Drüsen eingeschnürt. Dekortikation des Ductus choledochus. Die Drüsenpakete werden soweit wie möglich exstirpiert. Choledochotomie. Die

Gallengänge sind völlig frei, Durchspülung mit Aureomycin, Einlegen eines T-Drains. Eingriff wird gut überstanden. Nach einigen Tagen starker Gallefluß, schnelles Abblassen. Acht Wochen nach der Operation beträgt das Serumbilirubin 1,92 mg-%. Unter fortlaufender Leberschutztherapie weitere Besserung, 8 Wochen nach der Operation normale Leberfunktionsproben. Beschwerdefrei in gutem Allgemeinzustand nach Hause entlassen. Kein Rezidiv!

In allen unseren Fällen gelang es so, den „toten Punkt" (HOFFMANN) zu überwinden. Die Situation ist bei der schweren Allgemeinschädigung sehr prekär, der Schritt zum Leberkoma oder zum hepatorenalen Syndrom ist nicht weit. Der Elektrolyt- und Wasserhaushalt ist sorgfältig auszubalancieren und das ganze Rüstzeug der inneren Medizin und allgemeinen Chirurgie heranzuziehen. Leber- und Nierencocktails, Leberhydrolysate und Antibiotica dürfen nicht schematisch gegeben werden. Vor Bluttransfusionen ist bei der Cholostase zu warnen!

Die Zahl der bisher mitgeteilten Besserungen und Heilungen durch nerval angreifende Situationen bei lebensbedrohenden Cholostasen mehrt sich laufend. Auch wir stehen mit MALLET-GUY, LEHNER, KALK u.a. auf dem Standpunkt, daß die heute vielfach noch gegenüber jeder chirurgischen Intervention bei der Cholostase gezeigte Zurückhaltung keine Berechtigung mehr hat.

Literatur

Ausführliche Literatur bei FUSS (1958) und STUCKE (1958).

BRAASCH, J. W.: The surgical physiology of the liver and pancreas. Surg. Clin. N. Amer. **1958**, 759.
DERRA, E.: Gallenableitung durch Hepato-Cholangio-Cholecystostomie. Chirurg **12**, 358 (1940).
DICK, W.: Persönliche Mitteilung 1958.
DOGLIOTTI, A. M.: Zur Operationstechnik bei Verschluß der extrahepatischen Gallenwege: die Gastro-Intrahepatoductusstomie. Langenbecks Arch. klin. Chir. **270**, 101 (1951).
DOMBROWSKI, H., u. G. A. MARTINI: Klinische Verlaufsformen der akuten Hepatitis. Acta Hepat. (Hamburg) **5**, 28 (1957).
DUESBERG, R.: Physiologie und Klinik des Leberstoffwechsels. 4. Leber-Symposion, Freiburg 1956. Bericht Acta Hepat. Hamburg 5, (I)/187 (1957).
DUSCHL, F. L., u. J. A. LÄMMLE: Beitrag zum plastischen Ersatz der Gallenwege. Bruns' Beitr. klin. Chir. **185**, 302 (1952).
FRANKE, H.: Pathogenese und Therapie der Cholangitis. Stuttgart: Ferdinand Enke 1955.
FUSS, H.: Die Chirurgie des Ikterus. Vorträge aus der praktischen Chirurgie. H. 51. Stuttgart: Ferdinand Enke 1958.
GÄNSSLEN, M.: Zur Frage des erworbenen haemolytischen Ikterus nach Hepatitis. Acta Hepat. Hamburg **3**, 225 (1955).
GOETZE, O.: Die Entstehung, Verhütung und Beseitigung postoperativer hoher Gallengangstenosen. Dtsch. Z. Chir. **229**, 173 (1930).
— Diskussion zu E. OETTLE, Langenbecks Arch. klin. Chir. **193**, 163 (1938).
— Die transhepatische Dauerdrainage bei der hohen Gallengangsstenose. Langenbecks Arch. klin. Chir. **270**, 97 (1951).
GOHRBANDT, E.: Direkte Verbindungen zwischen Leber und Magen-Darmkanal (Hepatogastrostomie). Langenbecks Arch. klin. Chir. **276**, 639 (1954).
— Hepato-Gastrostomie. Zbl. Chir. **82**, 641 (1957).
GRIGORESCU, K., L. E. MARINESCU u. I. IONESCU: Atresie der äußeren Gallengänge, Hepatogastrostomie. Anhaltende Heilung noch nach 12 Monaten. Zbl. Chir. **83**, 597 (1958).
GROB, M.: Lehrbuch der Kinderchirurgie. Stuttgart: Georg Thieme 1957.
HARTMANN, F.: Die pathologische Physiologie der akuten Leberdystrophie. Therapiewoche **1954/55**, 101.
HEILMEYER, L.: Über Ferritin bei experimentellen Leberschäden und Lebererkrankungen. 4. Leber-Symposion, Freiburg 1956. Bericht Acta Hepat. Hamburg 5, (I) 182 (1957).
HESS, W.: Indikationen zu Eingriffen an den Gallenwegen. Dtsch. med. Wschr. 81, 2010 (1956).
HOFFMANN, V.: Hepaticusdrainage bei schwerem subakutem Retentionsikterus, zugleich ein Beitrag zur Kenntnis des „epidemischen Ikterus". Chirurg 17/18, 153 (1947).
HUTTERER, F., u. T. HUNYA: Zur Differentialdiagnose — Hepatitis oder Verschlußikterus. Schweiz, med. Wschr. **1957**, 190.

JELINEK, R.: Beitrag zur Hepato-Gastrostomie. Zbl. Chir. 82, 645 (1957).
KALK, H.: Cirrhose und Narbenleber. Stuttgart: Ferdinand Enke 1954. Beitr. prakt. Med. H. 33.
—, u. E. WILDHIRT: Die posthepatitische Hyperbilirubinaemie. Z. klin. Med. 153, 354 (1955).
KARITZKY, B.: Umwegsoperationen bei verschleppten Gallen. Langenbecks Arch. klin. Chir. 276, 645 (1953).
KÜHN, H. A.: Über Pathogenese und Differentialdiagnose des Ikterus. Dtsch. med. Wschr. 79, 1018 (1954).
KUNTZEN, H.: Plastiken extrahepatischer Gallenwege. Vortr. Tagg der Med.-wiss. Ges. Chir., Halle. Ref. Zbl. Chir. 83, 1131 (1958).
LANG, H.: Die arterielle Blutversorgung der tiefen Gallenwege. Chirurg 17/18, 67 (1947).
LASALA, A. J., y M. J. VÁZQUEZ: Hepatostomie. Pren. méd. argent. 1952, 1297.
LEHNER, A.: Die Behandlung des hepatischen Ikterus durch periarterielle Eingriffe an der Arteria hepatica communis. Langenbecks Arch. klin. Chir. 282, 847 (1955).
LEMAIRE, A. E., J. HOUSSET, J. NATALI et J. ETIENNE: La perihépatite constrictive chronique. Presse méd. 41, 943 (1956).
LONGMIRE jr., W. P., and M. G. SANDFORD: Intrahepatic cholangiojejunostomy with partial hepatectomy for biliary obstruction. Surgery 24, 264 (1948).
MADDEN, J. L.: The physiological basis for the surgical treatment of jaundice. Surg. Clin. N. Amer. 1958, 447.
MARKOFF, N., u. M. ALLGÖWER: Der Verschlußikterus in der Sicht des Internisten und Chirurgen. Schweiz. med. Wschr. 87, 1265 (1957).
MARTINI, G. A., u. W. DÖLLE: Gelbsucht mit Verschlußsyndrom aus nichtmechanischer Ursache. Klin. Wschr. 36, 272 (1958).
MOELLER, J., u. R. SCHROEDER: Die Bilirubinausscheidung im Urin beim parenchymatösen und mechanischen Ikterus. Z. klin. Med. 151, 313 (1954).
MÖRL, F.: Zur Operation der Choledochuscysten. Vortr. Tagg Med.-wiss. Ges. Chir., Halle 1957 und Chirurg 29, 213 (1958).
MOLLOWITZ, G.: Postoperative Leberschutztherapie mit Hilfe der transcholedochalen Sonde. Acta Hepat. Hamburg 2, (I) 17 (1954).
MÜLLER, A. W.: Serumbilirubin. Dtsch. med. Wschr. 1957, 1191.
OETTLE, E.: Spätresultate mit der Hepaticoduodenostomie nach Goetze. Langenbecks Arch. klin. Chir. 193, 422 (1938).
PLACÁK, B.: Hepatic periarterial neurectomy for chronic hepatic disease. Rozhl. Chir. 37, 168 (1958).
ROSS, D. E.: Stricture of the bile ducts. Amer. J. Gastroent. 30, 11 (1958).
SCHILLING, V., u. H. BAST: Hämolytischer familiärer Ikterus: Splenektomie. Medizinische 1958, 558, 567.
SCHUBERT, R.: Die Vielgestaltigkeit des Ascaridiasissymptomenbildes unter besonderer Berücksichtigung der Ascaridiasis der Gallenwege, Leber, Pankreas und deren Therapie. Dtsch. med. Wschr. 1942, 410.
SCHWABE, H.: Die diahepatische Drainage nach Goetze als Ergänzung der Zipfelplastik (bisherige Ergebnisse). Zbl. Chir. 81, 2117 (1956).
SIEDE, W.: Die neuzeitliche Behandlung der schweren Leberinsuffizienz und des Leberkoma. Dtsch. med. Wschr. 1955, 1467, 1494.
— Die nichthaemolytische Hyperbilirubinämie ohne direkte van den Bergh-Reaktion. Dtsch. med. Wschr. 1957, 504.
SIGEL, A.: Die narbigen Strikturen der extrahepatischen Gallengänge. Ergebn. Chir. Orthop. 38, 136 (1953).
SIMMER, H.: Die sogenannte alkalische Serumphosphatase zur Differentialdiagnose ikterischer Erkrankungen der Leber und Gallenwege. Dtsch. med. Wschr. 81, 2108, 1956.
STUCKE, K.: Zur Chirurgie des intrahepatischen Ikterus. Ärztl. Wschr. 13, 281 (1958).
SUTTON, D.: Recent advances in radiology of the biliary and portal systems. Brit. med. Bull. 13, 99 (1957).
THALER, H.: Über atypische Verlaufsformen der Virushepatitis und ihr histologisches Bild Acta Hepat. Hamburg 3, 299 (1955).
WILDEGANS, H.: Zur Ascaridiasis der Gallenwege. Chirurg 19, 176 (1948).
— Endoskopie der tiefen Gallenwege. Langenbecks Arch. klin. Chir. 276, 652 (1953).
WILDHIRT, E.: Hyperbilirubinaemie und erworbener haemolytischer Ikterus nach Hepatitis. Acta Hepat. Hamburg 3, 157 (1955).
WOLLHEIM, E.: Persönliche Mitteilung. 1956.

M. Chirurgie der A. hepatica
I. Allgemeines

Die *A. hepatica* hat ihre eigene Gefäßchirurgie! Sie ragt aus dem Gefüge der übrigen Abdominalarterien kraft ihrer biologischen und funktionellen Besonderheiten heraus und bietet auch in anatomischer Hinsicht viel Bemerkenswertes. Die A. hepatica ist ja nicht nur das nutritive Gefäß der Leber, sondern obendrein für die Pfortader und ihr Vorflutgebiet ein wichtiges Druckregulationsorgan. Auf der einen Seite beeinflußt zwar der Pfortaderkreislauf, eingeschaltet zwischen den Blutstrom des Darmes und der Leber, die hämodynamischen Verhältnisse des Bauchraumes maßgeblich, auf der anderen Seite steht aber die V. portae,

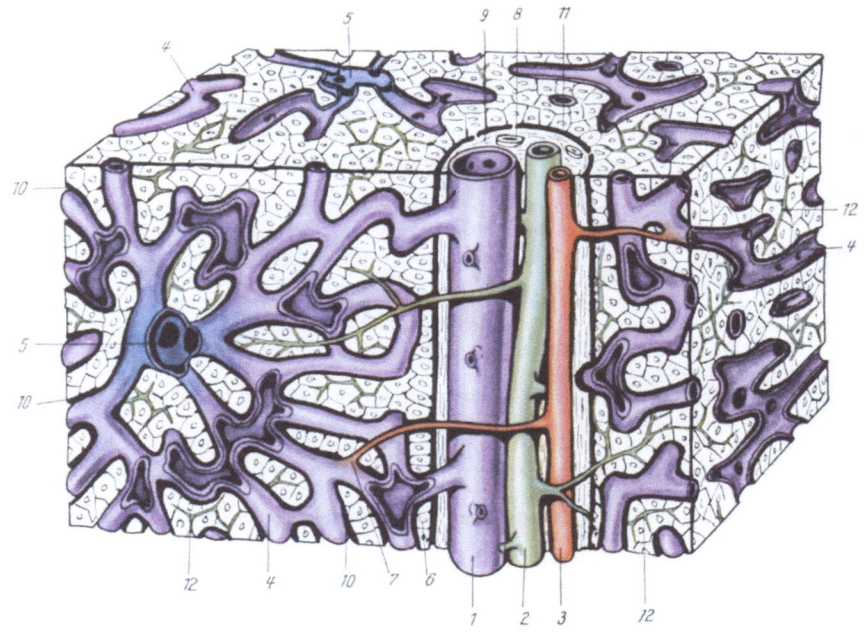

Abb. 142. Quadrant eines Leberläppchens stark schematisiert (in Anlehnung an H. ELIAS). *1* Ast der Pfortader im Glissonschen Dreieck; *2* Gallengang im Glissonschen Dreieck; *3* Ast der Leberarterie im Glissonschen Dreieck; *4* Sinusoid; *5* Zentralvene; *6* Grenzlamelle; *7* Einmündung eines Astes der Leberarterie in ein Sinusoid; *8* Lymphgefäß im Glissonschen Dreieck; *9* Periportales Bindegewebe; *10* Disséscher Raum; *11* Mallscher Raum; *12* Gallencapillare

wie man aus den Untersuchungen von SCHWIEGK (1932) weiß, mit der *Leberarterie* in kompensatorischen Wechselbeziehungen, die sich nicht nur auf die Druckverhältnisse, sondern auch auf die Sauerstoffzufuhr zur Leber erstrecken. Nach Ligatur der A. hepatica steigt schon unter Normalbedingungen der Druck im Pfortadergebiet um 10—20 mm Wasser an. Ist aber die Leber cirrhotisch verändert, dann genügen geringe Erhöhungen des arteriellen Druckes, um den portalen Überdruck noch mehr zu steigern. Auf diesen Erkenntnissen basiert die chirurgische Konzeption der *Arterienligatur* beim Pfortaderhochdruck. Sie bezweckt letzten Endes nichts anderes, als den stabilisierenden Effekt der Arterie auf den Pfortaderhochdruck auszuschalten (Abb. 142).

II. Sympathektomien und Unterbindungen

Sind die Leberzellen weitgehend zerstört und die portalen Gefäße blockiert, ist die Strombahn der Arterie meistens noch intakt. Nunmehr treten Verschiebungen in den Verbindungssystemen der Leberarterie und der V. portae auf.

Die Leberzellen erhalten nur noch über die an die Leberarterie angeschlossenen Sinuscapillaren genügend Blut, das dann im Sinne eines arterio-venösen Aneurysmas in die Lebervenen überfließen kann.

Von der Überlegung ausgehend, daß der Leberarterie unter normalen und pathologischen Verhältnissen verschiedene Aufgaben bei der Blut- und Sauerstoffversorgung der Leber obliegen, werden die zunächst konträr dünkenden chirurgischen Bemühungen verständlich, durch einen operativen Eingriff an der Arterie die Durchblutung normal zu erhalten oder gegebenenfalls zu bessern. Schon in den Anfangsstadien einer Hepatitis, vielmehr aber noch bei der beginnenden Cirrhose, kontrahiert sich die Leberarterie. Der Dauerspasmus führt zu einer Sperre der arteriellen Blutzufuhr, welche die bereits eingeleiteten Fehlleistungen der Leber unterhält und fördert. Der Circulus vitiosus kann nur wirksam unterbrochen werden, wenn man diesen unheilvollen Faktor isoliert herausgreift und unschädlich macht. Auf diesen Gedankengängen basiert die *periarterielle Sympathektomie* (MALLET-GUY 1947).

Die A. hepatica communis wird oberhalb des Abganges der A. gastroduodenalis aufgesucht. Sie zieht hinter dem kleinen Netz, oberhalb und links vom Pylorus, rechts vom obersten Teil des Pankreas in querer Richtung zur Leberpforte und kann am Pankreasrand ohne Schwierigkeiten dargestellt werden. Die Adventitia des etwa gänsekieldicken Gefäßes läßt sich mit feinen Pinzetten und Scheren gut entfernen. Wenn auch das sehr kräftige Gefäß als wenig vulnerabel gilt, so ist andererseits eine Unterbindung an dieser Stelle, d. h. vor dem Abgang der Aa. gastroduodenalis und gastrica dextra, nicht allzu tragisch zu nehmen.

In den letzten 10 Jahren hat sich die *periarterielle Sympathektomie* der Leberschlagader im Verein mit der *Dekortikation* der den Choledochus einengenden Lymphdrüsenpakete bei therapieresistenten Hepatitisfällen, Cholostasen und beginnenden Cirrhosen bestens bewährt. In diesem Blickwinkel bedeutet die periarterielle Sympathektomie eine wohlkonzipierte *Präventivmaßnahme!*

Demgegenüber bleibt die *Ligatur* der Arterie dem ausgebildeten Pfortaderhochdruck vorbehalten!

Durch Injektion eines Röntgenkontrastmittels konnte GLAUSER zeigen, daß zwischen der rechten und linken Leber zwar keine intrahepatischen, jedoch ausreichende extrahepatische Anastomosen bestehen (Abb. 143a und b). Als Ursachen aller durch die Arterienunterbindung auftretenden Störungen (Fieberanstieg, Tachykardie, isolierte Krämpfe, generalisierte Konvulsionen, Leberkoma) sind Koagulationsnekrosen der Leberzellen bzw. Sauerstoffmangel des Leberparenchyms anzusehen. Vornehmlich verarmt das Leberläppchenzentrum an Sauerstoff (BÜCHERL und DÜBEN). Wird nun gleichzeitig Penicillin gegeben, vertragen die Versuchstiere die Unterbindung der A. hepatica sehr viel besser (MARKOWITZ u. Mitarb.). Die Leberfunktionen werden dann nur wenig verändert, die Bluteiweißwerte und der Zuckerspiegel halten sich in physiologischen Grenzen. Die in der Leber stets vorhandenen Anaerobier, welche in dem nunmehr schlecht durchbluteten Gewebe sich schnell vermehren, werden durch die Antibiotica in ihrem Wachstum behindert und damit die Bildung von Nekrotoxinen und Lecithinase (TANTURI u. Mitarb.) gehemmt. Worauf dies Phänomen beruht, konnte bisher nicht eindeutig geklärt werden. Der bakteriostatische Effekt allein kann es nach den Untersuchungen von MALLET-GUY u. Mitarb. nicht sein, denn schon nach einer einmaligen Penicillingabe von 100000 Einheiten überlebten die Versuchstiere die Arterienligatur. Vielleicht spielt die von SCHWIEGK herausgestellte kompensatorische Deckung des Sauerstoffbedarfs durch die Pfortader oder die von EGER getroffene Feststellung, daß durch das Penicillin die örtlichen Fermentsysteme des Gewebes stabilisiert, Dysenzymatosen abgefangen und Giftwirkungen kompensiert werden, eine ebenso wichtige Rolle.

Während der temporären Sauerstoffverarmung verhindert das Penicillin das Wachstum der Anaerobier oder bremst es zumindest so stark ab, daß nur partielle Lebernekrosen auftreten. Unter Ruhebedingungen genügen die arteriellen Zuflüsse zur Aufrechterhaltung des Leberstoffwechsels, bei Belastungen ist dieser aber nicht mehr gewährleistet. Antibiotica schützen also die Leber nur bedingt und für eine kurze Zeit bzw. sie vermitteln ihr lediglich die Chance, die Kompensationsmöglichkeiten über arterielle Anastomosen auszunutzen (BÜCHERL und DÜBEN).

Überhaupt ist bei allen diesen Versuchen und ihren Auswertungen bisher die Vielzahl der Arterienanastomosen und -variationen zu wenig berücksichtigt!

Wenn auf der einen Seite 30% der Tiere auch ohne Penicillinanwendung die Unterbindung der A. hepatica propria überleben, so können nur akzessorische Arterien eine ausreichende Blutversorgung der Leber gewährleisten. Kommt es nach der Arterienunterbindung rückläufig zu einem Blutdruckanstieg in den

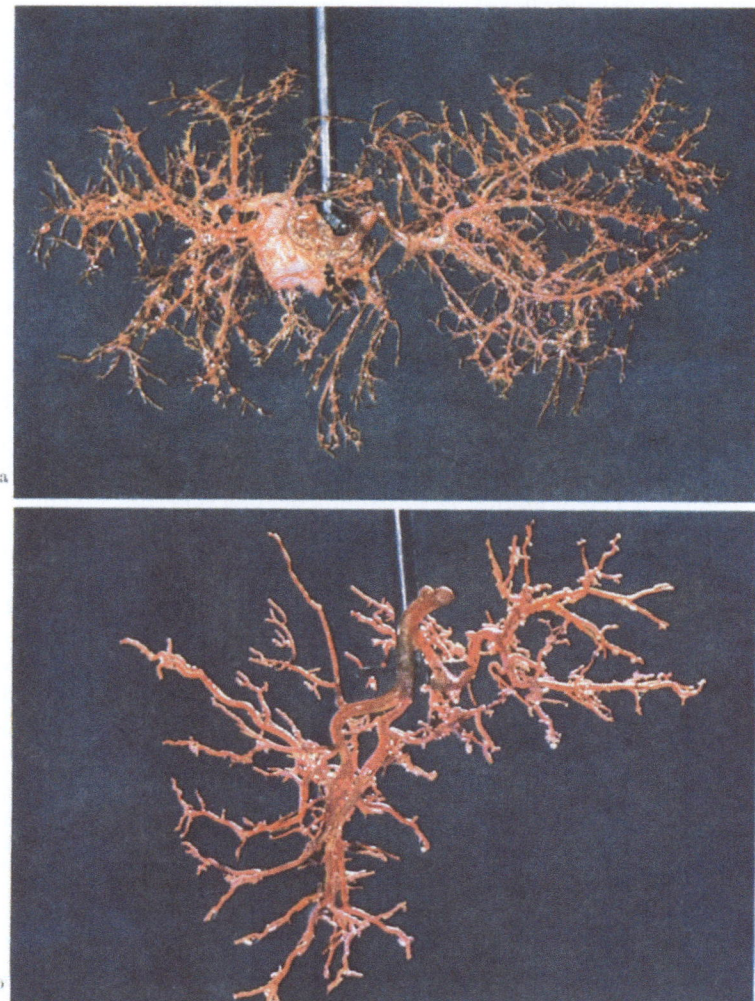

Abb. 143 a u. b. Korrosionspräparate der A. hepatica. Alle intrahepatischen Anastomosen fehlen!

zuführenden Gefäßen, so werden akzessorische und präformierte Bahnen eröffnet und stehen für die arterielle Versorgung des Parenchyms zur Verfügung.

Treten trotz Anwendung antibiotischer Mittel schwere Lebernekrosen auf, kann man mit ziemlicher Sicherheit annehmen, daß anatomisch vorgebildete Kollateralgefäße fehlen. Die individuellen Verhältnisse sind somit für das Auftreten und das Ausmaß der Nekrosen ausschlaggebend!

Für die Chirurgie der A. hepatica ist *der Ort der Ligatur* von entscheidender Bedeutung. Sind die intrahepatischen Äste der Arterie mehr oder weniger als funktionelle Endgefäße anzusehen, dann darf man sich nicht darauf verlassen, daß trotz der zahlreichen Variationsmöglichkeiten und trotz der mannigfaltigen Kollateralen in jedem Falle ausreichende Anastomosen zur Verfügung stehen. Auf Grund sehr sorgfältiger, nach allen Richtungen ausgeschöpfter Tierversuche können für die Ligatur der A. hepatica folgende Regeln aufgestellt werden:

1. Die Unterbindung der A. hepatica *communis* ist immer dann erlaubt, wenn die Kollateralen intakt sind.

2. Die Unterbindung der A. hepatica *propria* ist vor Abgang der A. gastrica dextra nur in Notfällen erlaubt. Teilnekrosen der Leber sind möglich!

3. Die Unterbindung der A. hepatica propria jenseits des Abganges der A. gastrica dextra ist nicht erlaubt. Mit einer totalen Lebernekrose ist zu rechnen.

4. Liegen mit Sicherheit kräftig pulsierende Kollateralen vor, so braucht die Arterienunterbindung an keiner Teilstrecke für die Leber gefährlich zu werden. Besser ist es aber, immer eine *normale* Blutversorgung anzunehmen und entsprechend zu handeln.

5. Ist man wegen einer Verletzung der Arterie gezwungen, die Ligatur vorzunehmen, so unterbinde man unmittelbar an der Verletzungsstelle und nicht weiter leberwärts.

6. Bei jeder Arterienligatur sind Penicillingaben oder besser Breitbandantibiotica in ausgiebiger Menge und für einen genügend langen Zeitraum zu verabfolgen!

III. Aneurysma

Das *Aneurysma* der A. hepatica ist fast immer ein latentes Leiden, das vor einer Ruptur nur selten erkannt, geschweige denn richtig gedeutet wird. So wird die Diagnose meistens bei der Sektion gestellt.

In etwa 60% der Fälle liegt ein *mykotisches Aneurysma* vor, das sich aus infektiösen Wandschädigungen bzw. übergreifenden pylephlebitischen oder entzündlichen Prozessen der Leber und Gallenblase entwickelt. Ebenso häufig sind aber infizierte Thromben bei Endocarditis ulcerosa, Typhus, Osteomyelitis und Enterocolitis die Ursache. Die übrigen Aneurysmen entstehen auf arteriosklerotischer und traumatischer Basis. Hierbei handelt es sich weniger um Unfallverletzungen als um unmittelbare oder mittelbare Folgen operativer Unglücksfälle. Gefährdet ist die A. hepatica besonders bei intrahepatischen Ligaturen, Cholecystektomien, Choledochotomien und bei schwierigen Magenresektionen. Bei diesen Operationen ist die Verletzungsgefahr um so mehr gegeben, als man die Leberarterie ja im allgemeinen nicht zu Gesicht bekommt. Überdies ist die große Zahl von Anomalien und Variationen in Rechnung zu stellen. Der klassische Typus der A. hepatica liegt nur in etwa 40—50% der Fälle vor, alle übrigen Abgänge und Ursprünge sind unregelmäßig und inkonstant. Schon im Bereich des Tripus Halleri sehen wir zahlreiche Varianten. So kann die A. hepatica sich gleich in einen rechten und linken Ast oder büschelförmig aufzweigen, kann aber auch direkt akzessorische Gefäße zur Leber abgeben. Dann wieder entspringt die Leberschlagader aus der A. mesenterica cranialis wie auch mannigfaltige Verbindungen über die A. gastroduodenalis und die A. gastrica sinistra bestehen (Abb. 144). Ebenso inkonstant sind die Aufzweigungen der A. cystica, die einmal direkt aus der A. hepatica propria, dann wieder aus der A. gastroduodenalis oder aus der A. mesenterica cranialis ja, sogar aus der Aorta entspringen können. Nicht selten sind auch doppelt angelegte Gefäßstämme anzutreffen. Somit sind insgesamt die Verletzungsmöglichkeiten bei Eingriffen an der Leber und Gallenblase recht beträchtlich.

Die Mehrzahl der Aneurysmen liegt *extrahepatisch*. Hier machen sie aber nur dann subjektive Beschwerden, wenn die umliegenden Organe stärker komprimiert werden. So fehlt es in der Regel an signifikanten Symptomen und nicht selten manifestiert sich das Aneurysma in höchst dramatischer Weise, nämlich durch eine Ruptur mit einer massiven Blutung in die freie Bauchhöhle. Ist eine sofortige chirurgische Intervention nicht möglich, tritt in kurzer Zeit der Exitus unter den Zeichen eines Entblutungskollapses ein. Günstiger ist die Perforation in die usurierten großen Gallengänge, ein Krankheitsbild mit der typischen Symptomentrias: *Ikterus, Kolik, Hämorrhagie*. Der *Ikterus* beruht entweder auf einer direkten Kompression der Gallenwege durch das wachsende

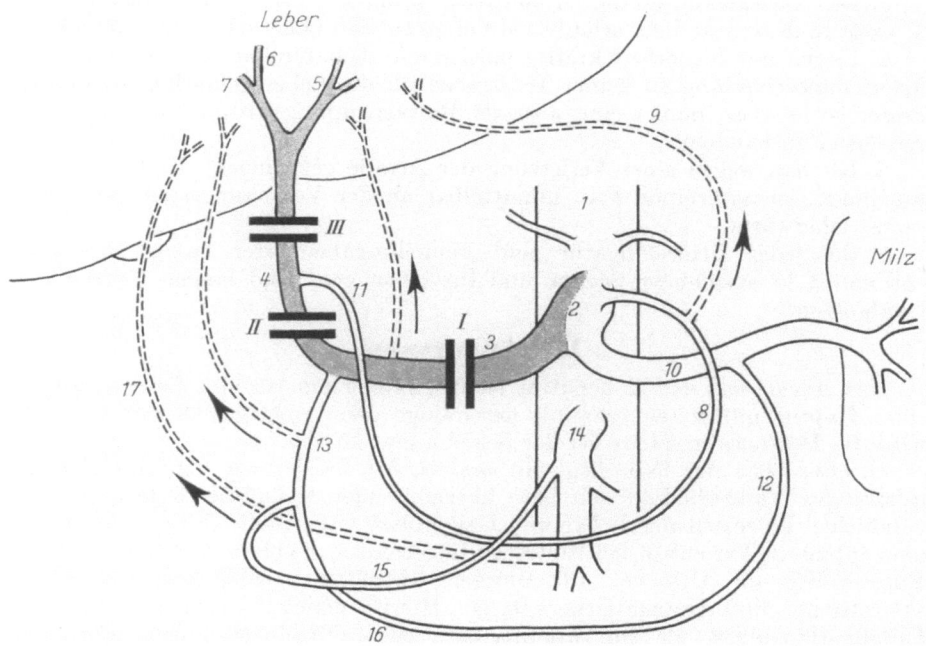

Abb. 144. Schema des extrahepatischen Kollateralkreislaufes: A. hepatica dunkel getönt. Zeichenerklärung: *1* A. abdominalis; *2* Tripus Halleri; *3* A. hepatica communis; *4* A. hepatica propria; *5* A. hepatica sinistra; *6* A. cystica; *7* A. hepatica dextra; *8* A. gastrica sinistra; *9* A. hepatica accessoria superior; *10* A. lienalis; *11* A. gastrica dextra; *12* A. gastroepiploica sinistra; *13* A. gastroduodenalis; *14* A. mesenterica cranialis; *15* A. pancreaticoduodenalis inferior; *16* A. gastroepiploica dextra; *17* A. hepatica accessoria inferior. Die Pfeile zeigen die verschiedenen Wege auf, über welche der Leber bei Ligatur der A. hepatica Blut zugeführt werden kann. *I* Unterbindung der A. hepatica communis in der Nähe des Tripus Halleri; *II* Unterbindung der A. hepatica propria vor Abgang der A. gastrica dextra; *III* Ligatur der A. hepatica propria in der Leberpforte

Aneurysma, kann aber auch Folge einer kleinen Blutung in die Gallenwege und der nachfolgenden Resorption des Blutergusses sein. So hat er meistens flüchtigen und rezidivierenden Charakter. Die *kolikartigen Schmerzen* im rechten Oberbauch lassen an eine Cholelithiasis denken. Die Beschwerden sind zunächst recht heftig, hören aber schlagartig auf, wenn durch eine Blutung in die Gallengänge eine Entstauung und Entlastung erfolgt. Bei dem 3. Symptom, der *Haematemesis* oder der *Melaena*, denkt man naturgemäß zunächst immer an geplatzte Oesophagusvaricen, auch wohl an ein blutendes Ulcus, aber niemals an ein Aneurysma der A. hepatica. Dieses rückt erst dann in den Kreis der differentialdiagnostischen Erwägungen, wenn klinische und röntgenologische Untersuchungen die Hauptursachen massiver gastrointestinaler Blutungen ausgeschlossen haben. Die Übergänge zur Hämobilie (SANDBLOM 1948), der posttraumatischen Blutung in die Gallengänge, sind fließend (Abb. 145).

Die übrigen *Symptome* sind wenig prägnant. Gelegentlich, wenn die Aneurysmen ausgesprochen groß und rupturgefährdet sind, lassen sich schwirrende Geräusche und Pulsationen nachweisen.

In der Regel wird die *Diagnose* bei der Probelaparotomie bzw. intra operationem gestellt. Aber auch jetzt noch wird das Aneurysma häufig genug verkannt. Findet man bei der Operation eine aneurysmaverdächtige Aussackung der A. hepatica, läßt sich nur durch eine sorgfältige anatomische Darstellung bzw. eine *Aorto-* oder *Arteriographie* ein genügender Überblick über die Art und die

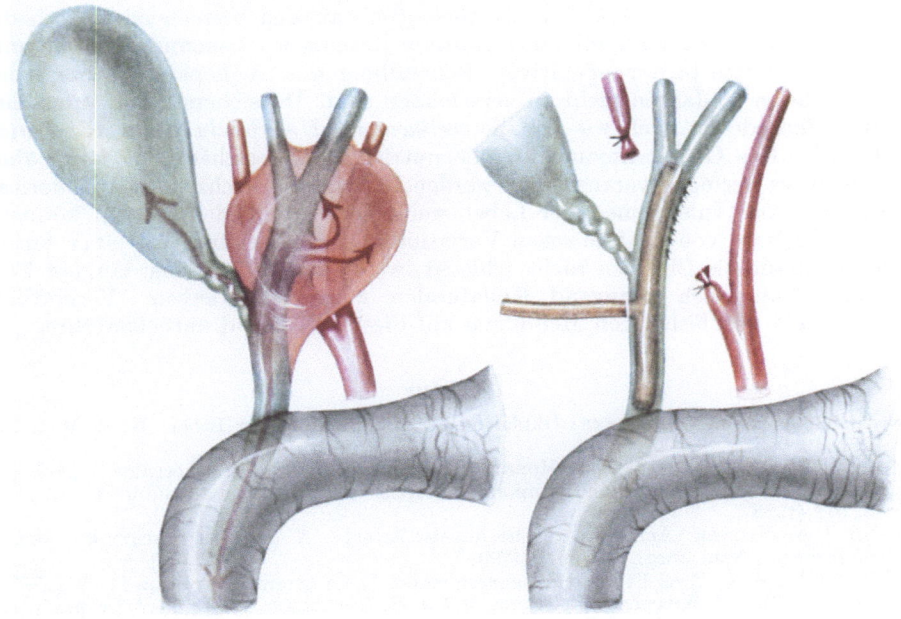

Abb. 145. Aneurysma der A. hepatica dextra mit Arrosion des Ductus choledochus und Blutungen in die Gallenblase und den Dünndarm. Heilung durch Unterbindung der rechten Leberarterie und Choledochusdrainage (schematisch)

Ausdehnung des Aneurysmas gewinnen. Eine genaue Orientierung ist schon deshalb anzustreben, da die arterielle Gefäßversorgung der Leber eine ganz eigene Problematik besitzt. Auf Grund vielfacher Untersuchungen (v. HABERER, NARATH, LOEFFLER u. a.) ist es ja keineswegs gleichgültig, an welcher Stelle man die A. hepatica unterbindet. Die Ligatur des proximalen Anteiles der A. hepatica bedeutet gerade beim Aneurysma kein allzu großes Wagnis, da sich hier allmählich ein Kollateralkreislauf entwickelt hat. Die Gefahren anoxämischer Leberschäden nehmen bekanntlich zu, je mehr die Ligatur zur Leberpforte hin gelegt wird. Der Effekt der Arterienunterbindung ist aber beim Aneurysma häufig nicht so nachhaltig, wie man es sich erhofft. Durch die Vielzahl der „physiologischen" Anastomosen und der pathologischen Kollateralen wird die erstrebte Drucksenkung im Aneurysmasack wie auch die Thrombosierung und bindegewebige Organisation des rupturbereiten Sackes nur in seltenen Fällen erreicht. Somit wird es verständlich, daß man sich bemühte, andere operative Behandlungsmethoden auszubauen. Auch hier ist die Aneurysmorrhaphie, d. h. die Teilexcision des fertig ausgebildeten Aneurysmasackes mit anschließender schichtweiser Vernähung der Restgewebe versucht worden (GORDON-TAYLOR 1943).

Exstirpationen des Aneurysmasackes und Überbrückungen des Defektes mit Venentransplantaten, Polyäthylenprothesen oder anderen plastischen Substanzen erwiesen sich als allzu heroische Unterfangen und sind nur vereinzelt geglückt. Des weiteren versuchte man, das Aneurysma mit Cellophan einzuhüllen oder in ein Tantalumdrahtnetz einzuschnüren, in der Hoffnung, hierdurch die Bindegewebsbildung und die kollaterale Zirkulation anzuregen. Schlechte Erfahrungen machte man auch mit der bei der operativen Behandlung der portalen Hypertensionüblichen Einpflanzung des Stumpfes der A. hepatica in die Pfortader. Schwere Nachblutungen aus dem allzu schnell unter Druck gesetzten Portalsystem zwangen zur Aufgabe dieser theoretisch an sich bestechenden Methode. Insgesamt muß man heute mit einer gewissen Resignation bekennen, daß wesentliche Fortschritte in der operativen Behandlung des A. hepatica-Aneurysmas in den letzten 50 Jahren nicht zu verzeichnen sind. Die sicherste und ungefährlichste Methode ist nach wie vor die *coeliacanahe Unterbindung der A. hepatica communis*. Das Gefahrenmoment einer nutritiven Leberschädigung kann aber heutigentags geringer veranschlagt werden, da durch gleichzeitige Antibioticagaben anaerobe Infektionen der Leber weitgehend vermieden werden können. Bei der Vielzahl von anatomischen Variationen sind aber auch bei einer lebernahen Ligatur die Chancen nicht schlecht, wenn das Aneurysma längere Zeit bestanden und sich genügend Kollateralen ausgebildet haben. Vermutlich sind ja auch alle bisherigen Heilungen auf diesen Umstand zurückzuführen.

Literatur

ANDERSEN, A. H., u. O. POVLSEN: Okklusion der Zufuhrgefäße der Leber. Nord. Med. 44, 1091 (1950).
BARNETT, W. O., J. C. GRIFFIN, L. MORRIS and D. MCNEIL: Studies concerning hepatic p_H changes and survival following temporary afferent vascular arrest to the liver. Surgery 43, 572 (1958).
—, and J. A. WAGNER: Aneurysm of the hepatic artery. A cause of obscure abdominal hemorrhage. Ann. Surg. 137, 561 (1953).
BERSHADSKIY, B. J.: Zwei Fälle von Aneurysmen der Leberarterie. Chirurgija 11, 80 (1953).
BOLLMANN, J. L., M. KHATTAH, R. THORA and J. H. GRINDLAY: Experimentally produced alterations of hepatic blood flow. Arch. Surg. (Chicago) 66, 562 (1953).
BÜCHERL, E., u. W. DÜBEN: Experimentelle Untersuchungen über O_2-Sättigung und Druck in der V. portae nach Ligatur der A. hepatica. Langenbecks Arch. klin. Chir. 278, 239 (1954).
CARROZZINI, V.: La legatura dell'arteria epatica commune e del tripode celiaco per via toracica. Gazz. int. Med. Chir. 60, 426 (1955).
COUINAUD, C.: Distribution de l'artère hépatique dans le foie. Acta anat. (Basel) 22, 49 (1954).
DASELER, E. H., B. J. ANSON, W. C. HAMBLEY and A. F. REIMANN: The cystic artery and constituents of the hepatic pedicle. A study of 500 specimens. Surgery 85, 47 (1947).
DWIGHT, R. W., and J. W. RATCLIFFE: Aneurysm of the hepatic artery. Report of a case treated by wiring. Surgery 31, 915 (1952).
FEROLDI, J., L. EICHOLZ, J. MICHOULIER et P. MALLET-GUY: Analyse experimentale de l'action sur le foie de la neurectomie peri-artère hépatique. Bull. Soc. int. Chir. 15, 44 (1956).
FISHER, B., C. RUSS and H. UPDEGRAFF: A suitable technique for total arterialization of the dog liver. Surgery 35, 879 (1954).
FRASER, D., A. M. RAPPAPORT, C. A. VUYLSTEKE and A. R. COLWELL: Effects of the ligation of the hepatic artery in dogs. Surgery 30, 624 (1951).
FRIEDENWALD, J., and K. H. TANNERBAUM: Aneurysm of the hepatic artery. Amer. J. med. Sci. 165, 11 (1932).
FRIESEN, S. R.: The significance of the anomalous origin of the left hepatic artery from the left gastric artery in operations upon the stomach and esophagus. Amer. Surg. 23, 1103 (1957).
GAMARSKI, J., e M. B. NETTER: Aneurisma de artéria hepatica. Arch. bras. Med. 43, 257 (1953).
GIUSEFFI, J., and C. E. COLLINS: Successful cure of a false aneurysm of the hepatic artery. Surgery 36, 125 (1954).

GLAUSER, F.: Studies an intrahepatic arterial circulation. Surgery **33**, 333 (1953).
GORDON-TAYLOR, G.: A rare cause of severe gastro-intestinal hemorrhage with a note on aneurism of the hepatic artery. Brit. med. J. **1943** I, 505.
GRANT, J. W., W. T. FITTS and I. S. RAVDIN: Aneurysm of the hepatic artery. Surg. Gynec. Obstet. **91**, 527 (1950).
GRAY, H. K.: Clinical and experimental investigation of the circulation of the liver. Ann. roy. Coll. Surg. Engl. **8**, 354 (1951).
GRINDLAY, H., F. C. MAN and J. L. BOLMAN: Effect of occlusion of the arterial blood supply to the normal liver. An experimental study. Arch. Surg. (Chicago) **62**, 806 (1951).
HABERER, H. v.: Die Erkrankungen der Leber und der Gallenwege. Kempen, Niederrhein: Thomas 1947.
HEBERER, G.: Zur Chirurgie von Aneurysmen der Bauchaorta, der Milz- und Leberarterien. Chirurg **30**, 193 (1959).
HEALEY, J. E., P. C. SCHROY and R. J. SORENSEN: The intrahepatic distribution of the hepatic artery in man. Surgery **20**, 133 (1953).
HESS, H.: Über das Aneurysma der Arteria hepatica. Med. Klin. **48**, 809 (1953).
—, u. A. CELIO: Das Aneurysma der Arteria hepatica. Ein durch Aneurysmorhaphie geheilter Fall. Helv. chir. Acta **22**, 286 (1955).
INUI, F. K., and T. A. FERGUSON: Aneurysm of the right hepatic artery, preoperative diagnosis and successful excision. Ann. Surg. **144**, 235 (1950).
JARVIS, L., and P. J. HODES: Aneurysm of the hepatic artery demonstrated roentgenographically. Amer. J. Roentgenol. **72**, 1037 (1954).
KIRKLIN, J. W., E. SHOCKET, M. W. COMFORT and K. A. HUIZINGA: Treatment of aneurysm of the hepatic artery by excision. Report of case. Ann. Surg. **142**, 110 (1955).
KRÜCKEMEYER, K.: Über das Vorkommen seltener Aneurysmen der Aorta und ihrer großen Äste. Zbl. allg. Path. path. Anat. **90**, 363 (1953).
KÜNTSCHER, G.: Postoperatives Aneurysma der Arteria hepatica. Zbl. Chir. **64**, 2694 (1937).
LA ROSSA, B. B., e L. PELLEGRINI: Consequenze della legatura experimentale dell'arteria epatica, splenica e gastrica sinistra sulla prove da carco de funzionalità hepatica. Fegato **2**, 379 (1956).
LEHNER, A.: Die periarterielle Sympathektomie der A. hepatica communis in der Behandlung des hepatitischen Ikterus. Helv. chir. Acta **21**, 280 (1954).
MADONIA, F.: L'aneurisma dell' arteria epatica. Collana di monographie de ,,Romana Medica", Pietro Valbonesi, Foreli 1951.
MALLORY, H. R., and T. S. JASON: Aneurysm of the hepatic artery. Amer. J. Surg. **57**, 359 (1942).
MANN, F. C.: The portal circulation and restoration of the liver after partial removal. Surgery **8**, 225 (1940).
MALLET-GUY, P., J. FEROLDI, L. EICHOLZ et J. MICHOULIER: Étude expérimentale de la neurectomie périartère hépatique. Lyon chir. **51**, 45 (1956).
MARKOWITZ, J.: The hepatic artery. Surg. Gynec. Obstet. **95**, 644 (1952).
MCCREDIE, J. A., J. R. DOGGART and R. B. WELBOURN: Total arterialization of the liver. Brit. J. Surg. **45**, 83 (1957).
MICHELS, N. A.: Collateral arterial pathways to the liver after ligation of the hepatic artery and removal of the celiac axis. Cancer (Philad.) **6**, 708 (1953).
PAUL, M. A.: A large traumatic aneurysm of the hepatic artery. Brit. J. Surg. **39**, 278 (1951).
POLLWEIN, O.: Verblutungstod aus der A. hepatica. Bruns' Beitr. klin. Chir. **181**, 27 (1951).
POPPER, H. L., N. C. JEFFERSON and H. NECHELES: Experimental devascularization of the liver. Amer. J. Gastroent. **24**, 684 (1955).
QUATTLEBAUM, J. K.: Aneurysm of the hepatic artery. Report of three cases. Ann. Surg. **139**, 743 (1954).
RAFFUCCI, F. L.: The effects of temporary occlusion of the afferent hepatic circulation in dogs. Surgery **33**, 342 (1953).
RAMSTRÖM, S.: Studies of the hepatic artery's anatomy and on liver necrosis following tis ligation. Acta chir. scand. Suppl. **175** (1953).
ROSENBAUM, D.: Liver necrosis and death following hepatic artery ligation. J. Amer. med. Ass. **26**, 149 (1952).
ROTSCHUH, K. E.: Die Entwicklung der Kreislauflehre im Anschluß an William Harvey. Klin. Wschr. **35**, 605 (1957).
SAEGESSER, M.: Spezielle chirurgische Therapie. Bern u. Stuttgart: H. Huber 1955.
SAMPSEL, J. W., F. BARRY and H. STEELE: Aneurysm of an anomalous pancreatico-duodenal artery. Arch. Surg. (Chicago) **64**, 74 (1952).
SANDBLOM, P.: Hemorrhage into the biliary tract following trauma — ,,traumatic hemobilia". Surgery **24**, 571 (1948).
SCHEGA, H. W.: Die Ruptur des Aneurysmas der Arteria hepatica. Ein Beitrag zur Differentialdiagnose der akuten Magen-Darmblutung. Chirurg **23**, 125 (1952).

Schorn, J., H.-St. Stender u. H. Voegt: Über die Gliederung der arteriellen Leberversorgung unter normalen und pathologischen Bedingungen. Medizinische 40, 1415 (1956).
Siew, S.: Aneurysm of the hepatic artery. Report of three cases. Amer. Surg. 139, 743 (1954).
Steelquist, J. H.: Aneurysm of hepatic artery. Report of three cases. Amer. J. Surg. 89, 1241 (1955).
Tanturi, C., L. L. Swigart and J. F. Caepa: Prevention of death from experimental ligation of the liver. Surgery 91, 680 (1950).
Voigt, W. R.: Über einen Fall von Aneurysma der A. hepatica. Dtsch. med. J. 6, 206 (1955).
Zannini, G.: La legatura dell' arteria epatica dall' experimento alla clinica. Minerva chir. (Torino) 12, 555 (1957).
Zollicoffer, E. B.: Variations in origin and course of the hepatic artery and its branches. Surgery 8, 424 (1940).

N. Chirurgie der portalen Hypertension
I. Pathogenese und Klinik

Bei der *portalen Hypertension*, dem *Pfortaderhochdruck*, steht die *Leber* im *Zentrum der Pathogenese*. Sie stellt als Haupthindernis der Pfortaderstrombahn auch das Hauptkontingent der verschiedenen Blockformen, die sich bezeichnenderweise in ihren begrifflichen Fassungen und Benennungen sämtlich auf die Leber ausrichten. Die portale Hypertension ist kein eigenes Krankheitsbild, sondern ein Syndrom! Beträgt beim Gesunden der Druck innerhalb der Pfortader etwa 100—200 mm H_2O, um unter pathologischen Bedingungen Werte bis zu 800 mm H_2O anzunehmen, so besteht damit schon unter physiologischen Verhältnissen eine portale Hypertension, wohl um eine fehlende Füllung der Leberspeicher und eine Abnahme der zirkulierenden Blutmenge zu vermeiden. Das Portalblut hat durch das hintergeschaltete Capillarsystem der Leber einen großen Strömungswiderstand zu überwinden, der von dem Druck der A. hepatica, der Sauerstoffversorgung der Leber, der Capillarpermeabilität und der ungehinderten Durchströmung abhängt. Drucksteigerungen beruhen auf den verschiedensten Ursachen, eine Tatsache, die uns ganz bestimmte Anhaltspunkte für die diagnostische Differenzierung und Analyse des *Syndroms portale Hypertension* gibt.

Man unterscheidet folgende Blockformen:
1. den *prähepatischen* Block,
2. den *intrahepatischen* Block,
3. den *posthepatischen* Block.

Der *prähepatische Block* beruht entweder auf einer angeborenen Stenose mit Doppelungen und Klappenbildungen der Pfortader oder einer postnatalen Nabelveneninfektion mit Pfortader- und Milzvenenthrombose. Eine *kavernomatöse Umwandlung des Pfortaderstammes* ist möglich. Als weitere Ursachen kommen Aneurysmen der Milzarterie, insbesondere arteriovenöse Fisteln zwischen A. und V. lienalis, Tumoren im Einzugsgebiet der Pfortader und entzündliche Prozesse der Venenwandungen, des Pankreas und Duodenums sowie der Leberkapsel in Betracht. Je nach der Lokalisation werden sie als *trunkuläre, radikuläre* oder *lienale* Unterformen des prähepatischen Blockes bezeichnet (Abb. 146 u. 147).

Die *intrahepatische* Blockform, die mit einer Einengung des portalen Stromquerschnittes einhergeht, beruht fast immer auf einer *Lebercirrhose*. Durch die Zerstörung des Leberparenchyms wird das Portalblut in seinen Quellgebieten gestaut. Unter normalen Bedingungen transportiert die Pfortader 70—80%

des Gesamtblutes zur Leber, während die Sauerstoffversorgung je zur Hälfte von der Arterie und der Pfortader getragen wird. Zwischen Pfortader und

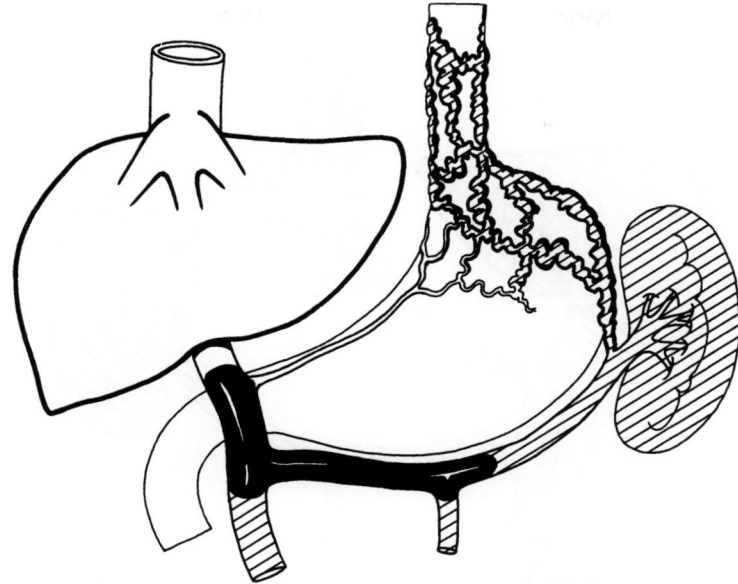

Abb. 146. Prähepatischer Block mit Rückstauung im vorgeschalteten Portalgebiet. Trunculäre Form

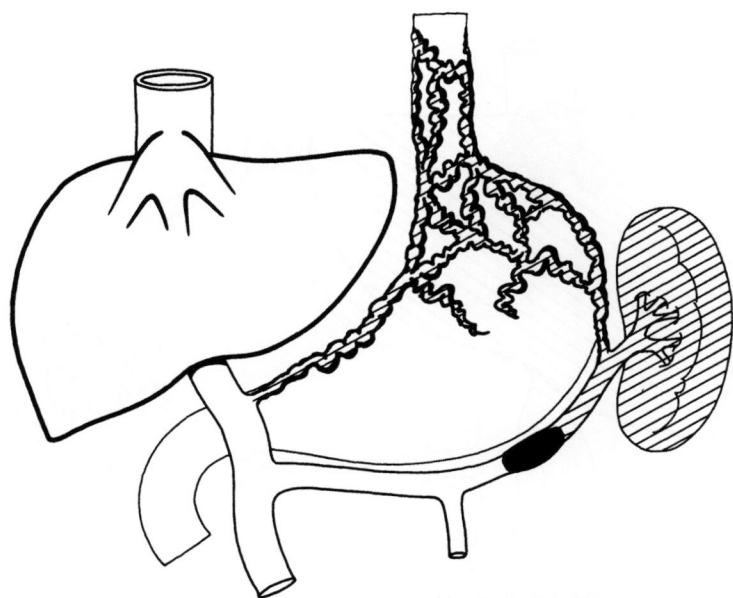

Abb. 147. Lienale Form des prähepatischen Blocks. Pfortader selbst unverändert

Leberarterie bestehen jedoch wechselseitige Kompensationsmöglichkeiten. Ist die Pfortader blockiert, dann übernimmt die Arterie den Sauerstofftransport zur Leber. Selbst im Endstadium einer Cirrhose, bei der die Sinusoide stark narbig eingeengt sind, bleibt die Arterienstrombahn intakt. Das Blut der A. hepatica fließt dann gegen den wachsenden Widerstand zum Teil rückwärts in die Pfortader,

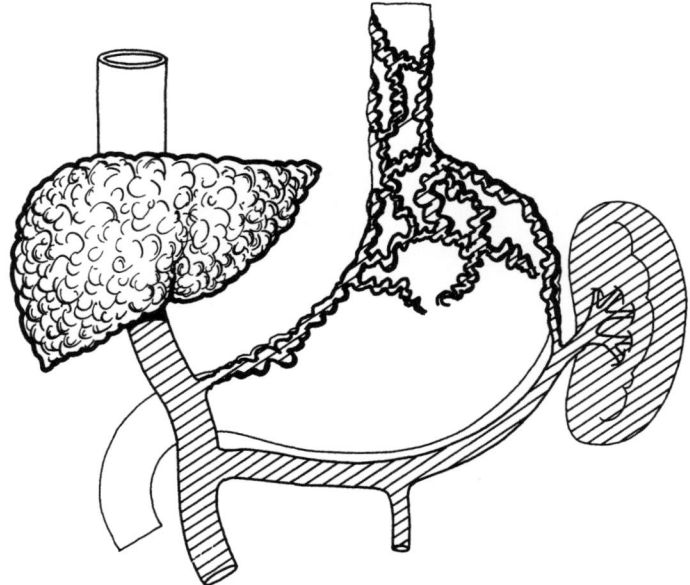

Abb. 148. Intrahepatischer Block durch Lebercirrhose mit stark ausgeprägten Magen- und Oesophagusvaricen

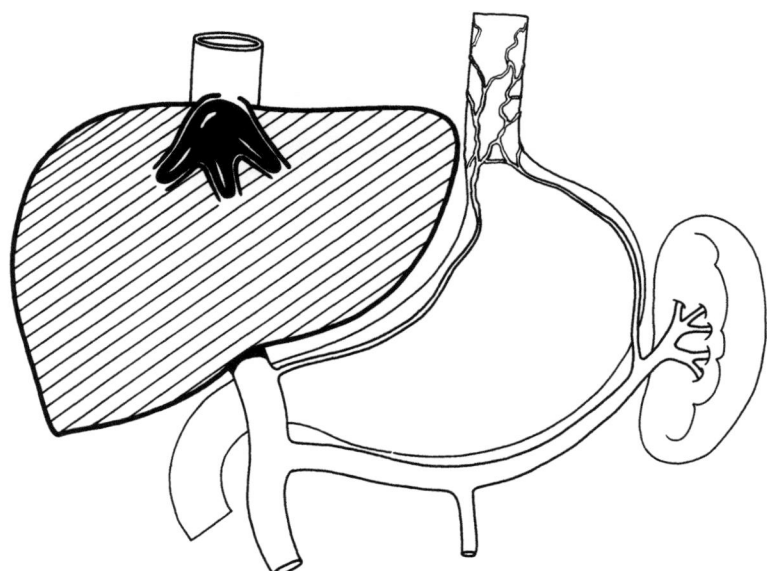

Abb. 149. Posthepatischer Block (Chiari-Syndrom)

deren Druck sie damit noch weiter erhöht, zum Teil strömt das Blut aber auch direkt durch arteriovenöse Anastomosen in die Lebervenen. Um das Leberhindernis zu umgehen, bilden sich nunmehr Kollateralen und Anastomosen aus (Abb. 148).

Der *posthepatische Block* kommt durch eine Einengung der Lebervenen bzw. ihrer intrahepatischen Wurzeln zustande. Dieses als *Chiari-Syndrom* oder auch als Endophlebitis obliterans hepatica bezeichnete Krankheitsbild kann Teilerscheinung einer mehr oder weniger generalisierten Venenentzündung, kann aber auch ein rein örtliches Leiden auf Grund eines lokalisierten Lebervenenverschlusses (Tumoren, Pleuritis, Perikarditis) sein (Abb. 149).

Jede Abflußbehinderung des Pfortaderblutes führt zu einer Drucksteigerung über die Normalwerte hinaus. Das Stromgebiet der Milz wird das erste Überflutungsgebiet, des weiteren sucht sich die Stauung vor der Leberenge unter dem Druck der Notwendigkeit neue Reservekanäle und Umflutungen zur Entlastung des Pfortaderkreislaufes. Diese sind zum Teil anatomisch präformiert, zum Teil werden sie neu gebildet (Abb. 150). Hier sind zu nennen:

1. Die *Anastomosen* der zum Pfortadersystem gehörenden *oberen Hämorrhoidalvene* zu den *medialen und unteren Hämorrhoidalvenen*. Hämorrhoiden sind ein häufig anzutreffendes Zeichen des Pfortaderhochdruckes!

2. *Viscero-parietale Kollateralen* vom Pfortadersystem zur Bauchwand. Hier werden fakultative Abstellgleise in Benutzung genommen, die das Pfortaderblut über die parietalen Bauchwandvenen in die Cava abströmen lassen.

3. Als größte Umflutareale sind Anastomosen zwischen den *Magen- und Speiseröhrenvenen* anzusprechen, die über die *Vv. azygos und hemiazygos* das Bauchblut in die Cava einmünden lassen.

Alle diese Flutgebiete erweitern sich bei stärkerem Pfortaderdruck zu röntgenologisch darstellbaren *Varicen,* dem wichtigsten Symptom einer lebensbedrohenden Hypertension. Neben der Pfortaderblockierung entwickelt sich im Laufe der Zeit ein *Ascites*, der in etwa einem Drittel bis zur Hälfte aller Fälle vorhanden ist. Die Rückstauung des Blutes führt zu einer Vergrößerung der Milz und manchmal auch

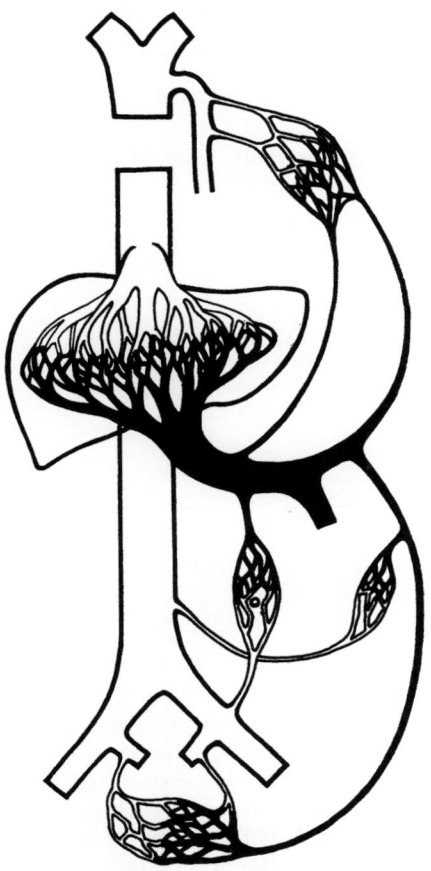

Abb. 150. Schematische Zeichnung der natürlichen Anastomosen zwischen Pfortader und Hohlvene. Portalkreislauf schwarz, Hohlvenensystem weiß

zu einer vermehrten Knochenmarkshemmung, der *Hypersplenie*. Dieses Syndrom findet sich besonders bei Cirrhosen mit sehr großen Milzen und bei der Milzvenenthrombose.

Die Kenntnis der verschiedenen Ursachen des Pfortaderhochdruckes ist für die Art der Behandlung und für die Wahl des Operationsverfahrens von ausschlaggebender Bedeutung. Die diagnostischen Möglichkeiten zur Abgrenzung der einzelnen Hypertensionsformen ergeben sich aus folgender Übersicht (DEMLING):

Tabelle 9

Prähepatisch		Intrahepatisch
ca. 20—30%	Häufigkeit	70%
Häufig bei Kindern, mit zunehmendem Lebensalter seltener	Lebensalter	häufiger vom 3. Jahrzehnt an
Leichte dyspeptische Beschwerden, Übelkeit, Meteorismus, Oberbauchbeschwerden. Bei akutem Verschluß jedoch Bild einer Peritonitis oder eines Ileus	Anamnese	dyspeptische Beschwerden, Gelbsucht, Hepatitis, Intoxikation (z. B. Alkohol) Dysproteinämie
Selten, Spätsymptom	Ascites	in etwa $1/3$ bis zur Hälfte der Fälle vorhanden
In etwa der Hälfte aller Fälle vorhanden	Oesophagusvaricen	in etwa der Hälfte aller Fälle vorhanden, in etwa ein Drittel nachweisbar (KALK)
In 80—90% frühzeitig deutlich vergrößert (bei Stauung der Milzvene)	Milz	mäßige Schwellung, nur bei 5% Frühzeichen
Häufig	Hypersplenie (Thrombopenie, Leukopenie, Anämie)	weniger häufig
Normal	Leber	Cirrhose: groß, später klein, feinhöckrig; Narbenleber: groß, hart, grobknotig; Fettleber: groß, glatt, prall
Fehlt	Ikterus	möglich
Negativ	Leberfunktionsproben	meist pathologisch (außer bei Narben- und Fettleber)
Normal	Leberbiopsiebefund	pathologisch (mit oder ohne Zeichen der Progredienz)
Selten erweitert	Venen der Bauchdecken	häufig varicös verändert

Das klinisch hervorstechende und akut lebensbedrohliche Symptom ist die *Blutung* aus den gestauten Oesophagus oder Magenvaricen. Die Hälfte aller Kranken erliegt der ersten Hämorrhagie, und die Überlebenden sind immer von Rezidiven bedroht. Als weitere „*Leberzeichen*" sind das Hautjucken und die von ihm herrührenden Kratzeffekte, ferner Exantheme, Erytheme, insbesondere das Palmarerythem hervorzuheben. Signifikant sind auch die unregelmäßig angeordneten arteriellen Gefäßerweiterungen, die sog. Geldscheinhaut, die Lebersternchen (spider naevi), die Weißfleckung der Haut, die glatte rote Zunge, die Purpura, die Trommelschlägelfinger und Uhrglasnägel, Blutbildveränderungen (Leukopenie, Anämie, Thrombocytopenie), die Gynäkomastie, die Atrophie der Hoden und Ödeme der Knöchel und präsacralen Weichteile. Ein wichtiges klinisches Zeichen — das aber häufig erst relativ spät auftritt — ist die Ausbildung des abdomino-thorakalen Kollateralkreislaufes (Abb. 151a u. b). Hier unterscheidet man nach DOMENICI und SHERLOCK
    1. den Portaltyp,
    2. den Portaverschlußtyp (Caput medusae),
    3. den Cava inferior-Typ,
    4. den Porta-Cava inferior-Typ beim Cruveilhier-Baumgarten-Syndrom.

Hierbei handelt es sich um den kombinierten Block einer intrahepatischen Pfortaderthrombose mit offener Umbilicalvene und Hypoplasie der Leber. Als charakteristisch gilt das akustische Phänomen eines gießenden und schwirrenden Geräusches.

Um ein möglichst breites Spektrum der *Leberleistungen* und um eine möglichst genaue *Art- und Lokalisationsdiagnose* der portalen Hypertension zu erhalten, müssen erschöpfende *Funktionsprüfungen* vorgenommen werden. Die wichtigsten Teste sind in einer nachfolgenden Tabelle zusammengefaßt.

Tabelle 10

Leberfunktionsproben	Prähepatischer Block	Intrahepatischer Block	Posthepatischer Block
Fe (Ferritin)	hoch	erhöht bei Hepatitis	normal
Bilirubin direkt Bilirubin indirekt	normal erhöht	erhöht erhöht	erhöht normal
Urin: Bilirubin	(—)	+ später auch (—)	+
Urobilinogen, Urobilin im Urin	Stercobilinogen erhöht	+, (—) +	nicht nachweisbar
Cholesterin	normal	Gesamtcholesterin normal, Estersturz!	Gesamtcholesterin hoch!
Phosphatase, alkalisch	normal	hoch, dann niedrig	sehr hoch
Gerinnungsfaktoren (Prothrombin, Faktor V, VII)	normal	vermindert	normal, später vermindert
„Koller"-Test intravenös	normal	kein Anstieg	Anstieg
„Koller"-Test oral	normal	kein Anstieg	kein Anstieg bei komplettem Verschluß
Eiweißproben (Thymoltrübungstest, Cadmiumsulfat, Zinksulfat, Takata-Ara, Weltmann-Band)	normal	pathologisch	normal

Diese Untersuchungen werden zweckmäßigerweise ergänzt durch den Vitamin K-Test, die Bromphthaleinprobe, den Galaktosetest und das humorale Blutbild (Kombination von Blutsenkungsreaktion, Weltmannsches Koagulationsband und Takata-Reaktion).

Aber auch über die *Funktion der Milz* kann man mit relativ einfachen Methoden genügende Auskunft erhalten. Zunächst interessiert die Zahl der Erythrocyten, Leukocyten und Thrombocyten, das Differentialblutbild sowie das qualitative und quantitative Knochenmarkbild. Funktionsproben z. B. mit Pyrexal und Adrenalin sind ebenso angezeigt wie eine Überprüfung des Elektrolyt- und Wasserhaushaltes und der Nierenleistung. Mit Hilfe aller dieser Teste und Proben wird man einen genügenden Einblick in die jeweilige Leberfunktion und die allgemeine Krankheitssituation bekommen. Ihre Auswertung ist maßgebend für die Indikation. Diese kann letztlich allein der Internist stellen, es sei denn, eine massive Blutung verlange vordringlich eine operative Intervention.

Die *klinischen* Untersuchungen sind *röntgenologisch* zu ergänzen: Varicen im Oesophagus-, Magen- und Kardiabereich können ohne wesentliche Belastung

(Nottersches Auslöschphänomen) dargestellt werden. Von einer Oesophagoskopie, wenn sie auch noch so schonend ausgeführt wird, ist abzuraten. Die Gefahr der Blutung ist zu groß! Wertvolle diagnostische Hinweise vermittelt ferner die von KALK und HENNING empfohlene und von WANNAGAT ausgebaute *laparoskopische Splenoportographie*. Sie verbindet die Vorteile der direkten Sicht mit der Möglichkeit einer Biopsie und einer Manometrie des Pfortaderkreislaufes. Da der intrasplenische Druck in einer ganz bestimmten Relation zum Portal- und Leberdruck steht, sind die erzielten Werte recht prägnant (Abb. 152 a u. b). Eine *percutane Splenoportographie* ist bei der portalen Hypertension nicht zu verantworten. Zur Beurteilung der Druckverhältnisse im Portalkreislauf sind *Messungen des Pfortaderdruckes* durch *Lebervenenkatheterisierung* eine wertvolle Ergänzung. Durch einen über die V. basilica bzw. V. jugularis externa, über den rechten Vorhof und die V. cava inferior vorgeschobenen Cournand-Katheter (Größe 8—9) wird eine Lebervenole okkludiert. Die erzielten Druckwerte werden mit den intrasplenalen bzw. portalen Drucken verglichen und so wertvolle Aufschlüsse für die gesamten Druckverhältnisse im Portal-Lebervenenkreislauf gewonnen.

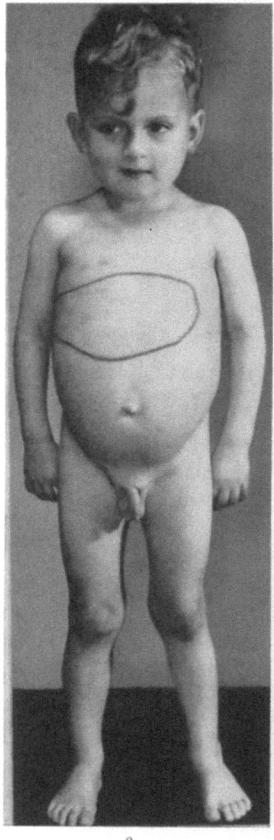 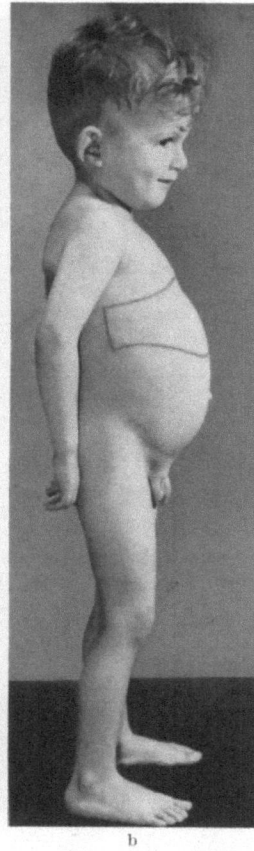

Abb. 151 a u. b. 3jähriger Junge mit ausgeprägter Lebercirrhose, Oesophagusvaricen und Ascites

Des weiteren stehen zur Druckmessung mehrere unblutige Methoden zur Verfügung. Klinisch bewährt haben sich die Bestimmung der transduodenalen Ätherzeit nach DE ALMEIDA, die von NEWMAN und COHEN inaugurierte *rectale Ätherzeit* und die von HENNING, DEMLING und KINZELMEIER angegebene *enterale Acethylenresorptionszeit*. *Thermoelektrische* Messungen der Leberdurchblutungen, wie sie von BOCK, GRAF und HENSEL, sowie von DEMLING und GROMOTKA zur Beurteilung der Leberdurchblutung angestellt sind, geben weitere wertvolle Hinweise über die Art und das Ausmaß der portalen Hypertension. Alle indirekten Druckmessungen sind jedoch den *direkten intraoperativen* Verfahren weit unterlegen. Für die Vermeidung diagnostischer Irrtümer und für die operative Planung ist eine exakte Orientierung in jedem Falle außerordentlich wichtig.

Den *intravasalen Druck* in der anpunktierten V. mesenterica cranialis zeigt die Höhe eines in einem Steigrohr pendelnden NaCl-Spiegels an. Die Berechnung erfolgt mit Hilfe eines der Wirbelsäule aufgesetzten Meßstabes.

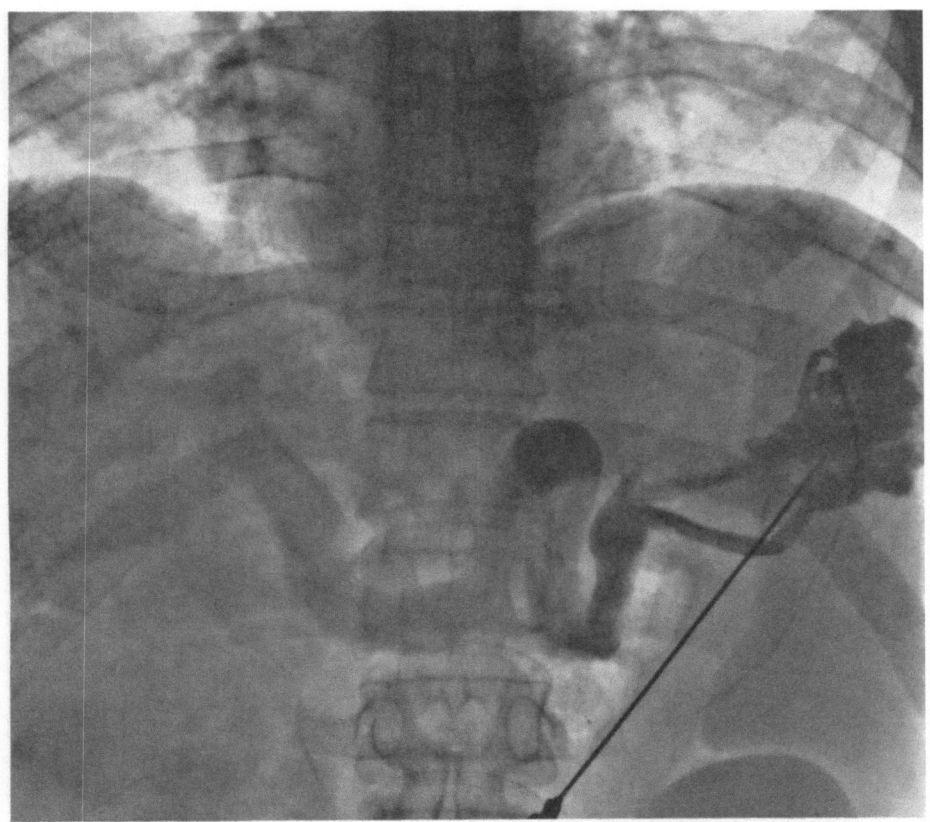

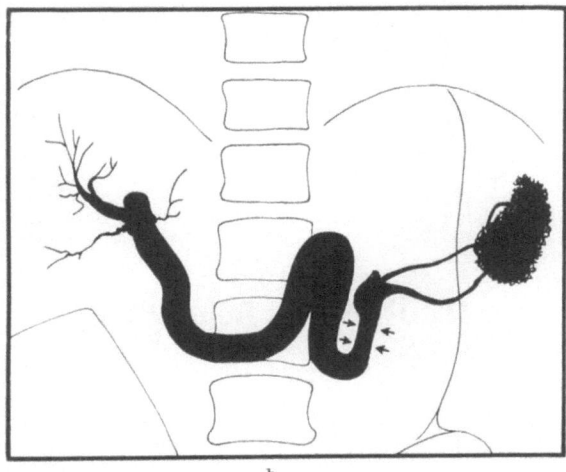

Abb. 152a u. b. Hepatische Cirrhose mit sekundärer portaler Stase, Stadium II—III. Intravitale wandständige Abscheidungsthrombose der Milzvene in dem der Knickung direkt vorgelagerten milznahen Anteil. (Aufnahme Dr. WANNAGAT, Bad Mergentheim)

II. Indikationen

Wann ist eine operative Behandlung der portalen Hypertension indiziert? Welche Operation soll durchgeführt werden? Diese Fragen können nur dann genügend sicher beantwortet werden, wenn der Zustand des Patienten eine genaue diagnostische Abklärung zuläßt. Jedem chirurgischen Eingriff muß grundsätzlich eine *langdauernde interne Behandlung* vorausgeschickt werden. Nach WANKE u. Mitarb. bestehen für die portale Hypertension recht unterschiedliche Operationsindikationen:

I. *Absolute Indikationen.*
    a) Akute profuse Blutung
    b) chronisch rezidivierende Blutung.

II. *Relative Indikationen.*
    a) Oesophagus-Magen-Varicen,
    b) Ascites,
    c) Splenomegalie.

III. *Kontraindikationen:* Dekompensationszustand der Leber mit Gefahr der Leberinsuffizienz.

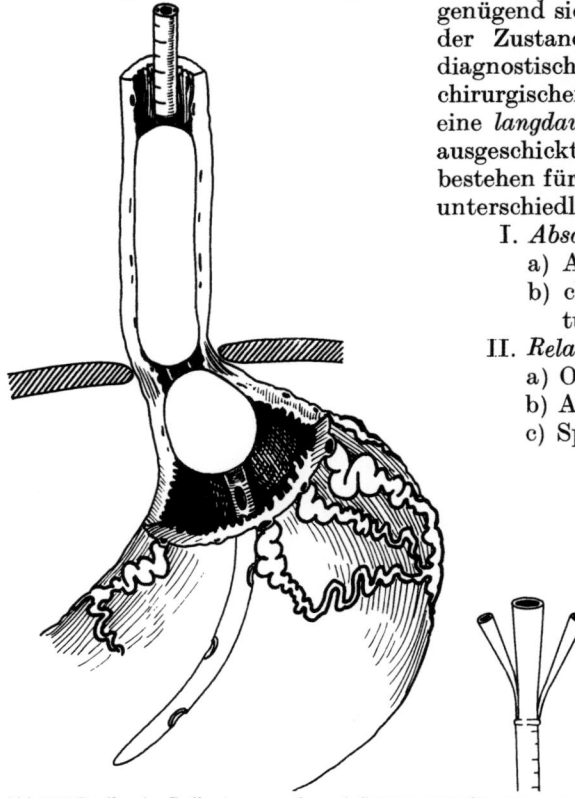

Abb. 153. Dreilumige Ballontamponade nach SENGSTAKEN-BLAKEMORE. Schnitt durch den Oesophagus und oberen Magenanteil

Die Hauptindikation ist somit die *große Varicenblutung*, eine Notsituation, die sofort tatkräftiges ärztliches Handeln erheischt. Gelingt es nicht, die Blutung mit internen Mitteln, Blut- und Plasmainfusionen, Vitamin K-Gaben usw. zu stillen, dann muß ohne Zögern aktiv eingegriffen werden. Allgemein durchgesetzt hat sich hier die *Ballontamponade* nach SENGSTAKEN-BLAKEMORE (Abb. 153).

Die dreiläufige Sonde wird durch ein Nasenloch bis zur 50 cm-Marke vorgeschoben. Dann wird der in den Magen eingebrachte Ballon mit Luft aufgeblasen und in die Kardia zurückgezogen. Anschließend wird der kraniale wurstförmige Ballon aufgefüllt und gleichzeitig der Mageninhalt kontinuierlich abgesaugt. Die Druckhöhen werden fortlaufend manometrisch kontrolliert.

III. Operative Behandlung

Die Ballontamponade nach SENGSTAKEN und BLAKEMORE ist das souveräne Blutstillungsmittel in der Notsituation. Der Patient kann sich erholen, man gewinnt Zeit und kann in Ruhe planen, wie die weitere Therapie gestaltet werden soll. Grundsätzlich ist zunächst nach Bekämpfung des Schocks und der Anämie eine *internistische Behandlung* des Leberleidens durchzuführen, es sei denn, daß die Blutung nach kurzer Zeit rezidiviert, so daß eine operative Behandlung unerläßlich wird. Diese setzt sich zunächst das Ziel, die Blutung irgendwie zu stillen. Welche Verfahren stehen uns hier zur Verfügung? Hier werden zwei ganz verschiedene Wege beschritten:

a) *direkte* Eingriffe mit dem Ziel einer primären Blutstillung

b) *indirekte Methoden* zur dauernden Senkung des Pfortaderdruckes und damit zur Entlastung der Varicen. Dieses Ziel sucht man entweder durch eine *Einschränkung des Zuflusses* oder durch eine *Förderung des Abflusses* zu erreichen.

Als chirurgische Maßnahmen bei Oesophagusvaricenblutungen sind zu nennen:

I. Direkte Methoden:
1. *Ballontamponade.*
2. *Varicenverschorfung* und -sklerosierung.
3. *Varicenligaturen* (BOEREMA, CRILE, LINDER)
   a) oberhalb der Kardia,
   b) subdiaphragmatisch.
4. *Dissektionsligatur* (VOSSSCHULTE).
5. *Unterbrechung* der venösen Strombahnen durch
   a) Oesophagusdurchtrennung (TANNER),
   b) subtotale Oesophagusresektion (COOLEY und DE BAKEY),
   c) Kardiaresektion (PHEMISTER und HUMPHREYS),
   d) subdiaphragmatische Magenresektion (NISSEN),
   e) totale Magenresektion (WANGENSTEEN).

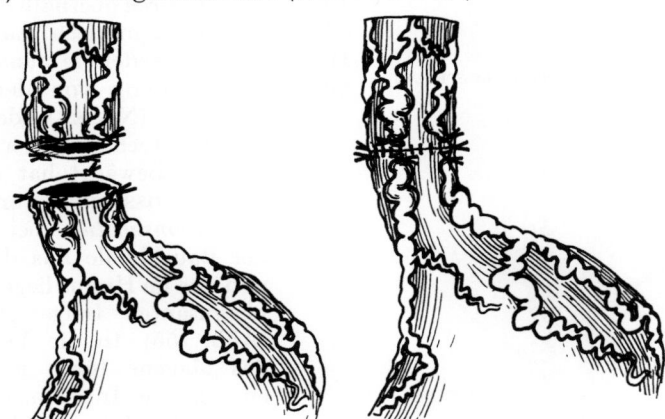

Abb. 154. Querdurchtrennung des Oesophagus. Ligatur der Oesophagusvaricen und End-zu-End-Anastomose des Oesophagus nach TANNER

II. Indirekte Methoden:
1. *Arterienligaturen*
   a) A. hepatica (RIENHOFF),
   b) A. lienalis (EWERSON und COLE, BLAIN),
   c) A. gastroduodenalis,
   d) A. coeliaca (WANKE),
   e) A. hepatica + A. lienalis (BERMAN),
   f) Kombinationen der verschiedenen Arterienligaturen.
2. *Shuntoperationen:*
   a) Talma-Operation, Splenopexie usw.,
   b) portocavale Anastomose (ECK),
   c) splenorenale Anastomose (LINTON),
   d) sonstige Venenanastomosen.
3. *Anastomose zwischen A. hepatica und V. portae* (PATERNI, SAEGESSER).
4. *Splenektomie.*

5. *Nervale Eingriffe:*
   a) Resektion des Ganglion coeliacum (Wanke),
   b) Sympathektomie der A. hepatica (Mallet-Guy, Lehner),
   c) Sympathektomie der A. hepatica + Dekortikation des Ductus choledochus (Stucke).

Die ausschließliche Bevorzugung eines dieser Behandlungsprinzipien, Verbesserung des Blutabflusses oder Verminderung des Blutzuflusses, bringt Nachteile und Gefahren mit sich, während die Berücksichtigung *beider* Möglichkeiten den individuellen Verhältnissen am ehesten gerecht wird.

Sistiert nach einer *Ballontamponade* die Blutung nicht, so besteht keine andere Möglichkeit, als bei liegendem Tampon die *Varicen* oberhalb der Kardia oder subdiaphragmatisch zu *ligieren*. Hierzu dient entweder die transthorakale äußere Umstechung von der rechten Seite her (Nissen) oder die innere Umstechung unter Sicht des Auges. Bewährt hat sich auch die von Vossschulte angegebene *Dissektionsligatur*, bei der von der Bauchhöhle aus die Kardia und der im Hiatus liegende Oesophagusanteil freigelegt werden (Abb. 155). In die Vorderwand des Magens führt man durch eine kleine Incision eine dreiteilige Prothese in die Kardia und den untersten Abschnitt des Oesophagus ein und fixiert sie durch eine Umstechungsligatur. Nach einigen Tagen wird die Oesophaguswand nekrotisch, so daß der venöse Abfluß durch eine bindegewebige Sperre verlegt wird. Die Prothese stößt sich innerhalb von 14 Tagen ab, um dann, in 3 Stücke zerfallend, auf natürlichem Wege abzugehen. Das Verfahren hat sich in vielen Fällen bestens bewährt, spätere Blutungen sind bisher nicht beobachtet worden.

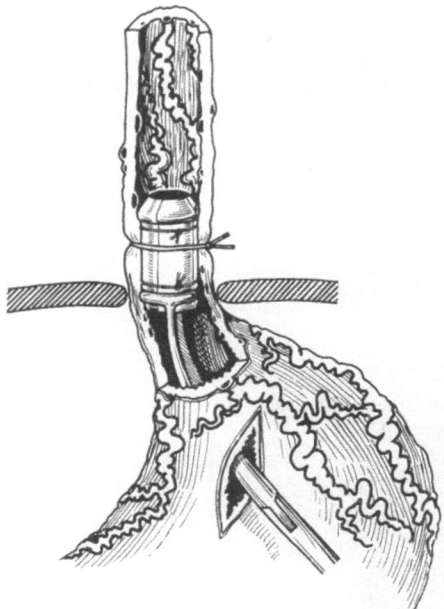

Abb. 155. Dissektionsligatur nach Vossschulte

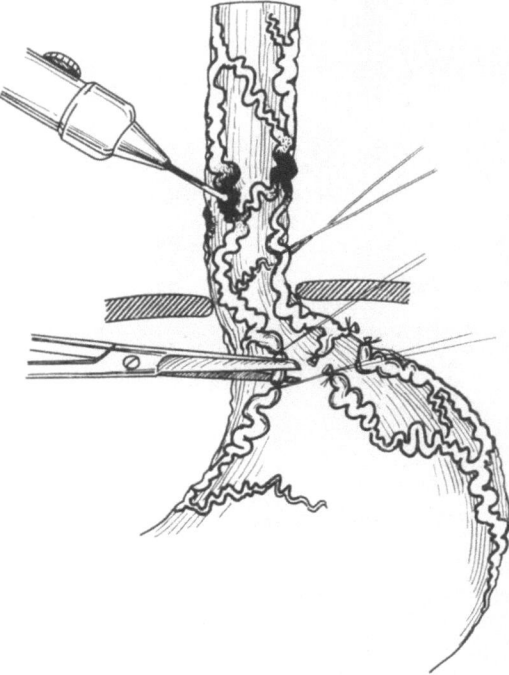

Abb. 156. Verschorfung von Oesophagusvaricen und subkardiale Venenligatur

Die *Ligatur* der *Magenvenen* und *Resektionen* des *unteren Oesophagus* bzw. *bestimmter Magenanteile* wird man nur in ausgesprochenen Notsituationen vornehmen, da sie den an sich schon schwer geschädigten Patienten ganz erheblich belasten (Abb. 157). Alle diese Maßnahmen gehen mit einer Unterbrechung von Kollateralen einher, erschweren somit den Abfluß des Blutes aus dem Pfortadergebiet und verstärken dadurch letztlich noch die portale Hypertension. *Direkte* Eingriffe sind daher allein nur als Palliativmaßnahmen bei allen lebensbedrohenden Blutungen berechtigt, die durch eine Tamponade nicht gestillt werden können.

Die *indirekten* Methoden zur Blutdrucksenkung durch Verminderung des Blutzuflusses, die *Arterienligaturen,* werden recht unterschiedlich beurteilt. Der Eingriff ist relativ schnell und ohne wesentliche Belastung durchzuführen, ist also auch dann gestattet, wenn der Allgemeinzustand sehr schlecht und langwierige und schwierige Operationen nicht mehr möglich sind. Die *Ligatur der A. hepatica* ist jedoch sehr umstritten, nicht zuletzt deshalb, weil das Gebot, die Leberschlagader möglichst cöliacanahe zu unterbinden, nicht immer gebührend beachtet wird. Hiermit sind auch wohl die unterschiedlichen Ergebnisse der einzelnen Autoren zu erklären (Abb. 158).

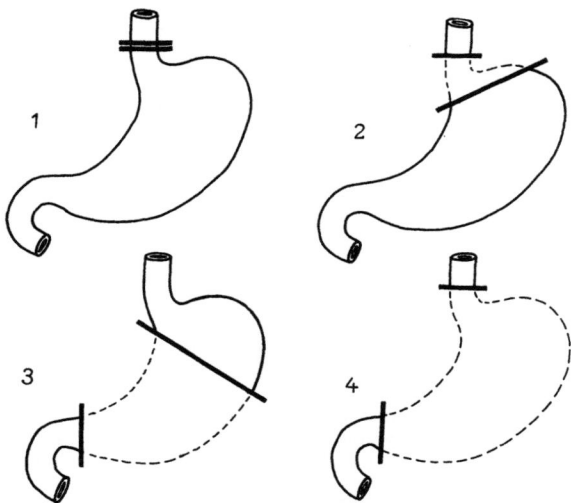

Abb. 157. Operationsmethoden zur Behandlung des portalen Hochdruckes. *1* Querdurchtrennung und Wiedervereinigung des Oesophagus nach TANNER; *2* Resektion des unteren Oesophagus und der Kardia nach PHEMISTER und HUMPHREYS; *3* subtotale Magenresektion nach NISSEN; *4* totale Magenresektion nach WANGENSTEEN

Die *Ligatur* der *A. lienalis* kann schon günstiger beurteilt werden, besonders dann, wenn gleichzeitig eine splenogene Markhemmung vorliegt. Der Wirkungsmechanismus aller Arterienunterbindungen steht aber noch nicht recht fest. Ist der Parenchymschaden zu groß, so sind die Unterbrechungen der arteriellen Strombahn akut lebensgefährdend, vor allem in den Blutungsphasen. Wenn man weiß, daß gerade bei der Lebercirrhose die portale Sauerstoffzufuhr praktisch aufgehoben und diese kompensatorisch von der A. hepatica getragen wird, dann erscheinen alle arteriellen Ligaturen irgendwie widersinnig, ja, sogar schädlich. Und man muß auch berücksichtigen, daß die Unterbrechung der arteriellen Strombahnen rückläufig eine Steigerung der portalen Hypertension erwirkt. Die diesen Erwägungen zuwiderlaufenden Erfolge der Arterienligaturen beruhen vermutlich auf einer vegetativen Umstimmung der periarteriellen Nervenbahnen. Hierauf basiert vielleicht auch der günstige Effekt der Arterienligaturen auf die Ascitesbildung!

Alle *Shuntoperationen,* bei denen wir die beiden *hämodynamischen Typen* mit *erhaltener* und *unterbrochener portaler Strombahn* unterscheiden, werden heutigentags fast nur noch *abdominell* durchgeführt. Der Zweihöhleneingriff ist nicht nötig und belastet stark!

Für die *Seit-zu-Seit-Anastomose der Pfortader mit der V. cava* hat sich die *operative Technik* nach KLEINSCHMIDT bewährt: Nach Eröffnung der Bauchhöhle werden das Colon transversum und Mesocolon zusammen mit dem Pylorus und dem Anfangsteil des Duodenums mit einem Spatel caudal abgedrängt. Nach Darstellung des Lig. hepatoduodenale spaltet man die Serosa auf eine Strecke von 8 cm, legt zunächst die V. cava auf 6 cm Länge und dann die zartwandige V. portae frei. Die beiden nebeneinandergelagerten Gefäße

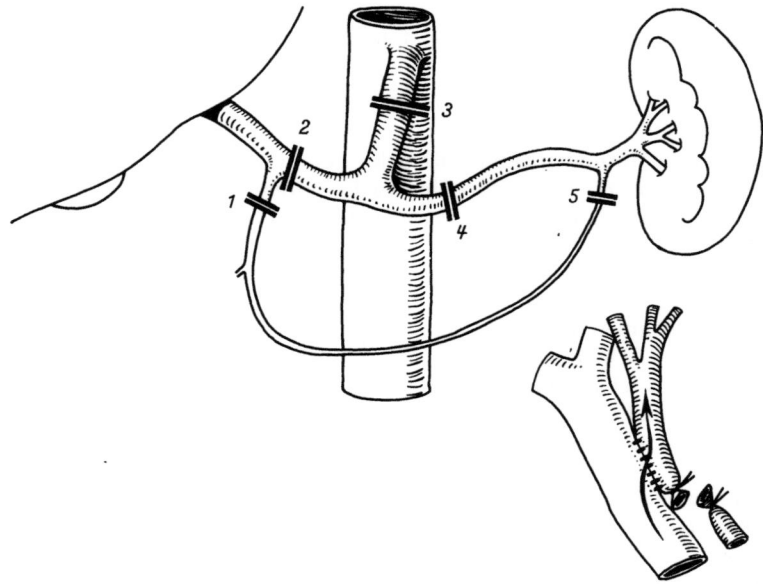

Abb. 158. Arterienligaturen: *1* A. gastroduodenalis; *2* A. hepatica communis; *3* A. coeliaca: *4* A. lienalis; *5* A. gastroepiploica sinistra. Unteres Seitenbild: arterio-portale Anastomose nach SAEGESSER

werden mit zwei feinen doppelten Seitennähten im Abstand von 3—4 cm aneinandergeheftet, beide Fäden angezogen und die Gefäße mit einer gebogenen Klemme (KLEINSCHMIDT, UNGEHEUER, SATINSKY) zuverlässig gefaßt. Beide Gefäße werden in einer Ausdehnung von

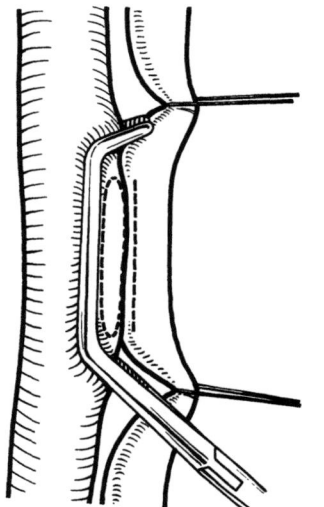 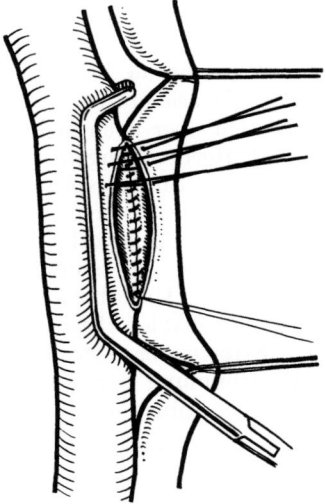

Abb. 159. Portocavale Anastomose Seit-zu-Seit. Schnittführungen gestrichelt   Abb. 160. Seit-zu-Seit-Anastomose. Nahttechnik

etwa 2,5—3 cm geschlitzt, und dann Hinter-, und und Vorderwand mit feiner Seide fortlaufend genäht (Abb. 159, 160 u. 161).

Bei der *End-zu-Seit-Anastomose* wird die V. portae mit einer Blalock-Klemme verschlossen und die V. cava seitlich gefaßt. Aus ihr wird ein ovalärer, längsgestellter Streifen von 2 cm Länge excidiert und dann die Anastomose mit evertierenden Matratzennähten durchgeführt (Abb. 162).

Bei der *splenorenalen Anastomose* ist die Nierenzirkulation möglichst zu schonen. Die Milz ist vor Ausführung der Anastomose zu entfernen und die freipräparierte V. lienalis End-zu-Seit mit der V. renalis zu anastomosieren (Abb. 163).

Von den *portocavalen Anastomosen* haben heute nur noch die *klassische Ecksche Fistel* und der *splenorenale Shunt* praktische Bedeutung. Die Meinungen, ob man das eine oder andere Verfahren bevorzugen soll, sind recht geteilt. Viele Chirurgen führen ausschließlich die portocavale Anastomose durch und verwerfen die Verbindung der Milz- mit der Nierenvene, da die Gefäßlumina zu klein seien, schnell thrombosieren und obendrein die Milz geopfert werden müsse. Unterschiedlich sind auch die Meinungen, ob bei den portocavalen Anastomosen eine Seit-zu-Seit oder eine End-zu-Seit-Verbindung zweckmäßiger ist. Die grundsätzliche Ablehnung des einen oder anderen Verfahrens ist nicht berechtigt. Wenn das Allgemeinbefinden, die Leberfunktionen und die örtlichen anatomischen Verhältnisse es erlauben, sollte man die *direkte portocavale Anastomose* vornehmen, während die *splenorenale Verbindung* vor allem bei prähepatischem Verschluß angezeigt ist, d. h., wenn die portocavale Anastomose nicht mehr möglich ist. Ebenso ist der spleno-

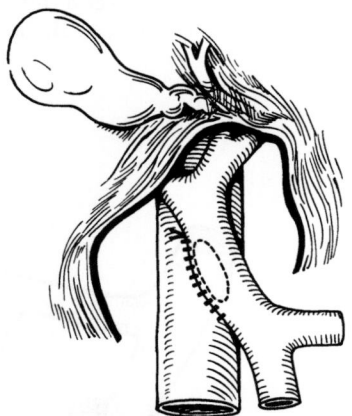

Abb. 161. Schlußphase der Seit-zu-Seit-Anastomose

renale Shunt bei ausgesprochener Splenomegalie angezeigt. Die Sterblichkeit beider Eingriffe ist verhältnismäßig gering. Nach Berichten amerikanischer Autoren ist die Primärmortalität der splenorenalen Anastomose durch ihre günstigere Ausgangslage niedriger als die des portocavalen Shunts, andererseits ist die Rezidivgefahr durch thrombotische Obliteration der Anastomose größer.

Die Vorteile der Shuntoperationen bestehen in der bleibenden Druckentlastung, dem Rückgang der Varicen und der Beseitigung der Blutungsgefahr. Ein großer Nachteil ist die häufig auftretende postoperative Kom-

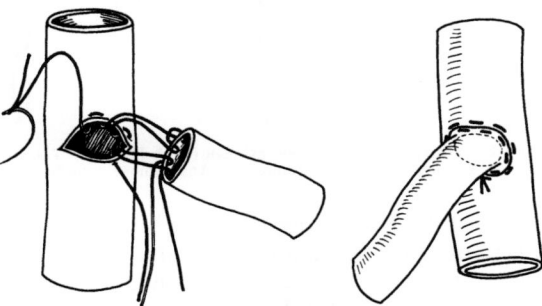

Abb. 162 Portocavale End-zu-Seit-Anastomose

plikation des Präkomas oder Komas, die „portal-systemic-encephalopathie", die als eine Eiweißintoxikation aufgefaßt wird. Die postoperative Kontrolle und die Nachbehandlung stellen höchste Ansprüche an die Leistungsfähigkeit der Ärzte und des Labors, um das drohende Koma, die Entgleisungen des Elektrolyt- und Wasserhaushaltes und ein Leber- und Nierenversagen zu vermeiden.

„Ideale" Operationsbedingungen bestehen bei der gut kompensierten Cirrhose, bei der die Gefahr rezidivierender Blutungen eine *prophylaktische Anastomose* angezeigt erscheinen läßt. Besteht kein Ascites, sind die Serumalbuminwerte normal und sind auch sonst die Eiweißlabilitätsproben, Ausscheidungsverhältnisse und die allgemeine Situation einigermaßen geordnet, kann man von „guten" Operationsbedingungen sprechen (HEGEMANN und ZENKER).

Die *Milzexstirpation* nimmt eine Sonderstellung unter den chirurgischen Behandlungsverfahren der portalen Hypertension ein. Als Standardoperation für jede Form von portaler Hypertension ist sie völlig unzureichend. Wenn auch, wenigstens vorübergehend, durch die Verminderung des Blutzuflusses der Pfortaderdruck etwa um 30% herabgesetzt wird, so treten andererseits in einer ebenso großen Anzahl Blutungsrezidive auf. Die Splenektomie hat somit, wie WANKE u. Mitarb. sich ausdrücken, nur die Bedeutung eines zeitlich begrenzten Aderlasses. Sie ist angezeigt, wenn mit der portalen Hypertension eine *splenogene Markhemmung* einhergeht, z. B. bei Milzvenenstenosen oder -thrombosen. In solchen

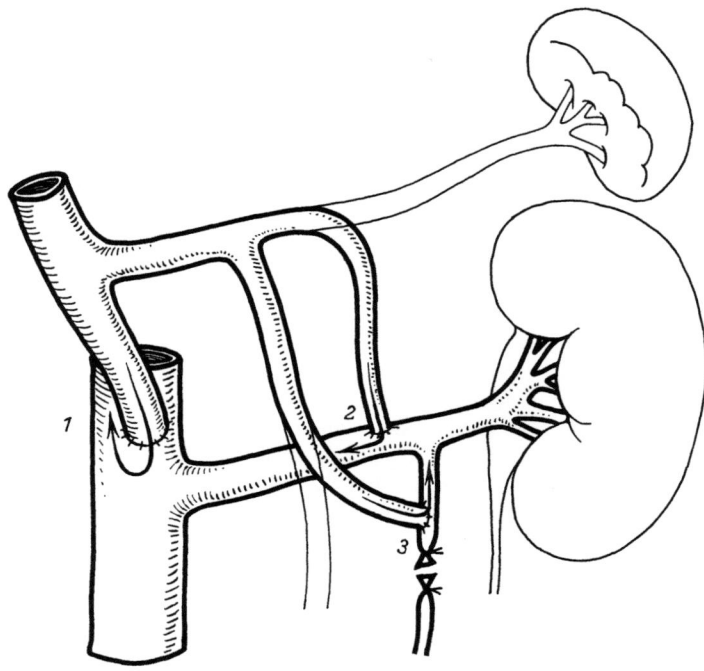

Abb. 163. Verschiedene Shuntoperationen (nach LINTON). *1* Anastomose zwischen V. mesenterica cranialis und V. cava; *2* Splenorenale Anastomose; *3* Anastomose zwischen V. mesenterica caudalis und V. ovarica sinistra

Fällen ist die Milzexstirpation das Mittel der Wahl, zumal auch hierbei die Leberfunktionen meistens gut erhalten sind. Eine vollständige Beseitigung der portalen Hypertension ist aber nur dann möglich, wenn das blockierende Hindernis *vor* der Einmündung der V. coronaria ventriculi liegt, d. h. wenn nur im Bereich der Milzvenen und ihrer Kollateralen ein partieller Hochdruck besteht (Abb. 164).

Auch bei allen Formen von portaler Hypertension, die mit einer *Hypersplenie* vergesellschaftet sind, ist die Splenektomie in Kombination mit einer Shuntoperation recht erfolgreich. Die Splenektomie schlägt hier in vielen Fällen die Brücke zu einer vorübergehenden Besserung, die dann für eine anschließende Shuntoperation ausgenutzt werden kann. Die Milzexstirpation führt aber in der Regel zu einer weitgehenden Thrombosierung der Milzvenen, so daß bei diesen Patienten eine spätere splenorenale Anastomose kaum möglich ist, ein Moment, das sich besonders unangenehm bei den sog. *Postsplenektomie-Blutungen* auswirkt. Die Indikation zur Splenektomie muß somit insgesamt mit Bedacht und unter genauer lokalisierender Messung des Portaldruckes abgewogen werden. Die *Hauptindikation* ist der *milznahe prähepatische Verschluß mit splenogener Markhemmung!*

Daß bei Thrombosklerosen und Wandverkalkungen die *V. portae* gelegentlich ohne wesentliche Konsequenzen *ligiert* werden kann, beweisen einschlägige Mitteilungen des Schrifttums. Wird die Gefäßlichtung durch vernarbende Entzündungsprozesse oder Tumoren allmählich verlegt und bildet sich im Laufe

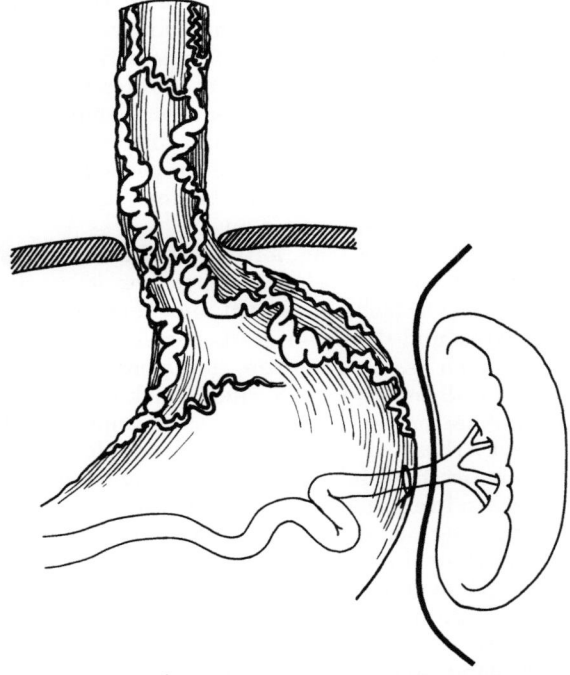

Abb. 164. Splenektomie bei einem Hypersplenie-Syndrom

der Zeit ein entlastender Kollateralkreislauf aus, so setzt die *vollständige* Unterbindung der Pfortader keine tiefergreifenden hämodynamischen Veränderungen mehr.

IV. Kritische Betrachtungen

Kritisch ist festzuhalten, daß bei der ganzen pathologischen Ausgangssituation die *Kurzschlußoperationen* nur einen palliativen Charakter haben können. Sie reißen den Patienten aus der akuten Lebensgefahr und schaffen auch für eine kurze Zeit eine gute Entlastung. An diesem Punkt tut sich aber die Frage auf, ob nicht durch andere, an der Durchblutung der Leber wirksam angreifende chirurgische Maßnahmen eine längere und nachhaltigere Besserung erzielt werden kann. Die Drucksenkung durch Arterienligaturen ist zweifellos geringer als nach Anastomosenoperationen und pendelt sich offensichtlich sehr schnell wieder aus. Mit Recht ist ja immer wieder betont worden, daß die Lebercirrhose neben dem rein zellulären ein Kreislaufzirkulationsproblem in sich schließt. Beide sind innig miteinander gekoppelt und so muß auch die Therapie nach beiden Richtungen konzipiert werden. Das Grundprinzip muß sein, die natürlichen Ausgleichsmechanismen des Organismus und den Zustrom des Pfortaderblutes zur Leber, auch gegen wachsende Widerstände, durch eine Hypertension aufrechtzuerhalten, um so die Gesamttätigkeit des Zentrallabors Leber zu gewährleisten. Sinkt der Blutdruck allzusehr ab, dann kann weder das Portalblut in die Leber hineingepumpt, noch den Leberzellen genügend Sauerstoff zugeführt werden! Der

Druck im Portalsystem ist somit eine wünschenswerte Ausgleichsvorrichtung, die jedoch bei den gegebenen Verhältnissen im Sinne einer Blutung entgleisen kann. Rein theoretisch erhebt sich somit die Frage, ob es nicht zweckmäßig ist, sich allein auf die momentane Stillung einer lebensbedrohlichen Blutung zu beschränken. Eine massive Drucksenkung der portalen Hypertension ist pathophysiologisch in ihrem Wert recht anfechtbar und unzweckmäßig. Eine *gezielte* Dauerdosierung des Blutdruckes ist aber mit operativen Maßnahmen kaum möglich, insbesondere dann, wenn die zur Cirrhose führenden Noxen zu weiteren bindegewebigen Umwandlungen des Leberparenchyms führen. Die sich ausbildende extrahepatischen venösen Kollateralen sind die *natürlichen Shuntwege* zur Umgehung des blockierten Pfortadersystems! Solange die Leber als Stoffwechselorgan beansprucht wird, schreitet auch die Cirrhose fort und bildet sich das extrahepatische Anastomosensystem weiter aus.

Der von SAEGESSER aufgezeigte Weg, mittels einer *arterioportalen Anastomose* das funktionelle Portalblut auf die noch erhaltenen arteriellen Strombahnen der nutritiven A. hepatica umzuschleusen, schafft die Möglichkeit, das Pfortaderblut in die Sinuscapillaren und damit an die Leberzellen selbst heranzubringen. Die bisherigen Erfahrungen lassen erkennen, daß hierdurch eine bessere Sauerstoffsättigung der Gesamtleber und auch eine Drucksenkung erreicht werden.

Die arterioportale Anastomose nach SAEGESSER gründet sich auf der Vorstellung, daß bei der Cirrhose die über das Druckausgleichsystem der Sinuscapillaren in die V. hepatica fließende Blutmenge abnimmt und der präsinuidale Shuntweg sich entsprechend vergrößert. Die anatomischen Veränderungen zwingen das Pfortaderblut, den Weg des geringeren Stromwiderstandes zu nehmen. So entsteht bei der Lebercirrhose durch die Eröffnung der präsinuidalen Shuntwege eine *arteriovenöse Fistel*, die man als das intrahepatische Äquivalent einer operativ erzielten Eckschen Fistel ansehen darf. Diese stellt damit gleichsam eine Erweiterung des intrahepatischen Shunts dar. Die Unterbrechung der A. hepatica kann wohl den direkten Übergang des unter hohem Druck stehenden arteriellen Blutes in die V. portae verhindern und damit den Pfortaderdruck herabsetzen, wir schalten aber gleichzeitig ihre nutritiven Eigenschaften aus. SAEGESSER benutzt deshalb die intakte arterielle Strombahn dazu, den proximalen Stumpf der unterbundenen A. hepatica mit der V. portae zu anastomosieren, da dieser Weg selbst bei fortgeschrittener Lebercirrhose noch offen ist und somit das Pfortaderblut wieder an die Leberzellen herangeführt werden kann. Dieses Vorgehen vereinigt die arterielle Druckherabsetzung mit einer Steigerung der Leberzelltätigkeit. SAEGESSER verspricht sich hiervon vor allem eine bessere Behandlungsmöglichkeit des Ascites, der ja offensichtlich durch die Unterbindung der A. hepatica günstig beeinflußt werden kann.

Die mit der portalen Hypertension innig gekoppelte Frage der *Ascitesbildung* steht heute nicht mehr im Vordergrund des chirurgischen Interesses. Zwar wird die *Omentopexie* immer noch durchgeführt und auch eine *Ableitung des Ascites* mittels der Glasknopfdrainage zum subcutanen Gewebe versucht, im ganzen wird es jedoch um die Asciteschirurgie zunehmend stiller (Abb. 165). Die Entstehung des Ascites ist noch ungeklärt und offensichtlich ein so komplexes Geschehen des Eiweißhaushaltes, der Gefäßpermeabilität, des Elektrolyt- und Mineralstoffwechsels, daß die portale Hypertension, also ein mechanischer Faktor, nicht allein ausschlaggebend sein kann. Die Behandlung kann hier zunächst nur eine interne sein. Sie erstreckt sich rein symptomatisch auf besondere Kostformen, z. B. eiweißreiche Diät, Hafer- und Reistage, Flüssigkeitsbeschränkungen und vorsichtige Ausschwemmungen. Chirurgische Maßnahmen haben völlig sekundäre Bedeutung. In technischer Hinsicht decken sie sich mit dem operativen Vorgehen bei der portalen Hypertension.

Eine chirurgische Behandlung des *Chiari-Syndroms*, das mit einer abnormen Druckschmerzhaftigkeit des Abdomens, einer Hepatomegalie, einem Medusenhaupt und häufig einem Ascites einhergeht, ist nur in den seltensten Fällen möglich. Gelegentlich kann ein auslösender Entzündungsprozeß, ein Pleuraempyem, eine subphrenische Eiterung oder ein Leberabsceß chirurgisch angegangen und damit die Lebervenenblockierung günstig beeinflußt werden.

Kurz noch ein Wort zu der neuerlich propagierten *Ligatur des Ductus hepaticus* bei der Lebercirrhose (SCHALM). Ausgehend von der Beobachtung, daß beim Kaninchen und Hund nach Unterbindung der abführenden Gallenwege der zugehörige Leberabschnitt atrophiert, dafür aber die noch erhaltenen Leberanteile kompensatorisch hypertrophieren, versuchte eine holländische Ärztegruppe, diese

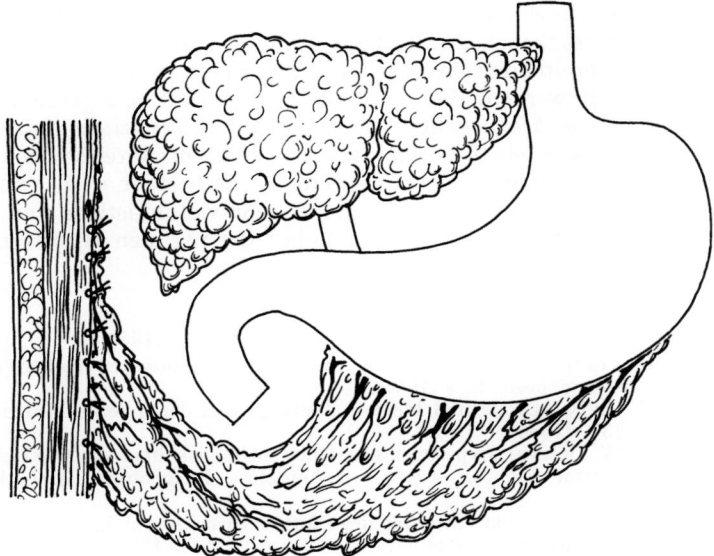

Abb. 165. Omentopexie (nach TALMA)

Resultate für die menschliche Lebercirrhose nutzbar zu machen. Die bisherigen Ergebnisse dieser theoretisch nicht recht begründeten Methode sind aber keineswegs überzeugend, so daß mit dieser Operation bei Lebercirrhosen größte Zurückhaltung geübt werden sollte.

Der bei der akuten Oesophagusvaricenblutung verständliche Versuch, den Pfortaderdruck durch *künstliche Hypotension* zu senken, ist schon aus rein theoretischen Erwägungen heraus recht fragwürdig. Tierexperimente und klinische Erfahrungen zeigen, daß bei der künstlichen Blutdrucksenkung ein starker Anstieg des Pfortaderdruckes eintritt und damit gerade das Gegenteil des gewünschten Effektes bewirkt wird (SCHÖNBACH u. Mitarb.). Die akute Oesophagusvaricenblutung ist demnach geradezu als Kontraindikation zur künstlichen Blutdrucksenkung anzusehen! Ebenso dürfte eine gleichzeitige *Unterkühlung* zu widerraten sein, da auch hier mit einer zusätzlichen Verlagerung des Blutes in das Pfortadergebiet zu rechnen ist.

Zusammenfassend läßt sich bei kritischer Betrachtung der chirurgischen Behandlungsmöglichkeiten einer portalen Hypertension feststellen, daß bei allen blutenden Varicen die *Ballontamponade* als die sicherste und wirksamste Sofortmaßnahme anzusehen ist. Jeder weiteren chirurgischen Therapie muß eine ausgiebige *interne Behandlung* und gleichzeitige diagnostische Abklärung vorausgeschickt werden. Die Art und die Lokalisation des Pfortaderhochdruckes sind exakt zu bestimmen, um die geeigneten *definitiven chirurgischen Eingriffe* durchzuführen. Eine sichere und dauerhafte Druckentlastung ist bisher nur mit den *Shuntoperationen* zu erzielen. Die *Arterienligaturen* sind problematisch, haben sich jedoch bei der Behandlung des *Ascites* bewährt. Als *direkte* Blutstillungsmethoden kommen im Verein mit der Ballontamponade *Varicenligaturen* in Betracht. Alles in allem ist die chirurgische Therapie bisher eine rein symptomatische und palliative. Deshalb ist die Frage aufzuwerfen, ob nicht mit anderen operativen Maßnahmen eine kausal angreifende Behandlung möglich ist.

Gestört sind die Leberleistungen, gestört ist die Sauerstoffversorgung der sehr empfindlichen Leberzellen. Die Blockierung des Pfortaderstromes ist somit letztlich nur ein Symptom. Somit gilt es, die Durchblutung der Leber möglichst früh und möglichst nachhaltig zu verbessern und damit ihre Funktionen zu erhalten. Bei der gegebenen Erfolgsbeschränkung interner Maßnahmen kann dieses Ziel bei fortschreitenden Cirrhosen nur durch eine rechtzeitige chirurgische Intervention erreicht werden. Hier erschließt sich für die Chirurgie ein ganz neues Feld. Durch die *Sympathektomie der A. hepatica* und die *zusätzliche Entrindung des Ductus choledochus* kann ein Circulus vitiosus wirksam durchbrochen und die Cirrhose in ihrer Entwicklung gehemmt werden. Es besteht wohl kein Zweifel, daß Präventivmaßnahmen in ihrer Prognose sehr viel günstiger sind als reparierende Palliativoperationen in den Spätstadien der portalen Hypertension.

Literatur

Ausführliches Schrifttum bei UNGEHEUER (1955) und WANKE (1956).

BAX, H. R.: Ligation of the hepatic duct in the treatment of cirrhoses of the liver (SCHALM's Operation). Arch. chir. neerl. 8, 4 (1956).
BOCK, H. E., u. R. GROSS: Große und kleinere Blutungen in der inneren Medizin. Dtsch. med. Wschr. 81, 1377 (1956).
BÜCHERL, E. S., u. W. DÜBEN: Experimentelle Untersuchungen über die O-Sättigung und Druck in der V. portae nach Ligatur der A. hepatica. Langenbecks Arch. klin. Chir. 278, 239 (1954).
— E. S., J. KONCZ u. R. BÜCHERL: Messung des Pfortaderdruckes mit Lebervenenkatheterisierung und intraoperativer Direktpunktion. Chirurg 29, 241 (1958).
CAYER, D., and O. HENRY jr.: Evaluation of the patient having cirrhosis as a surgical risk. Sth. Med. J. 49, 1506 (1956).
DEMLING, L.: Der portale Hochdruck. Mat. Med. Nordmark. 9 (9), 313 (1957).
DEVIC, G., J. FEROLDI, P. DESJACQUES et P. MALLET-GUY: Étude expérimentale des ascites: sténoses veineuses post-hépatiques et transposition du foie dans le thorax. Soc. int. Chir. 15, 52, 48 (1956).
DOMENICI, G.: Le malattie del fegato e delle vie biliari. SEI ed. Milano, 1952.
EKMANN, C. A.: Portal hypertension. Diagnosis and surgical treatment. Acta chir. scand. 222, 1 (1957).
EUFINGER, H.: Beitrag zur Behandlung der Oesophagusvaricenblutung im Kindesalter. Chirurg 28, 470 (1957).
GEISSENDÖRFFER, R.: Operationen an Leber und Gallenwegen. In STICH-BAUER, Fehler und Gefahren bei chirurgischen Operationen, 3. Aufl., Bd. II. Gustav Fischer Jena: 1954.
GERMER, W. D.: Milzexstirpation bei splenomegaler Lebercirrhose mit Cytopenie. Dtsch. med. Wschr. 81, 1884 (1956).
GÜTGEMANN, A.: Zur Chirurgie des hepato-portalen Blutdrucks. Vortr. Tagg Med. Wiss. Ges. Chir., Halle, 1957.
— G. HENNRICH u. W. NAGEL: Zur chirurgischen Behandlung des Pfortaderhochdruckes unter dem Gesichtspunkt der Varicenblutung. Dtch. med. Wschr. 80, 599 (1955).
GUILLEMIN, G., et P. BARRY: Documents anatomiques concernant les vaisseaux et les canaux intra-hépatiques. Soc. int. Chir. 15, 62 (1956).
HEGEMANN, G., u. R. ZENKER: Die portale Hypertension und ihre chirurgische Behandlung. Med. Klin. 51, 493, 630 (1956).
HERLYN, K. E.: Die portale Hypertension vom chirurgischen Standpunkt. Klin. Med. (Wien) 12, 530 (1957).
KALK, H.: Über den portalen Hochdruck und die Indikation zur chirurgischen Behandlung. Ther. d. Gegenw. 94, 121 (1955).

Kalk, H.: Über Hautzeichen bei Leberkrankheiten. Dtsch. med. Wschr. **82**, 1637 (1957).
— H. Delkeskamp u. E. Wildhirt: Indikation und Ergebnisse der operativen Behandlung der portalen Hypertension in der Sicht des Internisten. Med. Klin. **53**, 245 (1958).
Koncz, J.: Die operative Behandlung der portalen Hypertension. Therapiewoche **8**, 2, 67 (1957).
Krook, H., u. W. Overbeck: Die Beurteilung des Druckes im Portalkreislauf. Dtsch. med. Wschr. **80**, 437 (1955).
Lemaire, A., u. E. Housset: Zur Pathologie und Behandlung der Lebercirrhose. Dtsch. med. Wschr. **80**, 1460 (1955).
Linder, F.: Die intraoesophageale Umstechung blutender Oesophagusvaricen. Langenbecks Arch. klin. Chir. **280**, 66 (1954/55).
Linton, R. R.: The surgery of portal cirrhosis of the liver. Amer. J. Med. **24**, 941 (1958).
Mumenthaler, A.: Zur Frage der Strömungsverhältnisse der Pfortader. Schweiz. Z. allg. Path. **16**, 209 (1953).
Niedner, F. F.: Die chirurgische Behandlung des portalen Hochdruckes, insbesondere der Lebercirrhose. Ärztl. Fortbild. Nr 1 (1955).
—, u. W. Mattes: Über die Unterbindung der Vena portae. Dtsch. med. Wschr. **81**, 458 (1956).
Palm, Dal C., et R. Miori: Caractèristiques de l'hémodynamique portale au cours des cirrhoses hépatiques et des syndromes de Banti. Étudiées par l'épreuve de Henning à l'acetylène. Rev. Hémat. **7**, 493 (1957).
Paterni, L.: Arterializzazione portale e legatura dell'arteria epatica nella istogenesi e terapia della cirrosi epatica e di altre epatopatie. Policlinico, Sez. **62**, 861 (1955).
Patsiora, M. D.: Portal-caval anastomoses in the treatment of portal hypertension. Vestn. Hir. **80**, 2, 65 (1958).
Patton, B.: Problems of portal hypertension. Amer. Surg. **23**, 932 (1957).
Rapant, Vl.: Chirurgische Behandlung massiver Blutung aus oesophagealen Varicen. Thoraxchirurgie **4**, 414 (1957).
Ruggieri, E.: Vorläufige Ergebnisse der Pfortaderhochdruckbehandlung bei Lebercirrhose durch Unterbindung der Arteria hepatica. Langenbecks Arch. klin. Chir. **282**, 1003 (1955).
Ruol, A., B. D'Agnoloe u. C. Dal Palm: Rilievi di emodinamica epatica nella cosidetta „transformazione cavernomatose della vena porta". Acta med. patav. **16**, 2, 59 (1956).
Saegesser, M.: Der Pfortaderhochdruck als haemodynamisches und chirurgisches Problem. In: Chirurgische Indikationen. R. Nissen zum 60. Geburtstag. Stuttgart: Georg Thieme 1956.
Sandblom, P.: Die chirurgische Behandlung der Portahypertension. Ärztl. Wschr. **11**, 297 (1956).
Schaffner, A.: Die portale Hypertonie. Chirurg **24**, 78 (1953).
Schega, H. W.: Wanderkrankungen der großen Lebergefäße als Ursache für einen mechanischen Ikterus. Chirurg **28**, 394 (1957).
Schilling, J. A., F. W. McKee and W. Witt: Experimental hepatic-portal arteriovenous anastomoses. Surgery **90**, 473 (1950).
Schönbach, G., H. L'Allemand, K. Devens u. W. Thorban: Über den Wert der künstlichen Blutdrucksenkung bei akuten Oesophagusvaricenblutungen. Chirurg **29**, 204 (1958).
Stafiniak, O.: Eine neue Methode der chirurgischen Therapie des Aszites und der Blutung aus Oesophagusvaricen bei Leberzirrhose. Zbl. Chir. **79**, 3013 (1954).
Ungeheuer, E.: Operationsindikation bei den Komplikationen des Pfortaderhochdruckes. Zbl. Chir. **80**, 225 (1955).
— Portale Hypertension und ihre Komplikationen. Tierexperimenteller Beitrag zur Therapie. In: Ergebnisse der Chirurgie und Orthopädie, Bd.39. Berlin-Göttingen-Heidelberg: Springer 1955.
— Pfortaderhochdruck: Diagnostik, Therapie und Prognose. Medizinische **1956**, 444.
Valdoni, P.: Meine Erfahrungen in der Behandlung des portalen Überdruckes. Helv. chir. Acta **21**, 442 (1954).
Vinogradov, V. V., u. Ju. A. Galuško: Unterbindung der A. hepatica zur Behandlung des portalen Hochdruckes. Ref. Zbl. Chir. **81**, 43, 2265 (1956).
Vossschulte, K.: Die chirurgische Behandlung des portalen Hochdruckes. Ther. d. Gegenw. **4**, 127 (1955).
— Chirurgische Hilfe bei Auswirkungen der Pfortaderhypertonie. 5. Bayer. Internisten-Kongr. Nürnberg 1957.
— Erfahrungen mit der Dissektionsligatur des Oesophagus bei Pfortaderhypertonie. In: Leistungen und Ergebnisse der neuzeitlichen Chirurgie. Stuttgart: Georg Thieme 1958.
Wanke, R.: Chirurgie der großen Körpervenen. Stuttgart: Georg Thieme 1956.
Wenzl, M.: Erfahrungen bei der chirurgischen Behandlung der portalen Hypertension. Klin. Med. (Wien) **12**, 540 (1957).
Zannini, G.: La legatura dell'arteria epatica dall' esperimento alla clinica. Minerva chir. (Torino) **12**, 555 (1957).
Zenker, R.: Die massive Oesophagusblutung. Dtsch. med. Wschr. **82**, 543 (1957).
—, u. R. Berchtold: Chirurgie des portalen Gefäßsystems. Dtsch. med. J. **9**, 6 (1958).

O. Die Chirurgie des rechten Subphreniums

Einleitung

Die Leber liegt im Schutz des knöchernen Thorax und kann bei rein abdominellem Vorgehen nur an der Vorder- und Unterfläche hinreichend zugänglich gemacht werden. Schon dazu bedarf es des bekannten chirurgischen Handgriffes der Leberluxation. Daß dieses oft nicht gerade zart ausgeführte Manöver den Prinzipien der Gewebsschonung eklatant widerspricht, kommt eigentlich nie genügend zum Bewußtsein. Das Kippen und Kanten über den Rippenbogen, die langdauernde manuelle Kompression sind ebenso schädlich wie jede brüske Eventration des Darmes oder Zerrung des Peritoneums. Selbst wenn man sich nur die Unterfläche der Leber, den Hilus und die Gallengänge zu Gesicht bringen will, tut man sich bei einem altersstarren und gedrungenen Thorax recht schwer. Der *natürliche* und *direkte Weg* zu den hinteren und oberen Leberbereichen kann nur ein *transpleuraler* und *transdiaphragmaler* sein! Damit verliert auch die Diskussion über die Art des abdominellen Zuganges — Rippenrand-, Wellen- oder Kombinationsschnitte, Durchtrennung und Aufklappung des Rippenbogens — an Aktualität. Alle diese Schnittführungen sind, kritisch betrachtet, recht unanatomisch und unphysiologisch!

Der *transthorakale* Zugang zum Subphrenium, zur Leberober- und -rückfläche bedeutet eine technische Vereinfachung, ist mit einem geringen Risiko behaftet und stellt insgesamt einen wesentlichen Fortschritt dar. So rückt das Subphrenium, anatomisch eine von anderen Organen gebildete und begrenzte Spalte, pathologisch ein Binde- und Mittelglied in den Korrelationen der Brust- und Bauchhöhle und von Zwerchfell und Leber, immer stärker in das chirurgische Blickfeld. Aus dem Niemandsland wird ein gut übersichtliches Operationsgebiet, das auch den Weg zum Retroperitoneum, zu Nieren und Nebennieren freigibt. So erschließen sich ganz neue operative Bereiche, die bei der Ausdehnung und Intensität der vom Brust- zum Bauchraum und umgekehrt sich ausbreitenden Krankheitsprozesse recht bedeutsam sind. Hervorzuheben sind besonders:

1. Leber-Zwerchfellhernien;
2. Relaxatio diaphragmatica;
3. Morbus Chilaiditi;
4. traumatische Einwirkungen, Zweihöhlenverletzungen, Leberprolaps;
5. Tumoren;
6. subphrenischer Absceß, chronische Entzündungen.

1. Leber-Zwerchfellhernien

Das *Zwerchfell*, im Zentrum dieser pathophysiologischen Beziehungen stehend, weist mehrere entwicklungsgeschichtliche „Schwachpunkte" auf, die auf den ersten Blick für die *rechte* Hälfte weit weniger bedeutsam zu sein scheinen als für die linke. Die Verfeinerung der Diagnostik hat uns aber gelehrt, daß für die rechte und die linke Seite grundsätzlich die gleichen Ordnungsprinzipien gültig sind.

Vor der Röntgenära ließ sich eine „*Zwerchfellhernie*" nur in ganz ausgeprägten Fällen vor der Operation bzw. der Sektion erkennen. Auch heute noch bereitet ihre exakte Diagnose immer dann Schwierigkeiten, wenn es sich nicht um banale Bruchformen handelt. Dies gilt vor allem für die von der Leber fast vollständig ausgefüllte rechte Zwerchfellhälfte. „Hernien" erscheinen hier von vornherein abwegig.

Schon über die begriffliche Fassung und damit auch die Nomenklatur der angeborenen und erworbenen „Zwerchfellhernien" herrschen vielfach fast unausrottbar dünkende und in allen Lehrbüchern immer wieder mitgeschleppte Fehlvorstellungen. Diese beginnen bereits mit der falschen Interpretation des Wortes „Hernie". Eine Hernie ist eine vorgetriebene Sackbildung aus Weichgewebe, in die Darmschlingen oder Netzanteile in einer abnormen Ausstülpung

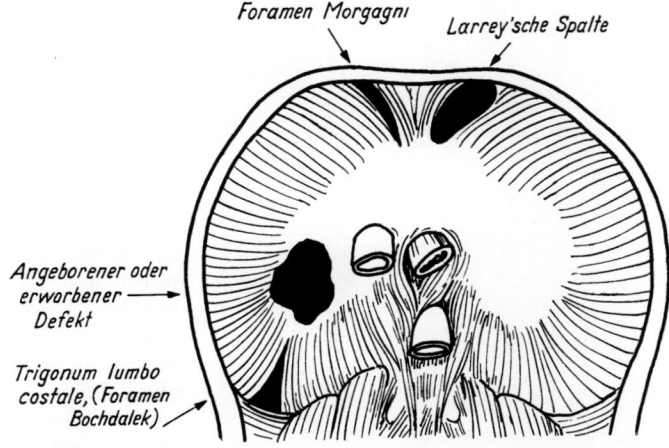

Abb. 166. Angeborene und erworbene Zwerchfellücken auf der rechten Seite

und an einem ungehörigen Ort eingelagert sind. Eine Einigung über diesen Begriff ist aber eine praktische Notwendigkeit, um nicht falschen diagnostischen Vorstellungen und damit auch therapeutischen Konsequenzen anheimzufallen (GRUBER).

Um nun überhaupt zu brauchbaren *Einteilungen* zu kommen, sind einige grundsätzliche Erörterungen über die *entwicklungsgeschichtlichen* Abwegigkeiten des Zwerchfells zu machen.

Im Verlauf des 1. Embryonalmonats entwickelt sich eine Bindegewebsspalte aus einem ventralen Teil, dem Septum transversum (HIS), das von der seitlichen vorderen Rumpfwand

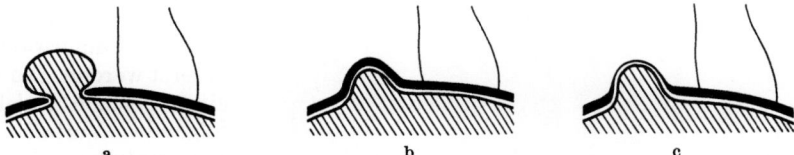

Abb. 167a—c. Schematische Darstellung. a Umschriebener Leberprolaps bei Trauma. b Zwerchfellrelaxatio. c Echte Zwerchfellhernie (umgezeichnet nach FELIX)

als Querfalte ausgeht und die Trennung der Perikardialhöhle einleitet. Der hintere Anteil enthält medial das Mesenterium ventrale und lateral die Membranae pleuro-peritoneales, die vom kranialen Ende der Urniere stammen. Bis zum endgültigen Zusammenschluß im 3. Embryonalmonat besteht rechts wie links zwischen vorderem und hinterem Anteil eine offene Verbindung der beiden großen Körperhöhlen, das Foramen pleuro-peritoneale. Mit größerwerdender Leber wird die Öffnung zwischen Bauchraum und Brusthöhle kleiner. Das rechte Foramen pleuro-peritoneale schließt sich bei einer Größe des Embryos von etwa 17 mm, das linke etwas später bei etwa 20 mm Länge. Zu Beginn des 3. Embryonalmonats erreicht das caudalwärts wandernde Zwerchfell seine endgültige Lagerung. Über die Entstehungsweise der Zwerchfellücken ist man sich heute noch keineswegs im klaren. Die Auseinandersetzungen gehen im wesentlichen darum, ob eine Hemmungsmißbildung des Zwerchfells, wie z. B. ein Mangel der phrenischen Muskelentwicklung das primäre oder umgekehrt eine

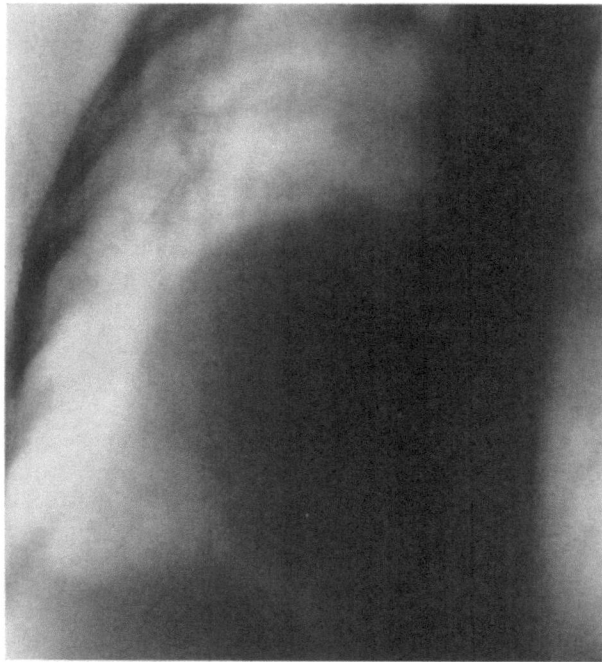

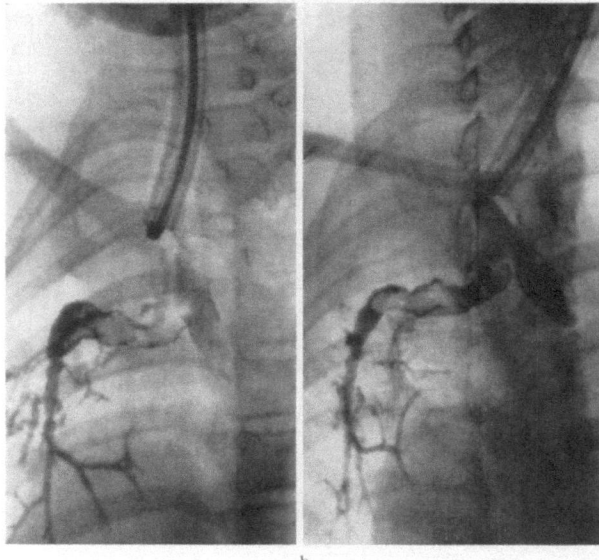

Abb. 168a u. b. Angeborene Leber-Zwerchfellhernie. a Tomogramm. Transversalschicht: Raumfordernder Prozeß im rechten Mediastinum. b Starke Verlagerung der Mittel- und Unterlappenbronchien mit ihrem Segmentsystem. Fehlende Oberlappendarstellung

Verlagerung von Eingeweideanteilen das ursächliche Moment sei. Vergrößerungen der Leber im Sinne von Hyperplasien bzw. Hypertrophien werden zeitweilig für die Entstehung dieser rechtsseitigen Zwerchfellücken verantwortlich gemacht, Überlegungen, die aber ganz offensichtlich von falschen Deutungen der erhobenen Befunde ausgehen (Abb. 166).

Völlig abwegig ist es nun, die Ausbuchtung der pleuro-peritonealen Membran und die Vorwölbung der Leber in den Brustraum als *wahre* Hernie *falschen* Hernien gegenüberzustellen. Diese Interpretation ist entschieden abzulehnen, „denn entweder gibt es Hernien oder es gibt keine Hernien" (GRUBER). Unlogisch und fehlerhaft ist es aber auch, diese angeborenen Zwerchfellücken als *Defekte* zu bezeichnen. Bei angeborenen Lücken- und Lochbildungen liegt kein Verlust von etwas vorher Vorhandenem vor. Defekte können nur durch Verletzungen, destruierende Entzündungen oder malignes Tumorwachstum gesetzt werden. Der durch einen solchen Defekt erfolgende Vorfall eines Leberanteiles in den Brustraum ist deshalb auch nicht eine *Hernia phrenica traumatica*, sondern ein *Prolaps*! Ob es überhaupt echte traumatische Leber-Zwerchfellhernien mit einem richtigen Bruchsack gibt, ist nach wie vor umstritten. Viele „Unfallhernien" sind sicherlich falsch interpretiert, sie beruhen letzten Endes doch auf angeborener Grundlage (Abb. 167).

Mißbildungen sind rechts die Regel! Hierfür ein eindrucksvolles Beispiel:

15jähriges Mädchen aus erbgesunder Familie. 7jährig Grippe, anschließend rechtsseitige „Lungentuberkulose", mehrfache Heilstättenbehandlung. Da auf konservative Maßnahmen keine Besserung, Einweisung zur operativen Behandlung. Bei der Röntgenuntersuchung raumfordernder Prozeß im basalen und medialen Bereich des rechten Thoraxraumes mit ausgedehnten Verschwartungen der rechten Lungenseite. Kompensatorische Hyperventilation und Weitstellung des linken Thoraxraumes. „Bei der beschriebenen Verschattung ist röntgenologisch nicht zu entscheiden, ob es sich um eine große Mediastinalcyste, eine Zwerchfellhernie, einen Zwerchfelltumor oder eine ausgedehnte Lungencyste handelt. Weiterhin besteht Verdacht auf bronchiektatische und chronisch entzündliche Veränderungen im mittleren Anteil der rechten Lungenfelder." Ein Shunt ließ sich durch Arterienpunktion ausschließen. Die Bronchospirometrie ergab rechts ein Atemvolumen von 45, links von 198, das Atemminutenvolumen betrug rechts 1080, links 4752, VK rechts 195, links 1320. Eine O_2-Aufnahme konnte rechts nicht festgestellt werden. Die internistische Untersuchung zeigte ein orthostatisches Syndrom bei sonst normalem Befund. Bronchographie: Starke Verlagerung der Mittel- und Unterlappenbronchien mit ihrem Segmentsystem, fehlende Oberlappendarstellung (hochgradige Schrumpfung, Fehlbildung? Abb. 168a und b), Kontrastdarstellung des Magen-Darm-Kanals o. B. Kein Anhalt für Zwerchfellhernie! Auf Grund der Lungenfunktionsprüfungen wurde die Indikation zur rechtsseitigen Pneumonektomie gestellt, da mit einer raschen, weiteren Verschlechterung durch Überbelastung des rechten Herzens zu rechnen war. Thorakotomie in Intubationsnarkose: Nach Lösung der mit der Brustwand allseitig verklebten Pleura zeigt sich neben einer deutlich vergrößerten Thymusdrüse im Interlobium vom Mittel- und Unterlappen eine

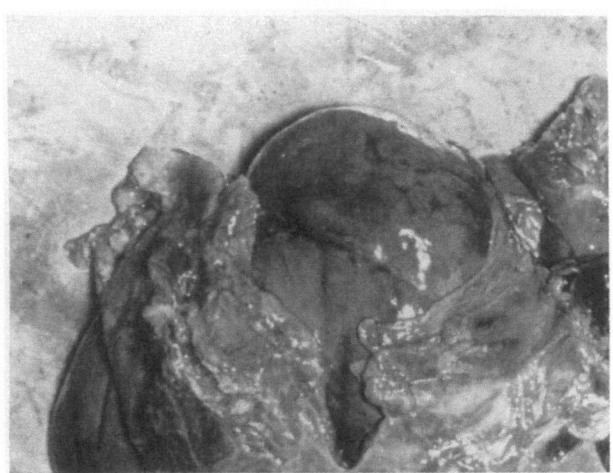

Abb. 169. Leberzwerchfellhernie in situ

gut faustgroße „Zwerchfellhernie". Hierin findet sich normales Lebergewebe. Resektion der völlig atelektatischen und hypoplastischen rechten Lunge. Intra operationem reflektorischer Herzstillstand, der nicht mehr behoben werden konnte. Die pathologisch-anatomische Diagnose lautete: Abnorme arterielle Versorgung der rechten Lunge durch eine unmittelbar aus der Bauchaorta abgehende akzessorische Arterie, die durch eine Zwerchfellhernie zur rechten Lunge zieht. Hypoplasie des rechten Hauptastes der A. pulmonalis, hypoplastische Lunge. Histologisch ergibt sich Lungengewebe, das Veränderungen im Sinne eines bullösen Emphysems zeigt. Stellenweise ist eine mäßig starke Peribronchitis erkennbar. Einzelne Abschnitte lassen eine gewisse Bindegewebsvermehrung im Sinne einer Induration erkennen. Von einer Tuberkulose ist nichts nachzuweisen!

Dieser Fall bestätigt die schon mehrfach gemachten Beobachtungen, daß bei ausgedehnten angeborenen Zwerchfellhernien weitere Mißbildungen im Thoraxraum, z. B. Hypoplasien der Lungen, Fallotsche Tetralogien und andere kongenitale Entwicklungsstörungen vorliegen können. Ihre Lebenserwartung ist unterschiedlich (BAUMGARTL).

An der Tatsächlichkeit echter Leber-Zwerchfellhernien kann somit nicht gezweifelt werden. Gerade auf der rechten Seite sind aber die Einordnungsmöglichkeiten, ob es sich um eine Hernie oder um eine sonstige Zwerchfellabwegigkeit handelt, nicht einfach. Schon die rein begriffliche Trennung ist umstritten, nicht zuletzt deshalb, weil der diagnostischen Erfassung und Abgrenzung beim Lebenden große Schranken gesetzt und die Irrtumsmöglichkeiten erheblich sind. Wesentliche Beiträge zur Kenntnis der Anatomie verdanken wir den Röntgenstrahlen.

Aber auch sie können uns nicht völlige Klarheit darüber verschaffen, ob die jeweils beobachteten Veränderungen noch dem normalen Spielraum angehören oder bereits etwas Krankhaftes darstellen.

Differentialdiagnostische Schwierigkeiten bereiten vor allem die sog. *Bogenteilungen* des Zwerchfells, die bei der Röntgendurchleuchtung sowohl bei sagittalem als auch bei frontalem Strahlengang sichtbar werden. Das Schattenbild der Zwerchfellkuppe bildet ja bei normaler Röhreneinstellung einen ziemlich gleichmäßig gerundeten Bogen.

Besonders *rechts* ist bisweilen eine Unterteilung in 2 Bögen vorhanden, die unter einem nach oben stumpfen Winkel zusammenstoßen. Diese Abweichungen kommen nicht nur bei krankhaften Zuständen der Lungen, z. B. bei Infiltrationen, Atelektasen oder Schrumpfungsprozessen, sondern auch unter normalen Kautelen bei tiefer und schneller Inspiration in

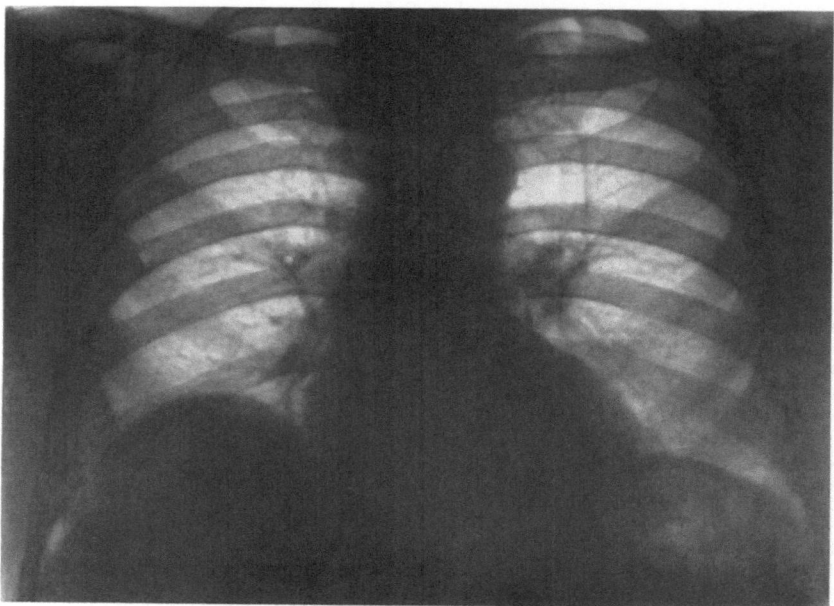

Abb. 170. Rechtsseitige Relaxatio partialis

den verschiedensten Graden und Ausprägungen vor. Die anatomische Ursache der Bogenteilung liegt darin, daß einzelne Muskelpartien, und zwar besonders die im hinteren seitlichen Zwerchfellabschnitt gelegenen, stärker, andere schwächer entwickelt sind. Durch die Kontraktion treten Einkerbungen der kräftigeren hinteren Muskelbündel auf, die deutlich von den geringeren Ausschlägen der im vorderen medialen Abschnitt gelegenen Muskelzüge abstechen. Das Centrum tendineum beteiligt sich nur in einem kleinen Bezirk dicht neben dem Herzen an der Konturbildung.

Diese *röntgenanatomischen* Feststellungen werden durch neuere morphologische Untersuchungen über die Muskelgruppenanordnungen des Zwerchfells bestätigt. Sie vermitteln uns eindrucksvolle plastische Vorstellungen von den Funktionsaufgaben der einzelnen Muskelgruppen und geben auch eine plausible Erklärung dafür, daß neben der Zweibogenteilung des Zwerchfells andere Abweichungen von der einheitlichen Bogenrundung im Röntgenbild erscheinen können. Im gleichen Rahmen sind die sog. *geteilten* oder *Doppelkonturen*, *Wellenbildungen*, *Wölbungen* und *Zwerchfellbuckel* zu sehen (HAUBRICH). Hierher gehören auch die *Insertionszacken* und *Faltenzüge*, die bei der Durchleuchtung in verschiedenen Ebenen und bei tiefer Inspiration vorwiegend auf der rechten Seite des Zwerchfells zur Darstellung kommen (Abb. 170).

Man differenziert einen auf der Zwerchfellkuppe liegenden, nach der Leber zu einschneidenden, als Buckel bezeichneten thoraxkonvexen Abschnitt von einem außen im Sinus liegenden konkaven Abschnitt, der durch Insertionszacken zustande kommen soll. Übergangsformen beider Typen sind nicht selten, gemeinsam ist ihnen der etwa senkrecht auf die Rippen zu ausgerichtete Verlauf. Diese Verformungen lassen sich kymographisch von anderen Bildungen abgrenzen. Im höheren Alter sind sie häufiger, wohl deshalb, weil die dann immer mehr einsetzende abdominelle Atmung und die hiermit gekoppelte funktionelle Mehrleistung des Zwerchfells zu einer Hypertrophie seiner Ansatzstränge führt. Ob diese Abweichungen der Zwerchfellkontur durch die architektonische Anordnung der Muskelbündel variiert, oder ob es sich hierbei nur um eine Projektionserscheinung des hinten liegenden, seitlich dargestellten paravertebralen und des vorne liegenden, medial dargestellten prävertebralen Bogens handelt, ist nicht ganz sicher.

2. Relaxatio diaphragmatica

Begriff und Wesen. Besonders schwierig ist die Abgrenzung dieser mehr oder weniger normalen umschriebenen Gebilde von der sog. Relaxatio diaphragmatica. Unter diesem Sammelbegriff sind bekanntlich alle möglichen Zustände von Störungen in der Anlage und dem Verschluß des Zwerchfells zusammengefaßt. Röntgenanatomische und laparoskopische Studien der letzten Jahrzehnte lassen erkennen, daß das bisher geradezu als Eigentümlichkeit hervorgehobene Linksüberwiegen des Relaxatio zahlenmäßig gar nicht so sehr zum Ausdruck kommt, wie man früher immer geglaubt hatte (HAUBRICH). Die Zwerchfell-Relaxatio ist kein klinisch fest umrissenes und ätiologisch eindeutig fundiertes Krankheitsbild, sondern vielmehr ein *Symptomenkomplex*, der sich aus mannigfachen Erscheinungsbildern zusammensetzt und dessen Problematik sich schon in der großen Anzahl seiner Benennungen ausdrückt. Mit unterschiedlicher Sinndeutung werden hierfür die Synonyma „Relaxatio", „Eventratio diaphragmatica", „idiopathischer Zwerchfellhochstand", „Zwerchfellinsuffizienz", „falsche" und „echte Hernie" gebraucht. Die früher vertretene Auffassung, daß es rechts echte Relaxationen gar nicht gebe, bzw. diese sehr selten seien, läßt sich heute nicht mehr aufrechterhalten. Gerade bei Neugeborenen sind in den letzten Jahren die meisten Relaxationen auf der rechten Seite beobachtet worden. Die Schwierigkeit ihrer Diagnose liegt darin, daß die Relaxatio beim Neugeborenen entweder sogleich tödlich ist oder unter einer anderen Flagge, nämlich der eines angeborenen Herzfehlers bzw. einer Aspirationspneumonie nach der Geburt läuft. Eine numerische Prävalenz einer Seite ist nach neueren Forschungen nicht reell, sondern wird lediglich vorgetäuscht!

Auf der rechten Seite sind der diagnostischen Erfassung beim Lebenden durch die voluminöse Leber große Schranken gesetzt und die Irrtumsmöglichkeiten erheblich. Insbesondere geht es immer wieder darum, wieweit man die *kompletten* oder *inkompletten* Lähmungen des Zwerchfells, die zu einer Ausbuchtung desselben führen können, als Relaxatio bezeichnen soll oder nicht (Abb. 171). Eine recht gute Lösung scheint uns die von HAUBRICH gegebene Einteilung zu sein, die sich vorwiegend auf röntgenologische und klinische Gesichtspunkte stützt und dabei bewußt pathogenetisch-ätiologische Momente weitgehend unberücksichtigt läßt. Sie stellt einen Kompromiß dar, der um so brauchbarer ist, als gerade in den letzten Jahren die Diskussion um den *angeborenen* oder *erworbenen* Charakter der Relaxatio durch ganz neue Gesichtspunkte wieder lebhaft entbrannt ist.

Mit der Einteilung in a) Zwerchfellparalyse, b) Zwerchfellparese, c) Relaxatio diaphragmatica totalis, d) Relaxatio diaphragmatica partialis wird weitgehend klinischen Gesichtspunkten Rechnung getragen.

Die von anatomischer Seite (TÖNDURY) aufgestellte Forderung, nur dann den *Begriff einer Relaxatio* gelten zu lassen, wenn die Zwerchfellkuppe kranialwärts ausgestülpt ist, eine dünne Membran enthält und Muskelfasern aufweist, ist von klinischer Seite immer wieder in Frage gestellt worden. Bei einer Hernie, wie auch bei einer Relaxatio können die Muskelelemente fehlen (FELIX). Anatomische und tierexperimentelle Untersuchungen lassen eine degenerative, von der umgebenden gesunden Muskulatur grob abgrenzbare Zone erkennen. Mitunter wechseln dunkle und helle Muskelstreifen miteinander ab, was als Beweis für die kongenitale Bedingtheit und gegen die Annahme eines mechanischen oder traumatischen Einflusses angesehen wird.

Ätiologie. Immer wieder wird die Frage aufgeworfen, ob die Relaxatio nicht auf einer *primären Schädigung* oder *Lähmung* des *N. phrenicus* beruhe. Nach neueren Forschungen laufen über den Plexus phrenicus nicht nur motorische, sondern auch sympathisch-trophische und sensible Impulse. *N. phrenicus* und *Zwerchfellmuskeln* sind somit als eine *biologische Einheit* zu betrachten, womit

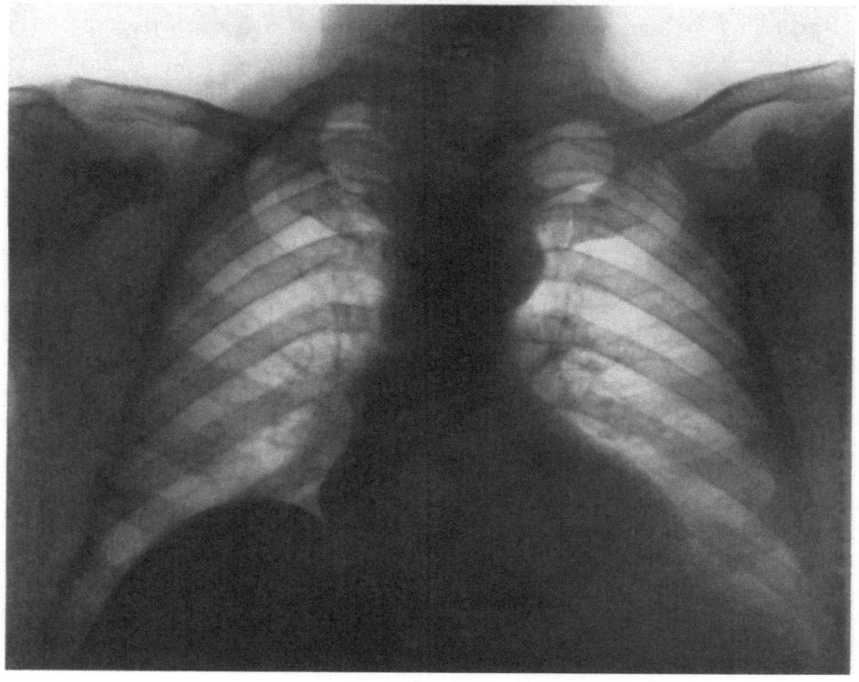

a

Abb. 171 a—c. Relaxatio durch Pneumoperitoneum gesichert. Deutliche Abhebung des Zwerchfells von der Leber, Leberschatten glatt konturiert

der Vorgang einer Degenerationshemmung eine besondere Beleuchtung erfährt. Mehrfach ist auch in den letzten Jahren die Behauptung aufgestellt worden, daß eine circumscripte Lähmung des Zwerchfells auf einer *Osteochondrose* der *mittleren Halswirbelsäule* und hiervor ausgehenden *Wurzelreizerscheinungen* beruht (GRZAN u. a.). Bei älteren Patienten ist aber eine Osteochondrose der Halswirbelsäule schon fast physiologisch (Abb. 172). Und so wird man sich doch sehr fragen müssen, ob diese umschriebene Zwerchfellausbuchtung nicht einfach eine natürliche Buckelung ist, mit der die Osteochondrose der kleinen Wirbelgelenke nichts zu tun hat. Die Tatsache, daß Buckelbildungen fast nur in höheren Altersstufen anfallen, spricht doch sehr in diesem Sinne. Als sicherer Beweis für eine *erworbene neurogene* Genese der rechtsseitigen Zwerchfellrelaxatio erscheinen uns die bisherigen Mitteilungen nicht stichhaltig genug. Dies um so weniger, als auch bei Kindern in den letzten Jahren auffallend viele rechtsseitige Relaxationen beobachtet worden sind. Daß die pädiatrische Literatur nur wenig entsprechende Mitteilungen bringt, liegt wohl nicht zuletzt daran, daß man diesen Veränderungen bisher zu wenig Beachtung geschenkt hat.

Differentialdiagnose. Die Übergänge von Zwerchfellbuckeln, Insertionszacken, Projektionseffekten usw. zur Relaxatio diaphragmatica partialis sind gerade auf der rechten Seite fließend. Sie alle nehmen fast gar nicht an den Atembewegungen teil und lassen sich nur bei sorgfältiger Durchleuchtung aus den verschiedensten Richtungen und Ebenen differentialdiagnostisch von Tumorbildungen usw. abgrenzen. Steht das Zwerchfell nur zum Teil still, so liegt wahrscheinlich nur eine Teilschädigung der motorischen und trophischen Innervation vor. In der Größe variieren sie sehr, ein Umstand, der auf der „aktiven Plastizität der Leber" beruhen mag. Kraft ihrer Neigung zur Hyperplasie oder Hypertrophie stülpt die Leber diesen Schwachpunkt des Zwerchfells aus und wächst dann mit einem Teilsegment in den Thoraxraum vor. Diese „Leberhernien" haben im Röntgenbild die Form eines Pilzes oder Sektkorken bzw. einer Halbkugel mit stark eingeschnürter Taille (Abb. 173 a—d).

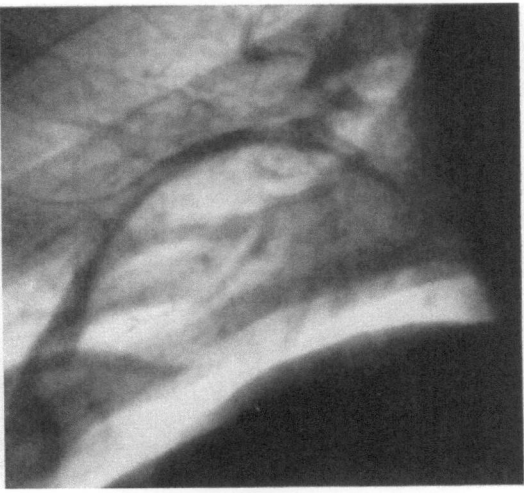

Abb. 171 b

Bevor wir zum faktischen Wert der einzelnen *diagnostischen Maßnahmen* für die Differenzierung der Vorwölbungen des rechten Hemidiaphragma Stellung nehmen, sind einige Vorbemerkungen über den *Zwerchfellstand* erforderlich.

Die Lage der Zwerchfellkuppel ist keine unveränderliche Größe, sondern von einer Reihe von Faktoren,

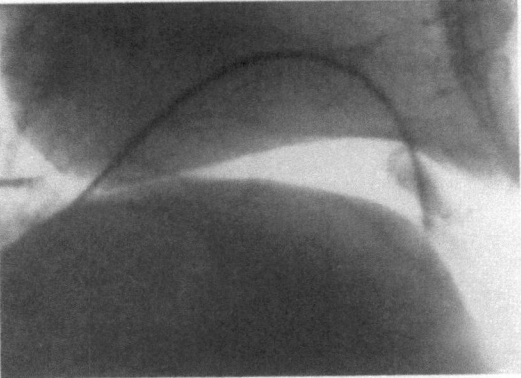

Abb. 171 c

z. B. der Ausdehnung der unteren Thoraxappertur, dem über dem Zwerchfell ausgeübten Druck oder Zug, dem Tonus des Zwerchfells selbst usw., abhängig (ASSMANN). Aber nicht nur diese Momente wirken auf den Zwerchfellstand ein, auch die verschiedenen Körperpositionen, der Wechsel zwischen normaler und pathologischer Atmung sind jeweils zu berücksichtigen. So kommt es zu einem *Zwerchfellhochstand* durch Schrumpfungsprozesse der Lunge bei Pneumonien, tuberkulösen Affektionen, Bronchusstenosen und Atelektasen, bei Steigerung des intraabdominellen Druckes durch Ascites, bei Abdominaltumoren, Lebervergrößerungen, subphrenischen und paranephritischen Abscessen, Hydronephrosen und Nierentumoren. Tiefer tritt das Zwerchfell im Alter bei emphysematös veränderter Lunge, beim Asthma bronchiale, wie überhaupt bei allen Zuständen, die zu einer Verminderung der Lungenretraktionskraft führen. Aber auch beim Pneumothorax, Pleuraexsudaten und einer Enteroptose der Leber ist ein *Zwerchfelltiefstand* die Regel.

Ob es sich bei den verlagerten Eingeweideteilen um eine sog. „Hernie" oder um ein Relaxatio handelt, ist meistens sehr schwierig abzugrenzen. Gerade beim Vorfall der Leber wird ja die als typisch angegebene starke Verschieblichkeit der Bauchorgane bei Lagewechsel nicht festzustellen sein. Oft ist auch der durch eine Lücke in den Thoraxraum hineinragende Leberanteil mit den umgebenden Rändern des Zwerchfells verbacken. So werden auch die funktionellen Tests der Phrenicusreizschwelle, bei denen eine *paradoxe* respiratorische Verschieblichkeit für eine *Hernie*, ein *normales Verhalten* für eine *Relaxatio* sprechen soll, kaum als Unterscheidungsmerkmale angesehen werden dürfen. Tatsächlich ist auch bei Hernien mehrfach eine paradoxe Verschiebung beobachtet worden. Der die Lücke ausfüllende Eingeweideanteil wird durch den inspiratorisch verstärkten Druck des Brustraumes angesaugt und hochgezogen. Wenn nun die Leber mit dem Zwerchfell an den Lückenrändern verwachsen ist, tritt sie zusammen mit dem Zwerchfell inspiratorisch tiefer.

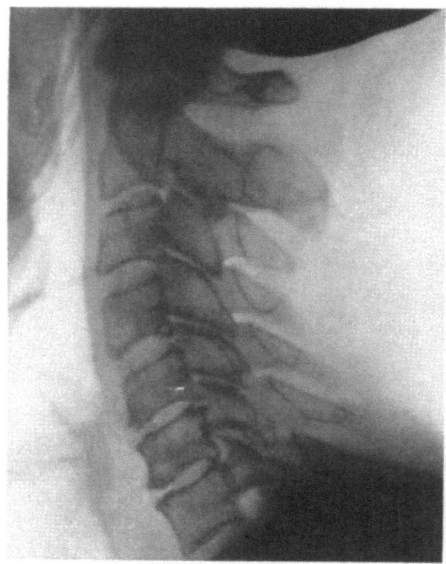

Abb. 172. Seitenaufnahme der Halswirbelsäule. Osteochondrose der 4. und 5. Halswirbelkörper. Foramina intervertebralia eingeengt

Auf der anderen Seite kann man sich sehr wohl vorstellen, daß bei einer Relaxatio das erschlaffte und in seinen Muskelelementen geschädigte Diaphragma paradoxe Bewegungen ausführt.

Von den übrigen differentialdiagnostischen Anhaltspunkten seien hier nur der *Müllersche* und der *Hitzenbergersche Versuch* genannt.

Beim *Müllerschen Versuch* — eine kräftige Inspirationsbewegung bei geschlossener Glottis — erweitert sich der Brustkorb unter starker Drucksenkung. Das gesunde Zwerchfell tritt tiefer. Bei der Hernie soll nun eine paradoxe Aufwärtsbewegung stattfinden, während die Zwerchfellkontur nach abwärts rücke. Die kritische Sichtung des Schrifttums zeigt jedoch, daß diese Bewegungen sehr unterschiedlich und verwirrend sein können und ihre Analyse kein eindeutiges Resultat ergibt.

Mehr gelobt als Unterscheidungsmerkmal wird der *Hitzenbergersche Schnupfversuch*. Durch die ruckweise forcierte Inspiration kommt es zu einer schlagartigen Senkung des Druckes im Thorax und Steigerung im Abdomen. Als Ausgleichsbestreben sieht man dann eine paradoxe Verschieblichkeit des Zwerchfells.

Durch ein Schnupfkymogramm bzw. wiederholte Untersuchungen vor dem Durchleuchtungsschirm läßt sich feststellen, daß bei den Hernien das Bild in den meisten Fällen wechselt, bei der Relaxatio bleibt der Befund immer gleich.

Als weiteres diagnostisches Hilfsmittel ist das *Pneumoperitoneum* heranzuziehen. Bei einer Lückenbildung entweicht die Luft aus der Bauchhöhle und läßt einen Pneumothorax entstehen. Liegen aber membranöse Verdünnungen des Zwerchfells oder Verwachsungen vor — und das ist bei der Leber meistens der Fall —, wird man eine Differentialdiagnose, ob eine Relaxatio oder eine Hernie bzw. ein Defekt vorliegt, auch mit dem Pneumoperitoneum nicht stellen können. Dieses ist im übrigen nicht ungefährlich, ja, es sind sogar Rupturen des Zwerchfells, Interpositionen von Darmanteilen in den subphrenischen Raum und ein Spannungspneumothorax beobachtet worden.

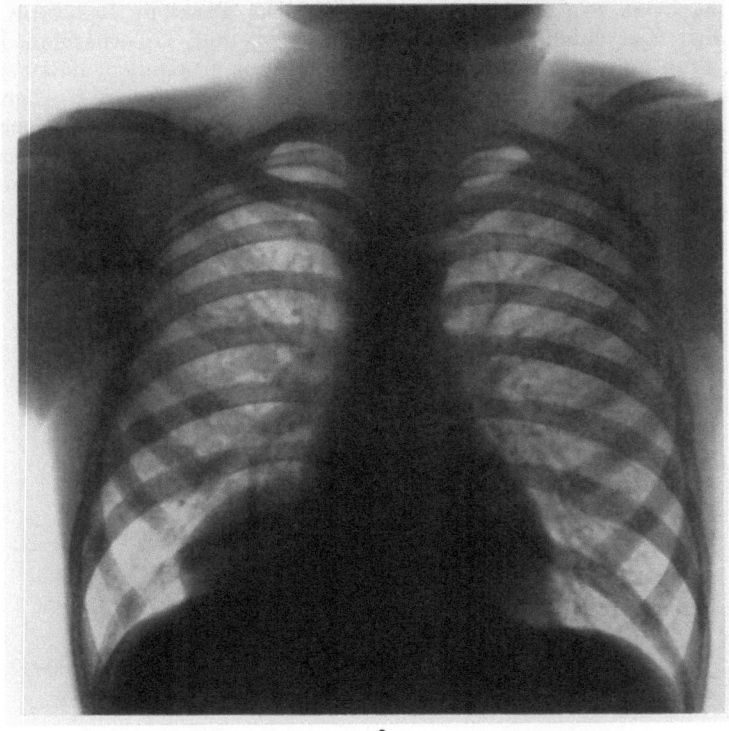

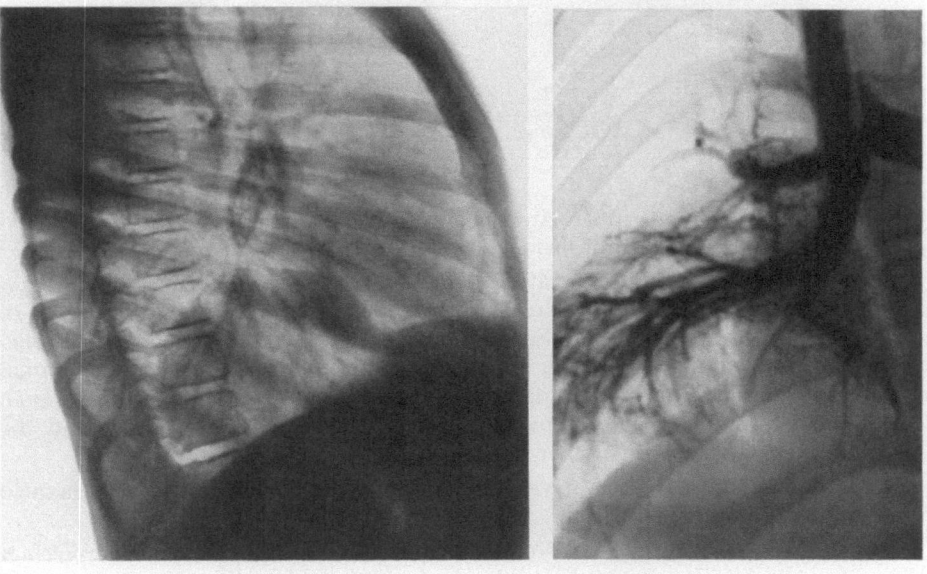

Abb. 173a—d. Verdacht auf Tumor unbekannter Genese mit Verdrängungserscheinungen der Lunge. Probethorakotomie: Echte Leberzwerchfellhernie, glatter Verlauf

Wenn man das ganze differentialdiagnostische Problem Relaxatio totalis oder partialis, Zwerchfellbuckel, Insertionszacken und Leberhernien kritisch betrachtet, muß man mit einer gewissen Resignation feststellen, daß zwar eine Vielzahl von methodischen Möglichkeiten für ihre Erfassung oder Abgrenzung vorhanden ist, daß aber die Unterscheidungsmerkmale doch keine ausgesprochene Prägnanz besitzen. Man wird sich also mit Sicherheit nicht immer festlegen können. Besonders atypisch sind die Verhältnisse, wenn die Nervenleitungen und die Kontraktilität der Muskeln des rechten Hemidiaphragmas nur partiell

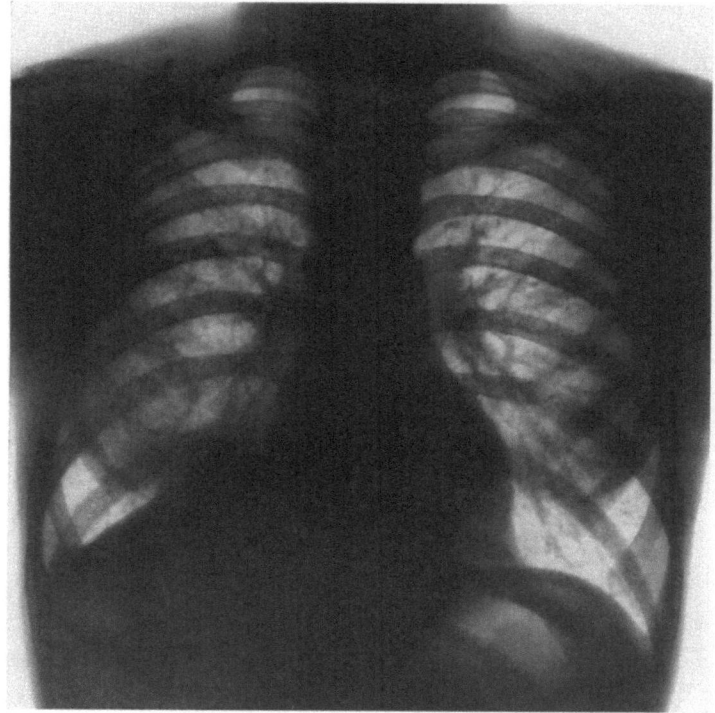

Abb. 173 d

erhalten sind. In einer großen Anzahl von Fällen kann nur die *operative Nachschau* die endgültige Klärung bringen.

Probethorakotomie und operative Behandlung. Die *standardisierte Exploration* ist nicht nur die diagnostische Sicherung des Befundes schlechthin, sondern dient gleichzeitig der Therapie. Sie ist risikoloser und fundierter als eine Probepunktion, ein Pneumothorax oder ein Pneumoperitoneum. Hat man sich einmal zur Thorakotomie entschlossen, dann stellt sich bei eröffnetem Brustkorb auch gleich die Frage, ob man den pathologischen Zustand der Relaxatio und die abnorme Hochstülpung der Leber beseitigen soll.

Die *Indikation* zur operativen Behandlung der rechtzeitigen Relaxatio wird immer häufiger gestellt.

Die frühere Auffassung, daß eine Relaxatio nicht das Ziel eines chirurgischen Eingriffes sein könne, ist überholt. An dieser Entwicklung hat der Aufschwung der Thoraxchirurgie ganz besonderen Anteil. Die aktivere Einstellung zur Beseitigung der Relaxatio ist um so begründeter, als sie für nicht wenige Todesfälle im Säuglingsalter verantwortlich gemacht wird. Durch die in den Thoraxraum verlagerten Bauchorgane kann das Herz plötzlich komprimiert und das Mediastinum verschoben werden. Die besseren Kenntnisse und Differenzierungsmöglichkeiten von Mißbildungen des Herzens, der Lungen, des Zwerchfells und der Leber schaffen die sachlichen Voraussetzungen für eine gezielte chirurgische Therapie. Aber auch beim Erwachsenen ist die operative Behandlung der Relaxatio immer dann ernstlich in Erwägung zu ziehen, wenn stärkere subjektive Beschwerden vorliegen. Herzsensationen, stenokardische Anfälle, Cyanose, Druck- und Völlegefühl im Brust- und Bauchraum, Atemnot und Einklemmungserscheinungen stellen absolute Indikationen zur Beseitigung der Relaxatio dar. Die statistisch gesicherte Tatsache, daß nach der Raffung des Zwerchfells und Reposition der Eingeweide in vielen Fällen völlige Beschwerdefreiheit eintritt, gibt die Berechtigung, die Raffung zu empfehlen (FELIX). Die subjektive Beschwerdefreiheit nach dem Eingriff entbehrt oft der objektiven Begründung. Ja, die Beweglichkeit des Zwerchfells kann vollends verlorengehen,

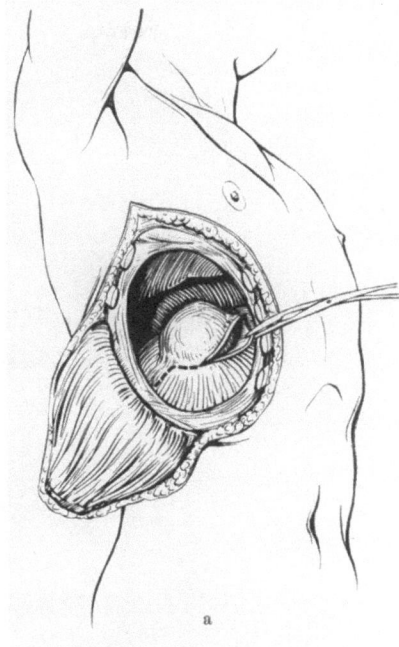

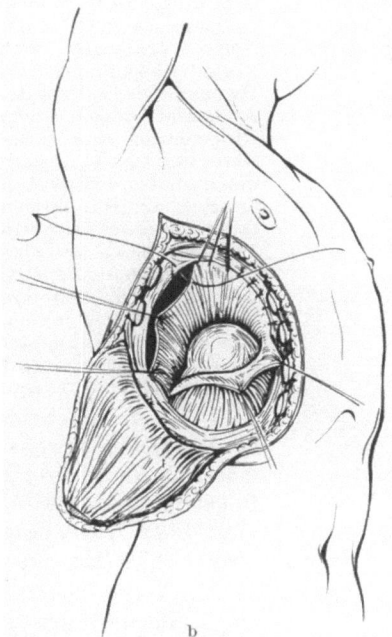

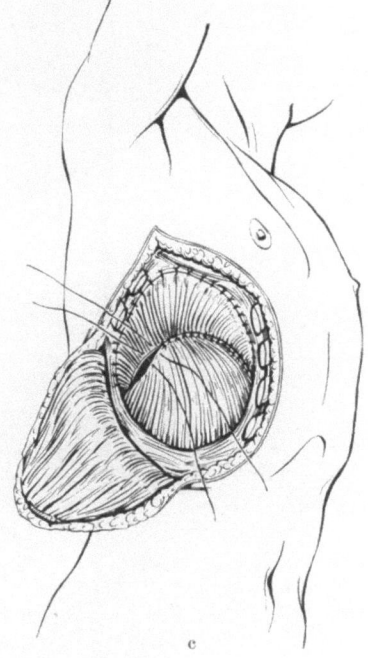

Abb. 174a—c. Zwerchfellplastik nach SAUERBRUCH. Spaltung des Diaphragmas in zwei ungleiche Abschnitte. Der Schnittrand des hinteren Abschnittes wird an dem oberen Saum des Thoraxfensters befestigt. Doppelung des Zwerchfells

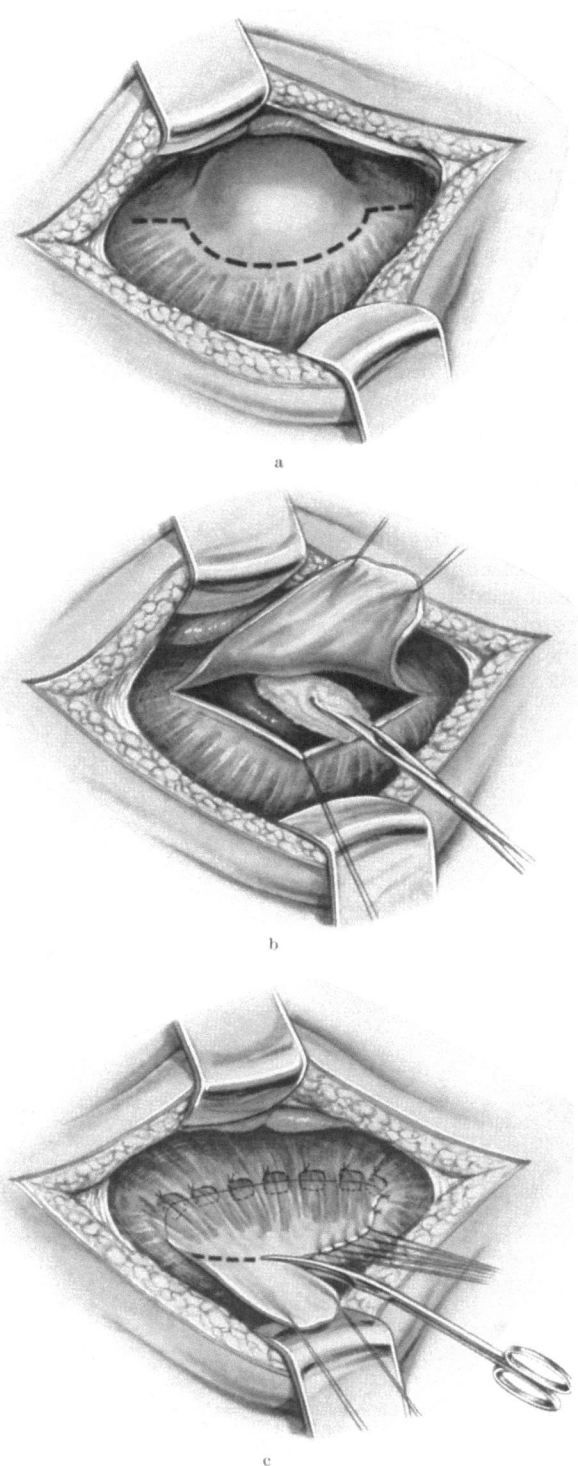

Ausschwitzungen der Pleura führen zu neuen Narben und Schwarten, und trotzdem fühlt sich der Patient nachher eindeutig besser (Abb. 174a bis c)!

Die *chirurgische Zielsetzung* ist darauf abzustellen, eine feste und belastungsfähige Scheidewand zwischen Brust- und Bauchraum zu schaffen. Das darf man aber nicht mit zusätzlichen Schädigungen des Zwerchfells erkaufen. Allzu ausgedehnte Schnittführungen oder mechanische Irritationen des Gefäß- oder Nervensystems sind zu vermeiden.

Die arterielle Versorgung des Diaphragmas erfolgt bekanntlich aus 3 Quellen, nämlich der A. mammaria, die in Höhe der 6. Rippe die A. musculophrenica abgibt, der Aorta thoracalis und Aorta abdominalis (v. HAYEK). Die Endäste der A. mammaria ziehen dem Rippenbogen parallel abwärts und gehen Anastomosen mit den Intercostalarterien ein. Die übrigen Arterienäste aus der Aorta verlaufen in den medialen und seitlichen Abschnitten des Zwerchfells, so daß man bei Beschränkung seiner Schnittführung auf das Zentrum keine Gefahr läuft, Gefäße zu verletzen.

Bei dem reichlich vorhandenem Gewebsmaterial genügt in der Regel die einfache Raffung oder Doppelung des „cellophan-like

Abb. 175a—c. Zwerchfellexcision und -doppelung nach DE BORD und GIUNTA. Excision des dünnsten Anteils der Membran. Wiedervereinigung des hinteren und oberen Zwerchfellanteils mit 3 Matratzennähten. Große Rezidivgefahr!

diaphragm" in der von SAUERBRUCH angegebenen und später vielfach modifizierten Technik (Abb. 174a—c). Da die Eventration vorwiegend in den zentralen und dorsalen Anteilen liegt, läßt sich durch die Faltung eine genügende Versteifung erzielen. Größere Eingriffe, wie etwa die von DE BORD und GIUNTA vorgeschlagene plastische Operation, sind meistens nicht notwendig.

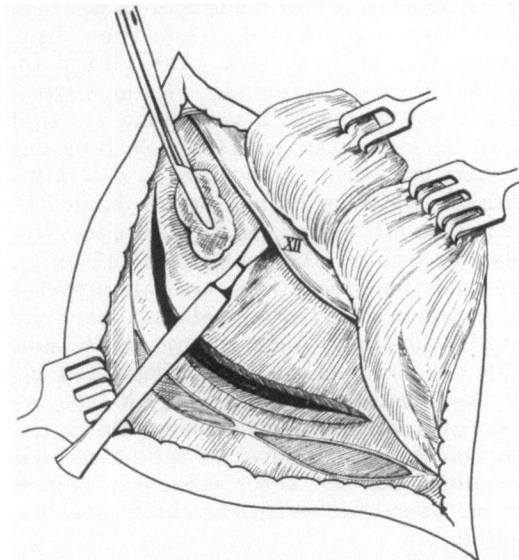
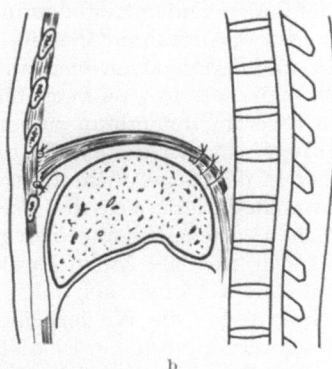

Abb. 176a u. b. Zwerchfellentspannung und Defektdeckung nach E. REHN und M. SCHWAIGER. a Durchtrennung der Mm. obliquus int. und ext. und des M. rectus. Bogenförmiger Schnitt durch den M. transversus und Ablösung der Rippen. b Die Muskelplatte wird nach hinten oben umgeschlagen und an der unteren Thoraxapertur fixiert

Diese besteht in einer Eröffnung des Thorax durch den 8. Intercostalraum, Aufspaltung des Zwerchfells in der Mittellinie von der seitlichen Thoraxwand bis zum Mediastinum, Excision des dünnsten Anteils der Membran, Doppelfaltung der vorderen und hinteren Hälften und Vereinigung mit 3 Matratzennähten. Durch diese Verkürzung und Raffung wird das Zwerchfell in eine normale Position gebracht. Einlegen eines Katheters, intensive atemgymnastische Nachbehandlung!

Besteht jedoch eine sehr ausgedehnte „Zwerchfelläh-

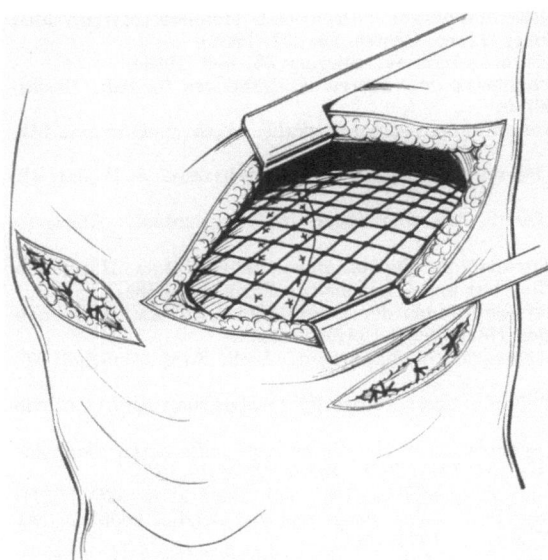
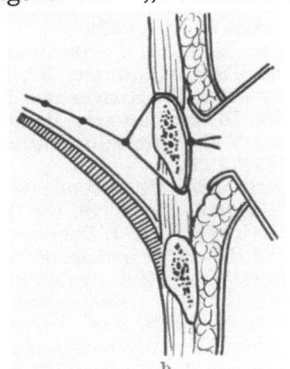

Abb. 177a u. b. Phrenoplastik mit Nylonnetz bei Relaxatio diaphragmatica nach QUÉNU und HERLEMONT. Pericostale Fixation

mung", ist die Wiederherstellung einer festen Wand viel schwieriger. Hier kommen gestielte *Plastiken* aus der *Muskulatur*, z. B. des M. transversus abdom. (REHN, SCHWAIGER) in Betracht. Durch einen zusätzlichen Rippenrandschnitt lassen sich die Ränder der mobilisierten Muskelplatte spannungslos an der Thoraxwand bzw. vorne und seitlich durch inter- und pericostale Nähte fixieren (Abb. 176a u. b).

Unzweckmäßig ist die Verwendung *biologisch minderwertiger Pleuraschwarten* zur Deckung des Defektes. Diese bieten sich gelegentlich verlockend an, sind aber doch zu schlecht ernährt, als daß sie gegenüber der Dauerbelastung des sich hebenden und senkenden Zwerchfells bzw. den Veränderungen des intrathorakalen und intraabdominellen Druckes eine ausreichende Stütze darstellen.

Nur in Ausnahmefällen soll man *Fremdmaterial* in Form von Cutis-Streifen, Nylon- und Perlonnetzen oder Tantalum-Maschendraht zu Hilfe nehmen (Abb.177a u.b). Ob man diese in zwei neugebildete Muskelblätter einlegt oder versucht, zunächst die Zwerchfellmembran zu verstärken und dann das plastische Material als Folie einfügt, ist von der Größe der Relaxatio abhängig. Alloplastische Stoffe sind aber in der Regel nicht notwendig. Bei der Nachgiebigkeit und Elastizität des Zwerchfells läßt sich die Versteifung fast immer mit ortseigenem Gewebe erreichen. Niemals sollte man resorbierbares Nahtmaterial verwenden, am besten hat sich kräftiger Zwirn bewährt. Die Gefahr eines Rezidivs ist auf der rechten Seite nicht kleiner als links. Die Annahme, daß die Leber einen genügenden Schutz gegen die Wiederkehr der mit der Zwerchfellinsuffizienz einhergehenden Beschwerden verleihe, ist nicht berechtigt.

Der Versuch einer *abdominellen* Beseitigung der rechtsseitigen Relaxatio sollte nicht unternommen werden. Er gestattet selbst bei weitgehender Mobilisierung des Leberhalteapparates niemals einen genügenden Überblick und ein technisch einwandfreies Vorgehen!

Literatur

Weitere Angaben bei R. HAUBRICH (1956), H. HERBIG, P. GANZ und H. VIETEN (1952) und K. H. BAUER und J. STOFFREGEN (1958).

ARNHEIM, E. E.: Congenital hernia of the diaphragm with special reference to right-sided hernia of the liver and intestines. Surg. Gynec. Obstet. **95**, 293 (1952).
— Congenital eventration of the diaphragm in infancy. Surgery **35**, 809 (1954).
ASSMANN, H.: Die klinische Röntgendiagnostik der inneren Krankheiten, 6. Aufl. Berlin-Göttingen-Heidelberg: Springer 1949/50.
ASTRUP, E. C., u. E. ZIESLER: Hernia diaphragmatica pericardialis. Acta med. scand. **141**, 153 (1951).
AXLER, M. A., and R. L. REHERMANN: Partial eventration of the diaphragm. J. Pediat. **42**, 320 (1953).
BÁRSONY, TH., u. E. KOPPENSTEIN: Die 3 Zwerchfellbögen im Röntgenbild. Röntgenpraxis **5**, 679 (1933).
BAUER, K. H., u. J. STOFFREGEN: Geschwülste des Mediastinums. In E. DERRA, Handbuch der Thorax-Chirurgie, Bd. III. Berlin-Göttingen-Heidelberg: Springer 1958.
BAUMGARTL, F.: Kongenitale Entwicklungsstörungen der Lunge. In E. DERRA, Handbuch der Thoraxchirurgie. Berlin-Göttingen-Heidelberg: Springer 1958.
BECK, W. C.: Etiologi significance of eventration of diaphragm. Arch. Surg. (Chicago) **60**, 1154 (1950).
—, and C. PIXLEY: Eventration in the child. Case successfully treated surgically. Guthrie Clin. Bull. (Sayre) **19**, 151 (1950).
— D. CLOUGH and J. BROCHU: Partial eventration of the diaphragm. Differential diagnosis and the use of pneumoperitoneum. Guthrie Clin. Bull. (Sayre) **23**, 212 (1954).
BEHRMANN, A.: Zur Symptomatologie der Zwerchfellhernien. Tuberk.-Arzt **6**, 535 (1957).
BERGMANN, G. v.: Das „epiphrenale" Syndrom, seine Beziehung zur Angina pectoris und zum Kardiospasmus. Dtsch. med. Wschr. 58, **1932**, (605).
BISCHOFF, W.: Angeborene und erworbene Zwerchfellhernien und Zwerchfellücken mit Verlagerung der Eingeweide. Inaug.-Diss. Göttingen 1957.
BISGARD, J. D.: Congenital eventration of the diaphragm. J. thorac. Surg. **16**, 484 (1947).

Bonafos, C.: Les ruptures du diaphragme. Thèse, Algier 1934.
Bord, R. A. De, and E. I. Giunta: Congenital eventration of the diaphragm. J. thorac. Surg. **31**, 731 (1956).
Butsch, W. L., and L. J. Leahy: A technic für the surgical treatment of congenital eventration of the diaphragm in infancy. J. thorac. Surg. **20**, 968 (1950).
Child, Ch. G., G. S. Harmon, Ch. T. Dotter and I. Steinberg: Liver herniation simulating interthoracic tumor. J. thorac. Surg. **21**, 391 (1950).
Chin, E. F., and R. B. Lynn: Surgery of eventration of the diaphragm. J. thorac. Surg. **32**, 6 (1956).
Christie, G. S.: Diaphragmatic deformation of the liver. Aust. N.Z. J. Surg. **20**, 289 (1951).
Clay, R. C., and C. R. Hanlom: Pneumoperitoneum in the differentialdiagnosis of diaphragmatic hernia. J. thorac. Surg. **21**, 57 (1950).
Cruickshank, G., and D. B. Cruickshank: Intradiaphragmatic mesothelial cysts. Thorax **6**, 145 (1951).
Curtillet, E., et R. Aubaniac: Hernia diaphragmatique droite post-traumatique du foie. Soc. Chir. Algier, 21. März 1947.
— Les hernies diaphragmatique droite à forme pseudo-tumorale. Contribution à l'étude des opacités de la base droite d'origine abdominelle. J. Chir. (Paris) **66**, 257 (1950).
Dahm, M.: Rippen- und Zwerchfellbewegung im Röntgenbild. Fortschr. Röntgenstr. **47**, 276, 426 (1933).
Dillon, J.: Ein Beitrag zur Klinik der Diaphragmaerkrankung. Ref. Fortschr. Röntgenstr. **34**, 663 (1926).
Dorsay, J. M.: The prinziples involved in the surgical treatment of diaphragmatic hernia in children. J. thorac. Surg. **12**, 267 (1943).
Duttlinger, R. P., and S. B. Fluke: Non traumatic diaphragmatic hernia with complete evisceration of the liver. Amer. J. Surg. **61**, 368 (1952).
Ellinger, E.: Ein seltener Fall von Zwerchfellhernie. Röntgenpraxis **11**, 490 (1934).
Engelhardt, A.: Über den Antagonismus von Zwerchfellkontraktion und Rippenhebung. Z. Biol. **105**, 170 (1952).
Evans, C. J., and J. A. Simpson: Fifty-seven cases of diaphragmatic eventration. Thorax **5**, 343 (1950).
Eversbusch, G., u. G. A. Welz: Über Zwerchfelladhäsionen und Zwerchfellfalten. Fortschr. Röntgenstr. **46**, 282 (1932).
Felix, W.: Über Relaxatio diaphragmatica. Bruns' Beitr. klin. Chir. **186**, 1 (1953).
— Klinischer und experimenteller Beitrag zur Zwerchfellchirurgie. Zbl. Chir. **78**, 1681 (1953).
— Zur Genese der Relaxatio diaphragmatica. Langenbecks Arch. klin. Chir. **276**, 444 (1953).
— Klinische Beobachtungen bei chirurgischen Eingriffen am Zwerchfell. Langenbecks Arch. klin. Chir. **282**, 357 (1955).
— Kritisches über Behandlung und Wesen der Zwerchfell-Relaxation (Zw.R.). In: Leistungen und Ergebnisse der neuzeitlichen Chirurgie. Stuttgart: Georg Thieme 1958.
Fischer, A. W.: Die Operationen am Zwerchfell. In Bier-Braun-Kümmell, Chirurgische Operationslehre, 7. Aufl. Leipzig: Johann Ambrosius Barth 1955.
Fleischmer, F. G., S. A. Robins and M. Abrams: Right renal ectopia and congenital diaphragmatic hernia. Radiology **55**, 24 (1950).
Friedman, P. S., L. Solis-Cohnen and S. Levine: Post-traumatic diaphragmatic herniation of the liver. Amer. J. Roentgenol. **57**, 601 (1947).
Geringer, J.: Zur Problematik der sog. Zahnschen Zwerchfellfurchen (Respirationsfurchen, Raumspalten usw.). Klin. Med. (Wien) **9**, 22 (1954).
Goldstein, G.: Eventratio oder Hernia diaphragmatic dextra. Gastroenterologie (Basel) **80**, 20 (1953).
Golonsko, R. A.: Zwerchfellfalten, ihre Diagnostik und klinische Bedeutung (Kymographische Untersuchung). Röntgenpraxis **7**, 52 (1935).
Griesser, G.: Über lymphangiomatöse Tumoren im Herzbeutelbereich. Thoraxchirurgie **2**, 479 (1955).
Grill, W.: Die Formen der Zwerchfellbrüche, ihre Entstehung, spezielle Symptomatologie und Diagnostik. Bruns' Beitr. klin. Chir. **194**, 456 (1957).
Gruber, G. B.: Über Zwerchfellücken, Zwerchfellhernien und Zwerchfelldefekte. Bruns' Beitr. **186**, 129 (1953).
Grundmann, G., R. Fischer u. G. Griesser: Kongenitale Herzbeutelcysten. Thoraxchirurgie **2**, 492 (1955).
Grzan, C. J.: Die zervicale Zwerchfellparese. Fortschr. Röntgenstr. **79**, 309 (1953).
— Das Wurzelsyndrom der mittleren Cervikalsegmente. Dtsch. med. Wschr. **79**, **1954** (954).
Gudbjerg, C. E.: Anomalies of the right dome of the diaphragm. Report of two unusual cases. Acta radiol. (Stockh.) **37**, 253 (1952).

HARDISTY, N. M., G. A. KEARNEY and F. P. BROOKS: Report of a case of animalous lobe of liver. Amer. J. Roentgenol. **60**, 486 (1948).
HARRINGTON, S. W.: Various types of diaphragmatic hernia treated surgically. Report of 430 cases. Surg. Gynec. Obstet. **86**, 735 (1948).
— Clinical manifestations and surgical treatment of congenital types of diaphragmatic hernia. Rev. Gastroent. **18**, 243 (1951).
HARTL, H.: Muskelplastik nach RIVES bei Defekt und Relaxation des Zwerchfells. Thoraxchirurgie **1**, 510 (1954).
HASSELWANDER, A.: Über die Gestalt des Zwerchfells und die Lage des Herzens. Z. Anat. Entwickl.-Gesch. **114**, 375 (1949).
HATHERLEY, L. I.: Congenital right diaphragmatic hernia associated with FALLOT's tetralogy. Thorax **5**, 133 (1950).
HAUBRICH, R.: Zwerchfellpathologie im Röntgenbild. Berlin-Göttingen-Heidelberg: Springer 1956.
HAUSMANN, P. F., and R. K. SALTER: An unusual case of bilateral diaphragmatic hernia in an infant. J. thorac. Surg. **27**, 190 (1954).
HAYEK, H. V.: Die menschliche Lunge. Berlin-Göttingen-Heidelberg: Springer 1953.
— Normale Anatomie. In E. DERRA, Handbuch der Thorax-Chirurgie, Bd. I. Berlin-Göttingen-Heidelberg: Springer 1958.
HEBERER, G.: Zur Erkennung und operativen Behandlung von Zwerchfellhernien. Langenbecks Arch. klin. Chir. **278**, 328 (1954).
HEIDELMANN, G.: Untersuchungen über die Häufigkeit und Genese der Insertionszacken des Zwerchfells. Fortschr. Röntgenstr. **73**, 488 (1950).
HEINRICH, R.: Die konstruktive Form des Zwerchfells im Hinblick auf die paradoxe Krümmung seiner Pars sternalis. Z. Anat. Entwickl.-Gesch. **117**, 410 (1953).
HELLNER, H., u. H. POPPE: Differentialdiagnostik sowie Indikationen und Ergebnisse der operativen Behandlung der Zwerchfellücken und Zwerchfellhernien. Dtsch. med. Wschr. **81**, 709 (1956).
HERBIG, H., P. GANZ u. H. VIETEN: Die Mediastinaltumoren und ihre chirurgische Bedeutung. Ergebn. Chir. Orthop. **37**, 223 (1952).
HERTZ, C. W.: Der Einfluß der Zwerchfellähmung auf den Lungenkreislauf. Z. Tuberk. **101**, 99 (1952).
HEYDEMANN, E. R., u. H. DORMEYER: Beobachtungen über angeborene und erworbene Zwerchfellbrüche. Zbl. Chir. **64**, 783 (1937).
HOLLANDER, A. G., and D. J. DUGAN: Herniation of the liver. J. thorac. Surg. **29**, 357 (1955).
HOLZMANN, M.: Erkrankungen des Herzens und der Gefäße. In SCHINZ-BAENSCH-FRIEDL-UEHLINGER, Lehrbuch der Röntgendiagnostik, Bd. III/1. Stuttgart: Georg Thieme 1952.
HUET, G., and J. VAN SLOOTEN: Diaphragmatic hernia with displacement of right lobe of liver into thorax, complicated by intestinal tuberculosis. Ned. T. Geneesk. **95**, 2614 (1952).
JENKINSON, E. L.: Lesions of the diaphragm. Amer. J. Roentgenol. **62**, 185 (1949).
KAIJSER, S.: Einige Formen der Hernia diaphragmatica. Ned. T. Geneesk. **96**, 1048 (1953).
KEHLER, E.: Die circumskripte cervicale Zwerchfellähmung. Tuberk.-Arzt **9**, 227 (1955).
KLEINSCHMIDT, O.: Operative Chirurgie, III. Aufl. Berlin u. Heidelberg: Springer 1948.
KLEINSORGE, H.: Pilzförmiger Leberprolaps in einer kongenitalen Zwerchfellhernie. Fortschr. Röntgenstr. **74**, 238 (1951).
KNIPPING, H. W., W. BOLT, H. VALENTIN u. H. VENRATH: Normale und pathologische Physiologie der Atmung. In E. DERRA, Handbuch der Thorax-Chirurgie, Bd. I. Berlin-Göttingen-Heidelberg: Springer 1958.
KNOEPP, L. F.: Unusual diaphragmatic hernia with displaced liver. J. thorac. Surg. **21**, 394 (1950).
KOELSCH, K. A.: Zwerchfellruptur während der Behandlung mit künstlichem Pneumoperitoneum. Tuberk.-Arzt **7**, 460 (1953).
KOPPENSTEIN, E.: Die geteilte und die doppelte Zwerchfellkontur. Fortschr. Röntgenstr. **85**, 747 (1956).
KORNBLUM, K., and G. W. STEPHENSON: Anomalous enlargement of liver and dissecting hematoma of phrenic nerve. Amer. J. Roentgenol. **24**, 38 (1930).
KOSENOW, W.: Vieldeutige Röntgenbilder: Relaxatio diaphragmatica dextra. Kinderärztl. Praxis **22**, 519 (1954).
KOSS, F. H., H. VIETEN u. K. H. WILLMANN: Morphologie, Diagnose und Therapie der Zwerchfellbrüche. Langenbecks Arch. klin. Chir. **266**, 467 (1950).
KRÁLIK, J., L. NEORAL u. Z. SERY: Morphologische Veränderungen der Muskulatur der Pars lumbalis des Zwerchfells beim Menschen nach einseitigem Durchtrennen des Zwerchfellnervs. Bruns' Beitr. klin. Chir. **193**, 157 (1956).
KREMER, W.: Kollapstherapie der Lungentuberkulose in HEIN-KREMER-SCHMIDT. Leipzig: Georg Thieme 1938.

KROHN, W.: Über Zwerchfellhernien. Zbl. Chir. 73, 1081 (1948).
KUNZ, H.: Rechtsseitige Zwerchfellhernie. Wien. klin. Wschr. 1949, 367.
LADD, W.E., and R.E. GROSS: Congenital diaphragmatic hernia. New Engl. J. Med. 223, 917 (1940).
— Abdominal surgery of infancy and childhood. Philadelphia 1941.
LADENDORF, M.: Rechtsseitige angeborene Zwerchfellhernien. Fortschr. Röntgenstr. 74, 342 (1951).
LANDOIS, F.: Die Chirurgie des Zwerchfells und des N. phrenicus. In KIRSCHNER-NORDMANN, Die Chirurgie, 2. Aufl. Berlin u. Wien: Urban & Schwarzenberg 1941.
LAWLER, R.H., J. WEST and J. BROSNAN: Eventration of diaphragm. Relaxation diaphragmatica. Amer. J. Surg. 75, 624 (1948).
LE GENISSEL, C.: À propos des voussures du dôme hépatique. Soc. Franc. d'Elect. médic., filiale d'Alger, 15. Febr. 1947.
LIAN, C., F. SIGUIÉR et J.J. WELTI: Le syndrome Hernie diaphragmatique ou éventration diaphragmatique et thromboses veineuses. Presse méd. 1953, 145. Ref. Zentr.-Org. ges. Chir. 130, 217 (1953).
LOB, A.: Zur Klassifizierung der intrathorakalen (mediastinalen) Cysten. Langenbecks Arch. klin. Chir. 269, 377 (1951).
LÜSCHER, M.: Über die parasternale Zwerchfellhernie. Langenbecks Arch. klin. Chir. 269, 183 (1951).
LUTZ, P.: Zur röntgenologischen Differentialdiagnose der Zwerchfellbuckel. Klin. Med. 4, 565 (1949).
MECKEL, J.: Lobe accessoire de la face convexe du foie. Ann. anat. path. 12, 953 (1935).
MENGER, W.: Zur Deutung pathologischer Substrate des Mittelschattens im Röntgenbild. Fortschr. Röntgenstr. 82, 266 (1955).
MONAHAN, D.T.: Eventration of the diaphragm repaired with tantalum mesh. New Engl. J. Med. 244, 475 (1951).
MONOD, R., et R. AZOULAY: Éventration diaphragmatique droite avec anomalie du foie simulant un kyste hydatique. Intérêt du pneumo-péritoine associé à l'insufflation du côlon pour le diagnostic radiologique des tumeurs de la zone diaphragmatique droite. Mém. Acad. Chir. 69, 19 (1943).
MORGENSTERN, P., and J. PINE: Pulmonary cavities "below the diaphragm". Amer. J. Roentgenol. 59, 677 (1947).
MUTH, W.: Lipome des Herzens. Zbl. allg. Path. path. Anat. 87, 297 (1951).
— Kasuistischer Beitrag zur Symptomatik und Therapie mediastinaler Lipome. Ärztl. Wschr. 7, 800 (1952).
NAEF, G.: Deux cas d'éventration diaphramatique droite avec ascension pseudo-tumorale d'un lobe du foie. J. franç. Méd. Chir. thor. 8, 2 (1954).
NETTESHEIMER, F., u. K. KÖSTER: Partielle Relaxatio diaphragmatica nach Phrenicusquetschung und ihre differentialdiagnostische Bedeutung. Tuberk.-Arzt 6, 607 (1952).
NEVILLE, W.E.: Congenital abscence of hemidiaphragm and use of a lobe of liver in its surgical correction. Arch. Surg. (Chicago) 69, 3 (1954).
NISSEN, R.: Transperitoneale Zwerchfellraffung bei Lähmungshochstand und Relaxation. Thoraxchirurgie 4, 222 (1956).
PÄRNANEN, P.V., u. H. HAAPOJA: Cavum pleuroperitoneale persistens (Hernia diaphragmatica spuria) bei Neugeborenen. Acta obstet. gynec. scand. 27, 402 (1947).
PARONI, F.: Contributo allo studio radiologico del profilo diaframmatico destro. Ann. Radiol. diagn. (Bologna) 23, 257 (1951).
PEÑA-LÓPEZ, L., y J.M. MAÍZ: Sobre la relajacion o eventración diafragmática. Cirurg. Ginec. Urol. 4, 247 (1952).
PÉREZ-FONTANA, V.: Hernias del ligamento suspensorio del higado. Prensa méd. argent. 256, 239 (1951).
PICKHARDT, O.C.: Pleurodiaphragmatic cyst. Ann. Surg. 99, 814 (1934).
POPPE, E.: Hernia diaphragmatica dextra. Acta radiol. (Stockh.) 27, 505 (1948).
— H.: Die sternocostale Enterocele. Fortschr. Röntgenstr. 80, 723 (1954).
QUÉNU, J., et P. HERLEMONT: Du traitement chirurgical de l'eventration diaphragmatique. J. Chir. (Paris) 69, 101 (1953).
RAMSEYER, M.: Relaxation diaphragmatique d'origine cervical. Radiol. clin. (Basel) 24, 272 (1955).
RAUSCH, W.: Primärer Zwerchfelltumor. Fortschr. Röntgenstr. 78, 88 (1953).
RAVELLI, A.: Zur röntgenologischen Differenzierung zwischen Zwerchfellbruch, Zwerchfellprolaps und Zwerchfellrelaxatio. Klin. Med. 3, 150 (1948).
RAVITCH, M.M., and J.C. HANDELSMANN: Defects in right diaphragm of infants and children with herniation of liver. Arch. Surg. 64, 794 (1952).

REED, J.A., and D.L. BORDEN: Eventration of the diaphragm with report of two cases. Arch. Surg. (Chicago) **31**, 30 (1935).
REHN, E.: Die Radikaloperation des kongenitalen zentralen Zwerchfelldefektes im Kindesalter. Chirurg 17/18, 49 (1946).
RICHMAN, S., and B.F. BARRY jr.: Localized bulge of the right diaphragm simulating neoplasm. Amer. J. Roentgenol. **72**, 22 (1954).
RIVES, J.D., and D.D. BAKER: Anatomy of the attachements of the diaphragm their relation to the problems of the surgery of diaphragmatic hernia. Ann. Surg. **115**, 745 (1942).
ROGERS, J.V., and T.F. LEIGH: Differential diagnosis of right cardiophrenic angle masses. Radiology **61**, 871 (1953).
ROSSETTI, M.: Über die partielle Relaxation des rechten Hemidiaphragma. Radiol. clin. (Basel) **23**, 210 (1954).
RUDDER, B. DE, u. O. HÖVELS: Lungengrenzen und Herzzwerchfellwinkel im Röntgenbild. Fortschr. Röntgenstr. **84**, 100 (1956).
SAEGESSER, M.: Hernie diaphragmatique congénitale postérieure droite du hiatus pleuropéritoneale (for. de Bochdalek). Gastroenterologia (Basel) **80**, 99 (1953).
— Der Zwerchfellbruch. Langenbecks Arch. klin. Chir. **278**, 1 (1954).
SAMSON, P., and M.E. CHILDRESS: Primary neurofibrosarkoma of the diaphragm. Report of two cases. J. thorac. Surg. **20**, 901 (1950).
SANDFORD, M.C.: Eventration of the diaphragm repaired utilizing tantalum mesh. J. thorac. Surg. **25**, 422 (1953).
SAUERBRUCH, F.: Chirurgie der Brustorgane, 2. Aufl., Bd. II. Berlin: Springer 1925.
SAUPE, E.: Beitrag zur Deutung der Zwerchfellzacken. Röntgenpraxis **4**, 440 (1932).
SAWYER, C.D.: Congenital diaphragmatic hernia in the newborn with mediastinal defect. Amer. J. Surg. **74**, 830 (1947).
SCHLEGEL, J.J.: Hiatus oesophageus, Hiatushernie und ihre chirurgische Behandlung. Ergebn. Chir. Orthop. **41**, 350 (1958).
SCHMID, F.: Kongenitale Zwerchfellhernien. Fortschr. Röntgenstr. **71**, 67 (1949).
SCHMIDT, G.: Rechtsseitige Zwerchfellrelaxation mit Interposition des Magens zwischen Leber und Zwerchfell. Fortschr. Röntgenstr. **73**, 178 (1950).
— Über Relaxatio diaphragmatica dextra mit laparoskopischer und operativer Kontrolle. Fortschr. Röntgenstr. **78**, 37 (1953).
SCHOEN, E.: Über Zwerchfellhernien. Röntgenpraxis **7**, 95 (1935).
SCHWAIGER, M.: Zur Operation angeborener großer Zwerchfelldefekte und der Aplasie des Zwerchfells. Langenbecks Arch. klin. Chir. **277**, 417 (1953).
— Zur Operation der echten und falschen Zwerchfellhernien. Langenbecks Arch. klin. Chir. **282**, 366 (1955).
SERY, Z., u. J. KRÁLIK: Über die Innervation des Zwerchfells in der Gegend des Hiatus oesophageus. Bruns' Beitr. klin. Chir. **193**, 142 (1956).
— — Über den Muskelbau des Hiatusteiles des Zwerchfells. Acta anat. (Basel) **31**, 136 (1957).
SPATH, F.: Die Chirurgie des Zwerchfells. Langenbecks Arch. klin. Chir. **282**, 341 (1955).
— Die Chirurgie des Zwerchfells. Vortr. prakt. Chir. H. 48, Stuttgart: F. Enke 1958.
STOREY, C.F., and L.D. KURTZ: Congenital hernia through the dome of the right diaphragm in an adult. Amer. J. Surg. **81**, 262 (1951).
SWEET, R.H.: Thoracic surgery. Philadelphia u. London: W.B. Saunders Company 1951.
SWOBODA, W.: Zur Röntgensymptomatik des Zwerchfells. Wien. klin. Wschr. **59**, 211 (1947).
—, u. H.G. WOLF: Der „Zwerchfell-Leberbuckel" beim Kind. — Röntgendiagnostik und Ätiologie einer angeborenen Formanomalie. Fortschr. Röntgenstr. **81**, 778 (1954).
— — Der Zwerchfell-Leberbuckel im Rahmen multipler Fehlbildungen. Radiol. clin. (Basel) **24**, 218 (1955).
TÖNDURY, G.: Beitrag zur Frage der Relaxatio diaphragmatica. Schweiz. med. Wschr. **1937**, 142.
— Angewandte und topographische Anatomie. Zürich 1951.
TOLINS, ST.H.: Congenital diaphragmatic hernia in the newborn. Ann. Surg. **137**, 267 (1953).
UDESKY, H.L., G.W. HOMES and M. BAKER: Elevated right diaphragm following abdominal. surgery. Amer. J. Surg. **88**, 279 (1954).
UNGER, S.M.: Right-sided traumatic diaphragmatic hernia simulating a pleural effusion. J. Amer. med. Ass. **151**, 734 (1953).
VIERECK, H.J.: Tumoren des Mediastinums im rechten Herz-Zwerchfellwinkel. Vortr. Internat. Thor.-Chir.-Kongr., Köln 1956.
VOGL, A., and A. SMALL: Partial eventration of the right diaphragm (congenital diaphragmatic herniation of the liver). Ann. intern. Med. **43**, 61 (1955).
WEIDEMANN, W.: Zur operativen Behandlung der kongenitalen Zwerchfellhernien. Chirurg **29**, 399 (1955).

WELTZ, G. A.: Zwerchfellfalten, ein Röntgensymptom bei Emphysem, Asthma und chronischer Bronchitis. Münch. med. Wschr. **1932**, 216.
—, u. R. GLAUNER: Über Furchen in der Leber und ihre Beziehungen zu Zwerchfellfalten. Virchows Arch. path. Anat. **290**, 705 (1933).
WENSE, G.: Über die idiopathische Zwerchfellähmung. Wien. klin. Wschr. **1955**, 417.
ZELLER, W. E.: Diaphragmatic hernia in infancy. West. J. Surg. **58**, 619 (1950).
ZENKER, R., u. W. GRILL: Allgemeine und spezielle chirurgische Operationslehre. — Die Eingriffe bei den Bauchbrüchen einschließlich der Zwerchfellbrüche, 2. Aufl. Berlin-Göttingen-Heidelberg: Springer 1957.
ZWICKER, A.: Ein Fall von Hernia diaphragmatica dextra hepatis nebst Beispielen zur Differentialdiagnose. Fortschr. Röntgenstr. **40**, 51 (1929).

3. Morbus Chilaiditi

Einleitung. Nicht unwichtig und differentialdiagnostisch sehr umstritten sind die *Interpositionen* von *Magen- und Darmanteilen* in den subphrenischen Raum. Diese Zwischenlagerungen ortsfremder Gewebsanteile in den schmalen Spalt zwischen Leber und Zwerchfell kommen fast nur bei *angeborenen oder erworbenen Verkleinerungen* bzw. *Dystopien der Leber* vor. Man darf dieses Leiden, das noch vor einigen Jahrzehnten in der Chirurgie eine recht große Rolle spielte, als partielle Erscheinung einer allgemeinen Enteroptose ansehen. Häufig bestehen gleichzeitig eine „Senkniere" und eine Verlagerung von Baucheingeweiden. Man unterscheidet a) *totale* und *partielle Dystopien* der Leber, b) *Hepatoptosen* und c) *symptomatische Senkungen* der Leber bei Deformationen des Organs. Eine Abgrenzung dieser einzelnen Formen der sog. Wanderleber ist häufig nicht möglich, da es sich in der Mehrzahl um angeborene Mißbildungen handelt, die in ihren Erscheinungsbildern stark variieren und sich gegenseitig überschneiden.

Ob die ganze Leber den unmittelbaren Kontakt mit der Zwerchfellkuppel verliert und unter Ausziehung des Fixationsapparates sich caudalwärts verlagert, oder ob nur ein Teil der Leber sich senkt und andere Organe den leergewordenen Raum ausfüllen, ist viel diskutiert worden. Sicherlich kommen alle diese Veränderungen in den verschiedensten Spielarten vor und man kennt auch gemeinsame Ptosen der Leber und des Diaphragmas.

Die früher viel vertretene Ansicht, daß die Senkungen auf einer Bandschwäche beruhen und mehr örtlichen Charakter haben, ist überholt. Für die Suspension der Leber trifft diese Hypothese mit Sicherheit nicht zu, da den als „Bändern" bezeichneten Bauchfellduplikaturen bei der Befestigung des Organs in seinem Bett nur eine unterstützende Funktion zukommt. Für die Position der Leber kommen in sehr viel stärkerem Maße der Tonus der Bauch- und Intercostalmuskeln, die intraabdominellen Druckverhältnisse und die Polsterung des Darmkissens als Sicherungsfaktoren in Betracht. Andererseits spielen zweifellos auch Verkleinerungen der Leber, z. B. durch Atrophien, Vernarbungsprozesse nach Entzündungen usw., eine Rolle (Abb. 178).

Die Interposition von Darmanteilen ist somit in der Regel ein *sekundärer Vorgang*. Bemerkenswert ist, daß, wie bei den Ptosen überhaupt, vorwiegend Frauen zu einer *Interpositions-Hepatoptose* neigen. Dies liegt zunächst in den rein anatomischen Gegebenheiten des weiblichen Körpers. Frauen werden auch bevorzugt von Gallen- und Leberleiden und somit auch von entzündlich bedingten Schrumpfungsvorgängen befallen. Ferner sind die Lockerung des Bandapparates und die Schwächung der Bauchdecken durch Schwangerschafts- und Geburtsvorgänge von Bedeutung.

Symptome. Das klassische Krankheitsbild der Interposition von Magen-Darm-Anteilen in das Subphrenium ist der *Morbus Chilaiditi* (1910). Hierunter versteht man die Verlagerung des Colons, die entweder eine ständige oder nur eine vorübergehende sein kann. Die Diagnose einer permanenten Interposition ist nur dann berechtigt, wenn sie durch mehrfache Röntgenkontrastdarstellungen gesichert ist. Zeitweilige Verlagerungen des Colons, die nur gelegentlich auftreten und sich immer wieder lösen, werden vor allem bei stärkeren entzündlichen Affektionen des Magen-Darm-Kanals, bei der Colitis, bei der Hirschsprungschen Erkrankung, bei der Ascaridiasis und bei Pleura- und Zwerchfellaffektionen beobachtet. Infektiöse und toxische Paresen des N. phrenicus können für die Entwicklung des recht verwickelten Symptomenkomplexes einer Interpositio ein Teilfaktor sein. Es ist wohl so, daß eine Verlagerung des Colons nur dann auftritt, wenn mehrere derartige Bedingungen zusammentreffen. Sehr viel schwerwiegender ist die *fest fixierte* Darmintervention, die sich in krankmachenden Beschwerden, Darmspasmen, Ileus- und Subileuserscheinungen, Meteorismus, Nabelkoliken, Druck- und Völlegefühl im Oberbauch und im Mediastinum äußern. Diese Dauerform einer sich nicht lösenden Interpositio beobachtet man bei pleuro-diaphragmatischen Verlötungen und bei entzündlichen Veränderungen des Magen-Darm-Kanals, z. B. nach Ruhrinfektionen mit heftigen Diarrhoen. Die Interposition muß man somit nicht nur als eine Korrelationsfrage in den räumlichen Verhältnissen von Leber und Zwerchfell, sondern als einen Ausdruck der Pathologie des inneren Bauchdruckes betrachten.

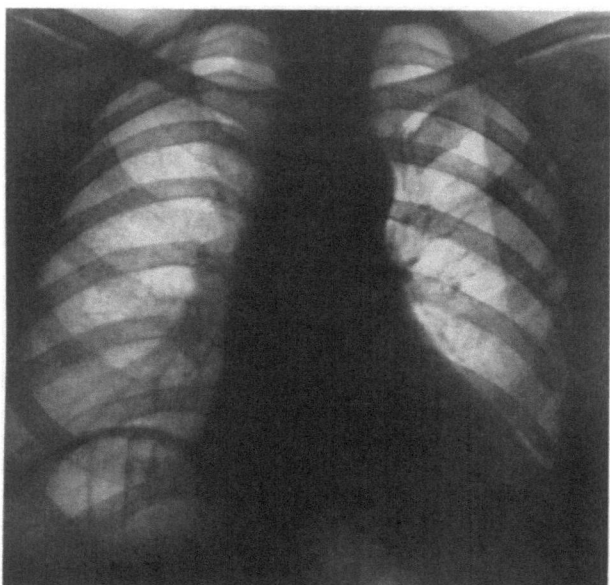

Abb. 178. Coloninterposition zwischen Colon und Leber (Morbus Chilaiditi). Altersemphysem, Aortensklerose

Hierbei spielen neben den anatomischen Veränderungen des Bandapparates die jeweilige Stützkraft der Bauchwand bzw. des Darmkissens und die Ansaugkraft der Lungen eine nicht unwichtige Rolle. Die Bilanzstörungen und die Veränderungen der Organbeziehungen finden vielfach ihren bemerkenswerten klinischen Ausdruck in der Trias: *Coloninterposition, Megasigma* und *Ulcus ventriculi!*

Fast immer findet man beim Morbus Chilaiditi einen atonischen Dickdarm mit langem Gekröse bzw. ein Dolicho-Colon. Ob die mehrfach beobachteten ulcerösen Veränderungen des Magens als Ursachen oder Folgen der Interposition anzusehen sind, muß offen bleiben.

Seltener als die Interposition des Colons sind die Verlagerungen von Magen- oder Dünndarmabschnitten. Der Dünndarm kann sich trotz seiner freien Beweglichkeit nur im Gefolge des Colons, das ihm als Barriere entgegensteht, oder bei gemeinsamer Anlage von Mesenterium und Mesocolon in das Subphrenium einschieben.

Diagnostik. Für die Erkennung der Darminterposition haben sich folgende Untersuchungsmethoden bewährt:

1. Durchleuchtung in verschiedenen Ebenen und in verschiedenen Lagerungen des Patienten.
2. Röntgenkontrastdarstellungen des Magens und Darmes bzw. der retrograde Kontrasteinlauf.
3. Pneumoperitoneum bzw. Retropneumoperitoneum.
4. Pneumothorax.
5. Laparoskopie.

Nur durch das Zusammenwirken und die subtile Auswertung dieser Verfahren wird sich eine klare objektive Unterlage für die meistens recht unbestimmten

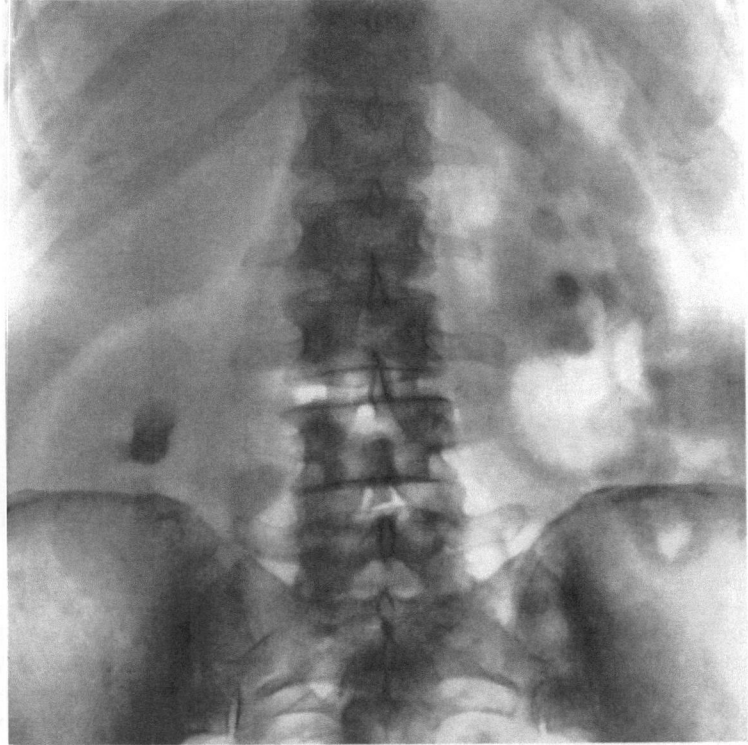

Abb. 179. Senkleber und Senkniere rechts. Der rechte untere Nierenpol steht in Höhe des I. Sacralwirbels. Das intravenöse Pyelogramm zeigt weitgestellte Hohlsysteme beiderseits

und uncharakteristischen subjektiven Beschwerden gewinnen lassen. Die einfache Durchleuchtung bringt selten eine Klärung und trägt für die differentialdiagnostischen Erwägungen, ob es sich bei den „Luftansammlungen" im Subphrenium um einen Perforations- oder Penetrationsprozeß bei einem Ulcusleiden, um eine Abszeßbildung, um eine Verlagerung von Luft aus dem Brustraum bei einer Zwerchfellhernie oder gar um eine Echinococcusblase handelt, nichts Wesentliches bei. *Röntgenkontrastdarstellungen* des Magen-Darm-Kanals können die Abgrenzung gegenüber einer Hiatushernie sichern. Sie geben fraglos die exaktesten Unterlagen über die anatomischen Verhältnisse. In Zweifelsfällen sind *Pneumoperitoneum, Retropneumoperitoneum* und *Pneumothorax* als ergänzende Untersuchungsmethoden heranzuziehen. Sie alle haben aber nur einen begrenzten Wert. Auch die von internistischer Seite stark propagierte *Laparoskopie* kann lediglich etwas über die Schrumpfungs- oder sonstigen pathologischen Prozesse der Leber aussagen. Bei einer stärkeren Senkung der Eingeweide engt sich ihr diagnostischer Bereich sehr ein. Nicht erprobt, aber rein theoretisch von größerer Bedeutung könnte die röntgenologische Darstellung des Lebergefäßsystems durch eine *Splenoportographie* für die Erkennung und Sicherung des Leidens sein. In jedem Falle sollte man auch, um keinen diagnostischen Trugschlüssen anheimzufallen, eine *intravenöse Pyelographie* durchführen (Abb. 179). Oft kann allein der Nachweis einer allgemeinen Organoptose die Tatsächlichkeit einer Lebersenkung erhärten.

Behandlung. Die *Indikation* zur *konservativen Behandlung* bzw. zur *operativen Intervention* ist von dem Allgemeinzustand des Patienten stark abhängig. Meistens handelt es sich um ältere, sehr ausgemergelte und reduzierte Kranke, denen man nur schwerlich große und radikale Eingriffe zumuten kann. Ein Versuch mit konservativen Maßnahmen wie Bauchdeckengymnastik, Leibbinden, Korsett, Lagewechsel auf den Rücken usw. wird in vielen Fällen Besserung

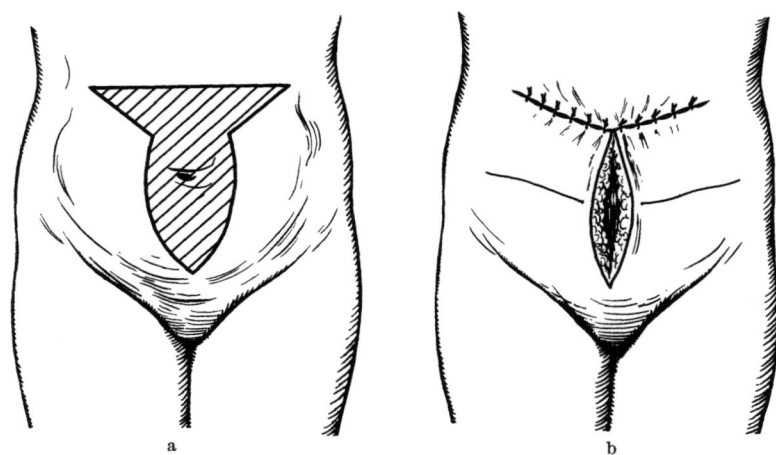

Abb. 180a u. b. Laparektomie nach DEPAGE

bringen. Von der häufig empfohlenen *Röntgenreposition*, bei der die Schwere des Bariumbreis die Interposition des Colons beseitigen und eine Rückverlagerung des rechten Leberlappens herbeiführen soll, ist nur eine beschränkte Wirkung zu erwarten. Eine *operative Behandlung* sollte dann durchgeführt werden:

1. wenn dauernd krankmachende subjektive Beschwerden durch rezidivierende Coloninterpositionen mit Darmspasmen, Meteorismus, Störungen der Stuhlpassage, Ileus- oder Subileuserscheinungen und Völlegefühl bestehen,

2. wenn die Interposition einwandfrei objektiviert ist!

Differentialdiagnostisch sind alle Hepatopathien, Gallenblasenaffektionen, Ulcusleiden, Pankreatopathien Zwerchfellhernien und psychogenen Aerophagien auszuschließen.

Das *operative* Vorgehen ist jeweils vom Befund abhängig zu machen. Die einfache Reposition und Colopexie wird nur in wenigen Fällen zu dem gewünschten Erfolg führen und schützt nicht vor Rezidiven. Die frontale Spaltung des Zwerchfells und Vernähung der ventralen Zwerchfellefze mit dem Ligamentum hepatogastricum und Verstärkung dieser Barriere zum Subphrenium durch Aufsteppung des hinteren Zwerchfellblattes (FELIX) haben sich gut bewährt und dürften der Resektionsbehandlung des interponierten Darmstückes vorzuziehen sein. Man muß sich aber bei jeder Coloninterposition davor hüten, die Indikation zu weit zu stellen, da jede Operation, wie bei allen Organoptosen überhaupt, nur einen Behelf darstellt. Selbst wenn man große Abschnitte des Colons reseziert, muß man damit rechnen, daß sich andere Teile des Dickdarmes bzw. des Dünndarmes in den nun einmal bestehenden Leerraum interponieren. Eine Resektion ist nur dann berechtigt, wenn sich der eingeklemmte Darm nicht wieder erholt. Bei schweren Ileuszuständen ist eine Vorlagerung sicherer, als eine Coecostomie, die nur dann zu verantworten ist, wenn eine Störung der Darmernährung auszuschließen ist. Im subakuten Zustand ist bei einer fixierten Darmintervention eine Enteroanastomose, z. B. eine Ileotransversostomie bzw. eine Verbindung zwischen Colon ascendens und transversum zu empfehlen (HERGET).

Die *operative Behandlung* der Coloninterposition sollte aber nur mit *strengster Indikation* und *nur in Ausnahmefällen* durchgeführt werden. Der psychische Faktor spielt bei diesem Leiden eine nicht unbedeutende Rolle!

Niemals sollte man sich dazu verleiten lassen, die Leberptose durch eine Hepatopexie beseitigen zu wollen. Die Fäden schneiden durch und schon bald ist der frühere Zustand wieder da. Auch die Laparektomie nach DEPAGE bekämpft nur ein Symptom, die Erschlaffung der Bauchdecken (Abb. 180 a u. b). Die Ergebnisse dieses operativen Straffungs- und Raffungsversuches sind auf die Dauer schlecht. Gut passende Leibbinden und eine konsequente krankengymnastische Behandlung führen zu besseren Erfolgen.

Literatur

ADAMS-RAY, J.: An operated case of fixed total hepatoptosis. Acta chir. scand. **104**, 348 (1953).
BAUM, G., u. H. GRASSER: Hepato-diaphragmale Interposition des Ileums. Fortschr. Röntgenstr. **77**, 615 (1952).
—, u. A. KARPATI: Zusammenfassendes über das „Chilaiditi Symptom". Med. Mschr. 8, 221 (1954).
CHILAIDITI, D.: Fortschr. Röntgenstr. **16**, 173 (1910). Zit. nach BAUM u. KARPATI.
FELKEL, R.: Langenbecks Arch. klin. Chir. **203**, 436 (1942). Zit. nach HERGET.
HERGET, R.: Über die Interpositio hepatodiaphragmatica (Chilaiditi). Bruns' Beitr. klin. Chir. **183**, 83 (1951).
HUNTER, H.L., and R. RAPP: Symptomatic hepato-diaphragmatic-interposition of colon. Radiology **61**, 67 (1953).
JANNER, J.: Aerophagie und Meteorismus. Schweiz. med. Wschr. **86**, 886 (1956).
JUST, E.: Zur Frage der Interpositio colonis. Dtsch. Z. Chir. **220**, 334 (1929).
KOMMERELL, B.: Dystopie des Kolons nach Phrenikusexhairese. Röntgenpraxis 8, 102 (1936).
LANGE, R.: Die Entstehung einer Interpositio hepato-diaphragmatica (Chilaiditi) nach kombinierter Pneumoperitoneum-Behandlung. Tuberk.-Arzt **8**, 616 (1954).
LINSMAN, J.F., and J.I. CHALEK: Hepato-diaphragmatic interposition of the small intestine. Radiology **54**, 726 (1950).
MACARINI, N.: Über hepatodiaphragmatische Interpositionen des Colons. Radiologia 8, 131 (1952). Ref. Fortschr. Röntgenstr. **77**, 512 (1952).
MEYLER, L., and E. HUIZINGA: Temporary high position of the diaphragm. J. thorac. Surg. **19**, 283 (1950).
PIERGROSSI, A.: Über die Zwischenlagerung von Dünndarmschlingen zwischen Leber und Zwerchfell und deren Beziehung zu anderen Krankheiten. Arch. Radiol. (Napoli) **16**, 410 (1937). Ref. Radiology **31**, 644 (1938).
PODKAMINSKY, N.A.: Zur Frage nach den Ursachen der Interposition von Organen zwischen Diaphragma und Leber. Fortschr. Röntgenstr. **36**, 327 (1927).
SCHAAF, J.: Die klinische Bedeutung des Mesenterium commune. Ärztl. Wschr. **1953**, 473.
SCHMID, G.: Rechtsseitige Zwerchfellrelaxation mit Interposition des Magens zwischen Leber und Zwerchfell. Fortschr. Röntgenstr. **73**, 178 (1950).
SLAVIN, P.: Interposition of the colon following induced phrenic paralysis. Amer. J. Roentgenol. **33**, 481 (1935).
SPITZENBERGER, O.: Zur Röntgendiagnose intraabdominaler gashaltiger Abszesse nebst Bemerkungen über deren klinischen Verlauf. Fortschr. Röntgenstr. **54**, 240 (1936).
USPENSKY, A.: Die pathogenetische Bedeutung des Symptomenkomplexes der „Interpositio colonis". Fortschr. Röntgenstr. **37**, 540 (1928).

4. Traumatische Einwirkungen

Zweihöhlenverletzungen, Leberprolaps

Verlagerungen von Leberanteilen in den Brustraum durch stumpfe Bauch- und Brustverletzungen sind verhältnismäßig selten. In HARRINGTONS großem Krankengut von 595 Zwerchfellhernien waren nur 71 sicher traumatischen Ursprungs und von diesen lagen nur 2 auf der rechten Seite. Die äquivalente Verletzung der linken Seite ist rechts die Zerreißung oder Berstung der voluminösen Leber. Kommt es auf der rechten Seite gleichzeitig zu einem Gewaltbruch des Zwerchfells und einer Leberruptur, tritt fast ausnahmslos unmittelbar der Exitus ein. Die bisher veröffentlichten Mitteilungen von echten, rechtsseitigen Zwerchfellverletzungen und nachfolgendem Prolaps von Leberanteilen lassen bei kritischer Betrachtung Zweifel aufkommen, ob nicht die durch ein angebliches Trauma erworbenen „Leberhernien" in ihren letzten Ursachen auf eine entwicklungsgeschichtlich bedingte Abnormität des Zwerchfells zurückzuführen sind. Die Mehrzahl der Verletzungen liegt entweder so lange zurück bzw. ist die Vorgeschichte so indifferent, daß alle örtlichen und zeitlichen Brückensymptome recht wenig gesichert erscheinen. Kleinere Gelegenheitsnoxen, Überanstrengungen bei betriebsüblicher Arbeit, ein Stoß gegen die Brust usw. können keine Zwerchfellruptur hervorrufen, sie können allenfalls einen bisher unbemerkten oder unerkannten Zustand subjektiv und objektiv manifestieren. Dieser Tatsache muß man sich gerade im Hinblick auf versicherungsrechtliche Auseinandersetzungen immer bewußt sein.

Entstehung. Über die Entstehungsweise der stumpfen Zwerchfellverletzungen und die nachfolgende Verlagerung von Baucheingeweiden durch die gesetzte Lücke herrscht seit langem Übereinstimmung. Trifft eine breitansetzende Gewalt den Brustkorb direkt in der Zweihöhlenzone, d. h. in Höhe der 6.—10. Rippe, oder werden der ganze Brustkorb und Rumpf mit erheblicher Wucht plötzlich komprimiert, z. B. bei Quetschungen zwischen Fahrzeugpuffern, Verschüttungen, Sturz aus großer Höhe, Fallschirmabsprüngen und vor allem bei Verletzungen im Personenkraftwagen, so wird das Zwerchfell aufgerissen. Umfang und Lage der Ruptur sind abhängig von der Wucht und Richtung des Traumas, der Atemphase, dem Füllungszustand des Magen-Darm-Kanals und der Leberdurchblutung. Im physikalischen Sinne liegt meistens eine Berstung vor. Die Ruptur erfolgt quer zur einwirkenden Gewalt, vornehmlich im Bereich des muskulären Zwerchfellansatzes, seltener im Sehnenspiegel. Im Augenblick der Kompression kontrahiert sich das Zwerchfell, um dann bei nachlassender Gewalt auseinanderzuschnellen. Zwerchfellrisse sind bei Jugendlichen wegen der großen Elastizität des Thorax häufiger als bei älteren Leuten. Wird der Thorax komprimiert, treten die Rupturen meist peripher auf und sind nicht sehr groß. Die Gewaltbrüche der Zwerchfellkuppe weisen auf eine mehr abdominelle Entstehungsweise im Sinne einer plötzlichen Drucksteigerung hin. Kleinere Zwerchfellverletzungen bleiben auf der rechten Seite in der Regel unerkannt und entziehen sich auch bei der operativen Revision häufig dem Nachweis. Läsionen und Kontusionen werden als „Blutergüsse" gedeutet, die keiner besonderen operativen Versorgung bedürfen.

Symptome. Bei rechtsseitigen Zwerchfellrupturen fängt die puffernde Leber häufig den Hauptstoß der einwirkenden Gewalt ab. Ihre Verletzung beherrscht das klinische Bild, der Einriß des Zwerchfells fällt demgegenüber zunächst kaum ins Gewicht. Die Leber wirkt wie ein Tampon, sie dichtet die Perforationsstelle ab und verhindert ein Pneumoperitoneum aus der gleichzeitig verletzten Lunge.

Ein Pneumothorax oder Hämatopneumothorax wird bei stark blutenden Leberrupturen leicht übersehen. Thorakale und phrenale Erscheinungen rücken erst dann ins klinische Blickfeld, wenn nach Versorgung des Lebertraumas pulmonale und pleurale Beteiligungen den Heilungsverlauf komplizieren.

Die *Symptomatologie* der rechtsseitigen Zwerchfellruptur prägt sich erst im Laufe der Zeit klarer aus. Nach der ersten Schockphase stellt sich ein relativ symptomenarmes Intervall ein, das von allgemeinen Kreislaufirritationen, Atemstörungen, leichten Temperatursteigerungen und unbestimmten Oberbauchschmerzen gekennzeichnet ist. Auch von seiten der Leber ist in diesem Stadium die Semiotik ausgesprochen uncharakteristisch. Sie läßt nichts von einer Mitbeteiligung des Zwerchfells erkennen.

Da die Leber den Vorfall von Netz bzw. Magen-Darm-Anteilen verhindert, sind auch *abdominelle* Erscheinungen zunächst recht gering bzw. gar nicht vorhanden. Bei kleineren Defekten legt sich die Leber in das rupturierte Zwerchfell ein, verhindert aber gleichzeitig die Heilung der Zwerchfellwunde. Die Leber, die nun allmählich durch den intraabdominellen Druck und die intrathorakale Sogwirkung immer mehr in den Thoraxraum vordringt, entspricht in ihrem plastischen Verhalten dem Leitband der linken Seite, dem Netz, ja man kann Leber und Netz in diesem Sinne als biologisch gleichwertige Gewebsformationen ansehen. Für den Prolaps der Leber ist die Größe des Zwerchfellrisses offensichtlich nicht von allzu großer Bedeutung. Sie paßt sich, selbst bei kleinen Rissen, den Raumverhältnissen an und wächst wie ein Knopf oder Pilz unter Modifizierung ihrer Gestalt in die rechte Pleurahöhle vor. Das Tempo und das Ausmaß dieses Vordringens sind von dem Vorhandensein eines Pneumo- oder Hämatopneumothorax abhängig. Sie beeinflussen die Druckdifferenzen zwischen Brust- und Bauchhöhle maßgebend. Im Zuge des Verschwartungsprozesses bildet sich um die prolabierte Leber ein fester Schnürring und damit ein konstanter Abschluß zwischen Bauch- und Brusthöhle. Die Zwerchfelltätigkeit wird bei zentraler Läsion weitgehend aufgehoben, die Lungenfunktion entsprechend beeinträchtigt.

Im Laufe der Zeit führt die Verlagerung der Leber in den Brustraum zu funktionellen Störungen des Zwerchfells und zu Schädigungen der caudalen Lungen- und Pleuraabschnitte. Die Beschwerden sind uncharakteristisch und können in Hustenreiz, Atemnot, Schmerzen in der Schulter und der rechten Brustseite bei körperlichen Anstrengungen sowie vermehrter Beanspruchung der Bauchpresse bestehen.

Diagnose. Der *Leberprolaps* wird meistens bei einer gelegentlichen Röntgenuntersuchung entdeckt und bedeutet dann einen Überraschungsbefund. Diese Tatsache ist bezeichnend für die Fragwürdigkeit der traumatischen Genese einer „Leberhernie". Die differentialdiagnostische Abgrenzung gegenüber einer „echten" Leberhernie bzw. einer Relaxatio partialis ist in vielen Fällen nur durch die *Probethoracotomie* und die histologische Sicherstellung des Befundes möglich.

Operative Behandlung. Die *Behandlung* des traumatischen Leberprolapses kann nur eine chirurgische sein. Liegt ein eindeutiger Vorfall von Lebergewebe vor, der zu Atelektasen der basalen Lungenanteile führt, ist zu entscheiden, ob man den Prolaps nach Mobilisierung und Spaltung des Schnürringes wieder in den Bauchraum *reponiert* oder ihn an seiner Wurzel abträgt, also eine *partielle Leberresektion* vornimmt. Maßgebend für die Art des Eingriffes sind das Ausmaß und die Form des Prolapses, aber auch die Größe der Narben und der Umfang der Verschwartungen. Man beschränkt sich tunlichst auf den kleinsten Eingriff, um die geschädigte Funktion des Zwerchfells durch plastische Bemühungen nicht zusätzlich zu schädigen. Den Defekt muß man möglichst mehrschichtig mit Matratzennähten verschließen. Ob man das Zwerchfell rafft oder doppelt, richtet

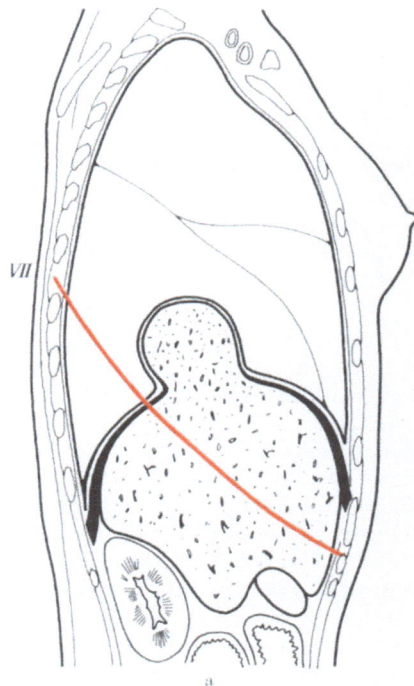

sich nach dem örtlichen Befund und nach dem vorhandenen Deckmaterial. Wichtig ist es, einen sicheren Abschluß zwischen Bauch- und Brusthöhle zu schaffen. Die Rezidivgefahr ist in jedem Falle groß. Versuche, die natürliche Form des Zwerchfells anatomisch ideal wiederherzustellen, sind zu unterlassen. Plastische Fremdmaterialien zur Verstärkung der Narbe haben sich beim traumatischen Leberprolaps nicht bewährt. Nach unseren Erfahrungen ist für die Stabilität des Zwerchfells die Resektion des Lebergewebes sicherer als die Reposition des funktionell minderwertigen Prolapses in die Bauchhöhle. Der Leberauswuchs läßt sich in der Regel nur mit Zwang in den subphrenischen Raum zurückbringen. Der an sich schon nicht sehr sichere Zwerchfellverschluß gerät unter Spannung, die Wundheilung wird gestört (Abb. 181 a—c).

Der thorakale Zugang ist die Methode der Wahl! Er hat sich im letzten Jahrzehnt immer mehr durchgesetzt, da er der Forderung nach Übersichtlichkeit am besten genügt. Man kann in geringer Tiefe tech-

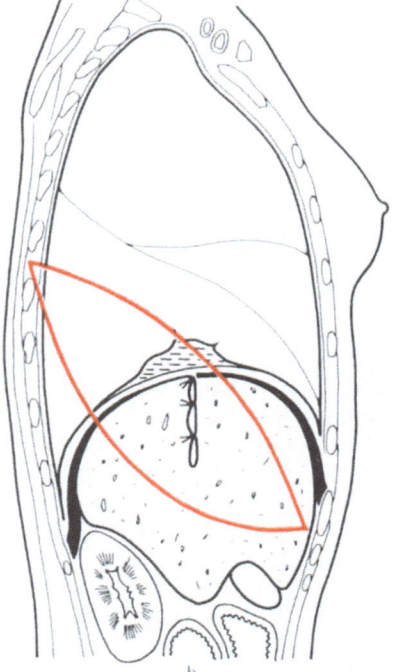
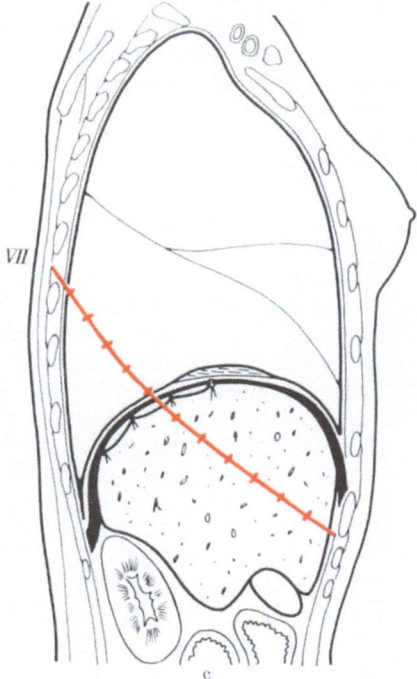

Abb. 181 a—c. Wiederherstellung des Zwerchfells bei Leberprolaps, partieller Relaxatio und Leberhernie. a Der prolabierte Leberanteil komprimiert die Lunge. b Thorakotomie im 7. Intercostalraum. Reposition des Zwerchfellanteils. Faltung mit 3 Reihen von Zwirnsfäden. c Die Zwerchfellfalte wird nach hinten geschlagen und an der Ursprungsstelle des Zwerchfells vernäht

nisch einwandfrei operieren und die Verwachsungen mit der Pleura und dem Zwerchfell unter guter Sicht lösen. Einrisse des Lungengewebes und Herzbeutels bzw. der Serosa der Baucheingeweide lassen sich vermeiden und auch besser versorgen. Im ganzen gesehen ist somit der Eingriff sicherer und der Verschluß der Zwerchfellücke zuverlässiger als beim abdominellen Vorgehen. Vom Bauch her gelingt es auch in der Regel kaum, den Eingeweidevorfall einwandfrei darzustellen und einen ausreichenden Zugang zur Defektlücke zu gewinnen.

Dabei ist die früher als besonderer Vorteil angesehene Möglichkeit, den N. phrenicus beim transpleuralen Vorgehen temporär ausschalten und damit die Naht des Zwerchfells erleichtern zu können, heute nicht mehr aktuell. Muskelrelaxantien und Intubationsnarkose können diesen Effekt sehr viel sicherer und risikoloser erreichen.

Traumatische Leberprolapse sind in Wirklichkeit recht selten! Narbenbildungen und ein vom Zwerchfell unbedeckter Leberprolaps sprechen mit einiger Sicherheit für eine traumatische Genese. Andererseits fehlt aber oft in der Vorgeschichte ein entsprechender Unfall. Und man hat auch bei der Sichtung des Schrifttums durchaus den Eindruck, das eine adäquate Verletzung häufig erst nach sehr intensiver Suggestivbefragung überhaupt in Betracht zu ziehen ist. Die Tatsächlichkeit eines echten Unfallereignisses läßt sich kaum mit genügender Sicherheit nachweisen, das Ausmaß des zeitlichen Intervalles zwischen angeblichem Trauma und dem Auftreten von Beschwerden erstreckt sich oft über Jahrzehnte!

Die Dissonanz zwischen makroskopischem Befund und Vorgeschichte mag nachfolgendes Beispiel beleuchten:

27jährige Frau, früher nie ernstlich krank. Keine Unfälle erinnerlich. Bei einer Röntgenreihenuntersuchung wird eine faustgroße, homogene Verschattung im hinteren Anteil des rechten Zwerchfells festgestellt. Zeitweilig auftretendes Druckgefühl, sonst keine Beschwerden, keine Schmerzen. Guter Appetit, keine Gewichtsabnahme. Bei der Thorakotomie trifft man auf breitbasige Verwachsungen des rechten Lungenunterlappens mit dem Zwerchfell. Nach Lösung derber Narbenstränge und Schwielen stellt sich ein bräunlicher, apfelgroßer Tumor dar, der ohne jeden Zwerchfellüberzug und ohne Bauchfell in einer unregelmäßigen Lücke des Diaphragmas fest verbacken ist. Die pilzförmige Leberausstülpung ist an der Basis narbig abgeschnürt, jedoch ausreichend ernährt. Eintrennung des Schnürringes, Mobilisation des Prolapses. Zwanglose Rückverlagerung in die Bauchhöhle, doppelter Verschluß der Zwerchfellücke mit Matratzennähten. Reaktionslose Wundheilung. Bei der 4 Wochen später erfolgenden Entlassung völlige Beschwerdefreiheit (Abb. 183).

Der vorliegende Befund spricht sehr für eine traumatische Genese des Prolapses, die jedes Unfalles bare Vorgeschichte dagegen. Die versicherungsrechtliche Problematik liegt bei diesen Fällen auf der Hand!

Linksseitige Leberprolapse. Aber auch auf der linken Seite kann die Leber durch das rupturierte Zwerchfell in den Thoraxraum verlagert werden. Zunächst fällt hier das Netz vor, ihm folgen die anheftenden Organe. Leberanteile werden immer erst recht spät in den linken Brustraum nachgezogen (Abb. 184). Kraft der Elastizität der Aufhängebänder dreht sich dann die Leber um eine waagerechte Achse. Ihr linker Lappen springt in den Brustraum vor, der rechte wird entsprechend nach unten verkantet und verdreht. Hierdurch wird bei der Palpation eine Lebervergrößerung vorgetäuscht. Auf die Symptomatik und Klinik der linksseitigen traumatischen Zwerchfellrupturen mit ihren kombinierten abdominellen, phrenalen und thorakalen Funktionsstörungen soll hier nicht näher eingegangen werden. Die chirurgische Versorgung richtet sich bei den linksseitigen Zwerchfellrupturen nach den bewährten Grundsätzen der Thoraxchirurgie.

Bei dem Ausmaß der Lücken wird man oft nicht umhin können, sowohl *thorakal* als auch *abdominell* vorzugehen. Wir bevorzugen in diesen Fällen *gesonderte* Zugänge. Von einer kombinierten thorako-abdominellen Freilegung machen wir aus verschiedenen Gründen nicht gern Gebrauch:

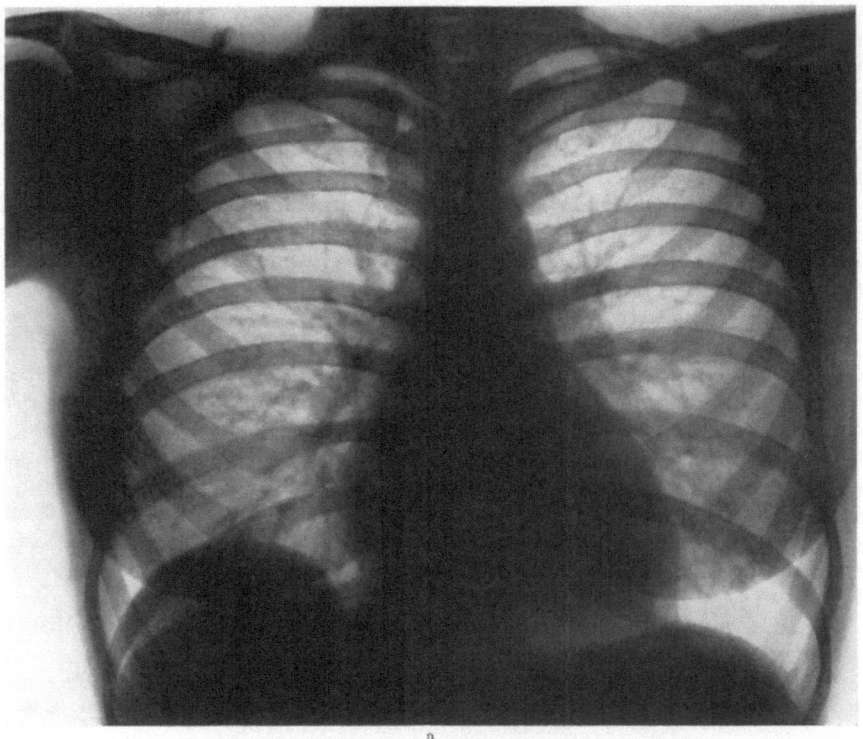

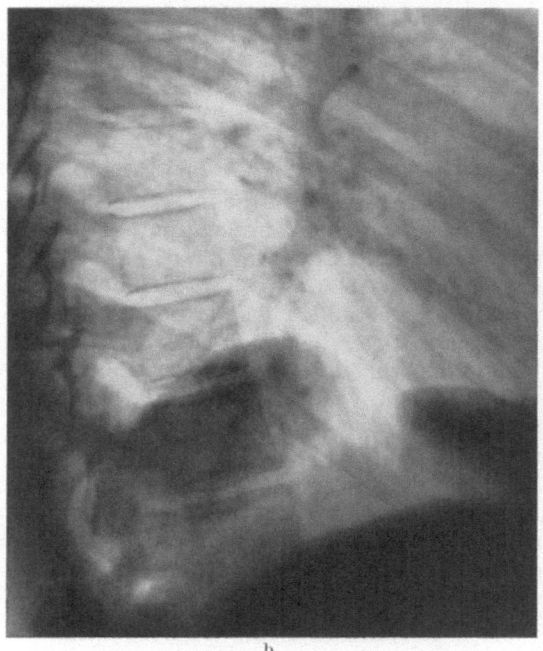

Abb. 182a u. b (s. auch Abb. 183). Verdacht auf Tumor im Zwerchfellbereich rechts. Probethorakotomie: Leberprolaps

1. Der sehr mitgenommene Patient wird durch die Eröffnung von 2 Körperhöhlen erheblich belastet.
2. Die Zwerchfellücke läßt sich durch die zusätzliche operative Schädigung und die hiermit verbundenen Störungen der Gefäß- und Nervenversorgung nur unsicher verschließen.
3. Die Festigkeit des Rippenbogens leidet stark, die Lungenfunktion wird hierdurch beeinträchtigt.
4. Häufig bleiben lästige und ausgedehnte Bauchwandhernien zurück.

Was die Frage der Wiederausdehnung der komprimierten Lunge und damit der Atemfunktion anbetrifft, so muß man die Prognose als ausgesprochen dubiös ansehen. Wenn

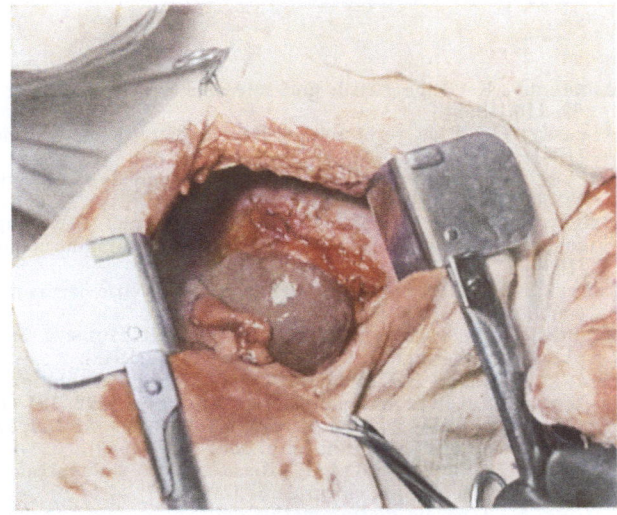

Abb. 183. Pilzförmige Leberausstülpung mit narbiger Abschnürung in der Zwerchfellücke. Fragliches Trauma

auch dank der Antibiotica heute die Gefahr eines Empyems nicht mehr im gleichen Maße vorhanden ist, wie früher, so lassen sich doch bei einer Zweihöhlenverletzung Ergüsse niemals vermeiden. Dem Hämatothorax folgt in der Regel ein Serothorax, und diesem folgen Verschwartungen und Verlötungen der Pleura.

Der durch die Reposition der Eingeweide entstandene Hohlraum muß wieder ausgefüllt werden. Rein theoretisch ist die *Dekortikation* der verschwarteten Lunge das Idealverfahren und der Thorakoplastik bzw. der Einlagerung körpereigenen Materials überlegen. Liegen aber starke Schwielen und Vernarbungen vor und ist eine geordnete Dekortikation nicht möglich, dann kommt nur eine *gezielte Plastik* in Betracht. Die Sorge um die Steigerung der Lungenfunktion steht an zweiter Stelle. Bei der Dekortikation muß

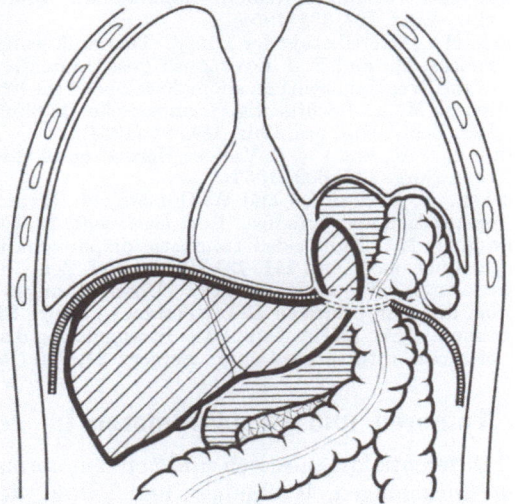

Abb. 184. Linksseitiger Leberprolaps bei traumatischem Zwerchfelldefekt (schematisch)

man artefizielle Läsionen des Zwerchfells vermeiden. Alte Lücken und Defekte brechen leicht und gern wieder auf, die Rezidivgefahr ist groß! Die Entrindung ist deshalb auf die beiden Pleurablätter im Bereich der Brustwand zu beschränken und im Zwerchfellrippenwinkel zu beenden. Der Funktionseffekt der Dekortikation läßt sich durch genaue Röntgenuntersuchungen, Spirometrien, Bronchoskopie und Lungenangiographie ermitteln. Besteht nach der Dekortikation noch eine Resthöhle, so kann diese nur durch eine zusätzliche Deckplastik beseitigt werden.

Literatur

ADERHOLD, K.: Eine Kritik und retrospektive Betrachtung zur Dekortikation. Zbl. Chir. **83**, 115 (1958).
ALMASSY, G.: Eine rechtsseitige Hernia diaphragmo-traumatica. Röntgenpraxis **13**, 458 (1941).
BAUDET, G.: La hernie diaphragmatique sequelle de blessure de guerre. Schweiz. med. Wschr. **1947**, 604.
BEILIN, J. S.: Zur Kasuistik der Zwerchfellhernie. Röntgenpraxis **6**, 229 (1934).
BOECK, W. C., and W. C. COOK: Traumatic diaphragmatic hernia. Amer. J. dig. Dis. **1**, 705 (1934).
CARTER, N., J. GIUSEFFI and B. FELSON: Traumatic hernia diaphragmatic. Amer. J. Roentgenol. **65**, 56 (1950).
HUGHES, F., E. B. KAY, R. H. MEADE jr., T. R. HUDSON and J. JOHNSSON: Traumatic diaphragmatic hernia. J. thorac. Surg. **17**, 29 (1948).
KEENE, C. H., and B. COPELMAN: Traumatic right diaphragmatic hernia. Case with delayed herniation of liver and gallbladder. Ann. Surg. **122**, 191 (1943).
KLEITSCH, W. P., A. D. MUNGER and W. J. JOHNSON: Diaphragmatic hernia with complete evisceration of liver. Ann. Surg. **130**, 1079 (1949).
KÜMMERLE, F., u. J. KLÖSS: Rechtsseitige traumatische Zwerchfellverletzungen mit Leberprolaps. Thoraxchirurgie **5**, 150 (1957).
MILONE, S.: L'hernia diaframmatica del fegato. Minerva chir. (Torino) **7**, 231 (1952).
NEAL, J. W.: Traumatic right diaphragmatic hernia with evisceration of stomach, transverse colon and liver into the right thorax. Ann. Surg. **137**, 281 (1953).
PHILIPPS, J. R.: Right traumatic diaphragmatic hernia. Amer. J. Surg. **63**, 267 (1944).
PRINZ, F., u. W. KLINNER: Pathologisch-anatomische Untersuchungen zur Lungendekortikation. Langenbecks Arch. klin. Chir. **277**, 245 (1953).
RAMSTRÖM, S., and S. ALSEN: Diaphragmatic rupture following abdominal injuries. Acta chir. scand. **107**, 304 (1954).
RINK, H.: Dekortikation der Lunge. Tuberkulosearzt **8**, 269 (1954).
SHOSHKES, M., and F. J. LOVELOCK: Post-traumatic diaphragmatic herniation of a segment of the liver simulating an anomalous lobe of the liver. Amer. J. Roentgenol. **70**, 572 (1953).
SOKOLOV, M. J.: Rechtsseitige traumatische Diaphragma-Hernie. Vestn. Chir. **73**, 62 (1953). Ref. Zentr.-Org. ges. Chir. **134**, 94 (1954).
STRODE, E. C., and CH. A. VANCE: Herniation of the right diaphragm secondary to trauma. Ann. Surg. **137**, 609 (1953).
TESLER, J., M. SCIMECA and W. GOLDSTONE: Traumatic diaphragmatic hernia with gastric obstruction and jaundice. Rev. Gastroent. **16**, 635 (1949).
UNGER, S. M.: Right sided traumatic diaphragmatic hernia simulating a pleural effusion. J. Amer. med. Ass. **151**, 734 (1953). Ref. Zentr.-Org. ges. Chir. **132**, 105 (1954).
WACHSMUTH, W., u. R. SCHAUTZ: Untersuchungen über die Lungen-Pleura-Grenzschicht bei der extrapleuralen Dekortikation. Chirurg **22**, 337 (1951).
WOLFSON, S. A., and A. GOLDMAN: Strangulating diaphragmatic hernia of the liver. Report of a case with surgical cure. Surgery **24**, 846 (1948).

5. Tumoren und Pseudotumoren im rechten Herz-Zwerchfellwinkel

Differentialdiagnostisch sind von den normalen Ausziehungen des Zwerchfells, den Buckelungen, Wölbungen und Falten, den „Hernien" und Leberprolapsen echte *Geschwulstbildungen* oder *Pseudotumoren* abzugrenzen, die im rechten Herzzwerchfellwinkel ihren Sitz haben. Sie werden meistens bei Röntgenreihen- oder sonstigen Routineuntersuchungen zufällig entdeckt und bekommen dann recht bald eine praktische Bedeutung. Sie beunruhigen Arzt und Patienten, obwohl sie kaum subjektive Beschwerden auslösen. Neben cystischen Fehlbildungen der Pleura und des Herzbeutels kommen in diesem Gebiet Lipome, Fibrome, ja selbst Chondrome und Teratome vor (Abb. 185a—c). Ein gewisser Anhalt für die

Morphe dieser Neubildungen ist die meist recht *typische Lokalisation*. Die von dem Intercostalnerven bzw. dem Grenzstrang stammenden Tumoren liegen im hinteren Anteil des Mediastinums. Das Zentrum nehmen vorwiegend Geschwülste des Oesophagus und des Ductus thoracicus ein, während sich am Übergang zum vorderen Mediastinum Pleuroperikard- und Perikardcysten antreffen lassen. Im vordersten Geschoß des Herz-Zwerchfellwinkels sind schließlich Lipome und teratoide Tumoren beheimatet. Entsprechend sind die röntgendiagnostischen

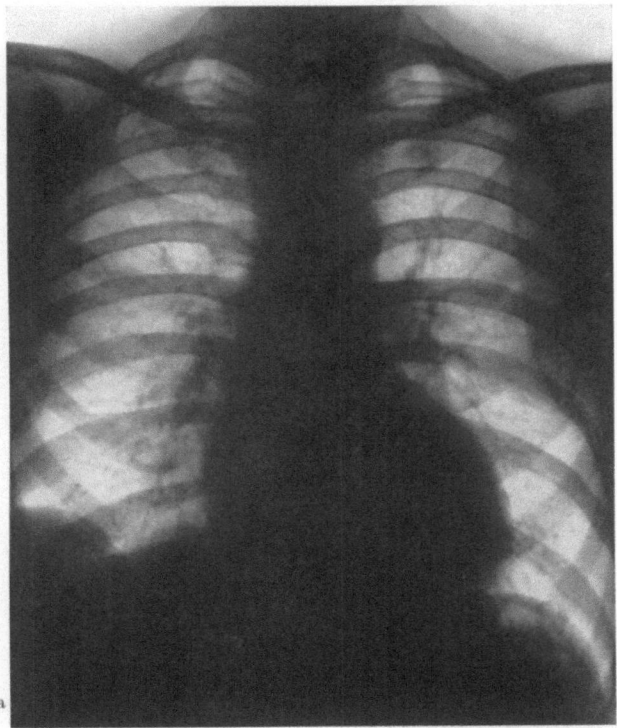

Abb. 185a—c. Gänseeigroßes Fibrom, dem rechten Zwerchfell aufsitzend. (Aufnahme Chirurgische Univ.-Klinik Göttingen)

Anhaltspunkte. Mit der Durchleuchtung aus verschiedenen Ebenen und durch Schichtaufnahmen läßt sich der Tumorsitz näher bestimmen. Da aber in diesen Bereichen auch auf der rechten Seite die parasternalen Hernien der Morgagnischen und Larreyschen Spalten in Betracht zu ziehen sind, sind in jedem Falle Röntgenkontrastdarstellungen des Magen-Darm-Kanals angezeigt (Abb. 186a u. b). Alle Tumoren haben mehr oder weniger eine glatte, halbkugelige Begrenzung, Strukturunterschiede lassen sich nicht feststellen. Luft- oder Gasblasen geben einen gewissen Anhalt, insbesondere dann, wenn sich Magen-Darm-Anteile in den Brustkorb vorgearbeitet haben. Eine sichere Diagnose, ob Lipom, Fibrom, Leberprolaps, Hernie oder Cyste, wird trotz der lokalistischen Prävalenz und trotz sehr sorgfältiger Röntgenuntersuchungen vor der Operation nicht immer möglich sein (Abb. 187). Primär bösartige Geschwülste trifft man in diesen Bereichen selten, gelegentlich Metastasen anderweitig lokalisierter Primärtumoren (Abb. 95). Als zusätzliche Untersuchungsmethoden sind neben Durchleuchtung und Übersichtsaufnahmen in 2 Ebenen Kymographien und horizontale bzw. transversale Tomographien heranzuziehen. Die Kontrastdarstellung des Oesophagus und Magen-

Darm-Kanals und das Pneumoperitoneum können weitere Aufschlüsse bringen. Vom diagnostischen Pneumothorax bzw. einer Probepunktion zum Ausschluß eines basalen Pleuraergusses macht man heute kaum noch Gebrauch.

Für die endgültige Diagnose dieser oft nicht zu differenzierenden Neu- oder Fehlbildungen bleibt schließlich nur die *Probethorakotomie* und die *histologische*

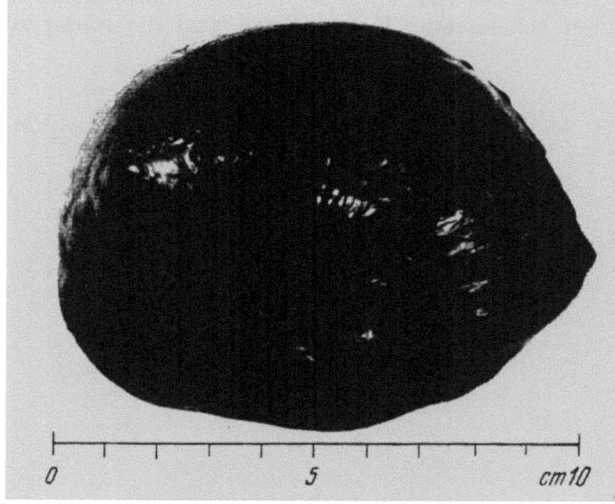

Abb. 185 b

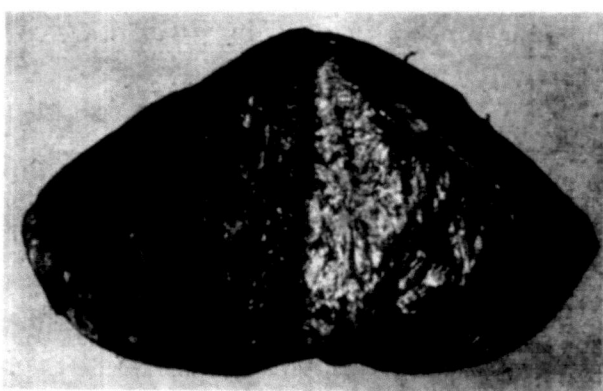

Abb. 185 c

Sicherung des Befundes übrig. Zu dieser wird man sich um so eher entschließen, als die früher umstrittene Frage, ob derartige Tumoren oder Pseudotumoren überhaupt operiert werden sollen, eindeutig zugunsten der *chirurgischen Indikation* entschieden ist.

Wir selbst überblicken in den letzten 5 Jahren 7 im rechten Herz-Zwerchfellwinkel lokalisierte „Tumoren". Alle 7 Fälle wurden transthorakal in Intubationsnarkose mit bestem Erfolg operiert. Nur 2 Beispiele seien herausgegriffen:

37jährige Ehefrau, bei der vor einigen Jahren eine „Verschattung" im rechten Herz-Zwerchfellwinkel bei einer Röntgenuntersuchung festgestellt wurde. Außer geringem Druckgefühl bei Erkältungen keine subjektiven Beschwerden. Die Schichtaufnahmen zeigen eine homogene Verschattung im Bereich des rechten Unterfeldes, der vorderen Brustwand an-

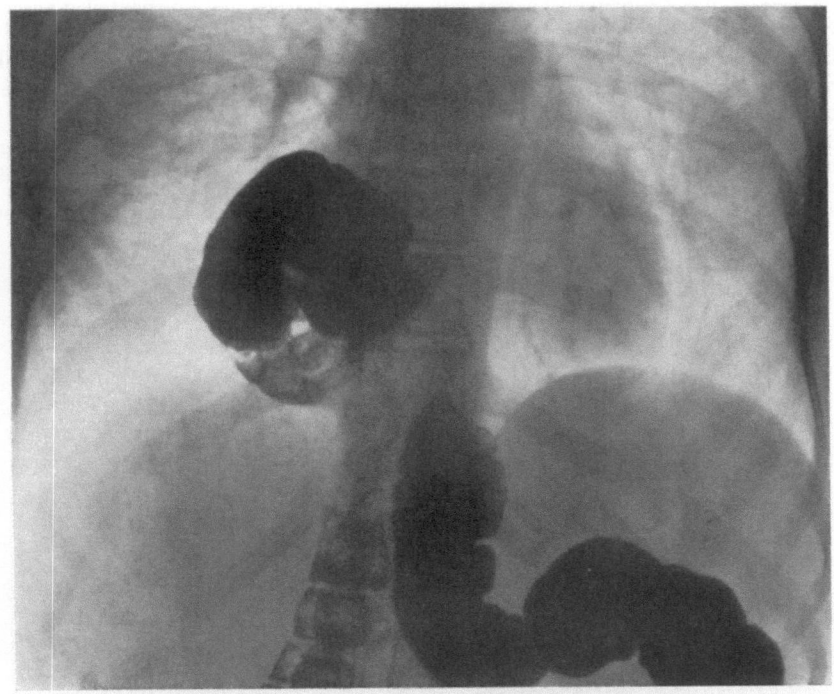

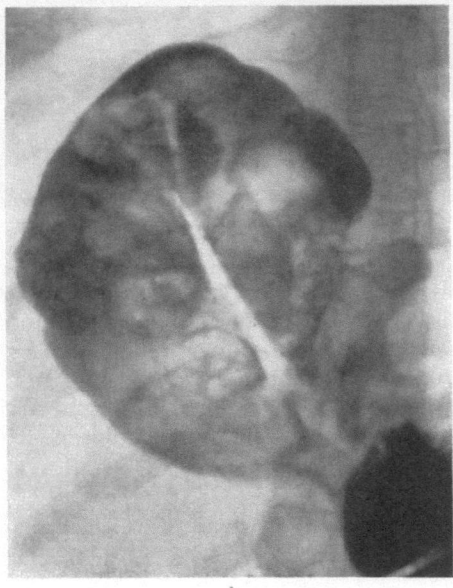

Abb. 186a u. b. Parasternale Zwerchfellhernie rechts. Kontrasteinlauf: Parasternale Zwerchfellhernie durch das Foramen Morgagni. Durch Operation bestätigt

liegend. Die Röntgenkontrastdarstellung des Magen-Darm-Kanals ergab keine Besonderheiten. Bei der rechtsseitigen Probethorakotomie stellte sich der Tumor als parasternale

Hernie heraus, die Zwerchfellücke war mit einem Netzzipfel und Colonanteilen ausgefüllt. Reposition in die Bauchhöhle, Verschluß der Lücke, glatter Heilverlauf.

Lipome im rechten Herz-Zwerchfellwinkel wurden 3mal in den letzten Jahren operiert, ferner 2 Leiomyome der Oesophaguswand bei 2 Geschwistern, 1 Neurofibrom, 1 Sympathicoblastom und schließlich 1 Perikardcyste:

Bei diesem 24jährigen Patienten wurde bei der Reihendurchleuchtung eine halbkugelige Verschattung im rechten Herz-Zwerchfellwinkel festgestellt. Da röntgenologisch die Diagnose nicht eindeutig und der „Tumor" gewachsen war, rechtsseitige Probethorakotomie. Es fand sich eine faustgroße dünnwandige Cyste, die mit einem obliterierten Stiel am Perikard festsaß.

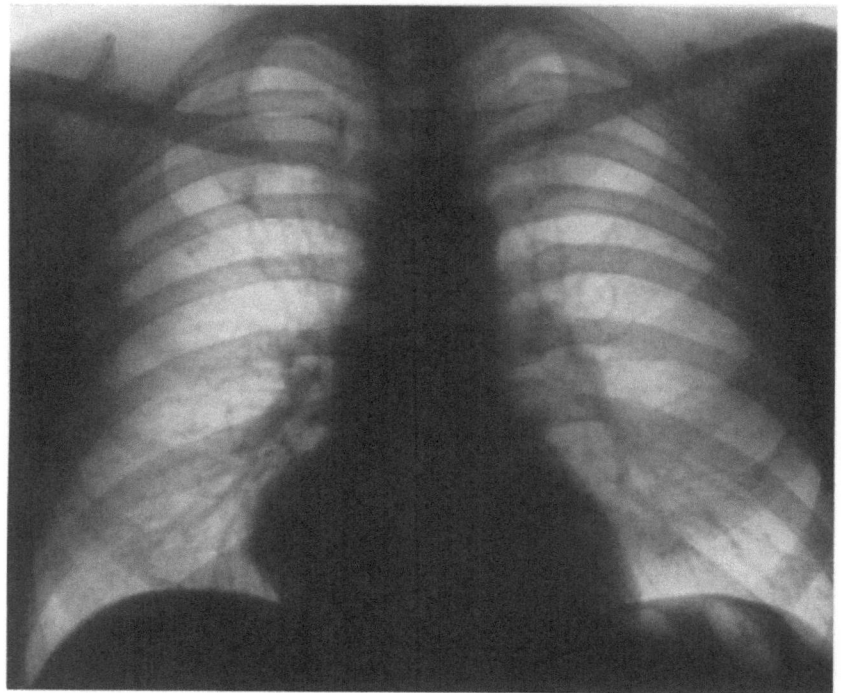

Abb. 187. Lipom im rechten Herz-Zwerchfellwinkel

Entfernung in toto. Die histologische Untersuchung ergab eine mit Serosa überzogene Perikardcyste. Glatter Heilverlauf. Klinikentlassung 14 Tage nach der Operation.

Bei der Vielzahl der so verschiedenen und so wenig eindeutigen „Tumoren", zu denen schließlich auch noch die in einem anderen Zusammenhang erörterten „Leberhernien und -prolapse" gehören, ist die absolute Indikation zur Thorakotomie in jedem Falle gegeben. Nicht nur um den Befund zu sichern, sondern auch um diese als potentiell bösartig zu betrachtenden Tumoren rechtzeitig zu entfernen!

Literatur
Ausführliche Angaben bei:
BAUER, K. H., u. J. STOFFREGEN: Geschwülste des Mediastinums. In E. DERRA, Handbuch der Thoraxchirurgie, Bd. III. Berlin-Göttingen-Heidelberg: Springer 1958.
HAUBRICH, R.: Zwerchfellpathologie im Röntgenbild. Berlin-Göttingen-Heidelberg: Springer 1956.
HERBIG, H., P. GANZ u. H. VIETEN: Die Mediastinaltumoren und ihre chirurgische Bedeutung. Ergebn. Chir. Orthop. **37**, 223 (1952).

6. Subphrenischer Absceß

Subphrenische Abscesse haben im Zeitalter der Antibiotica entgegen allen Erwartungen nicht abgenommen. Verändert haben sich nur ihre Gesichter und damit auch ihre Gefahren. Die verharmlosenden Tendenzen der Chemotherapeutica und Antibiotica lassen die an sich schon nicht einfache Symptomatik noch unübersichtlicher werden, so daß an die Möglichkeit eines subphrenischen Abscesses heutigentags sehr viel weniger gedacht wird als früher. Jede subphrenische Absceßbildung ist ein sehr ernstes und schwerwiegendes Krankheitsbild, dessen Existenz und Folgen trotz oder gerade wegen der so verbreiteten Anwendung der Antibiotica mit größter Sorge zu betrachten sind.

Chirurgische Anatomie des Subphreniums. Der *chirurgische* Begriff des Subphreniums deckt sich nicht mit den *anatomischen* Vorstellungen, die hierunter den Raum zwischen der Unterfläche des Zwerchfells und der Oberfläche der Leber verstehen. Der Chirurg bezeichnet als subphrenische Absceßbildung jede umschriebene Eiteransammlung, die nach oben und hinten von der Zwerchfellkuppe, nach unten vom Mesocolon transversum und seitlich und vorne von der Bauchwand begrenzt wird. Durch die Leber wird das Subphrenium in supra- und infrahepatische Räume eingeteilt, die ihrerseits wieder durch die Aufhängebänder in 2 Unterabteilungen zerfallen. Die Duplikaturen des Peritoneums vereinigen sich zu mehreren serösen Sackbildungen bzw. anatomischen Logen oder Spalten, die durch die An-

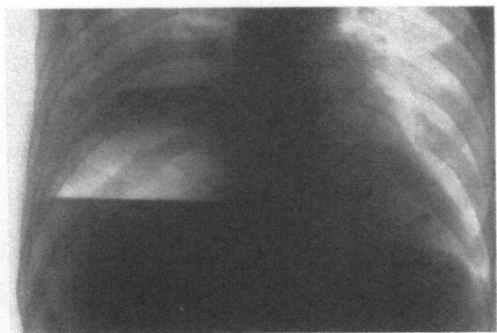

Abb. 188. Luft- und Eiteransammlung im rechten Subphrenium

sammlung von Luft, Exsudat und Eiter zu Hohlräumen werden (Abb. 188). Über die Art der Kontakte und die anatomischen Aufgliederungen gehen die Meinungen der Anatomen und Chirurgen auseinander. In die Aufhängevorrichtungen ist die Leber wie eine Art Türflügel aufgehängt, woraus sich eine Abgrenzung in intra- und extraperitoneale Spalten ergibt. Wichtig ist, daß die supra- und infrahepatischen Räume um den rechten Leberlappen herum kommunizieren und sich somit Absceßbildungen nicht auf die einzelnen Abschnitte zu beschränken pflegen.

Ätiologie und Pathogenese. Jeder entzündliche Prozeß innerhalb der Bauchhöhle schließt die Möglichkeit einer sekundären Absceßbildung im Subphrenium in sich. Der Weg der Infektion erfolgt in 80—90% der Fälle intraperitoneal. Der rechte suprahepatische Raum ist häufiger befallen als die vorderen und hinteren Abschnitte. Als Hauptursachen der subphrenischen Absceßbildung sind herauszustellen die *Appendicitis* in der Mannigfaltigkeit ihrer Erscheinungen, das perforierte Ulcus ventriculi et duodeni, die Adnexitis und schließlich entzündliche Gallen- und Leberaffektionen. Alle anderen abdominellen Erkrankungen kommen ätiologisch sehr viel weniger in Betracht! Eine Infektion des Subphreniums von der Brusthöhle aus ist selten! Als Erreger sind vorwiegend Staphylokokken, Streptokokken oder Colibakterien zu nennen. Seltener sind die Amöbenruhr, die Aktinomykose, die Tuberkulose und die Echinococcose. Daß auch nach Traumen subphrenische Abscesse auftreten können, liegt in der Natur der Sache. Sie werden an anderer Stelle besprochen. Die Ausbreitung der Infektion erfolgt nach bestimmten physikalischen Bedingungen und hydrostatischen Gesetzen. Die Bauchfelltaschen begünstigen das Fortschreiten von Raum zu Raum, sie dienen als Schlammfänger und Drainagebassins! In der Mehrzahl der Fälle ist die Pleurahöhle zunächst frei bzw. enthält nur ein steriles Reizexsudat. Dieses infiziert sich leicht, z. B. nach unsachgemäßen Punktionen, eine

ernsthafte Komplikation, die aus der abgekapselten Absceßbildung des Oberbauches eine Zweihöhlenaffektion macht. Klinisch sind 4 Möglichkeiten zu berücksichtigen:
    a) ob die Pleurahöhle völlig frei,
    b) der Pleuraspalt mit sterilem oder
    c) infiziertem Exsudat ausgefüllt oder
    d) gar verödet ist.
Das therapeutische Vorgehen muß in jedem Falle ein anderes sein!

Diagnose. Der früher durchaus geläufige subphrenische Absceß wird heute trotz aller diagnostischen Fortschritte oft fehlgedeutet oder gar nicht erkannt. Dies liegt nicht zuletzt an den maskierenden und verschleiernden Eigenschaften der Antibiotica und Chemotherapeutica. Gerade nach akuten Entzündungen und nach zunächst glattem postoperativem Verlauf — an dem die Antibiotica einen beträchtlichen Anteil haben mögen — entwickelt sich nach einiger Zeit ein unklares und indifferentes Krankheitsbild, das sich vorwiegend in allgemeiner Abgeschlagenheit, Appetitlosigkeit, Übelkeit, unklaren Bauchbeschwerden und intermittierenden Fieberschüben manifestiert. Die örtlichen Symptome sind sehr uncharakteristisch. Der Oberbauch bzw. der Rippenbogen ist mäßig druckempfindlich, die Atmung kann Schmerzen und Beschwerden auslösen. Das klinische Bild spricht ebensosehr für eine pulmonale oder pleurale Affektion, zumal der Leib im ganzen weich und die Peristaltik nicht gestört ist. An die Möglichkeit eines subphrenischen Abscesses hat man immer zu denken, wenn unter der unmittelbaren Wirkung der Antibiotica der postoperative Verlauf zunächst völlig komplikationslos ist, nach einiger Zeit aber indifferente Erscheinungen einer Allgemeininfektion auftreten. Wird in dieser Phase die antibiotische Therapie fortgesetzt oder das Antibioticum gewechselt, verliert das Krankheitsbild immer mehr an Eindeutigkeit und Prägnanz. Die Entzündungsvorgänge verlaufen unterschwellig, Abscesse wollen sich nicht stellen, der Patient verfällt, die Abwehrkräfte nehmen ab, Leber- und Nierenstörungen machen sich immer stärker bemerkbar. Die Identifizierung einer Eiterbildung mit den klassischen Methoden der Palpation, Perkussion und Auskultation wird in dieser subakuten Phase von Tag zu Tag schwieriger. Dann verlagert sich die Diagnostik immer mehr zu einer labormäßigen Kontrolle pathologischer Organfunktionen, die mit der ursprünglichen Erkrankung kaum noch etwas zu tun haben. Jetzt ist es dringend an der Zeit, die oft aus dem Gefühl der Unsicherheit und aus der Angst um ein Versäumnis verordneten Antibiotica *vollständig abzusetzen*. Das Krankheitsbild der subphrenischen Infektion muß sich „auspendeln" und „ausreifen", wenn man es überhaupt noch eindeutig diagnostizieren will. Nicht schuldlos an dieser Entwicklung zur Indifferenz ist auch die routinemäßige Anwendung der Chemotherapeutica und Antibiotica *vor* jeder Bauchoperation. Die antibiotische Prophylaxe *vor* der normalen Magenresektion, der Cholecystektomie oder Intervallappendektomie hat die gleichen dubiösen Aspekte wie die ziellose und unkritische Verordnung von entzündungshemmenden Nebennierenrindenextrakten bei den geringsten Temperaturschwankungen. Die Entwicklung ist hier noch gar nicht abzusehen. Für den Chirurgen ist sie besonders unangenehm und schwierig, da er sich meistens nur mit den sehr weit fortgeschrittenen und zunächst kaum zu lokalisierenden „septischen" Krankheitsbildern auseinanderzusetzen hat. Des guten alten chirurgischen Prinzips, daß man bei unklaren entzündlichen Prozessen immer an Eiterbildungen im Subphrenium oder im Nierenbereich denken solle, ist man sich im Zeitalter der Antibiotica längst nicht mehr so klar bewußt wie noch vor einigen Jahrzehnten. Eine Entwicklung, der man nicht zuletzt die gleichhoch gebliebene Letalität und die gleichgroße Häufigkeit der subphrenischen Absceßbildungen zuschreiben muß!

Als *klassische Krankheitszeichen des subphrenischen Abscesses* gelten: Druckempfindlichkeit der Lebergegend und der Thoraxwand, Ödembildungen der Bauchwand und Intercostalräume, mangelnde Verschieblichkeit des Zwerchfells, ziehende Schmerzen bei der Atmung und in der Schulter. Die Laborwerte sind indifferent und hängen nicht zuletzt von der Ausgangserkrankung, dem weiteren Verlauf, der Wirksamkeit der Medikamente, der Virulenz der Bakterien und den objektiv so wenig faßbaren Qualitätsgrößen der individuellen Abwehr und Resistenzminderung ab. Alle hämatologischen Werte, Leber- und Nierenfunktionsteste können verschoben sein. Sie geben nur dann einen gewissen Anhalt, wenn sie über eine längere Beobachtungszeit hin kontrolliert werden können.

Die *röntgenologische Diagnostik* subphrenischer AbscePbildungen ist nur in ausgesprochenen Fällen, d. h. wenn stärkere Gasbildungen und Flüssigkeitsspiegel vorliegen, sicher und eindeutig (Abb. 188). Dann ist aber auch die Erkennung mit klinischen Mitteln nicht schwierig. Diesen klassischen Fällen begegnet man heutigentags kaum noch! Bei der Kontrolle vor dem Schirm sieht man jetzt meistens nur ein mehr oder weniger ausgeprägtes Zurückbleiben des Zwerchfells, manchmal einen Tiefstand der Leber. Die als typisch bezeichneten Flüssigkeitsansammlungen bekommt man relativ selten zu Gesicht. Nur zusammen mit den klinischen Symptomen können die Röntgenbefunde die Diagnose sichern.

Eine kritische Betrachtung erfordert die oft als *ultima ratio* der Diagnostik empfohlene *Probepunktion*. Bei den veränderten anatomischen Verhältnissen ist die Gefahr der sekundären Pleurainfektion groß. Keimverschleppungen in das Lebergewebe sind ebenfalls möglich. Doch sind diese wohl nicht allzu bedenklich, da der subphrenische Raum in der Regel von der Leber her infiziert wird. Sehr viel schwerwiegender ist die aus der frustranen Punktion gezogene Konsequenz, beim Fehlen von Eiter den Verdacht auf eine subphrenische Abscepbildung fallen zu lassen.

Behandlung. Die Diagnostik der subphrenischen Abscesse — so kann man resigniert feststellen — hat im letzten Jahrzehnt keineswegs an Sicherheit oder Klarheit gewonnen. Damit hat auch die *Indikation zur operativen Behandlung* immer mehr an Prägnanz verloren.

Die Behandlung des subphrenischen Abscesses kann und darf auch im Zeitalter der Antibiotica nur eine operative sein! Nach wie vor kommt es darauf an, möglichst schnell den subphrenischen Raum durch *Drainage* zu entlasten. Dabei ist die Technik der chirurgischen Intervention für den Erfolg von größter Bedeutung. Punktionen und Instillationen eines Antibioticums in den subphrenischen Raum reichen in der Regel nicht aus, um eine genügende Ableitung und Heilung herbeizuführen. Bei Berücksichtigung der anatomisch-topographischen Verhältnisse kann sich die örtliche Anwendung von Antibiotica und Chemotherapeutica nur im beschränkten Maße auswirken. Häufig führen sie zu einer frühzeitigen Resistenzentwicklung bzw. Supra- und Kontrainfektion.

Das Hauptprinzip jeder chirurgischen Intervention, das alle anderen Überlegungen an Wichtigkeit überragt, ist die *Wahl des richtigen Zuganges* zum subphrenischen Raum. Es darf weder die Pleura- noch die Peritonealhöhle eröffnet werden! Liegt der Abszeß intraperitoneal, ist die Penetration der Adhäsionsschranke zur freien Bauchhöhle zu vermeiden. Vom operativ-technischen Standpunkt ist zu berücksichtigen, daß sich die Abscesse entweder nach *vorn* unten oder oben bzw. nach *hinten* unten oder oben zu entwickeln pflegen. Man wird in der Regel dort eingehen, wo der Abszeß der Oberfläche am nächsten kommt. Alle subphrenischen Räume, sowohl die intra- als auch die extraperitonealen, können mit Ausnahme des linken infrahepatischen durch den hinteren extraserösen Zugang nach NATHER und OCHSNER (1923) oder den vorderen extraserösen Zugang nach CLAIRMONT und MEYER (1926) erreicht werden (Abb. 189 u. 190). Durch das retroperitoneale und extrapleurale Vorgehen kommt man von hinten an jeden an der Leberoberfläche gelegenen Absceß heran, selbst wenn er sich hoch in den Thoraxraum ausdehnt. In Seitenlage wird die Haut unterhalb der 12. Rippe gespalten und diese dann subperiostal reseziert. Der Schnitt muß groß und übersichtlich sein, um die Pleurahöhle nicht zu verletzen und um für die tastende Hand einen genügend großen Zugang zu haben. Durch das Bett der 12. Rippe läßt sich ein Zugang zum unteren Ansatz des Zwerchfells und zu den paranephralen

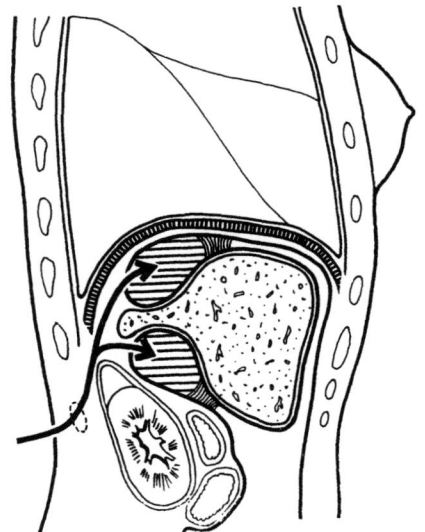

Abb. 189. Hinterer extraseröser Zugang zur Eröffnung eines subphrenischen Abscesses nach NATHER und OCHSNER

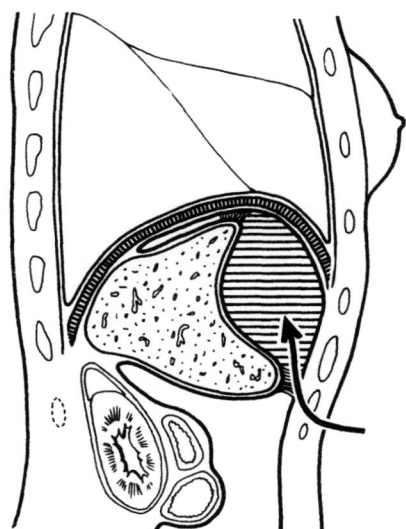

Abb. 190. Extraseröser vorderer Zugang nach CLAIRMONT und MEYER

Räumen gewinnen. Ohne Eröffnung der renalen Fascie kann man stumpf den oberen Pol der Niere bzw. die Nebenniere präparieren. Weiter vordringend erreicht der Finger die subphrenischen Räume und die deutlich tastbaren Ligamente. Die stark infiltrierte und ödematöse Absceßwand wird eröffnet, eine ausgiebige Drainage beendet den Eingriff (Abb. 191).

Das Verfahren nach NATHER und OCHSNER ist immer dann indiziert, wenn die Pleurahöhle völlig „frei" ist. Wird diese unbeabsichtigt eröffnet, ist die Gefahr des akuten Pneumothorax oder einer Infektion groß. Sofortige Vernähung der Pleura, örtlich Antibiotica bei großen Einrissen und eine Saugdrainage sind angezeigt. Ist der Sinus phrenico-costalis mit sterilem Exsudat ausgefüllt, darf man sich nicht dazu verleiten lassen, transpleural vorzugehen. Eine sekundäre Infektion der Pleura wäre unausbleiblich. Ist kein Pleuraspalt zu finden oder dieser sichtbar verödet und obliteriert, bestehen kaum Gefahren einer unliebsamen Eröffnung. Nur dann, wenn ein sekundäres Pleuraempyem vorliegt, kann man von vornherein transpleural den subphrenischen Absceß eröffnen und drainieren.

Die Operation nach CLAIRMONT und MEYER beginnt mit einer Schrägincision knapp unterhalb und parallel des Rippenbogens etwa in der Mitte des M. rectus. Die Bauchwand wird bis zur Fascia transversalis durchtrennt. Dann erreicht der tastende Finger extraperitoneal die Absceßmembran. Diese Incision ist besonders für die vorn gelegene Eiterung geeignet.

Alle Komplikationen, wie z. B. intrahepatische Abscesse, Fisteln in den Magen-Darm-Kanal oder in die extraperitonealen Räume sind prognostisch ungünstig und operativ-technisch als Sonderfälle anzusehen. Mit den standardisierten und genormten Eingriffen wird man hier nur bedingt zum Ziele kommen. Die operative Therapie ist aber insgesamt tunlichst auf die Eröffnung und Drainage der Abscesse zu beschränken. Die endgültige Versorgung der Fisteln ist bei der schweren Gefährdung des Patienten eine cura posterior! Bestehen bereits schwere Leber- und Nierenschäden, eine Amyloidose oder gar eine Allgemeininfektion, ist eine radikale Therapie einfach nicht durchführbar. Der kleinere ist dann zugleich auch der bessere Eingriff!

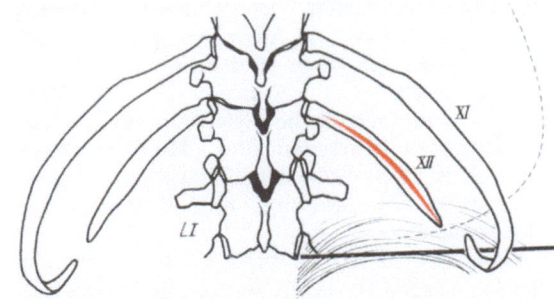

Abb. 191. Schnittführung nach OCHSNER. Hautschnitt unterhalb der 12. Rippe, subperiostale Resektion der 12. Rippe, stumpfe Eröffnung der subphrenischen Räume

Literatur

Umfassendes Schrifttumsverzeichnis bei HARLEY (1955).

ALTEMEIER, W. A.: The subphrenic abscess: a necessary re-evaluation. Diskussion bei W. H. GERWIG and B. BLADES, Ann. Surg. **144**, 356 (1956).
BACHE, S.: Masking of brain abscess and subphrenic abscess by penicillin treatment. Ugeskr. Laeg. **113**, 1239 (1951).
BERENS, J. J., H. K. GRAY and M. B. DOCKERTY: Subphrenic abscess. Surg. Gynec. Obstet. **96**, 463 (1953).
BIRT, A. B.: Subphrenic infection. Postgrad. med. J. **29**, 242 (1953).
CASPERS, F.: Über die Entstehung und den röntgenologischen Nachweis von Brustraum-Bauch-Fisteln. Fortschr. Röntgenstr. **75**, 322 (1951).
FRASER, K.: Subphrenic abscess. J. thorac. Surg. **33**, 776 (1957).
FRIEDMAN, P.: Die Röntgendiagnose des subphrenischen Abszesses. Radiology **55**, 1 (1950).
HARLEY, H. R. S.: Subphrenic abscess. Oxford: Blackwell 1955.
HEIM, W.: Vermag die Chemotherapie das Auftreten subphrenischer Abszesse zu verhindern? Zbl. Chir. **83**, 718 (1958).
HOFFMAN, E.: Experimental subphrenic abscess. Arch. Surg. **67**, 540 (1953).
HOLM-NIELSEN, P.: Right upper quadrant pain in salpingitis and other abdominal diseases explained by absorption of exsudats from the peritoneal cavity through the diaphragm. Acta chir. scand. **104**, 435 (1952).
LANZARA, A.: L'eventrazione diaframmatica. Gazz. int. Med. Chir. **60**, 263 (1955).
LICHTENSTEIN, M. E., and J. W. WEST: Anterior subcostal incision in fluid accumulations between the liver and diaphragm. Amer. J. Surg. **81**, 655 (1951).
LYNCH, J. P.: Suppurative complications of thoracico-abdominal wounds. Amer. J. Surg. **79**, 621 (1950).
McFEE, W. F.: Diskussion bei W. H. GERWIG u. B. BLADES.
NATHER, K.: Die subphrenischen Abszesse. Ergebn. Chir. Orthop. **18**, 437 (1925).
OCHSNER, A., and A. M. GRAVES: Subphrenic abscess: an analysis of 3,372 collected and personal cases. Ann. Surg. **98**, 961 (1933).
PSENNER, L.: Beitrag zur Röntgendiagnose des subphrenischen Abszesses. Röntgenpraxis **12**, 224 (1940).
RABIN, C. B.: Notes on subphrenic abscess. J. Mt. Sinai Hosp. **17**, 717 (1951).
TODD, J. W.: Suppurative hepatitis and diaphragmatic paralysis. Lancet **1951** II, 1210.
WINDSOR, C. J.: Subphrenic abscess. Med. J. Aust. **1955** II, 190.
ZASLOW, J., and F. SACHS: Cure of subphrenic abscess with large does of oxytetracycline (terramycin). J. Amer. med. Ass. **152**, 1213 (1953).

P. Chirurgische Begutachtungsfragen

Bei der Ausweitung der gesamten Hepatologie ist auch die versicherungsrechtliche Problematik aller Leberleiden eine sehr viel umfassendere und vielschichtigere geworden. Den Chirurgen gehen zwar vornehmlich die Folgen von Lebertraumen bzw. die Auswirkungen von Verletzungen anderer Körperregionen auf die Leber an, doch sind damit die an ihn herangetragenen Fragen keineswegs erschöpft.

Relativ einfach ist die Situation, wenn die *Traumafolgen* einer *isolierten* Leberverletzung zu beurteilen sind. Hier hat nach wie vor das *Alles-oder-Nichts-Gesetz* A. W. FISCHERs volle Gültigkeit. Wer das Lebertrauma überlebt, erholt sich hinterher vollständig; nur in Ausnahmefällen sind Gewebseinbußen zu entschädigen.

Ganz anders ist die versicherungsrechtliche Problematik der sog. *Commotio hepatis*. Hierunter versteht man in Analogie zur Gehirnerschütterung eine mechanisch ausgelöste Irritation der Gefäßnervengeflechte. Intrahepatische Durchblutungsstörungen, Nekrosen, Verfettungen, Cirrhose und akute gelbe Dystrophien werden als unmittelbare oder mittelbare Commotiofolgen deklariert. Autoptisch sind tatsächlich auch in vereinzelten Fällen peristatische Kreislaufveränderungen wie bei einer epidemischen Hepatitis und Cirrhosen festgestellt worden. Die kritische Sichtung aller dieser Vorkommnisse macht jedoch den Kausalkonnex mit einem meist recht harmlosen äußeren Ereignis sehr unwahrscheinlich. Ein entsprechend schweres, die Leber isoliert treffendes Trauma läßt sich nur selten einwandfrei nachweisen und mit den *örtlichen* und *zeitlichen Brückensymptomen* hapert es sehr. So wird man nur im Einzelfall den ursächlichen Zusammenhang anerkennen und gelegentlich dem Trauma eine *wegbereitende Bedeutung* (KALK) für die Entwicklung und Manifestierung eines latenten Leberleidens zubilligen können. Wird eine bereits infizierte Leber von einem relativ harmlosen Trauma getroffen und entwickelt sich in der Folgezeit eine Hepatitis oder Cirrhose, dann kann das Trauma eine *vorübergehende Verschlimmerung* herbeiführen. Daß auch hier das Kausalitätsbedürfnis des Laien nicht allzu gering veranschlagt werden muß, ist bei der Natur der Leberparenchymschäden naheliegend.

Schwierig ist in vielen Fällen die Objektivierung und Beurteilung der *intrahepatischen Leberrupturen*. Autolyse des Parenchyms, Abscesse, zweizeitige Rupturen und sekundäre Blutungen in den Magen-Darm-Kanal komplizieren den Heilverlauf und trüben die Prognose. Im Überlebensfalle wird immer eine Dauerschädigung zurückbleiben (Tabelle 11). Demgegenüber ist Zurückhaltung bei Anerkennung der früher häufig als Traumafolgen angesehenen *Lebercysten* am Platze. Nach den heutigen Auffassungen wird man die Unfallgenese nur dann anerkennen, wenn sich bei der operativen Freilegung oder bei der Autopsie eindeutige Verletzungszeichen, Narben oder gar blutige Verfärbungen des Cysteninhaltes makroskopisch und mikroskopisch nachweisen lassen.

Bei der Zentralstellung der Leber im intermediären Stoffwechsel und bei den innigen Verflechtungen mit anderen Organsystemen muß sich der Gutachter nicht selten mit der Frage auseinandersetzen, ob nicht *Schädigungen anderer Organe sich konsekutiv an der Leber auswirken können*. Hier gilt es, den oft recht weitgespannten Rahmen einzuengen, wobei die heute zur Verfügung stehenden klinischen und labormäßigen Untersuchungsmöglichkeiten recht sichere quantitative und qualitative Aussagen gestatten.

Der hohe Stand der Leberfunktionsprüfungen und Labilitätsteste warf jedoch auch die Frage auf, ob und wie lange sich Erschütterungen des Lebergewebes objektiv erfassen lassen. Wann pendeln sich Störungen im Ablauf der Fermentreaktionen und im intermediären Stoffwechsel wieder aus? Ist es notwendig, eine längere Arbeitspause einzulegen, wie hoch sind die vorübergehenden Schwankungen zu berenten? Daß hier keine allgemeinen Richtlinien aufgestellt werden können, liegt auf der Hand. In jedem Einzelfalle läßt sich aber mit Sicherheit ein einwandfreier und versicherungsrechtlich unangreifbarer Status erheben. Brauchbare Anhaltspunkte für die Beurteilung von Herz- und Kreislaufschäden nach Lebertraumen geben uns die Untersuchungen von HERMANUZ und WESTERBERG, BECK u.a. Demnach sind auf die Dauer keine Ausfallserscheinungen zu erwarten. Bestimmungen der arteriellen Sauerstoffsättigung, oxymetrische Messungen in Ruhe und bei Arbeitsbelastung lassen den Schluß zu, daß verallgemeinernde Urteile über Störungen des Herz-Kreislaufsystems bzw. ein Fehlen der oxydativen Regulationen zwischen Leber und Milz nicht berechtigt sind. Liegen tatsächlich im Einzelfalle Abweichungen vor, so ist zu prüfen, ob diese Veränderungen nicht einen völlig unfallunabhängigen Grund haben.

Bedenkt man, daß bei der Häufung von Verkehrsunfällen die Leberrupturen zu 80% mit anderen Verletzungen kombiniert sind, so kann die Problemstellung sehr viel schwieriger werden. Überlebt der Patient seine Unfallverletzungen, dann ist der Heilverlauf meistens irgendwie kompliziert. Liegt gleichzeitig eine Darmverletzung vor, ist die Möglichkeit einer späteren ascendierenden Infektion der Gallengänge und des Leberparenchyms, ja sogar einer traumatischen Pfortaderthrombose durchaus gegeben. In diesen Fällen wird man auch die Frage der *intraabdominellen Verwachsungen* sehr viel großzügiger prüfen müssen, als bei den isolierten Lebertraumen, bei denen ja in der Tat sekundäre Adhäsionen völlig unbedeutend sind. Störungen des Gallenflusses durch gleichzeitige Verletzungen des Choledochus, Rupturen des Zwerchfells, Infektionen des Pleura-

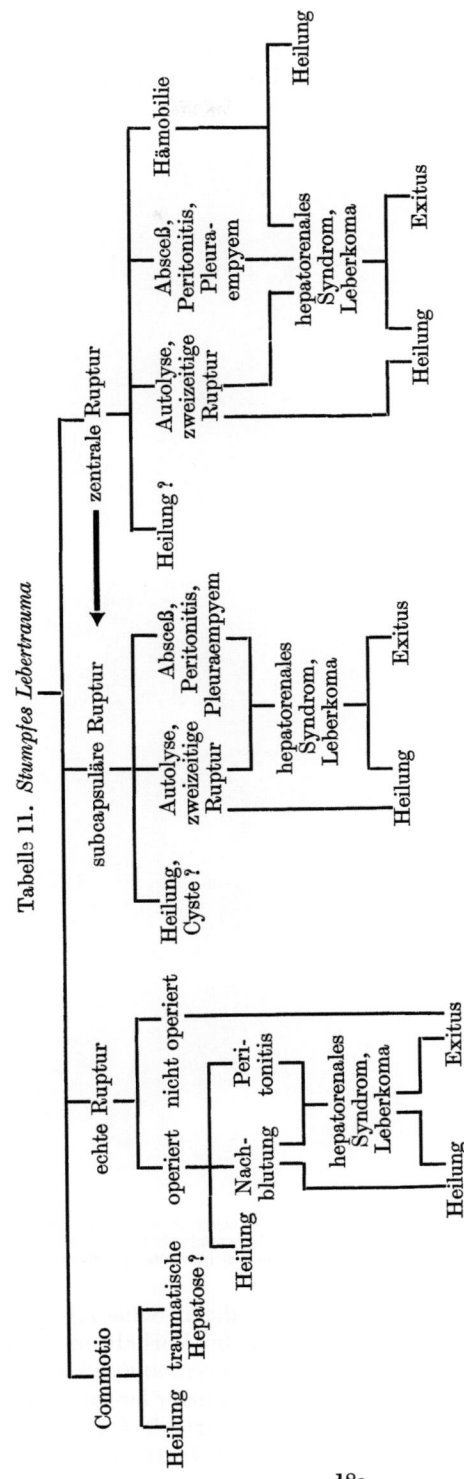

Tabelle 11. *Stumpfes Lebertrauma*

raumes sind bei allen Kombinationsverletzungen in die versicherungsrechtlichen Betrachtungen einzubeziehen. In erster Linie hat hier der Internist das Wort, der Chirurg wird aber immer dann gutachtlich gehört werden, wenn mechanische Verlegungen und Obstruktionen im Vordergrund stehen. Vorsicht ist immer am Platze, wenn ein später auftretendes Leberleiden, z. B. eine Cirrhose, sehr viel später als Unfallfolge deklariert wird. Es ist bisher nicht bekannt, daß Personen mit posttraumatischen abdominellen Verwachsungen häufiger an Lebercirrhose erkranken als die Durchschnittsbevölkerung (KÜHN). Fehlen alle örtlichen und zeitlichen Brückensymptome, so ist der Kausalkonnex unwahrscheinlich!

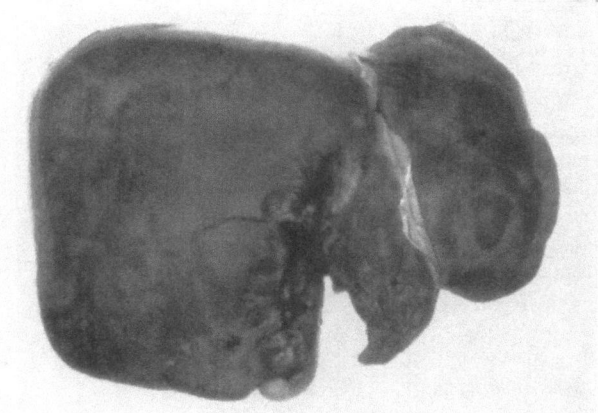

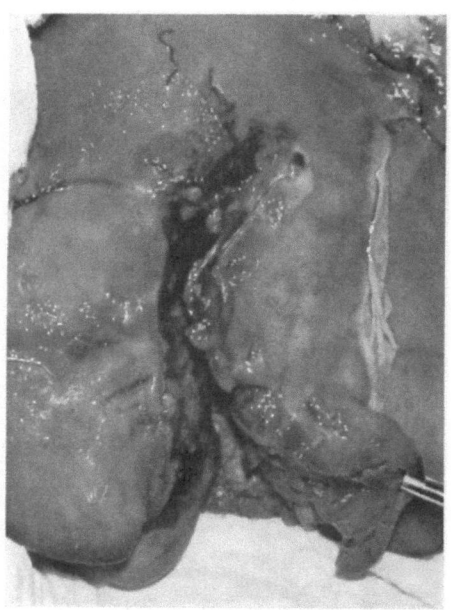

Abb. 192a u. b. Schwere Leberruptur in der Cava-Gallenblasenlinie durch Motorradunfall. (Sektionspräparat des Pathologischen Instituts Würzburg)

Höchst aktuell ist die Frage, ob der *Verlust großer Leberanteile* neue versicherungsrechtliche Aspekte mit sich bringt (Abb. 192a und b). Hier ist festzuhalten, daß bekanntlich gut $2/3$ gesunder Lebersubstanz ausfallen können, ohne daß auf die Dauer objektivierbare Funktionsschädigungen auftreten. Der Teilverlust des Lebergewebes, z. B. nach der primären Abtragung eines größeren zerrissenen Leberanteiles, wird sehr bald durch eine „Regeneration" bzw. Hypertrophie der verbliebenen Leber anatomisch und funktionell voll ausgeglichen. Hier hat das Alles-oder-Nichts-Gesetz uneingeschränkte Gültigkeit! Der Teilverlust der Leber ist für den überlebenden Patienten nicht entschädigungspflichtig. Daß die Zeit der unmittelbaren Regulationsausgleiche versicherungsrechtlich großzügig berentet werden muß, bedarf keiner Diskussion. Gradmesser der jeweiligen Schädigung sind die Leberfunktionsteste.

Einfacher liegen die Verhältnisse nach *offenen Verletzungen* der Leber, insbesondere nach *Kriegsverwundungen*. Lebersteckschüsse machen in der Regel keine Beschwerden. Splitter heilen reizlos ein, wie man aus vielen Beobachtungen weiß, und belästigen ihren Träger in der Regel zeitlebens nicht (Abb. 193 a—c). Daß jedoch ruhende Infektionen wieder aufflammen können und Eiterungen

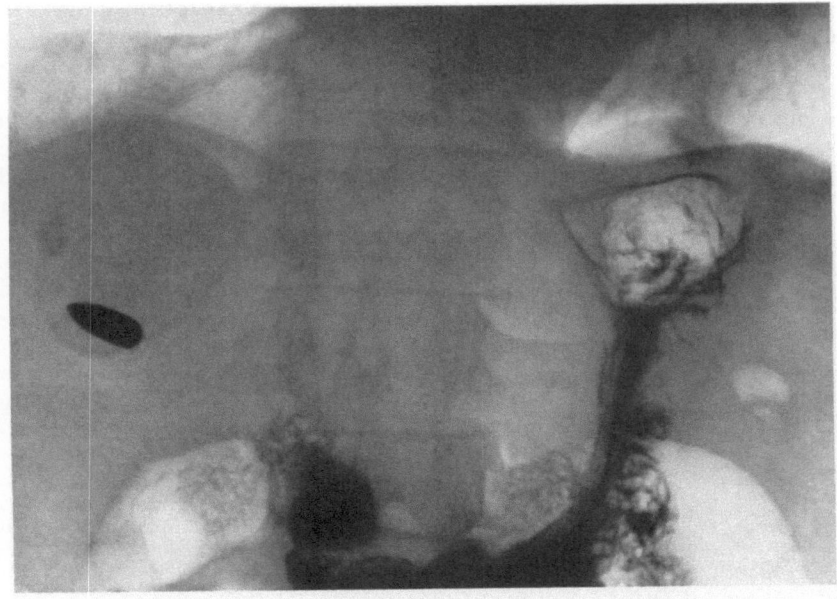

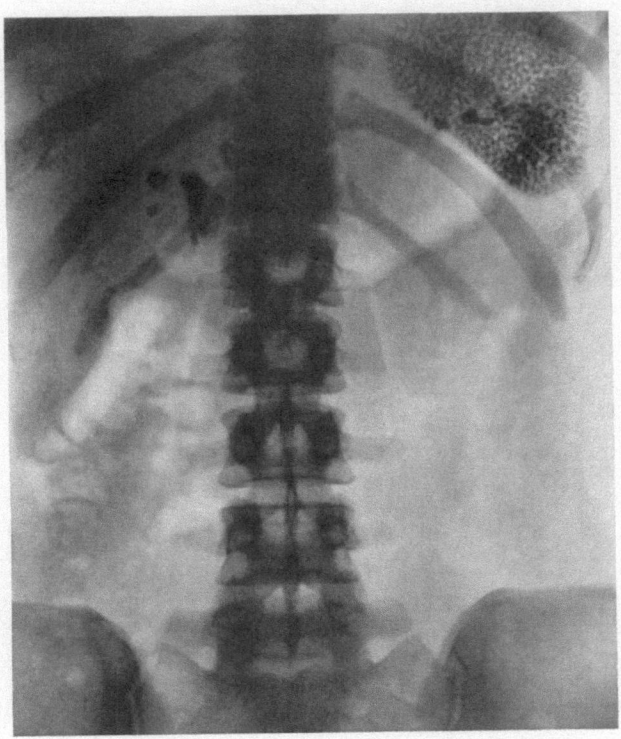

Abb. 193 a—c. Steckgeschoß in der rechten Leber reizlos eingeheilt. Zufallsbefund!

und Geschoßwanderungen möglich sind, liegt auf der Hand. Schwieriger zu beurteilen sind schon *Zweihöhlenschüsse* mit Beteiligung der Leber, der Lungen und des Zwerchfells. Klare gutachtliche Äußerungen werden aber auch hier mit internistischer Hilfe immer möglich sein.

Problematisch sind alle versicherungsrechtlichen Fragen, die sich mit den *Einwirkungen anderer Organverletzungen auf die Leber* befassen müssen. Wenn z.B. nach einer Pankreasruptur Regulationsstörungen des Zuckerhaushaltes und andere Stoffwechselveränderungen auftreten, macht die Objektivierung der Traumafolgen recht große Schwierigkeiten. Die Beschwerden sind oft diffus und wenig faßbar.

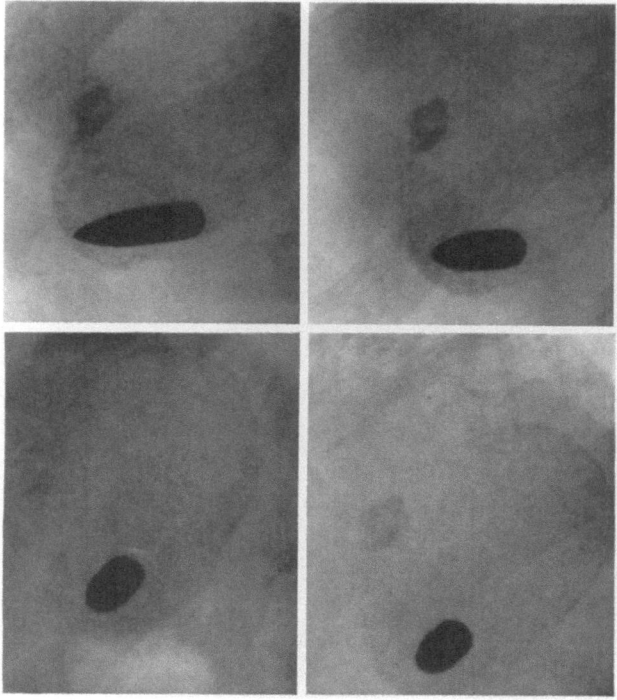

Abb. 193 c

Interessant sind in diesem Zusammenhang die Tierversuche MOYSONs:

Künstlich gesetzte stumpfe Lebertraumen erzeugten zentral-lobuläre Anoxämien und Zerstörungen der Parenchymzellen. In den gleichmäßig ablaufenden Prozessen imponieren zunächst Zellödeme, dann sieht man Kernschwellungen und Hyperplasien der Kupfferschen Sternzellen. Diese Veränderungen nehmen laufend zu. Vorübergehend zeigen sich mobile, interstitielle Zellelemente und nach etwa 48 Std sind Fettanlagerungen in der Peripherie der Leberzellen festzustellen. Regelmäßig tritt eine posttraumatische Hyperglykämie auf, die jedoch durch Adrenalektomie gestoppt werden kann. Der Phosphatasegehalt ist in jedem Falle erhöht und kann als zuverlässiger Maßstab der Leberfunktionsstörungen angesehen werden. Das basophile Milieu der Leber ist durch frei werdende Nucleinsäuren stark abgeschwächt.

Das *Maß der Erwerbsbeschränkung* bei der *Hepatitis* und ihren Folgekrankheiten schwankt nach KALK zwischen 40—100%. Eine generelle Festsetzung ist nicht möglich. Ihre relative Höhe zeigt jedoch auf, daß die Prognose aller dieser Leiden sehr dubiös ist und mit Vorsicht gestellt werden muß.

Immer wieder wird die Frage aufgeworfen, ob ein *Lebertumor* als Unfallfolge anzuerkennen ist oder nicht. Hier gelten die strengen Richtlinien, die überall in der Unfallchirurgie und im Versicherungsrecht für die Anerkennung eines derartigen Kausalkonnexes Gültigkeit haben. Noch schwieriger ist die Frage, ob sich ein *primäres Lebercarcinom* aus einer bereits vorhandenen Cirrhose traumatisch entwickeln kann. Die Aktivierung kann nicht nur durch ein lebereigenes Trauma und seine unmittelbaren Auswirkungen, sondern auch durch Eiweißzerfall, Infektionen, Thrombosen usw. erfolgen. Eine wesentliche und richtunggebende Verschlimmerung ist nur bei lückenlosen Brückensymptomen anzuerkennen.

Das gleiche gilt im übertragenen Sinne für die traumatische Aktivierung einer *Echinococcose*. Wir erlebten vor kurzem einen Fall von multilokulärer Echinococcose, die zweifellos durch die Anstrengungen und speziellen Verhältnisse des Wehrdienstes wesentlich verschlimmert wurde.

Ein vorher sich völlig gesund fühlender 19jähriger Flieger zog sich bei Vorübungen zum Fallschirmabsprung durch forcierte Bodengymnastik, Rollen usw. häufige Kontusionen des Brustkorbes und Oberbauches zu. Bald danach erkrankte er an einem intensiven Ikterus, die Leber vergrößerte sich in kurzer Zeit. Spannendes und drückendes Gefühl im rechten Oberbauch! Die klinische Untersuchung ergab eine Echinococcose, die operativ bzw. histologisch bestätigt wurde.

Hier besteht unseres Erachtens kein Zweifel, daß durch die besonderen Beanspruchungen des Wehrdienstes der Ablauf des Leidens erheblich beschleunigt wurde. Eine vorübergehende Verschlimmerung möchten wir anerkennen.

Noch problematischer ist die Beurteilung von Leberschäden, die *im Gefolge von Unfällen anderer Organe* auftreten. Größte Beachtung verdient hier die *Hepatitis epidemica nach Transfusionen* von Blut, Plasma oder *Injektionen* im Rahmen einer Schockbekämpfung. Allen Vorsichtsmaßregeln und allen Bemühungen um Sterilität und Sauberkeit zum Trotz sind offensichtlich schockierte, in ihrer Resistenz geminderte Unfallverletzte für das Angehen der Infektion besonders prädestiniert. Die Folgen des „homologen Serumikterus" sind dann als *mittelbare Schäden* eines leberfernen Traumas anzuerkennen. Hierfür eine lehrreiches Beispiel:

Ein 14jähriger Metzgerlehrling zog sich ausgedehnte Verbrennungen II. und III. Grades an Brustkorb, Rumpf und Extremitäten zu. Intensive Schockbekämpfung, 8 Wochen später schwerer Ikterus, Leberschwellung, kolikartige Schmerzen im rechten Oberbauch. Internistische Diagnose: Hepatitis epidemica. $^{1}/_{2}$jährige klinische Behandlung. Zurückgeblieben ist — $1^{1}/_{2}$ Jahre nach dem Unfallereignis — eine chronische Hepatitis mit Übergang zur subakuten gelben Leberatrophie. Laparoskopisch zeigt sich das Bild einer sogenannten Trichterleber im Bereich des linken Leberlappens. Zeitweilig bestand ein Ascites, die Leberfunktionsproben waren lange Zeit pathologisch verändert. Bei der letzten gutachtlichen Untersuchung vor einigen Wochen fanden sich bei der Laparoskopie ein großer weißlicher Narbenbezirk im Bereich des linken Leberlappens und kräftig entwickelte perihepatische und pericholecystische Adhäsionen. Der Allgemeinzustand war stark reduziert, die Leberfunktionsteste angedeutet pathologisch. Dieser schwere Leberschaden, ein Beispiel für viele andere, ist als *mittelbare Unfallfolge* der schweren Verbrennung anzuerkennen. Die Hepatitis beruht auf einem hämatogenen Infekt durch Blut- und Plasmaübertragungen. Die Inkubationszeit beträgt bei dieser Form der Hepatitis meistens 40—180 Tage und entspricht im vorliegenden Falle den allgemeinen Erfahrungen, so daß der Zusammenhang als hinreichend gesichert anzusehen ist. Die unfallbedingte Erwerbsminderung wurde für die Dauer eines Jahres auf 40% auf dem allgemeinen Arbeitsmarkt festgesetzt.

Steigendes versicherungsrechtliches Interesse gewinnen die *Thorotrastschäden* der Leber. Nach K. H. BAUER entwickeln sich nach einer Latenzzeit von etwa 12—18 Jahren mit Sicherheit bösartige Geschwülste. Die Speicherung des Kontrastmittels kommt einer Dauerbestrahlung gleich. Die Radioaktivität nimmt praktisch während der ganzen Lebenszeit nicht ab. Vorwiegend handelt es sich um α-Strahlen, weniger um β- und γ-Strahlen. Das Thorium verteilt sich diffus im Sinne einer Thorotrastose über die ganze Leber, vornehmlich sind die Kupfferschen Sternzellen und die Sinusoide befallen. Die Leberzellbalken sind stark atrophisch, die Blutcapillaren lacunär erweitert und von dichten Epithelzellen ausgekleidet. Die Leber selbst ist oft stark vergrößert, mit Knoten und Granulomen durchsetzt, cirrhotisch und narbig verändert. An der Leberpforte sind regelmäßig schattengebende Lymphknotenschwellungen anzutreffen. Diese Thorotrastdepots oder Thorotrastgranulome sind als *Präcancerosen* oder *Präsarkomatosen* anzusehen. Die Sekundärstrahlung des Thorotrasts beträgt das 6fache der primären, so daß vor diagnostischen Durchleuchtungen und Bestrahlungen bei Thorotrastdepots zu warnen ist. Neben den örtlichen Schädigungen der Speicherorgane sind plastische Anämien, hämorrhagische Diathesen und Panmyelopathien als allgemeine Folgen hervorzuheben (Abb. 194).

Im versicherungsrechtlichen Sinne sind alle Thorotrastträger als carcinomgefährdet zu beurteilen. Röntgenuntersuchungen zur Fixierung oder Kontrolle eines Thorotrast-KB-Leidens oder eines Unfallschadens sind möglichst zu unterlassen, da sie sich aktivierend auswirken können. Gerade die konzentrierten Thorotrastdepots an der Leberpforte können sich durch die Dauereinwirkung der radioaktiven Strahlen carcinomatös umwandeln, ein Problem, dem gerade bei der immer mehr aufkommenden Radioisotopendiagnostik größte Bedeutung zukommt.

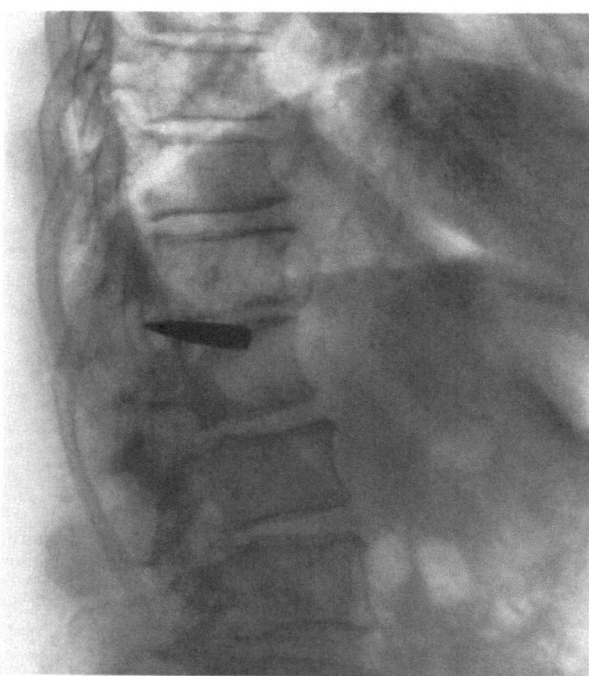

Abb. 194. Thorotrasthose der Milz und Leberpforte. Klinisch kein Anhalt für maligne Entartung. (Röntgenaufnahme Medizinische Univ.-Klinik, Würzburg)

Die subjektiven Beschwerden der Thorotrastträger sind im allgemeinen nicht sehr groß. Sie klagen gelegentlich über zeitweise ziehende Schmerzen im Oberbauch, manchmal findet man eine geringe Vergrößerung und Verhärtung der Leber. Die Blutbildkontrollen und Leberfunktionsprüfungen ergeben unbedeutende Abweichungen von der Norm. Diese geringe objektive Ausbeute darf jedoch nicht darüber hinwegtäuschen, daß die *Prognose* eines jeden Thorotrastschadens der Leber als sehr ernst angesehen werden muß. Therapeutische Möglichkeiten stehen ja auch kaum zur Verfügung, da bei der diffusen Verteilung die operative Eliminierung der cancerogenen Substanz ausgeschlossen und somit kontraindiziert ist. Das gelegentlich gestellte Ansinnen, aus Begutachtungsgründen eine Laparotomie vorzunehmen, um Thorotrastgewebe exakt quantitativ und qualitativ messen zu können, ist recht problematisch, wie auch die Zumutbarkeit eines solchen Eingriffes bei der gegebenen Sachlage kaum zu bejahen ist. In jedem Falle sollte man die Berentung eines KB- oder unfallbedingten Thorotrastleberschadens großzügig gestalten. Immer droht den Throrotrastträgern ein strahleninduzierter Leberkrebs und so muß man SCHÜTTEMEYER und ROTTHAUWE recht geben, wenn sie sagen: „daß man sich, wenn auch keine Anzeichen für eine Malignisierung vorliegen und auch noch keine eindeutigen Störungen des Allgemeinbefindens nachweisbar sind, bei der Beurteilung der Befunde immer vor Augen halten muß, daß eine Einzeluntersuchung nur eine Momentaufnahme aus einem Funktionsablauf darstellt".

Literatur

Ausführliche Literatur bei R. STERN (1930), A. W. FISCHER u. Mitarb. (1955), und H. KALK (1956).

ALBERTINI, A. v.: Über schwere Thorotrastschädigungen der Leber. Schweiz. med. Wschr. **1958**, 287.
BALDRICH, W.: Das klinische Bild bei Leberrupturen. Inaug.-Diss. Würzburg 1956.
BAUER, K. H.: Das Krebsproblem. Berlin-Göttingen-Heidelberg: Springer 1949.
BECK, W.: Die Verletzung der Milz, ihre Versorgung und ihr Endausgang. H. Unfallheilk., Verh. dtsch. Ges. Unfallheilk. **52**, 189 (1956).
BERNICK, S., CH. HYMANN and R. L. PALDINO: Histological studies on the influence of thorotrast on the intrahepatic distribution of T-1824. Amer. J. Physiol. **182**, 232 (1955).
DAMMERMANN, H. J., u. C. G. SCHMÜCKLING: Ein Beitrag zur Thorotrastschädigung. Versuche zur Frage der Thoriumausscheidung. Chirurg **24**, 373 (1953).
FISCHER, A. W., R. HERGET u. G. MOLINEUS: Das ärztliche Gutachten im Versicherungswesen. München: Johann Ambrosius Barth 1955.
FONTAINE, R., et C. M. GROS: Contribution à l'étude des dangers de la thorotrasto-artériographie à l'occasion d'un cas de cirrhose hépatique tardive. Presse méd. **1954**, 970.
GEBAUER, A., u. R. HEINECKER: Iatrogene und gewerbliche Radium- und Thoriumschäden. Strahlentherapie **1955**, 558.
GROSSKOPFF, K. W., F. BOLCK u. H. J. BÜLL: Thorotrastschädigungen. Fortschr. Röntgenstr. **75**, 34 (1951).
GROTE, W., F. PAMPUS u. J. WAPPENSCHMIDT: Beitrag zur Thorotrastschädigung nach Arteriographie der Hirngefäße. Langenbecks Arch. klin. Chir. **281**, 109 (1955/56).
HERMANUZ, N.: Klinische Untersuchungen zu der Frage der Bedeutung der Milz und der Leber für Kreislauf und Herz. Arch. Kreisl.-Forsch. **23**, 1 (1955).
—, u. O. WESTERBERG: Das Herz- und Kreislaufsystem nach alten Milz- und Leberverletzungen. Verh. dtsch. Ges. Unfallheilk. **52**, 193 (1956).
HORTA, J. DA SILVA: Lebersarkom einer Frau, 3 Jahre und 2 Monate nach Thorotrastinjektion. Chirurg **24**, 218 (1953).
HÜNEMOHR, R.: Spätschäden nach Arteriographie mit radioaktivem Kontrastmittel (Thorotrast). Medizinische **1957**, 426.
ILLCHMANN-CHRIST, A.: Seltene Folgezustände von traumatischen Leberrupturen. Verh. dtsch. Ges. Unfallheilk. **43**, 234 (1952).
JAKOB, H., u. P. SCHOSTOK: Früh- und Spätfolgen nach Thorotrast-Anwendung. Langenbecks Arch. klin. Chir. **285**, 341 (1957).
KALK, H.: Commotio hepatis. Dtsch. med. Wschr. **77**, 466 (1952).
— Die Krankheiten des Magen-Darmkanals, der Leber und Gallenwege in der internistischen Begutachtung. München: Johann Ambrosius Barth 1956.
KARCHER, H.: Über Thorotrastschäden. Langenbecks Arch. klin. Chir. **261**, 459 (1949).
KÜHN, H. A.: Antwort auf Anfrage: Kann durch ein Bauchtrauma eine chronische Darmstörung und eine Leberzellschädigung hervorgerufen werden? Dtsch. med. Wschr. **82**, 585 (1957).
LINDNER, W., u. H. ABENDROTH: Commotio hepatis. Münch. med. Wschr. **96**, 1275 (1954).
LÜDIN jr., M.: Haemangio-Endotheliomatose von Leber und Milz bei Thorotrastspeicherung. Schweiz. Z. allg. Path. **16**, 987 (1953).
MACMAHON, H. E., A. S. MURPHY and M. J. BATES: Endothelialcell sarkoma of following thorotrast-injections. Amer. J. Path. **23**, 585 (1947).
MATTHES, TH.: Thorotrastschäden und Krebsgefahr. Arch. Geschwulstforsch. **6**, 162 (1954).
— Zur Frage der Entstehung eines Carcinoms auf dem Boden einer Thorotrast-Narbenleber. Strahlentherapie **99**, 94 (1956).
MOYSON, F.: Étude des modifications morphologiques et fonctionelles du foie dans les états posttraumatiques. Acta chir. belg. **51**, 156, 262 (1952).
NAEGELI, TH., u. A. LAUCHE: Über Thorium-Dioxyd Spätschädigungen in Lymphknoten, 3 Jahre nach der Injektion. Klin. Wschr. **1953**, 1730.
RÖSSLE, R.: Spätschäden durch Thorotrast. Dtsch. Gesundh.-Wes. **4**, 214 (1949).
ROSTOCK, P.: Die Verletzungen der Milz, Pankreas, Leber und Gallenwege. In H. BÜRKLE DE LA CAMP u. P. ROSTOCK, Handbuch der gesamten Unfallheilkunde, 2. Aufl. Bd. 2. Stuttgart: Ferdinand Enke 1955.
RÜBE, W., u. H. MEHL: Thorotrastschädigung nach retrograder Pyelographie. Fortschr. Röntgenstr. **84**, 343 (1956).
SCHEIBE, G.: Malignes intraperitoneales Thorotrastom beim Menschen. Zbl. Chir. **80**, 588 (1955).

SCHÜTTEMEYER, W., u. H. W. ROTTHAUWE: Spätbeobachtungen nach Röntgenkontrastmittel-Anwendung des radioaktiven Thorotrast (Thoriumdioxydol) zur Gefäßdarstellung beim Menschen. Bruns' Beitr. klin. Chir. **195**, 316 (1957).
SCHUSTER, A.: Radiodystrophie der Leber nach diagnostischer Thorotrastanwendung. Inaug.-Diss. Zürich 1949.
SELBIE, F.: Nachweis der cancerogenen Wirkung des Thorotrast im Tierexperiment. Lancet **1936 II**, 847.
STERN, R.: Traumatische Entstehung innerer Krankheiten, 3. Aufl. Jena: Gustav Fischer 1930.
TIBURTIUS, M.: Hinterlassen Leberrupturen bleibende Funktionsstörungen? Inaug.-Diss. Hamburg 1958.
WACHSMUTH, W.: Untersuchungen über die gewebsschädigende Wirkung des Thorotrast. Chirurg **19**, 390 (1948).
WENGEN, H. C à.: Zur Frage der Gewebsschädigung durch Thorotrast. Praxis **1952**, 845.

Schlußbetrachtungen

Die *Chirurgie der Leber* erlebt derzeit eine recht stürmische Entwicklungsphase, wie ja überhaupt ihre Geschichte von jeher weniger durch ein kontinuierliches oder gar evolutionäres Wachstum als durch dynamische Umbrüche charakterisiert ist. Damit holt die Leberchirurgie, die in den letzten Jahrzehnten fast völlig stagnierte, den gewaltigen Vorsprung der stetig fortschreitenden Abdominalchirurgie, wenn auch recht verspätet, wieder ein und vollzieht damit gleichzeitig den Anschluß an den hohen Stand der übrigen chirurgischen Spezialdisziplinen. Mit mythischen Vorstellungen allzu sehr belastet galt die blutreiche Leber in der Vergangenheit als ein nicht oder nur bedingt operationsfähiges Organ! Daran ändert auch nichts die Tatsache, daß schon vor einigen Jahrzehnten einige Resektionen mit Erfolg durchgeführt wurden. Sie blieben viel bewunderte Einzelleistungen und von einer rationellen Systematik der Operationen an der Leber konnte bisher nicht die Rede sein.

Wie ist nun dieser plötzliche Umbruch zu erklären? Welche Faktoren haben ihn ausgelöst? Wie ist die derzeitige Situation zu beurteilen?

Der Anstoß zu diesem revolutionären Umschwung geht weniger von der in Deutschland seit langem popularisierten Chirurgie des gallenableitenden Apparates als vielmehr von der „internen" Hepatologie aus. Lebhafte Impulse erhält die junge Leberchirurgie aber auch durch die zum Teil ganz neuartigen biochemischen und morphologischen Erkenntnisse über die Belastungsfähigkeit des Lebergewebes, wie auch die Verfeinerung der Röntgen- und Fermentkonstellationsdiagnostik und die von chirurgischer Seite oft skeptisch betrachtete Laparoskopie ganz wesentlich zur Neubelebung beigetragen haben. Als weiterer fördernder Umstand ist schließlich der systematische Ausbau der chirurgischen Technik zu einer *spezialisierten* „Lebertechnik" hervorzuheben. Gerade diese war jedoch nicht möglich ohne die Rückbesinnung auf den bewährten chirurgischen Grundsatz, sich in jeder operativen Situation streng an die anatomischen Gegebenheiten zu halten. Die gefäßgebundene Architektonik der Leber mit ihren vielfachen strukturellen Variationen war dem Chirurgen bisher nur ungenügend bekannt und keineswegs so geläufig, wie etwa der anatomische Aufbau des Magen-Darm-Kanals, der Gallenwege oder der Nieren. Über die begrifflichen Abgrenzungen und die Klassifizierung der Leberlappen und -segmente herrscht ja auch heute noch, wie wir gesehen haben, keineswegs Einmütigkeit. Wir selbst haben auf Grund eigener Untersuchungen den *Schichtaufbau der Leber* in der von HJORTSJÖ erarbeiteten Einteilung zum Fundament unserer Resektionstechnik gemacht. Wir sind auch nach unseren bisherigen chirurgischen Erfahrungen der Auffassung, daß hiermit am ehesten und am sichersten eine *Standardisierung* der Operationen an der Leber erreicht werden kann. Erstaunlich bleibt es trotzdem, daß erst jetzt, d. h. um Jahrzehnte verspätet, auch an der Leber die *präventive Ligatur* der *großen Gefäße* als chirurgisches Prinzip zur Anwendung kommt und das ,,blinde" blutreiche Operieren ersetzt. Die Eigenart des Lebergewebes verlangt ein besonders *sorgfältiges* und *schonendes Operieren*. Dazu bedarf es einer guten Übersicht aller Leberbereiche. Sie läßt sich in der Regel durch den *abdominellen Zugang* und die großzügige Lösung der Leber aus ihren Aufhängungen erreichen. Gegenüber dem kombinierten abdomino-thorakalen Vorgehen hat die Laparotomie viele Vorteile, sie ist schonender und ungefährlicher. Nur in Einzelfällen wird bei pathologischen Befunden in der rechten Leberkuppe die *Thorakotomie* notwendig werden. Gerade an der Leber setzt sich, wie allenthalben in der modernen Chirurgie, die vorsichtig *präparierende Spreiz- und Dissektionstechnik* immer mehr durch und tritt gleichberechtigt an die Seite der konventionellen In- oder Excision mit dem Skalpell bzw. dem elektrischen Messer. Eines besonderen Instrumentariums bedarf es nicht, allenfalls einer technisch einwandfrei arbeitenden Leberklemme.

Bei jeder Leberresektion, gleichgültig ob sie peripher oder hilär angesetzt wird, sind die ,,*Gefahrenzonen*" zu beachten. Sie gruppieren sich vorwiegend um die zentralen Bezirke und die großen Venenabflüsse. ,,Typische" Resektionen einer ganzen Leberhälfte sind bei allen malignen Tumoren indiziert. Die oft gemachte und auch von uns zu bestätigende Beobachtung, daß das primäre und sekundäre Carcinom sich in seinem Wachstum relativ scharf an die anatomischen Grenzen hält, fördert die schon im Interesse der Radikalität sich immer mehr durchsetzende Tendenz zum großzügigen Opfer von Lebergewebe. Das Wissen um die gewaltigen Leistungsreserven des restierenden Parenchyms erleichtert den Entschluß zur Ausdehnung des operativen Eingriffes. In der Regel kommt es somit auf eine *Halbseitenresektion* oder auf eine *linksseitige Lobektomie* heraus. Resektionen von Segmenten, die sich auf Grund anatomischer Studien anbieten, sind solange für die chirurgische Praxis bedeutungslos, wie es der Leberdiagnostik an feineren Differenzierungsmöglichkeiten ermangelt.

Die *Resektion* von Lebergewebe hat sich schon jetzt als wirksame Behandlungsmaßnahme bei örtlichen Hepatopathien, bei Rupturen und vor allem bei gut- und bösartigen Tumoren einen festen Platz errungen. Die *primäre Mortalität*, die früher erschreckend hoch war, hält sich heutigentags in den erfreulichen Grenzen von etwa 5—10%. Diese Erfolge sind nicht zuletzt dem subtilen Ausbau der Vor- und Nachbehandlung und der sorgfältigen Substitutionstherapie zu verdanken. Großzügige Resektionen von Lebergewebe werden erstaunlich gut vertragen und überstanden, wie uns eigene Erfahrungen gerade der letzten Monate immer wieder bestätigt haben. Nur internistisch gut vorbereitete Patienten dürfen reseziert werden, um das Risiko einer postoperativen Leberinsuffizienz, eines Komas oder eines hepatorenalen Syndroms möglichst klein zu halten.

Die *Indikationen* zur Resektionstherapie weiten sich immer mehr aus und beschränken sich heute schon nicht mehr auf die Entfernung gut- oder bösartiger Geschwülste. In der Lebertraumatologie, in der Chirurgie der entzündlichen Erkrankungen, der Mißbildungen, der Cysten und der Echinococcose hat sich die Resektionsbehandlung schon jetzt ein weites Feld erobert. Mit der präventiven Ligatur, den besonderen Nahtmethoden und nicht zuletzt der endgültigen Versorgung der Leberwunde mit dem lebendigen Netztampon als gewebsausfüllender und blutstillender Plombe an Stelle der bisher üblichen Mulltamponade entwickelt sich eine eigene ,,Lebertechnik"!

Im Zeitalter der totalen Motorisierung und Technisierung hat sich die Chirurgie mit einer erschreckenden Häufung von *Leberrupturen* auseinanderzusetzen. Ihre rechtzeitige Erkennung und damit auch ihre rechtzeitige sachgemäße Behandlung ist allen Verfeinerungen der Diagnostik zum Trotze keineswegs einfacher geworden. Der Hauptanteil der Leberrupturen resultiert aus Verkehrsverletzungen. Sie sind fast immer mit anderen Traumen kombiniert, so daß bei der Vielzahl der sich überschneidenden Syndrome die Blutung aus der rupturierten Leber zeitweilig verkannt oder verharmlost werden kann. Durch die indifferente Schockbekämpfung hat die Diagnostik der Leberrupturen ganz fraglos an Prägnanz verloren. Wir stehen hier vor ganz neuartigen schwerwiegenden Problemen!

Aber auch in der Chirurgie der *entzündlichen Erkrankungen*, die im Zeitalter der Chemotherapeutica und Antibiotica schon ausgestorben schienen, ist gerade durch die Nebenwirkungen dieser Medikamente ein Wandel in der Pathogenese eingetreten, welche die chirurgischen Aufgaben ungemein erschweren. Die früher als typisch geltenden Solitärabscesse sehen wir kaum noch. Um vieles unangenehmer sind die multiplen Eiterbildungen mit unterschwelligen Entzündungserscheinungen, die sich dem diagnostischen Nachweis gerne entziehen und chirurgisch nur eingeschränkt faßbar sind.

Beim *Echinococcus cysticus* wird die früher allgemein übliche Marsupialisation immer mehr verlassen. An ihre Stelle treten zunehmend Resektions- bzw. Exstirpationsmethoden. Die Schwierigkeit liegt in der sicheren Erkennung der Cysteneinzahl, so daß die konservativere *Teilresektion* mit zusätzlicher *intracavitärer Netzplombierung* sicherlich der allzu ausgedehnten Resektion vorzuziehen ist. Diese sollte man auf die Eliminierung einwandfrei zerstörten, funktionsuntüchtigen oder cholangioektatischen Lebergewebes beschränken.

Völlig neue Aufgaben erwachsen der Leberchirurgie bei der Behandlung des *Ikterus*. Die früher vorherrschende Ansicht, daß allein der mechanische Ikterus ,,chirurgisch" sei, ist überholt. Immer mehr setzt sich die Ansicht durch, daß bei den *cholostatischen* Formen der Hepatitis und Cholangitis eine aktive chirurgische Behandlung den ,,toten Punkt" zu überwinden vermag. Die *Dekortikation* des durch entzündliche Drüsenpakete eingeschnürten Choledochus kann auf Grund vielfacher Erfahrungen als eine *erweiterte Sympathektomie* der Leberpforte angesehen werden. Im Verein mit der periarteriellen Sympathektomie der A. hepatica erscheint sie geeignet, eine bessere Durchblutung des Leberparenchyms und damit eine bessere Cholerese zu erzielen. Die Eingriffe an den Gefäßen und Nerven der Leberpforte vermitteln neue chirurgische Konzeptionen, die auch für die präventive Behandlung der *Lebercirrhose* und damit der *portalen Hypertension* von Bedeutung sind. Während die klassischen Operationen beim Pfortaderhochdruck letztlich doch nur als palliative Eingriffe bei der Notsituation der abundanten Blutung oder zur hämodynamischen Entlastung anzusehen waren, bezwecken die Operationen an der Leberpforte, von der rein *symptomatischen* auf eine *kausalere Ebene* vorzustoßen.

Zur Leberchirurgie gehört auch die *Chirurgie* der *perihepatischen Räume* und des *rechten Subphreniums*. Durch die Standardisierung der Thoraxchirurgie hat sich die Chirurgie der Leber immer stärker von der abdominellen zur thorakalen Seite verlagert. Sie wird allseitig zugänglicher und damit auch operativ angreifbarer, eine Erkenntnis, welche die frühere Scheu vor der Leber zu einer immer sachlicher werdenden Einstellung wandelt. Diese wird auch dadurch gefördert, daß wir heute die Leber zwar noch als ein *morphologisches Einzelgebilde*, im *funktionellen Sinne* jedoch als ein mit allen anatomischen Attributen ausgestattetes *unpaares Organ* ansehen und dieses, in Analogie zu den Lungen und Nieren, entsprechend chirurgisch behandeln.

Die *technische Seite der Leberchirurgie* ist jetzt schon weitgehend gelöst, wenn auch die anatomischen Grundlagen in ihren Einzelheiten noch nicht abgeklärt und allgemeingültig sind. Größere Schwierigkeiten bereiten bisher noch die exakte *Diagnostik* der Hepatopathien und damit die *Indikationsstellungen*. Die Berücksichtigung ihrer vielfältigen Funktionsaufgaben und die Zentralstellung dieses Organs im Stoffwechselgeschehen verlangt den Einsatz des ganzen Rüstzeuges labormäßiger und röntgenologischer Erkennungsmöglichkeiten, der Laparoskopie und Biopsie. Die Röntgendiagnostik ist bisher auf die indirekten oder direkten Angiographien ante oder intra operationem begrenzt. Die Lage und Weite der Gefäße, ihre Strukturzeichnung und Aufteilung muß bisher den Mangel an Transparenz, wie ihn z. B. die Lunge besitzt, ersetzen. Neue diagnostische Möglichkeiten bieten sich über die Radioisotopen an.

Schon heute dürfen wir feststellen, daß die Leberchirurgie gerade in der jüngsten Zeit recht beachtliche Fortschritte macht und daß sie auf dem besten Wege ist, den Anschluß an den hohen Stand der Gesamtchirurgie zu gewinnen. Sie macht eine „Entwicklung auf Umwegen", ähnlich wie die Chirurgie des Pankreas, durch, die auch lange Zeit hinter der Entwicklung der übrigen Bauchchirurgie einherhinkte.

Ebenso wie in der Lungen- und Herzchirurgie besteht auch hier das bemerkenswerte Phänomen, daß sich das *chirurgische Leberkrankengut* auffallend mehrt oder anders ausgedrückt, daß Lebererkrankungen, die bisher chirurgisch uninteressant waren, immer stärkere chirurgische Aspekte bekommen und damit in den chirurgischen Formenkreis einbezogen werden. Ohne die zweifellos vorhandenen Probleme spekulativ betrachten oder gar sie simplifizieren zu wollen, dürfen wir schon heute feststellen, daß die *Operationen an der Leber* und insbesondere die *Resektionen* auf dem besten Wege sind, *genormte und legitimierte Eingriffe* zu werden. Ihre *Prognose* ist nicht besser und nicht schlechter als die der Lungen-, Magen- und Darmresektionen. Nunmehr ist es an der Zeit, das Maximum der in der Literatur niedergelegten subjektiven Erfahrungen und die eigenen Beobachtungen auf ein Minimum von chirurgischen Grundsätzen und Methoden zu reduzieren. Wie überall in der Chirurgie kann auch hier einzig und allein durch die intensive Beschäftigung mit den sich auftuenden Spezialfragen eine optimale Leistung erreicht und so die ungleichmäßig gewachsene Abdominalchirurgie zu einem Ganzen abgerundet werden. Damit erwachsen aber auch der Leberchirurgie größere Aufgaben, die ihr namentlich von internistischer Seite immer häufiger und immer dringlicher gestellt werden!

Lehrbücher und zusammenfassende Darstellungen,
die bei der Abfassung der Monographie vielfach berücksichtigt wurden.

ANSCHÜTZ, W.: Über die Resektion der Leber. In VOLKMANN, Klinische Vorträge, Chirurgie, Nr. 99. Leipzig: Breitkopf & Härtel 1900—1903.
ASSMANN, H.: Die klinische Röntgendiagnostik der inneren Erkrankungen, 6. Aufl., Teil II. Berlin-Göttingen-Heidelberg: Springer 1950.
BECKMANN, K.: Die Krankheiten der Leber und der Gallenwege. In Handbuch der Inneren Medizin, 4. Aufl. Bd. III/2, Verdauungsorgane. Berlin-Göttingen-Heidelberg: Springer 1953.
COUINAUD, C.: Le foie. Études anatomiques et chirurgicales. Paris: Masson & Cie. 1957.
EPPINGER, H.: Allgemeine und spezielle Pathologie. In Handbuch der Inneren Medizin, 2. Aufl., Bd. II/1. Berlin 1928.
GANS, H.: Hepatic surgery. Amsterdam-Houston-London-New York: Elsevier Publishing Company 1955.
HABERER, H. v.: Die Erkrankungen der Leber und Gallenwege. Kempen: Thomas 1947.
HAUBRICH, R.: Zwerchfellpathologie im Röntgenbild. Berlin-Göttingen-Heidelberg: Springer 1956.
HEGEMANN, G.: Allgemeine und spezielle chirurgische Operationslehre, 2. Aufl., Bd. I/2. Berlin-Göttingen-Heidelberg: Springer 1958.
HELLER, E.: Die Chirurgie der Leber und Gallenwege. In KIRSCHNER-NORDMANN, Die Chirurgie des Bauches, Bd. VII, Teil 2. Berlin u. Wien: Urban & Schwarzenberg 1942.

Henschen, C.: Die Bedeutung der Leber in der Chirurgie. Langenbecks Arch. klin. Chir. **173**, 488 (1932).
Kettler, H.: Die Leber. In E. Kaufmann, Lehrbuch der speziellen pathologischen Anatomie, 11. u. 12. Aufl., Bd. II, 3. Lfg. Berlin: W. de Gruyter & Co. 1958.
Langenbuch, C.: Chirurgie der Leber und Gallenblase, Stuttgart: Ferdinand Enke 1894 und 1897.
Lichtmann, S. S.: Diseases of the liver, gallbladder and bile-ducts, Philadelphia: Lea and Febiger 1953.
Meythaler, F., u. W. Haggenmiller: Die Erkrankungen der Leber und der Gallenwege. München-Gräfelfing: Dr. E. Banaschewski 1957.
Netter, F. H.: Liver, biliary tract and pancreas, Vol. 3, Part III. Digestive System. Ciba 1957.
Popper, H., and F. Schaffner: Liver: Structure and function. New-York-Toronto-London: McGraw-Hill Book Company, Inc. 1957.
Reifferscheid, M.: Chirurgie der Leber, Klinik und Technik. Stuttgart: Georg Thieme 1957.
Schinz, H. R., W. E. Baensch, E. Friedl u. E. Uehlinger: Lehrbuch der Röntgendiagnostik, Bd. 4, Innere Organe. Stuttgart: Georg Thieme 1952.
Spellberg, M. A.: Diseases of the liver. New York: Grune & Stratton 1954.
Thöle, F.: Chirurgie der Lebergeschwülste. Stuttgart: Ferdinand Enke 1913.
— Die Verletzungen der Leber und Gallenwege. Stuttgart: Ferdinand Enke 1912.

Namenverzeichnis

Die *kursiv* gesetzten Seitenzahlen bezeichnen Zitate innerhalb des Textes.

Abderhalden, R. 29
Abrahams, D. C., u. C. Wilson 48
Acuff, H. *160*, 165
Adams-Ray, J. 257
Aderhold, K. 264
Adler, A. 104
Aebi, H. 29
Albertini, A. v. 281
Allegri, A., M. Foresti u. G. F. Rizzolini 29
Allen, A. W. 104
Allgöwer, M. *202*
Almassy, G. 264
Almeida, A. D. de *220*
Altemeier, W. A. 273
Ambrosius, K. *146*, 151
Anacker, H. *37*, 48
— K. Devens u. G. Linden 48
Anagnostidis, N. E. 189
Andersen, A. H., u. O. Povlsen 212
Andrews, W. H., R. Hecker, B. G. Maegraith u. H. D. Ritche 71
Anlyan, W. G., W. W. Shingleton, W. R. Benson, C. R. Stephan, M. Salem u. H. M. Taylor 48
Anschütz, W. *112*, 132, 285
Ariel, J. M. 151
Arnheim, E. E. 248
Artmann, E. L., u. R. A. Wise 29
Assmann, H. *241*, 248, 285
Astrup, E. C., u. E. Ziesler 248
Auerswald, W., u. M. Menzel 48
Aurig, G., H. J. Süsse, W. Kothe u. O. Scholz 48
Aurousseau 148
Auvray, M. *94*
Axler, M. A., u. R. L. Rehermann 248

Bache, S. 273
Backhaus, F. *202*
Bader, H. 104
Bailey, H. 104
Balakrishan, T. 151
Baldrich, W. 104, 281
Ban, B. 165
Bansi, H., G. Schwarting, T. Abas u. F. Fretwurst 48

Barnes, W. A., u. L. V. Pearson 165
Barnett, W. O., u. J. A. Wagner 212
— J. C. Griffin, L. Morris u. D. McNeil 212
Bársony, T., u. E. Koppenstein 248
Basnuevo, J. G., E. G. Estarli u. F. S. Delgado 165
— S. D. Quesadam u. C. G. Mauri 165
Batelli 115
Batzenschlager, A., u. E. Wilhelm 151
Baudet, G. 264
Bauer, K. H. *77*, *98*, 104, *145*, *279*, 281
— u. J. Stoffregen 248
Baum, G. *116*
— u. H. Grasser 257
— u. A. Karpati 157
Baumgartl, F. *237*, 248
Baumgartner 148
Baur, H. 29, 48
Bax, H. R. 232
Beck, W. 104, 281
— W. C. 275, 284
— D. Clough u. J. Brochu 248
— u. C. Pixley 248
Becker, F. *44*, 48, 51, 104
— V. *71*, 72, *121*, *122*, 132
Beckmann, K. 29, 48, 285
— R. *18*, 29
Beebe, G. W., u. M. E. De Bakey 104
Behrmann, A. 248
Beiglböck, W. *17*, 30
Beilin, J. S. 264
Belber, J. P., u. E. R. Movitt 151
Benda, L. 30
Benhamou, J. P., u. R. Fauvert 151
— J. P., L. Hartmann u. R. Fauvert 30
Benson, C. D., u. F. W. Prust 105
Berens, J. J., H. K. Gray u. M. B. Dockerty 273
Bergmann, G. v. 248
Bergstrand, I., u. G. A. Ekman 48
Berman, C. 151

Berman, J. K. *145*, *223*
— u. H. L. Egbert 165
Bernhard, F. 165
— K. 30
Bernick, S., C. Hymann u. R.R. Paldino 281
Berning, H. 29, 30, 48
Bershadskiy, B. J. 212
Berta, C. *112*
Betts, R. H. 105
Beukema, W. 165
Biancogiglio, I. 132
Bigger, I. A. 105
Birt, A. B. 273
Bischoff, W. 248
Bisgard, J. D. 248
Blain, A. W. *223*
Blakemore, A. H. *222*
Blonbeau, A., Y. Bennjam u. R. Lego 48
Bock, H. E. 165
— u. R. Gross 232
— H. F. v. Oldershausen u. R. v. Oldershausen 165
Boeck, W. C., u. W. C. Cook 264
Boecker, W., u. H. Scheef 48
Boerema, J. *223*
Bollmann, J. L., M. Khattah, R. Thore u. J. H. Grindlay 132, 212
Bonafos, C. 249
Bord, R. A. De, u. E. I. Giunta 249
Borelli, C. 132
Bornemisza, G., G. Bakó u. L. Farkas 105
Bourgeon, R. *175*, *177*, *182*
— R. Dumazer, H. Pietri u. M. Guntz 48
— M. Guntz u. H. Pietri 189
— u. H. Pietri 189
— M. Guntz u. M. Durand 189
— — — u. F. Sprosio 189
— — — u. J. Videau 48
— J. P. Pantin, M. Guntz u. F. Mesnard 165
Bourne, W. A. 165
Boyce, F. F. 105
Braasch, J. W. 72, 204
Branch, C. D. 105
Brandis, H. J. v. 30
Brasfield, R. D. 151

Braus, H., u. C. Elze *54*, 72
Bregadze, I. L. 189
Bret, J., B. Jamain u. C. Coupé 105
Brink, A. J., u. D. Botha 48
Brody, T. M., u. J. A. Bain 48
Brosig, W., u. H. Ludewig 30
Bross, W., u. S. Koczorowski 132
Brunschwig, A. *116*, 132, *148*, 151
Brust, J. 105
Bruwer, A. J., u. G. A. Hallenbeck 48
Buchborn, E., K. R. Koczorek u. H. P. Wolff 30
Bücherl, E. S. *207*
— u. W. Düben 212, 232
— J. Koncz u. R. Bücherl 232
Burckhardt, H. *2*
Buri, R. 165
Burnett, E. W., G. P. Rosemond, H. T. Caswell u. J. H. Hall 105
Busanny-Caspari, W., H. Seckfort u. A. Andres 30
Butch, W. L., u. L. J. Leahy 249

Caccarelli 148
Cachera, R. 30
Cain, J. C., J. H. Grindlay, J. L. Bollman, E. V. Flock u. F. C. Mann 72
Calame, A. 48
Cameron, C. B. 30
— D. A., u. E. M. Sykes 105
— J. A. M. 165
— J. D. S. 165
Campanacci 46
Cantlie, J. *61*
Carboneschi, W. R. 132
Cardi, E. 30
Carrozzini, V. 212
Carstensen, E. 30
— G. 49
Carter, B. N., u. M. E. de Bakey 105
— N., J. Giuseffi u. B. Felson 264
Casoni 171
Caspers, F. 105, 273
Castren, P. 105
Catalano, D., A. Giardiello u. A. Ruggiero 49
Cayer, D., u. O. Henry jr. 232
Chalnot, P., u. J. Grosdidier 189
Chilaiditi, D. *253*, 257
Child, C. G., G. S. Harmon, C. T. Dotter u. I. Steinberg 249
Chin, E. F., u. R. B. Lynn 429
Chiodi, J. H. 105

Chiricutza, L., C. M. Furnica u. D. Rosner 189
Christeas, N. *180*
— E. Tsardakas u. G. Kottakis 190
Christie, G. S. 249
Christopher, F. 105
Churchill, E. D. 105
Ciobanu, S. 152
Clairmont, P. *272*
Clara, M. 72
Clark, R. 105
Clay, R. C., u. G. G. Finney 152
— u. C. R. Hanlom 249
— u. O. D. Ratnoff 132
Cohen, J. B. 220
Cohn, R. 105
Cole, W. H. *223*
Condorelli, L. *160*, 165
Connell, F. G. 105
Contenau, G. 72
Coppo, M., F. Squadami u. G. Gibertini 49
Corning, H. K. 72
Coronini, C. 72
Corriden, T. 105
Couinaud, C. *65*, 66, *68*, 71, 72, 105, *118*, 151, 152, 212
Crile, G. *223*
Cruickshank, G., u. D. B. Cruickshank 249
Cruz, J. M., u. De Sousa 49
Curtillet, E., u. R. Aubaniac 249
Czerny, V. v. *2*

Dahm, M. 249
Dammersmann, H. J., u. C. G. Schmückling 281
Daniel, P. M., u. M. M. L. Prichard 72
Daseler, E. H., B. J. Anson, W. C. Hambley u. A. F. Reimann 212
De Bakey, M. E. 105
De Bord, R. A. *247*
Demling, L. *217*, *220*, 232
— u. R. Gromotka 49
Depage, I. H. *256*, 257
Derra, E. 204
Deterts, U. 30
Dévé, F. *169*
Devine, J. W. 105
De Weese, M. S., M. M. Figley u. W. J. Fry 49
— u. C. Lewis 132
Dianzani, M. U. 30
Dick, W. *201*, 204
Dietel, H. 105
Dietrich, A. 165
Dillon, J. 249
Dioguardi, N., u. A. Bernardini 152
Dochez, C. 190

Dogliotti, A. M. *117*, *122*, *131*, *199*, 204
— u. S. Abeatici 49
— u. E. Fogliati 132
Dombrowski, H., u. G. A. Martini 204
Domenici, G. *218*, 232
Dorn, W. 30
Dorsay, J. M. 249
Dreyer, B., u. O. E. Budtz-Olsen 49
Düben, W. *207*
Dümchen, F. *76*
Duesberg, R. 204
Dumazer, R., R. Bourgeon, H. Pietri u. M. Guntz 49
Duschl, F. L. 195
— u. J. A. Lämmle 204
Duttlinger, R. P., u. S. B. Fluke 249
Dwight, R. W., u. J. W. Ratcliffe 212

Ebbinghaus, K. D., u. H. Otte 49
Ebert, M. 72
Ecarius, W. 105
Edler, V. L. *76*
Edmondson, H. A. 151, 152
Egeli, E. S., u. F. Reimann 49
— I. Ulagay u. H. Alp 49
Eger, W. 30, *46*, 49
Eggel, H. 146
Ehalt, W. 105
Ehrenbrand, F. 72
— u. T. Burckhart 72
Eilers, W. 72
Ekmann, C. A. 232
Ekström, G., u. S. Hagberg 105
Elias, H. *71*, 72, *116*, 132, *146*, 206
— u. D. Petty 72
— u. H. Popper 72
— u. A. Sokol 72
Eliason, E. L., R. B. Brown u. D. P. Anderson 165
Ellenberger, C. L. *116*
Ellinger, K. 249
Engelhardt, A. 249
Eppinger, H. 285
Epstein, H. J., u. B. Lipshutz 105
Erkelentz, B. W. 105
Ettrich, E. A. 105
Eufinger, H. 232
Evans, C. J., u. J. A. Simpson 249
Everbusch, G., u. G. A. Welz 249
Ewerson, T. C. *223*

Fagarasanu, I., L. Chitlaru u. M. Carstea 132
Felix, W. *24* 245, 249, *256*

Felkel, R. 257
Fenster, E. 105
Ferguson, L. K., u. R. K. Anderson 165
Feroldi, J., L. Eicholz, J. Michoulier u. P. Mallet-Guy 212
Ferre 148
Ficara, P. 190
Fineberg, C., W. P. Goldburgh u. J. Y. Templeton 152
Fischer, A. W. 105, 249, *274*, 281
— R. Herget u. G. Molineus 281
— B., E. J. Fedor, S. H. Leem, W. K. Weitzel, R. Selker u. C. Russ 132
— W. 165
Fischer-Wasels, B. *139*
Fischler, F. 30
Fishbach, F. C. 132
Fisher, B., C. Russ u. H. Updegraff 212
Fleischmer, F. G., S. A. Robins u. M. Abrams 249
Flörcken, H. 105, 165
Flynn, J. E. 165
Fogelman, M. J. 76, 80
Fojanini, G. 132
Fontaine, R., u. C. M. Gros 281
Fontana, V. P. 190
Forsee, J. H. 105
Fox, D. B. 105
Franke, H. 204
Frantz, V. K., H. T. Clarke u. R. Lattes 105
Franz, C. 106
Fraser, D., A. M. Rappaport, C. A. Vuylsteke u. A. R. Colwell 212
— K. 273
Freerksen, E. 72
Frey, E., u. J. Frey 30
Friedenwald, J., u. K. H. Tannerbaum 212
Friedman, P. 273
— P. S., L. Solis-Cohnen u. S. Levine 249
Friesen, S. R. 212
Friesinger, H. 148
Frior, W. M. 115
— u. E. Stinson *132*
Fritzsch, J. 152
Fromme, A. 106
Fuss, E. M., u. M. Fuhrmann 165
— H. *191*, 204

Gänsslen, M. 204
Gallus, P. 152
Gamarski, J., u. M. B. Netter 212
Ganem, R., u. J. Barsotti 190
Gans, H. *66*, 71, 72, 132, 285

Ganz, P., u. H. Vieten 248
Garcia, J. A. 132, *187*
Gebauer, A., u. R. Heinecker 281
Geissendörfer, R. *23*, 30, 166, 232
Geisthövel, W. 106
Geringer, J. 249
Germer, W. D. 232
Geroulanos, M. *174*, *175*, *176*, *177*, 190
Ghedini-Weinberg 171
Ghosh, B. C. 166
Gilliland, I. C., u. G. C. Manning 166
Gilmann, T. 41
Giunta, E. J. *246*, *247*
Giuseffi, J., u. C. E. Collins 212
Givner, D., u. D. J. Chang 166
Glas, W. W., M. M. Musselmann u. D. A. Campbell 106
Glauser, F. 72, 207, 213
Glenn, F. 106
Glynn, L. E. 62
Goerttler, K. *63*, 72
Goetze, O. *188*, *194*, *195*, 204
Gohrbandt, E. *83*, *101*, 106, *197*, *198*, 204
Goinard, P. *178*, *179*, *181*
— J. Pegullo u. G. Pelissier 190
Goldstein, G. 249
Gollmann, J. L. 38
Golonsko, R. A. 249
Gonzenbach, R. *86*, 106
Gordon-Taylor, G. *211*, 213
Graham, R. R., u. D. Cannell 106
Grant, J. W., W. T. Fitts u. I. S. Ravdin 213
Gray, H. K. 213
Greaves, J. L. 106
Greefe, K. 49
Grepl, J. 166
Grey de Moreas, J. 106
Griesser, G. 249
Grigorescu, K. *200*
— L. E. Marinescu u. I. Ionescu 204
Grill, W. 249
Grindlay, H., F. C. Mann u. J. L. Bolman 213
Grob, M. 204
Gros, H. *42*, 49
Grosskopff, K. W., F. Bolck u. H. J. Büll 281
Grote, W., F. Pampus u. J. Wappenschmidt 281
Gruber, G. B. *235*, *236*, 249
Gruenwald, P. J. 106
Grundmann, G. R., R. Fischer u. G. Griesser 249
Grzan, C. J. *240*, 249
Gudbjerg, C. E. 249

Gütgemann, A. 232
— G. Hennrich u. W. Nagel 232
Guillemin, G., u. P. Barry 232
Gurd, F. N., H. M. Vars u. J. S. Ravdin 132
Guttmann, E. *58*
Guy, C. C. 106

Habelmann, G. *83*, 106
Haberer, H. v. 106, 166, *211*, 213, 285
Hafferl, A. 72
Haller, V. A. *35*
Hancock, D. M. 152
Hanstein, H. *188*, 190
Hardisty, N. M., G. A. Kearney u. F. B. Brooks 250
Harinasuta, C. 166
Harken, D. E. 106
— u. P. J. Lynch 106
Harley, H. R. S. 273
Harrington, S. W. 250, *258*
Hart, D. 106
Hartl, F. 72
— H. 250
Hartmann, F. *14*, *15*, 49, 204
Hasse, W. 49
Hasselwander, A. 250
Hatherley, L. I. 250
Haubrich, R. 106, *238*, *239*, 248, 250, 285
Hausmann, P. F., u. R. K. Salter 250
Hawthorne, R. H., W. W. Oaks u. P. H. Neese 106
Hayek, H. v. *246*, 250
Healey, J. E. *65*, *66*, *67*, 72, 106
— u. P. Schroy 72
— P. C. Schroy u. R. J. Soerensen 213
— u. R. J. Soerensen 72
Heberer, G. 213, 250
Hegemann, G. 106, *227*, 285
— u. R. Zenker 232
Heidelmann, G. 250
Heilmeyer, L. 204
Heim, W. 106, 273
Heinrich, G. *81*, 106
— u. R. Schautz 49
— R. 250
Helferich 148
Heller, E. 106, *158*, 166, *202*, 285
Hellner, H., u. H. Poppe 250
Helwig, F. C., u. T. G. Orr 106
Henning, N. *220*
— u. W. Baumann 49
Henschen, C. *61*, *62*, 72, 106, Henson, S. W., H. K. Gray u. M. B. Dockerty 152
Herbig, H., P. Ganz u. H. Vieten 250
Herbst, R. 106
Herget, R. *257*, 257

Herlemont, P. 247
Herlyn, K. E. 232
Hermanuz, N. *275*, 281
— u. O. Westerberg 106, 281
Hertel, H. 30
Hertz, C. W. 250
Herzberg, B. 106
Hess, H. 213
— u. A. Celio 213
— W. 48, 49, 204
Hesse, H. 106
Hetzar, W. 106
Heusser, H. 30
Heyd, C. G. 106
Heydemann, E. R., u. H. Dormeyer 250
Hicken, N. F., L. B. White u. Q. B. Coray 106
Hidlestone, H. J. 190
Hijmanns van den Bergh, A. H. *193*
Hill, jr. L. M. 87
Himsworth, H. P. *62*, 72
— u. L. E. Glynn 72
Hirschowitz, B. J. 166
Hitzrot, J. M. 106
Hjortsjö, C. H. *58, 59, 66, 67, 72, 282*
Hoagland, R. A., u. E. Gill 49
Hobsley, M. 132
Höfer, R., A. Neymayer, O. Purzer u. H. Vetter 49
Hötzl, H. 49
Hoff, F. *10*, 30
Hoffman, E. 273
Hoffmann, V. *204*, 204
Hofmann, W. 72, *135*
Hohenberger, H. 132
Hollander, A. G., u. D. J. Dugan 250
Holle, F. *44*
— u. E. Kern 49
— G. 72
Holler, G., u. F. Starlinger 166
Holm-Nielsen, P. 273
Holzmann, M. 250
Honecker, K. 106
Hornykiewytsch, T. 48, 49
Horster, W. 166
Horta, J. da Silva 281
Hosemann, G. *171*, 189
— E. Schwarz, J. C. Lehmann u. A. Posselt 190
Howard, P. J., u. T. S. Fandrich 107
Huber, H. 166
Hudson, P. B., u. P. P. Johnson 107
Hünemohr, R. 281
Huet, G., u. J. van Slooten 250
Huggins, C., u. E. L. Carter 132
Hughes, F., E. B. Kay, R. H. Meade jr., T. R. Hudson u. J. Johnsson 264
Humphreys, G. H. *223, 225*

Hunter, H. L., u. R. Rapp 257
Hutterer, F., u. T. Hunya 204

Illchmann-Christ, A. 107, 281
Inui, F. K., u. T. A. Ferguson 213
Irenius, C. 107
Islami, A. H., u. G. T. Pack 107

Jaffe, J. A. 107
Jakob, H., u. P. Schostok 281
Jakobaeus, H. C. *40*
Janner, J. 257
Jarvis, F. J., W. L. Byers u. E. V. Platt 107
— L., u. P. J. Hodes 213
Jeanneret, P., A. F. Essellier u. L. Morandi 49
Jelinek, R. 205
Jenkins, H. P., u. R. Janda 107
Jenkinson, E. L. 250
Jessberger, L. *46*, 49
Jörgensen, G. 30
Johnson jr., G., u. F. Glenn 166
— M. L. 107
Jones, G. W. 115
— A. H. Baggenstoss u. J. Bargen 166
— T. B., u. H. Smith 115
Jürgens, J. 30
Just, E. 257

Kaijser, S. 250
Kalk, H. 27, 28, 30, 40, 41, 42, 44, 48, 50, 107, *193*, 204, 205, *220*, 232, 233, *274, 278*, 281
— H. Delkeskamp u. E. Wildhirt 233
— u. A. Wepler 166
— u. E. Wildhirt 166, 205
Karcher, H. 281
Karitzky, B. *199*, 205
Katzenstein, R., u. A. J. Ryan 107
Kaufmann, E. *149*
Keefer, C. S. 166
Keeley, J. L., u. A. E. Schairer 152
Keene, C. H., u. B. Copelman 264
Kehler, E. 250
Kehr, H. *2, 182, 185*
Keirle, A. M., u. T. W. Morgan 152
Kern, E. *44*
Kerr, H. H., M. Mensh u. E. A. Gould 107
Kettler, L. H. 71, 73, *138, 150*, 166, 286
Kidd, H. A. 50
Kinney, T. D., u. J. W. Ferebee 166

Kinzelmeier, H. *220*
Kirby-Smith, H. 107
Kirklin, J. W., E. Shocket, M. W. Comfort u. K. A. Huizinga 213
Kirnberger, E. J. 46
— W. Braun, G. Stille u. V. Wolf 50
Kirschner, M. 107
Kisner, W. H. 166
Klaus, M. 50
Kleinsasser, L. J. 166
Kleinschmidt, O. *225, 226*, 250
Kleinsorge, H. 250
Kleitsch, W. P., A. D. Munger u. W. J. Johnson 264
Knake, E. *114*, 132
Knipping, H. W., W. Bolt, H. Valentin u. H. Venrath 250
Knisely, M. H. 73
Knocker, P. 50
Knoepp, L. F. 250
Knopp, J. *68*, 73
Koch, E. 107
— H. *188*, 190
Kocher, Th. *2, 195*
Koecke, K. 50
Köhler, U. *22*
Köhn, K. 152
Köle, W. *136*, 190
Koelsch, K. A. 50, 250
Körte, G. *2*, 73, *185*
Kolb, A. 98
— u. A. Zängl 107
Kommerell, B. 257
Koncz, J. 233
Koppenstein, E. 250
Kornblum, K., u. G. W. Stephenson 250
Kosenow, W. 250
Koss, F. H., H. Vieten u. K. H. Willmann 250
Kourias, B. *183*, 190
— u. J. Marangos 190
Králik, J., L. Neoral u. Z. Sery 250
Krebs, H. A. *16*, 30
Kremer, W. 250
Kretzschmar, G. 30
Krieg, E. C. 107
Krohn, W. 251
Krook, H., u. W. Overbeck 233
Krückemeyer, K. 213
Krüger-Martius, H. 107
Kühlmayer, R. 50
Kühn, H. A. 30, 205, *278*, 281
Kühns, K., u. G. Müller 50
Kümmerle, F. 190
— u. J. Klöss 107, 264
Küntscher, G. 213
Kuntzen, H. *196*, 205
Kunz, H. 166, 251
Kusnetzoff, M. *94*

Namenverzeichnis

Lackner, J., u. L. Völkel 50
Ladd, W. E., u. R. E. Gross 251
Ladendorf, M. 251
Lämmle, J. A. *195*
Lamb, C. A. 107
Landois, F. 251
Lang, H. *46*, 205
Lange, K. 107
— R. 257
Langenbuch, C. *2*, 195, 286
Lanzara, A. 273
Lanzillo, F. 107
L'Arbre, G. de 166
La Rossa, B. B., u. L. Pellegrini 213
Lasala, A. J., u. M. J. Vázquez 205
Lawler, R. H., J. West u. J. Brosnan 251
Lazarus, J. A., u. F. Friedmann 152
Le Dejou u. Chippaux 165
Leevy, M., u. J. Greenberg 50
Le Genissel, C. 251
Leger, L. 48, 50
Legler, L., L. Gally, N. Arvay, J. Oudot u. J. Auvert 50
Lehmann, I. C., *171*, *173*
Lehner, A. 107, *204*, 205, 213, *224*
Lemaire, A., u. E. Housset 233
— A. E., J. Housset, J. Natali u. J. Etienne 205
Lent, H., u. H. H. Jansen 50
Leroux, G. F., u. A. de Scoville 50
Letterer, E. 30
Leuckart, R. *168*
Leue, K. 107
Leupold, F., u. F. Heuck 50
Leveen, H. H. *115*
— u. L. Lewis 132
Leviekiy, B. P. 107
Levine, S. 152
Lewis, L. H. *115*
Lian, C., F. Siguiér u. J. J. Welti 251
Lichtenstein, M. E., u. J. W. West 273
Lichtman, S. S. 107, 286
Lin, C. Y., u. N. C. Huang 133, 152
Lindenschmidt, T. O. 30, 50
Linder, F. *223*, 233
Lindner, W., u. H. Abendroth 107, 281
Linke, H. 152
Linsman, J. F., u. J. I. Chalek 257
Linton, R. R. *223*, *228*, 233
Littler, D. M. 50
Lob, A. 251
Localio, S. A., u. N. J. Saltz 133
Loeffler, L. *211*

Lörnic, P., u. F. Márkus 50
Loewe, P., P. Steimle u. R. Saenz-Arroyo 50
Lohmann 46
Longmire, W. P. *117*, *121*, *131*, *199*
— u. M. G. Sandford 133, 205
Loose, K. E. 50
Lortat-Jacob, J. L. *113*, *123*, *127*
— u. H. G. Robert 133
Luchmann, A. 50
Ludwig, H. 107
Lücke 148
Lüdin jr., M. 281
Lüscher, M. 251
Lurje, A. S. 73
Lutz, P. 251
Lutzeyer, W. 50
Lynch, J. P. 107, 273
Lynen, F. *12*, 30

Macarini, N. 257
MacMahon, H. E., A. S. Murphy u. M. J. Bates 281
Madden, J. L. *191*, 205
Madding, G. F. 76, 107
— K. B. Lawrence u. P. A. Kennedy 107
— u. W. H. Peniston 107
Madonia, F. 213
Märk, W. 73
Magath, P. B. *115*
Malamos, B., u. S. Moulopoulos 50
Mallet-Guy, P. 50, *113*, *202*, *204*, *207*, *224*
— u. J. Feroldi 133
— L. Eicholz u. J. Michoulier 213
Mallory, H. R., u. T. S. Jason 213
Mancuso, M. E. *114*
— S. Messinetti u. A. Napolitano 133
— E. Natalini u. E. Del Grande 133, 152
— u. D. Sorvillo 152
Manheimer, L. H. 152
Manlove, C., u. C. Baronofsky 107
Mann, F. C. *115*, 133, 213
— u. T. B. Magath 133
— J. D., K. G. Wakim u. P. H. Baggenstoss 73
Marconi, G. 152
Markoff, N. *202*
— u. M. Allgöwer 205
Markowitz, J. 73, *207*, 213
Marshall, S. F. 152
Martin, J. D. 107
— N. H., u. A. Neuberger 30
— W. L. 152
Martina, A. *94*
Martini, G. A. 31
— u. W. Dölle 205

Martius, C. *12*, 31
Mason, R. J. 107
Mason-Brown, J. J. 108
Masters, F., N. Georgiade, C. Horton u. K. Pickrell 108
Matthes, T. 281
Maurer, G., u. L. Hofmeister 31
Mayer, L. *76*
McArthur 148
McCorkle, H., u. F. S. Howard 108
McCredie, J. A., J. R. Doggart u. R. B. Welbourn 213
McFee, W. F. 273
McGee, C., W. S. Priest u. A. Schineberg 166
Meckel, J. 251
Mehlhop, C. 108
Melchior, E. 166, 190
Melms, H. J. 50
Melnikov, A. H. 108, 133
Menger, W. 251
Meyer, P. G. 152
— W. W. 73, *135*, *272*
Meyler, L., u. E. Huizinga 257
Meythaler, F. *16*, 71, 73, *202*
— u. W. Haggenmiller 286
Michel jr., M. L., u. W. R. Wirrh 166
Michels, W. A. 73, 213
Mikal, S., u. G. W. Papen *108*
Mikesky, W. E. *76*
— J. M. Howard u. M. de Bakey 108
Miles, R. M. 166
Milliken, N. T., u. H. B. Stryker 166
Mills, J. H. 166
Milone, S. 264
Minning, W. 190
Mirizzi, G. L. *35*
Mixter, C. G., u. C. G. Mixter jr. 152
Mizukami, T. 133
Möbius, H. 73
Moeller, J. *24*, 31
— u. W. Rex 50
— u. R. Schroeder 205
Mörl, F. *200*, 205
— F. K. 166
Mollowitz, G. *203*, 205
Monahan, D. T. 251
Monod, R., u. R. Azoulay 251
Montgomery, J. B., u. N. Bennet-Jones 50
More, R. H., u. C. N. Crowson 31
Morgenstern, P., u. J. Pine 251
Morino, F. 50, 190
Morley, H. S. 166
Moyer, J. H., G. Monis u. R. Seibert 51
Moyson, F. *278*, 281

Müller, A. W. 205
— E. 108
— K. L., u. W. Mandl 108
Mumenthaler, A. 233
Muth, W. 251

Nabonnedos 3
Naef, G. 251
Naegeli, T., u. A. Lauche 281
Najarian, J. S., u. H. A. Harper 31
Nakayama, K. *130*, 133
Narath, A. *211*
Nather, K. *272*, *273*
Neal, J. W. 264
Nettelblad, S. C. *59*, *60*, 73
Netter, F. H. *40*, *41*, 73, 286
Nettersheimer, F., u. K. Köster 251
Neumann, R. 51
Neville, W. E. 251
Newell, C. 108
Newman, H. F. *220*
Ney, H. R. 73
Nguyen, Trinkco, A.K. Schmaus u. Nguyen van Khe 51
Nicolo, L. 108
Niedner, F. F. 233
— u. W. Mattes 233
Nielubowicz, J., B. Marzinek u. E. Pietraceicwicz 51
Niemann, F. *142*, *143*
— u. W. Penitschka 152
Nikolajev, G. F. *76*, 108
Nissen, R. 51, *223*, *224*, *225*, 251
Nobili, U. 108
Nonnenbruch, W. 108
Normann, O. 73
Note, C. *169*, 190
Novikoff, A. B., u. R. van Potter 133
Nurick, A. W., D. H. Patey u. C. G. Whiteside 51

Ochsner, A. *272*, *273*
— u. M. E. de Bakey 108, 166
— M. E. de Bakey u. S. D. Murray 166
— u. A. M. Graves 167, 273
— R. Kleinsasser u. M. E. de Bakey 166
— J. L., u. B. Halpert 152
Odeblad, E., E. L. Dobson, A. M. Odeblad u. H. B. Jones 51
Oettle, E. 205
O'Neill, J. N. 108
Orr, T. G., u. F. C. Helwig 108
O'Sullivan, W. D. 51
Overton, R. C., u. W. R. Livesay 152
Owen, H. K. 108

Pack, G. T., u. H. W. Baker 152
— u. Brasfield, R. 152
Packard, G. T., u. H. D. Palmer 152
— u. A. W. Stevenson 152
Pärnanen, P. V., u. H. Haapoja 251
Page, I. H. 115
Palm, Dal C., u. R. Miori 233
Palmer, W. L. *1*
Papen, G. W. u. S. Mikal 108
Parentela, A., D. Ziliotto u. E. Odeblad 133
Paroni, F. 251
Patel, J., u. C. Couinaud 133
Paterni, L. 223, 233
Patsiora, M. D. 233
Patton, B. 233
Paul, M. A. 213
Payr, E. v. *94*
Peake, J. D., u. C. Eskeridge 167
Pelkan, K. F. 115
— u. G. H. Whipple 133
Peltokallio, P., u. M. Kurkipää 152
Peña-López, L., u. J. M. Maíz 251
Penitschka, W. *142*, *143*
Pensky, J. 94
Pérez-Fontana, V. 251
Pernkopf, E. 73
Peter, R. 108
Peters, H. 108
— T. 73
Petri, W. 152
Pettinari, V. *113*, 133, 151, 152
Pettker, K. 108
Pevser, I. 108
Pfanner, W. 167
Pfuhl, W. 73
Phear, E. A., S. Sherlock u. W. H. J. Summerskill 31
Phemister, D. B. *223*, *225*
Philipowicz, I. 108
Philipps, J. R. 264
Pickhardt, O. C. 251
Piergrossi, A. 257
Pilcher, L. S. 108
Pinheiro, L. C. 152
Piper, E. B., u. C. Bachmann 108
Placák, B. 205
Podkaminsky, N. A. 257
Politzer, G. 73
Pollwein, O. 167, 213
Popescu, C. *118*, 133
Poppe, E. 251
Popper, H. 250, 251
Popper, H., u. F. Schaffner 286
— H. L., N. C. Jefferson u. H. Necheles 213
Posselt, A. 168, 171
Potter, E. L. 108, 152

Prigot, A. 87
Prinz, F., u. W. Klinner 264
Prinzmetal, M., E. M. Ornitz, B. Simkin u. H. C. Bergman 73
Psatthakis, N. 190
Psenner, L. 273

Quattlebaum, J. K. 213
Quénu, J. *148*, *247*
— u. P. Herlemont 251
Quick, A. J. *18*

Raalte, H. G. S. van 167
Rabin, C. B. 273
Radicke, H. 108
Radke, R. A. 167
Raffucci, F. L. 213
Ramseyer, M. 251
Ramström, S. 213
— u. S. Alsen 264
Rankin, L. M., S. A. Eger u. H. S. Bourland 108
Rapant, V. 233
Rappaport, A. M. 73
— Z. J. Borowy, W. M. Lougheed u. W. N. Lotto 73
Rathcke, L. 190
Ratschow, M., u. U. Dembowski 51
Rausch, E. *182*
— R. *168*
— W. *185*, 251
Ravelli, A. 251
Raven, I. S. *113*, 133
Ravitch, M. M., u. J. C. Handelsmann 251
Redeker, A. G. 51
Reed, J. A., u. D. L. Borden 252
Rehn, E. 51, *247*, 248, 252
Reichle, R. *76*
Reifferscheid, M. *70*, *76*, 108, 133, 152, 286
Reinecke, H. 108
Reiter, H. 167
Renfer, H. R., G. G. Pretti, C. Massini u. A. Zuppinger 51
Resow, L. 108
Rex, H. *61*, *68*
Richmann, S., u. B. F. Barry jr. 225
Rickham, P. D. 108
Rieder, W. 108
Rienhoff jr., W. F. *223*
Rigdon, R. H. 167
Rigler, L. G., u. P. C. Olfelt 51
Rink, H. 264
Rives, J. D., u. D. D. Baker 252
Rizzo, F. 152
Robbers, H., u. H. Hess 51
— u. K. Rümelin 31
Robertson, D. E., u. R. R. Graham 109
Robin, I. G. 109

Robinson, J. R., u. H. R. Butcher jr. 109
Rodeck, H. 31
Rösch, J., J. Bret u. M. Liskova 51
Rössle, R. 281
Rogers, G. 109
— J. V., u. T. F. Leigh 252
Rosenbaum, D. 213
— F. J. 51
Rosetti, M. 252
Ross, D. E. 205
Rossi, R. 133
Rostock, P. 109, 281
Rothe, G., u. W. Kläring 167
Rothenberg, R. E., u. W. Linder 167
Rotschuh, K. E. 213
Rotthauwe, H. W. *280*, 282
Roulet, F. C. 145, 152
Rowe, E. W. 109
Royer, M. 34
— L. O. Colombat u. P. A. Mazure 51
Ruckensteiner, E. 51
Rudder, B. de u. O. Hövels 252
Rübe, W., u. H. Mehl 281
Rümelin, K. 31
Ruggieri, E. 233
Ruol, A., B. D'Agnoloen, u. C. Dal Palm 233

Saegesser, M. 213, *223*, *226*, 233, 252
Salem, G., F. Wewalka u. P. Wurnig 109
Sampsel, J. W., F. Barry u. H. Steele 213
Samson, P., u. M. E. Childress 252
Sandblom, P. *81*, 109, *210*, 213, 233
Sanders, G. B., C. H. Macguire u. R. H. Moore 109
Sandford, M. C. *149*, *199*, 252
Sanger, P. W. 109
Sano, M. E., u. C. A. Holland 109
Saretzky, I. I. 51
Satinsky, V. P. *226*
Sauerbruch, F. *245*, *247*, 252
Saupe, E. 252
Sawyer, C. D. 252
— K. C., u. W. R. Coppinger u. R. G. Witham 109
Schaaf, J. 257
Schaffner, A. 233
Schautz, R., u. F. Becker 51
Schega, H. W. 31, 213, 233
Scheibe, G. 281
Scheitlin, W., u. P. Jeanneret 51
Schiller, E. L. 168
Schilling, J. A., F. W. McKee u. W. Witt 233
— V., u. H. Bast 205

Schinz, H. R., W. E. Baensch, E. Friedl u. E. Uehlinger 286
Schischkin, I. J. 190
Schlegel, J. J. 252
Schlimpert 148
Schmid, F. 252
— G. 257
Schmidt, E. *41*, *58*, *193*
— u. V. G. Schmidt 31
— E. A. 51
— G. 252
— H. 73
— u. E. Guttmann 73
Schmieden, V. *101*
Schoen, E. 252
Schönbach, G. *231*
— H. L'Allemand, K. Devens u. W. Thorban 233
Schönlebe, H. 153
Scholl, R. 109
Scholz, O. 109
Schorn, J. H., S. Stender u. H. Voegt 73, 214
Schorr, S., u. A. Schwartz 167
Schottenfield, L. E. 133
Schrader 148
Schreiber, M. 109
Schroy, P. C. 65, 66, 67
Schubert, R. 205
Schuchart, G. 109
Schütte, E. 31
Schüttemeyer, W. *280*
— u. H. W. Rotthauwe 282
Schumann, D. 109
Schuster, A. 282
Schutz, Z. B., C. F. Helwig u. H. P. Kuhn 109
Schwabe, H. 205
Schwaiger, M. *247*, *248*, 252
Schwarz, E. *171*
Schwiegk, H. *8*, 31, *206*
Scott, J. V. 109
Sebening, W. 167
Seewald, O. 109
Selbie, F. 282
Seltsam, M. 153
Seminov, V. S. 190
Sénèque, J. *113*, *148*
— M. Roux u. C. L. Chatelin 133, 153
Sengstaken, R. W. *222*
Sérégé, H. *61*
Sery, Z., u. J. Králik 252
Shackelford, R. T., u. W. B. Marbury 153
Shann, H., u. W. Z. Fradkin 109
Shaw, R. R. 109
Shedden, W. M., u. F. Johnston 109
Shefts, H., u. E. A. Doud 109
Sherlock, S. 31, *218*
Shinohara, I. 109
Shorr, E., B. W. Zweifach, R. F. Furchgott u. S. Baez 31

Shoshkes, M., u. F. J. Lovelock 264
Shumacker, H. B., u. J. Miller 133
Siede, W. 31, 205
Siegmund, H. 73
Siew, S. 214
Sigel, A. 205
Silverman, I. *41*
Silvis, R. S. 109
Simmer, H. 205
Simons, B., F. Nöller u. E. Busse 109
Singleton, A. O. 148
Skapinker, S. 109
Slany, A. *76*, 109
Slavin, P. 257
Smith, H. C. 109, 115
Snyder, H. E. 109
Sodemann, W. A., A. A. Doerner, E. M. Gordon u. C. M. Gillikin 167
Sokolov, M. J. 264
Sozka, A. 51
Spalteholz, W. 74
Sparkmann, R. S. *76*, *80*
— u. M. J. Fogelmann 109
Spath, F. 109, *136*, 252
— u. W. Köle 153
Spector, M. 109
Spellberg, M. A. 286
Spitzenberger, O. 257
Springer, C. 109
Stafiniak, O. 233
Staub, H. 31
Steelquist, J. H. 214
Steiner, H. 109
Stern, R. 109, 281, 282
Steudel, J. 133
Stich, R., u. K. H. Bauer 109
Stieda, L. 74
Stinson, E. 115
St. John, F. B., E. J. Puliaski u. J. M. Ferrer 167
Stoffregen, J. 248
Stolze, M. 51
Storey, C. F., u. L. D. Kurtz 252
Strang, S. 167
Straus, R. 110
Strauss, A. 110
Strode, E. C., u. C. A. Vance 264
Struppler, V. *182*, *185*, 190
Stucke, K. 31, 74, *76*, 110, 133, 153, 167, *202*, 205, *224*
Sullivan, J. T. 110
Sutton, D. 205
Svoboda, M. 153
Sweet, R. H. 252
Swoboda, W. 252
— u. H. G. Wolf 252
Szereszewska, H., u. R. Rafinski 167

Talma, S. *231*
Tanner, N. C. *223*, *225*
Tanturi, C. *207*
— L. L. Swigart u. J. F. Caepa 214
Taylor, F. W. 167
Tegtmeyer, F. 110
Terry, R. *41*
Tesler, J.. M. Scimeca u. W. Goldstone 264
Thaler, H. 205
Thidet, J., u. J. Thidet 190
Thöle, F. *76*, *95*, 110, 286
Thomas, L. C. *115*
— u. H. Hewlett 110
Thomeret, G., C. Dubost, J. Dubray-Vautrin u. A. Cabrol 110
Thorlakson, P. H. T., u. A. W. S. Hay 110
Tiburtius, M. 282
Todd, J. W. 273
Töndury, G. *239*, 252
Tolins, S. H. 252
Toole, H. *183*, 190
— A. Moschopoulos u. G. Procos 190
Traube, V. 110
Tricomi 148
Trutschel, W. 51

Udesky, H. L., G. W. Holmes u. M. Baker 110, 252
Uebermuth, H. 110
Ühlein, E. *14*, 31
Ulbricht, J., u. E. Wildhirt 51
Ungeheuer, E. *226*, 233
Unger, J. 74
— S. M. 252, 264
Usakov, N. P. 110
Uspensky, A. 257

Valdoni, P. 233
Vanderhoof, E. S., u. K. A. Merendino 110
Venrath, H., W. Bolt, W. Hollmann, H. Valentin u. H. Kesteloot 31

Viereck, H. J. 252
Vinogradov, V. V., u. J. A. Galuško 233
Viranuvatti, V., u. P. Biseshurarit 167
Voelcker, F. *196*
Vogel, H. *168*, 190
Vogl, A., u. A. Small 252
Vogler, E., u. R. Herbst 51
Voigt, W. R. 214
Vossschulte, K. *223*, *224*, 233

Wachsmuth, W. 74, 110, *127*, 282
— u. R. Schautz 264
Wakim, K. G. 74
Walker, M. 56, 110
Walther, H. E. *62*, 74, *149*, *150*, 153
Wangensteen, O. H. *223*, 225
Wanke, R. *62*, 74, *222*, *223*, *224*, *228*, 233
— H. Junge, H. Eufinger u. H. Kalk 74
Wannagat, L. *37*, *38*, 48, 51, *137*, *172*, *220*, *221*
Warren, K. W., u. R. C. Polk 153
Warvi, W. N. 133
Webster, R. 153, 190
Weidemann, W. 252
Weithaler, K. 167
Welch, C. S., u. J. E. Tuhy 110
Weller, E., u. M. Lepp 51
Weltz, G. A. 253
— u. R. Glauner 253
Wendel, W. *95*, *113*, 133, *148*
Wenderoth, H. 51
Wengen, à H. C. 282
Wennig, E. 51
Wense, G. 253
Wenzl, M. 233
Werb jr., A. 110
Werbel, E. W., Greenman u. E. C. Petrick 110
Westerberg, O. *275*
Wewalka, F. *10*, 14, 31
Whipple, G. H. 14, 31
White, F. W., u. I. R. Jankelson 110

Wiemers, K., u. E. Kern 29, 31
Wildegans, H. 205
Wildhirt, E. 31, *193*, 205
Wilensky, A. O. 110
Wilflingseder, P. 190
Willenegger, H. 31
Williams, H. G., u. J. M. Ovens 167
Windsor, C. J. 273
Wolfson, S. A., u. A. Goldman 264
Wollheim, E. *23*, *24*, 31, 205
Wright, L. T. *87*
— A. Prigot u. L. M. Hill jr. 110
Wu, Ch., J. L. Bollmann u. H. R. Butt 31
Wünsche, G. 74
Wulsten, J. 110
Wurnig, P. 110
Wustmann, O. 133
Wylie, R. H., H. L. Hoffmann, D. B. Williams u. W. F. Rose 110

Yater, W. 167

Zängl, A. *98*
Zannini, G. 214, 233
Zaslow, J., u. F. Sachs 273
Zdenkovic, A. 110
Zeiger, K. 74
Zeitlhofer, J. 153
Zeller, W. E. 253
Zenker, R. 110, *227*, 233
— u. R. Berchtold 233
— u. W. Grill 253
Ziegler, E. *10*, 31
Zingaro, A. A. 167
Zollicoffer, E. B. 214
Zucker, M. B. *116*
— M. Siegel, E. E. Clifton, J. W. Bellville, W. S. Howland u. C. E. Grossi 133
Zukschwerdt, L., u. H. Kemmler 110
Zuppinger, A., u. L. Frank 51
Zwicker, A. 253

Sachverzeichnis

Abdominaltumoren 241
Absceß, paranephritischer 241
—, pleuro-pneumatohepatitischer 161, 162
—, subphrenischer 241, 268 ff.
—, —, Ätiologie und Pathogenese 269
—, —, Behandlung 271
—, —, Diagnose 270
—, —, Röntgenologische Diagnose 271
—, —, hinterer extraseröser Zugang 272
—, —, vorderer extraseröser Zugang 272
Absceßbildung der Leber 116
Acetylcoenzym A 12, 14
Acetylen-Resorptionszeit 220
Abdominale Operation 92
Adenocarcinom 148
Adenom 148
Adenosin-Triphosphorsäure 11, 15
Adrenalin 16
Aerophagien, psychogene 256
Ätherzeit, duodenale 220
—, rectale 220
Aktinomyceten 161
Aktinomykose der Leber 117, 162, 269
— —, Penicillin bei 161
— —, Streptomycin bei 161
— —, Therapie 161
Aktinomykoseinfektion, Kreislauf der 162
Akute Lebernekrosen 26
Altersemphysem 254
Alveoläre Echinococcose 167
Aminoacidurie 25
Aminosäuren 14
—, Desaminierung 115
—, essentielle 115
Amoeba histolytica Schaudinn 159
Amoebenabceß 159
— und Chloroquine 160
—, Emetingaben bei 160
—, Pneumoparacentese beim 160
Amoebenruhr 269
Anämien, plastische 280
Anastomose 56, 57
—, arterioportale 230
—, hepatofugale 57
—, hepatopetale 57
—, parietale 57
—, portocavale 223
—, prophylaktische 227
—, splenorenale 223, 228
—, viscerale 57
—, zwischen V. mesenterica caudalis und V. ovarica sinistra 228
—, —, V. mesenterica cranialis und V. cava 228
Anatomia hepatis 9
Anatomie der Leber 52

Angiogramm 58
Angiographie 35 f., 104
—, der Bauchaorta 35
Anterior ejus fimbria 9
Antike, Säftelehre der 10
Antithrombin 201
Aorta abdominalis 246
— thoracalis 246
Aortensklerose 254
Aortographie 172, 211
Appendicitis 153
—, perforierte 192
Arteria coeliaca 52, 56
— —, Ligatur der 226
— cystica 56
— femoralis 38
— gastrica dertra 52, 55
— gastro duodenalis 52, 55, 56
— — — Ligatur der 226
— — epiploica dextra 52
— — sinistra, Ligatur der 226
— hepatica 9, 38, 52, 54 f., 71, 156, 200
— —, Aneurysma der 209, 211
— —, Chirurgie der 206 ff.
— — communis 35, 54, 56, 209
— — —, Ligatur der 226
— — —, Unterbindung der 212
— —, Korrosionspräparat 208
— —, Ligatur der 225
— —, mykotisches Aneurysma der 209
— —, — —, Ursachen 209
— — propria 54, 56, 209
— — sinistra 56
— —, Sympathektomie der 200, 224, 284
— —, —, Unterbindung 93
— lienalis 38, 52
— —, Ligatur der 225, 226
— mammaria 246
— mesenterica cranialis 52, 56, 209, 210
— musculo-phrenica 246
Arterienligaturen 223, 225, 232
— der A. coeliaca 223
— der A. gastroduodenalis 223
— der. A. hepatica 223
— der A. lienalis 223
Arteriographie 35, 211
Arterio-portale Anastomose nach SAEGESSER 226
Arteriovenöse Fistel 230
Ascaridiasis 254
Ascites 232, 241
Ascites-Ableitung 230
Atebrin 161
Atebringaben bei Leberaktinomykose 161
Atelektasen 241
Atemäquivalent 164

Atemfrequenz 164
Atemgrenzwert 164
Atem-Minutenvolumen 164
Atemreserve 164
Austauschtransfusionen 25
Autointoxikation 83
Autolyse 85

Ballontamponade 224, 231
Barbiturate 43
— und Leberparenchymschäden 43
Basisnarkoticum 44
Bauchtrauma, stumpfes 78
Behandlung der Leberverletzungen 86
Biligraphin 38
Bilirubin 33, 191, 192, 201, 219
Bilirubinbelastung 33
Bilirubinstoffwechsel 191
— beim hämolytischen Ikterus 193
Biopsie 147
Bioptische Untersuchungen 38f.
— — und Blindpunktion 40
— — —, Technik 42
— —, gezielte 40
— —, Kontraindikationen 41
— — und Laparoskopie 38
Blalock-Klemme 226
Blutdrucksenkung, indirekte Methoden 225
Blutersatz 47
Blutgerinnung 18f.
—, Ablauf der 18
—, Faktoren 5, 7 bei der 18
—, Fibrinogen bei der 18
— und Lebercirrhose 18
—, Prothrombin bei der 18
Blutstillung 92
Blutstillungsmaßnahmen, provisorische 93
Blutstillungsmethoden, direkte 232
Bluttransfusionsschäden 25
Blutung, cholämische 140
—, intraabdominelle 79
Blutungen, massive 87
Blutungsbereitschaft 80
Blutverdünnungszeichen beim Schock 79
Blutverlust, allgemeine Zeichen 79
Brenztraubensäure 11, 12
—, Oxydation 11
Bromsulfphtaleinprobe 33
Bronchographie 104, 237
Bronchoskopie 264
Bronchospirometrie 237
Bronchusstenosen 241
Bruzellose 165
Budd-Chiari-Syndrom 80

Cadmium-Sulfat-Probe 33
Calcium 21f.
Canalis venosus, ligamenti jam munus obiens 9
Capsula communis aperta 9
Carcinom der Leber 116
Carcinommetastasen der Leber 149
Cardiaresektion 223
Cava descendentis truncus 9
Cava-Gallenblasenlinie 59, 64, 121, 276

Cava ramusculi 9
Chiari-Syndrom 231
Chirurgie des Echinococcus 167
— der entzündlichen Lebererkrankungen 178
— der Gallenwege V
—, Goldenes Zeitalter 2
—, — —, Hepatoenterostomie 2
—, — —, Hepatostomie 2
— der Hepatopathien 134
— des Ikterus 190
— der perihepatischen Räume 284
—, „physiologische" V
— des rechten Subphreniums 234ff., 284
—, Renaissance der 4
Chirurgische Begutachtungsfragen 274
Chitinmembran 187
Chloroquine 160
Cholangioektiasis 182
Cholangiographie 7, 34f., 58, 122
—, intraoperative 35, 177
—·, intravenöse 34
—, laparoskopische 34
—, orale 34
Cholangiohepatome 146
Cholangiojejunostomie 199
Cholangiome 146
Cholangitis 182, 284
Cholaskos 83
Cholecystektomie VI
Cholecystitis, akute 156, 161, 191
Cholecystopathie VI
Choledocho-Duodenostomie 181
Choledochus, Dekortikation des 200, 202, 284
—, Sympathektomie des 284
Choledochusableitung 123
Choledochuscysten, idiopathische 194, 200
Choledochus-T-Drainage 203
Cholerese 284
Cholesterin 33, 191, 201, 219
Cholesterin-Ester 27, 115, 201
Cholostase 159, 192, 200, 201
—, Lymphadenitis simplex bei 202
Chondrom 264
Cirrhose, hepatische 221
Citronensäurecyclus 12
—, Synthese 12
Clearenceprüfungen 33, 34
Coeliaca-Achse 61
Colibakterien 269
Colitis ulcerosa 153
Coloncarcinom 153
Coloninterposition 254, 256, 257
—, Resektionsbehandlung bei 256
Colopexie 256
Commotio hepatis 84, 88, 274, 275
Contrecoup-Wirkung 77
Corda venae umbilicalis 54
Cournand-Katheter 220
Cruveilhier-Baumgarten-Syndrom 218
Cystektomie bei Echinococcus 173, 174
—, partielle 178f.
—, —, intracavitäre Netzplombierung 178
—, —, Operationsmethode nach GOINARD 153
Cysten, intrahepatische 80

Cystenleber 136
Cystische Hydatidose 167, 168

Darmspasmen 256
Darmsterilisation 25
— und Bakterienflora 25
Dauerprothese, intrahepatische nach KARITZKY 199
Dekortikation des Ductus choledochus 232, 284
— der Lunge 161, 263
Diaphragma, arterielle Versorgung des 246
Diazoreaktion, indirekt nach HIJMANNS VAN DEN BERGH 193
Dissektionsligatur 223
— nach VOSSSCHULTE 224
Dissektionstechnik 283
Dissésche Räume 60
Divertikulitis 157
Divertikulose 157
Dolicho-Colon 254
Drainage 96
— des Gallenflusses nach KEHR-RAUSCH 182
Ductus choledochus 52, 54
— —, Dekortikation des 5, 224, 284
— communis 9
— cysticus 52
— hepaticus 52, 57, 58
— —, ramus principalis dexter 57
— —, — principalis sinister 57
— thoracicus 60, 61, 264
Duodenaldivertikel 191
Durchblutungsstörungen, intrahepatische 274
Dyskinesie der Gallenwege VI
Dyskrasie 10

Echinococcenantigen 171
Echinococcen-Hydatidose 167
Echinococcose 269, 279
—, alveoläre 167
—, multiloculäre 167
Echinococcus alveolaris 185
— —, Behandlung 187
— —, Klinik 187
— —, Operation nach LONGMIRE 188
— —, Palliativoperationen 188
— —, Palmitinsäure-Thymolester bei 188
— —, Thymollösungen bei 188
—, Chitinmembran 187
— cysticus 169f., 284
— —, Behandlung 173ff.
— hydatidosus 185
—, Klinik 169ff.
—, Marsupialisation bei 173, 174
— multilocularis 151, 185ff.
— multiplex disseminatus 183
—, Netzplastik bei 180
—, Resektion bei 177
Echinococcusblase 172
—, verkalkt 171
Echinococcuscyste 1, 112
—, Ausräumung 176
—, Eröffnung 176
—, Perforation von 183
Echinococcuserkrankungen 117
Echinococcushäkchen 169

Ecksche Fistel 10, 57, 227
Ehrlichsche Aldehydreaktion 33, 201
Eisen 219
Eiweißhaushalt 230
Eiweißintoxikation 227
Eiweißproben 219
Elektrolythaushalt 45
—, Störungen des 45
Elektrolytstoffwechsel 230
Elektrophorese 33
Emetin 160
en-bloc-Resektion 148
Endocarditis ulcerosa 156
Enteroanastomose 257
Entleberungsmethode 115
Entspannungskollaps 79
Entzündungen, chronische 234
Epitheliom 148
Erysipel 156
Erythrocytenresistenz 37
Eventratio diaphragmatica 239
Extrahepatischer Kollateralkreislauf 210
— —, Schema des 210

Facies diaphragmatica 52
— visceralis 52
Fallotsche Tetralogie 237
Fascia transversalis 272
Fermentkonstellations-Diagnostik 201, 282
Ferritin 21
Fettabbau 15
Fettleber 14
Fibrinschaum 97
Fibrome 138, 265
Fisteldarstellung 154
Fistelgänge, Darstellung 104
Fisteln, hepato-bronchiale 104
Foramen Bochdalek 235
— epiploicum Winslowi 54
— Morgagni 235
— pleuroperitoneale 235
Fossa sagittalis sinistra 54
Fructosegaben 46

Galaktosebelastung 33
Galaktosetest 219
Gallenblase 58
Gallenblasenaffektionen 256
Gallenblasencarcinom 117, 148f., 191
Gallenblasencavalinie 61
Gallenfisteln 80, 104
Gallengänge 84
—, kongenitale Atresien 191
—, Lymphdrüsenschwellungen im Bereich der 191
—, Ruptur 84
Gallengangsadenom, tubulöses 138
Gallengangsatresie, kongenitale 200
Gallengangsstrikturen 191
Gallengangssystem 57ff.
—, intrahepatisches 57
Gallensäure 191
Gallenstauungen 81
—, cholangitische 81
—, extrahepatische 81

Gallensteine 1, 191
Gallenstoffwechsel 19
—, Physiologie 19
Ganglion coeliacum 224
— —, Resektion 224
Gazetamponade der Leber 85
Geburtstrauma und Leberruptur 86
Gefäßpermeabilität 230
Gefäßsystem, Korrosionspräparate VII
Gerinnungsfaktoren 219
Geschoßwanderungen 102
Glisson-Gefäße 130
Glissonsche Kapsel 54
Glissonscher Hilus 118
Glisson-System 54, 111
Glucagon 11, 16
Glykogen 11
—, Polymerisierung 12
Glykogenese 11
Glykogenolyse 11
Granulomatose 165
Granulome der Leber 116
—, tuberkuloide 186
Grenzlamelle 71
Gummaknoten 112
Gummen 165

Hämangioendotheliom 144
Hämatemesis 210
Hämatome 116
—, intrahepatische 78
—, subkapsuläre 84
Hämatopneumothorax 259
Hämobilie 80, 140, 210, 275
—, traumatische 81
Hämoglobin 191
Hämorrhagien 80
—, intrahepatische 81
Hämorrhagische Diathesen 280
Hämostyptica 83
Hallersche Furchen 121
Hamartome 138
Hammersmith-Cocktail 25
Harnstoffsynthese 25
Hauptgrenzspalte 64
Headsche Zone 61
Hemihepatektomien 112
Hepar cysticum 136, 137
— lobatum 116, 134
— — syphiliticum 165
Hepatektomie 111 ff.
—, partielle 199
Hepatitis 193, 278, 284
—, abscedierende 161
— epidemica und Bluttransfusion 279
—, epidemische 274
—, Erwerbsbeschränkung bei 278
Hepatocholangio-Duodenostomie nach
  LONGMIRE-DOGLIOTTI 122
Hepatocholangiostomie 195
Hepatogastrostomie nach GOHRBANDT 197 ff.
Hepatogene Herzinsuffizienz 22
— Myokardose 22
Hepatologie 5
—, interne 282

Hepatom 146, 148
Hepatomegalie 41, 231
Hepaton 71
Hepato-Pankreas VI
Hepatopathie V, 85, 256, 283, 284
Hepato-Phrenopexie 97
Hepatoptosen 135, 253
—, totale 135
—, partielle 135
Hepato-renales Syndrom 22f., 80, 84, 275, 283
— —, Ätiologie 23
— —, Begriff 23
— —, Ikterus beim 24
— —, Kochsalzwerte 24
— —, Präkoma beim 24
— —, Reststickstoffwert 24
— —, Symptome 24
— —, Therapie 24
— — und tubuläre Insuffizienz 22
— —, Urämie beim 24
Hepatose, traumatische 275
Hepatoskopie, Bedeutung für die Leberchirurgie 2
Hepatostomie 159, 195
Hepsan 46
Hernia phrenica traumatica 236
Hernie, falsche 236
—, wahre 236
Herzmißbildungen 245
Hiebverletzungen 98
Hilus, venöser 58
Hippursäuretest 33
Hirschsprungsche Erkrankung 254
Hitzenbergerscher Versuch 242
Hormone 16 ff.
Hydatiden-Echinococcose 167, 169
Hydronephrose 141, 241
Hyperbilirubinämie 193
Hyperplasie 113
— der Lunge 237
Hypersplenie 217, 228
Hypersplenismus 191
Hypertrophie 113
Hypokaliämisches Koma 27
Hypophyse 11
Hypophysenhinterlappen 21
—, antidiuretisches Hormon 21
Hypoprothrombinämie 201
Hypotension, künstliche 231
Hypothermie 43 f.

Idiopathischer Zwerchfellhochstand 239
Idiosynkrasie 160
Ikterus 24, 83, 183, 193
—, Anämie bei 192
—, angeborener 193
—, chirurgischer 192
—, cholangiolärer 191
—, extrahepatischer 191, 192
—, familiärer 193
—, hämolytischer 191, 192ff., 193
—, hämolytisch-familiärer 192
—, hepatocellulärer 191, 192, 200
—, internistischer 192

Ikterus, intrahepatischer 191, 192
— juvenilis intermittens Meulengracht 193
—, mechanischer 41, 191, 194
— neonatorum 191
—, parenchymatöser 41, 200
—, posthepatischer 192
—, prähepatischer 192
—, Superproduktions- 193
—, symptomatischer 192
Ikterusbehandlung 284
Ikterussyndrom V
Ileotransversostomie 257
Ileuserscheinungen 256
Incisura umbilicalis 53
Indikation für die Netzplastik bei Echinococcus 180
— zur Probethorakotomie bei Relaxatio diaphragmatica 244
Infusion nach KALK 28
—, Dauertropf 90
Insuffizienz, tubuläre 21, 24
Insulin 11, 16
Intercostalarterien 246
Interpositionshepatoptose 253
Intrahepatische Ligatur 94
— — nach AUVRAY 94
— — nach KUSNETZOFF und PENSKY 94
Intrahepatischer Block 214f.
Intubationsnarkose 7, 44, 92

Kalium 19f.
— Bestimmung 19
— Intoxikation 20
—, Kreislauf 19
— Mangel und Leberchirurgie 20
— — und Niereninsuffizienz 20
Kältehämoglobinurie 193
Kapselriß 78
Kapselruptur, sekundäre 84
Kollertest 219
Koma 227
— hepaticum 26, 27, 28
— —, Ätiologie 26
— — und Albumin-Globulinquotient 27
— — und Ammoniak 26
— —, auslösende Faktoren 26
— —, Blutungen 26
— —, cerebrale Störungen beim 27
— — und Eiweißabbauprodukte 26
— — und Foetor hepaticus 27
— —, Infusion nach KALK beim 28
— —, Krämpfe beim 27
— — und Kußmaulsche Atmung 27
— —, Palmaerythem und 27
— —, Pathophysiologie 26
— — und portocavale Encephalopathie 26
— —, Symptome 27
— —, Therapie 27
— —, Tremor beim 27
— — und tubuläre Nierenschädigung 26
Kombinationsverletzungen 89
Komplementärluft 164
Kompression, digitale 92
Korrosionspräparate VII
Kupffersche Sternzellen 8

Kurzschlußoperation 229
Kymographie 265

Laparektomie nach DEPAGE 256
Laparoskopie 5, 37, 147, 201, 255, 285
—, Instrumente 41
Laparotomie 5, 41
—, Adhäsionen nach 41
— bei Leberverletzungen 88
—, mediane 91
Larreysche Spalte 235, 265
Latus illius dextrum 9
— sinistrum 9
Leber, Absceßeröffnung 1
— als Drüsenkörper 1
— als Filter- und Speicherorgan 8
— als thoraxchirurgisches Organ 7
— als Zentrallaboratorium 8
—, Anatomie 3
—, Angiom 116
—, Antibiotica 5
—, Adenom 116
—, Arterienversorgung 54
—, Assimilationen 11
—, Bauchfellduplikaturen 54
—, bioptische Untersuchungen 11
—, blutdrucksenkende Substanzen in der 21
—, Bronze von Piacenza 4
—, Chirurgie der 32f., 47
—, —, spezielle 32f.
—, —, und Blutersatz 47
—, —, Kurbehandlung 48
—, —, Nachbehandlung 47
—, —, Thromboseprophylaxe 47
—, —, Thrombosetherapie 47
—, Diagnostik 7
—, —, röntgenologische 7
—, Dissimilation der 11
—, Echinococcuscyste 1, 34
—, —, Entlastung von 1
—, Eiterungen 1
—, Eiweißstoffwechsel der 11, 13ff.
—, Elektrolythaushalt 19f.
—, Entgiftungsfunktionen 18
—, Entrindungen der 195
—, Feinstruktur 71ff.
—, Fettstoffwechsel der 11, 14ff.
—, Fibrom 116
—, Fibrose 14
—, Fremdkörper 34
—, Funktionsteste 11
—, Gallengangssystem 57
—, gefäßerweiternde Substanzen in der 21
—, Gefäßtopographie 9
—, Geschoßwanderungen in der 102
—, Geschwülste 5
—, Hämangiom 34, 116
— und Herz, Beziehungen 22
— hetitische 4
—, Histotomie 40
— des Hundes 116
— —, Lappenbildung 116
—, Innenarchitektur 7
—, Kalium in der 19
—, Kohlenhydratstoffwechsel 11

Leber, Krankengut 285
—, Leeraufnahme 34
—, linker Lappen 66
—, Lipom 116
—, Lymphgefäßsystem 60
—, Nahttechniken der 94
—, Nervenversorgung 61
—, operative Eingriffe und Nierenstörungen 22
—, Pars affixa 54
—, — diaphragmatica 54
—, — familiaris 3
—, — hostilis 3
—, Peritoneum 54
—, Physiologie 7 ff.
—, Probeexcision aus der 42
—, Proteinreserven 14
—, rechter Lappen 66
—, reticulo-endotheliales System 8
—, Salbenbehandlung 1
—, Sauerstoffversorgung 91, 207
—, Schußverletzungen 99
—, —, Begleitverletzungen 99
—, —, Diagnostik 99 ff.
—, —, Steckschußverletzungen 99, 101
—, Segmentaufbau 63 ff.
—, Speicherfunktion 21 f.
—, Toxinwirkungen auf die 191
—, Transposition der 135
—, Venenversorgung 56
—, Verkehrsverletzungen 75
—, Wasserhaushalt 19 f.
—, Wasser- und Elektrolythaushalt 8
—, Zentralstellung der V
—, Zweistromhypothese 61
Leberabriß 95
Leberabsceß 37, 101, 153, 155, 157, 158, 182, 191, 275
Leberabscesse bei Aktinomykose 191
— bei Amöbenruhr 191
— bei Blastomykose 191
— bei Tuberkulose 191
—, intrahepatischer 5, 153
—, pyogener 153
—, subphrenischer 5
—, Symptomatik 156
Leberadenom 138
—, acinöses 138
Leberaktinomykose 161 ff., 162
Leberaplasie 135
Leberapoplexie 78
Leberareale 67
Leberarterien 56
—, Sympathektomien 56
Leberatrophie, akute gelbe 191
Leberaufbau nach HEALEY und SCHROY 66, 67
— nach REX 68
Leberblut, Retransfusion 90
Leberblutung 79
—, Stillung 112
Lebercarcinom, primäres 145 ff., 278
Lebercirrhose V, 41, 138, 191, 214, 231, 274
—, idiopathische 191
—, primär biliäre 191
—, toxische 191

Lebercocktail 45
Lebercysten 136 ff., 274, 283
Leberdämpfung 33
Leberdefektverschluß, Fischmaul-Methode 93
Leberdystopien, partielle 253
—, totale 253
Leberdystrophie, akute, gelbe 274
Leberechinococcose 140, 283
Leberechinococcus 189
—, Komplementbindungsreaktion nach GHEDINI-WEINBERG bei 171
—, Kutanreaktion nach CASONI bei 171
—, Technik der Kutanreaktion 171
Leberenteroptose 241
Leberentlastende Operation beim mechanischen Ikterus 194
Lebererkrankungen 5
Leberexstirpation 1
Leberfunktionsproben 7
Leberfunktionsprüfungen 219
— als Differentialdiagnose der Blockformen der portalen Hypertension 219
Leberfunktionsteste 33 ff.
— für Ausscheidungsfunktion 33
— für Eiweißhaushalt 33
— für Fettstoffwechsel 33
— für Gallenfarbstoffwechsel 33
— für Kohlenhydratstoffwechsel 33
— für Wasserhaushalt 33
Leberfurcht 74
—, antike Medizin 1
Leber-Gallenfistel 117, 132
Lebergranulome 165 f.
Leberhämangiom 141, 143
—, geplatztes 143
—, rupturiertes 142
—, verkalktes 142
Leberhernie 214, 258, 260
Leberhydrolysate 46, 204
Leberhyperplasie 236
Leberhypertrophie 236
Leberhypoplasie 135
Leberinsuffizienz 117
—, postoperative 283
Leberkapsel, Berstung 88
Leberkavernome 140, 143
Leberkeilexcision 148
Leberklemme 130, 283
Leberkoma 275
Leberkontusionen 75
Leberkrankenhäuser 48
Leberkrebs 280
—, Diagnose 147 ff.
Leberligatur, präventive 113, 283
Leberluxation 135
Lebermetastasen 117, 149
Lebermißbildungen 134
Lebernadeln 95
Lebernähte, Kreuz 94
—, Matratzen 94
—, Pack- 94
—, nach PAYR u. MARTINA 94
—, U- 94
Lebernekrosen 274
—, akute 26

Leberparenchymschaden 41
Leberpforte 54
—, Kompressions-Syndrom 202, 287
Leberplatte 71
Leberprobepunktion 156
Leberprolaps 234, 258ff.
—, angeborener 116
—, Behandlung 259
—, Diagnose 259
—, linksseitiger 261ff.
— bei Trauma 235
Leberpseudocysten 136
Leberpunktion 40
—, blinde 40
—, gezielte 41
—, —, Indikation 41
Leberresektion 110ff; 148
—, atypische 117
—, Begriffsbestimmungen 110ff.
—, Einteilungen 110ff.
—, erweiterte 126
—, Geschichte 112ff.
—, hiläre 120, 123ff.
—, Indikationen 116, 284
— der linken Leberhälfte 124
—, linksseitige 120
— nach Longmire und Dogliotti 131
—, Mortalität, primäre 283
— nach Nakajama 130
—, Normung 285
—, partielle 114, 259
—, —, bei Cirrhosen 114
—, periphere 129
—, Prognose 285
— der rechten Leberhälfte 120, 123
—, Technik 117ff., 284
—, typische 117
—, zentrale 120
Leber-Resektionstherapie, biologische Grundlagen 113
Leberruptur 77, 78, 143, 156, 275, 276, 283
— als Geburtstrauma 86
—, echte 78, 275
—, geschlossene 75
—, intrahepatische 274
—, Resektionsbehandlung 95ff.
—, Schmerzstillung 91
— bei Schwangeren 86
—, spontane 86
—, subkapsuläre 78, 84, 275
—, subkutane 75
—, zentrale 78, 81, 275
Lebersanatorien 48
Lebersarkom 144
—, primäres 144
Leberschichtaufbau 64, 282
Lebersegmente 57, 59, 282
—, dorsales 64
—, dorsocaudalis 59, 64, 65
—, — cranialis 59
—, — lateralis 60, 64
—, intermediäres 59, 64, 65
—, ventrales 64
—, ventrocranialis 59, 60, 64, 65
—, — lateralis 60, 64, 65

Lebersegment, zentrales 64
Lebersegmentresektion 283
Lebersenkungen, symptomatische 253
Lebersolitärabscesse 284
Lebersteckschuß 277
Lebersternchen 218
Lebertechnik 282, 283
Lebertrauma, stumpfes 78, 275
Lebertraumatologie 7, 283
Lebertiefstand 33
Lebertumoren 37, 138f., 144, 191, 278
—, benigne 138
—, maligne 144
—, Operationsindikation 151
Lebervenen 58ff.
—, Darstellung 36
—, ramus dorsocaudalis 59, 60
—, — — dorsolateralis 60
—, — — medialis 60
—, — principalis dexter 59
—, — — medialis 60
—, — — sinister 60
—, — processus caudati 60
Lebervenenkatheter 11
Lebervenenkatheterisierung 220
Leberverfettung 274
Lebervergrößerung 241
Leberverletzungen 86, 91
—, Behandlung 91ff.
—, Intervallstadium bei 89
—, isolierte 75, 77, 274
—, komplizierte 77
—, Mortalitätskurve 74
—, offene 98, 276
—, penetrierende 98
—, perforierende 98
—, potentielle 98
—, Spätkomplikationen 80ff.
Leberwunde 74
—, Netzplombierung 97
—, Versorgung 94
Leberzellbalken 71
Leberzelle 10, 71
—, zweiphasiger Reaktionsmechanismus 10
Leber-Zwerchfellhernie 234ff., 237, 243
—, angeborene 236
Lecithinase 207
Leiomyom 268
Ligamentum coronarium 92
— — dextrum 54
— — hepatis 54
— — sinistrum 54
— duodenale 57
— falciforme 63
— — hepatis 54
— hepatoduodenale 54, 56, 61
— hepatogastricum 54, 256
— hepatophrenicum 54, 92
— hepatorenale 54
— teres hepatis 54
— triangularia hepatis 54
— triangularum dextrum 92
Ligatur des Ductus hepaticus 231
Lipom 268
Lipoproteine 115

Lobectomia sinistra 127
Lobektomie 148
— der Leber 120, 283
Lobus caudatus 54, 64, 65
— quadratus 54, 64, 65, 66
— sinister 52
Lungenangiographie 264
Lungenechinococcus 169
Lungenembolie 80
Lungenfunktionsprüfung 164
Lungen-Leber-Aktinomykose 163
Lymphae ductus 9
Lymphangiome 138
Lymphgefäße der Leber 60
— —, vasa profunda 60
— —, — superficialia 60
Lymphogranulomatose 165
— der Leber 117
Lytische Cocktails 43

Magenresektion, subdiaphragmatische 223
—, totale 223
Magenvenen, Ligatur 224
Magnesium 20
— bei der Proteinsynthese 21
— im Koma hepaticum 21
— im Vitaminhaushalt 21
— und Fermentsysteme 21
— und Kohlenhydratstoffwechsel 21
— und Leberparenchymschäden 21
Mallsche Räume 61
Mancke-Sommer-Reaktion 201
Marsupialisation 179, 284
— bei Echinococcus 180, 181
Matratzennähte 247
Meatus cysticus 9
Medusenhaupt 231
Megasigma 254
Melaena 81, 210
Membrana hepar investientis portiuncula 9
Membranae pleuroperitoneales 235
Mesenterialcyste 141
Mesohepaticum ventrale 53, 64
Metastasentypen der Leber 149
metastatische Lebertumoren 191
Meteorismus 256
Milzechinococcus 189
Milzexstirpation 228
Milztumoren bei Ikterus 192
Mineralstoffwechsel 230
Morbus Boeck-Sarcoidosis 165
— Chilaiditi 234, 253 ff.
— —, Behandlung 256 ff.
— —, — operative 256
— —, Diagnose 254 ff.
— —, Röntgenreposition 256
— —, Symptome 253 ff.
Morgagnische Spalte 265
Morphine 91
—, antidiuretischer Effekt 91
Morphologie der Leber 52, 284
Müllerscher Versuch 242
multiloculäre Echinococcose 167
Musculus obliquus externus 247
— — internus 247

Musculus rectus 92, 247, 272
— transversus 247
Muskelrelaxantien 92
Mykotisches Aneurysma der A. hepatica 209

Nabelinfektion 156
Narbenleber 40, 41
Nebengrenzspalte 64, 65
Nebenleber 134
Nebenniere 11
Nebennierenrinde 16
Nebennierenrindensteroide 47
Nekrose 85
Nekrotoxine 207
Nerven der Leber 60
Nervi hepatici 9
Nervus phrenicus 240, 261
— —, Lähmung 240
— —, Paresen 254
— —, —, infektiöse 254
— —, —, toxische 254
Netzplombe 74, 97
Netzübertragung, gestielte 97
Neuroblastom 144
Neurofibrom 268
Nierencocktail 45
Nierenfunktionsprüfungen mit Phenolrot 34
Niereninsuffizienz, tubuläre 80, 84
Nierentumoren 241
Nottersches Auslöschphänomen 220
Novalgin 91
Noxine 83

Oesophagoskopie 220
Oesophagusanastomose nach TANNER 223
Oesophagusdurchtrennung 223
Oesophagus-Magen-Varicen 222
Oesophagusresektion nach COOLEY u. DE BAKEY 223
Oesophagusvaricen 219, 220
—, Verschorfung von 224
Omentopexie 230, 231
Omphalocele 116, 135
Operation nach LONGMIRE und DOGLIOTTI 117
Operative Technik 121
Organoptosen 256
Osteochondrose der Halswirbelsäule 242
— der Wirbelsäule 240
Osteomyelitis 156
Ovarialgeschwülste 141
O_2-Verbrauch der Lunge 164

Palmar-Erythem 27, 218
Pankreascysten 141
Pankreasfibrose, chronische 191
Pankreaskopf, Pseudocysten 191
Pankreaskopfcarcinom 191
Pankreatitis, akute 191
—, chronische 191
Pankreatopathien 256
Panmyelopathien 280
Paranephritis 192
Parasympathicus 8
Parotitis 156

Pars diaphragmatis cavam circumplectentis 9
— hepatis dorso vicina 9
Perihepatitis constrictiva 195
Perikardcyste 268
Peritonitis 275
—, chronische 104
—, gallige 80, 104
Perniciöse Anämie 193
Pfortader 121
—, Anastomosen 217
—, Seit-zu-Seit-Anastomose mit der V. cava 225
—, — — —, Technik nach KLEINSCHMIDT 225
Pfortaderdruck bei der portalen Hypertension 214
Pfortaderdruckmessung 220
Pfortaderhochdruck, Arterienligatur beim 206
p_H-Bestimmungen 34
Phenothiazine 43, 91
— und Leberparenchymschäden 43
Phosphatase, alkalische 219
Phrenopexie 123
Plasmakonzentration der Lipoproteine 115
Pleuraempyem 272
Pleuraexsudate 241
Pleuritis, gallige 80
Pneumococcus Friedländer 161
Pneumonien 241
Pneumoparacentese 160
Pneumoperitoneum 242, 254, 258, 266
Pneumothorax 241, 242, 259, 265, 266, 272
Polresektion 131
Portae ramuli minores 9
Portale Hypertension 214ff.
— —, Chirurgie der 214ff.
— —, Indikation der 214
— —, Klinik der 214
— —, Leberzeichen bei 218
— —, operative Behandlung 222
— —, Pathogenese 214
— —, Pfortaderdruck in der 214
Portale Trias 54
Portaler Hochdruck, Operationsmethoden zur Behandlung 225
— Kollateralkreislauf 218
— —, Cava inferior Typ 218
— —, Porta-Cava inferior Typ 218
— —, Portaltyp 218
— —, Portaverschlußtyp (caput medusae) 218
Portal-systemic-Encephalopathie 227
Porto-cavale Anastomose 227
Portographie 122
Porus bilarius 9
Posthepatischer Block(Chiari-Syndrom)214ff.
Postsplenektomieblutung 228
Potenzierte Narkose 43
Präcancerosen 279
Prähepatischer Block 214f.
Präkoma 227
Präliminare Ligatur 56
Prämedikation 43
— und Leberoperation 43
Präsarkomatosen 279

Primäre Lebertumoren 191, 283
Probelaparotomie 42
Probethorakotomie 243, 259, 262, 266
Processus caudatus 64, 65
Proglottiden der Taenia Echinococcus 169
Prohepar 46
Prothrombinbestimmungen 33
Pseudotumoren des rechten Herz-Zwerchfellwinkels 264
Punktion der Leber 85
Purine 14
Purinor 46
Pyelogramm, intravenöses 255
Pyelographie, intravenöse 256
pyogene Leberabscesse 191

Quator rami porta, in simi hepatis quadrantes dispersi: quintus autem ab hoc latere conspici nequit 9
Querdurchtrennung und Wiedervereinigung des Oesophagus nach TANNER 225

Radioisotopen 285
Radioisotopen-Diagnostik 280
Rechtes Subphrenium, transdiaphragmaler Weg zum 234
— —, transpleuraler Weg zum 234
— —, transthorakaler Weg zum 234
Reducdyn 46
Relaxans 44
Relaxatio diaphragmatica 234, 239ff.
— —, Ätiologie 240
— —, Begriff und Wesen 239
— — dextra 248
— — —, abdominelle Beseitigung 249
— —, Differentialdiagnose 241
— —, operative Behandlung 244ff.
— —, Pericostale Fixation bei 247
— —, Phrenoplastik mit Nylonnetz nach QUÉNU und HERLEMONT 247
— —, Probethorakotomie bei 244ff.
— — totalis 239ff.
— hepatis, partielle 260
— partialis 238, 239, 244
— totalis 244
Resektion bei Echinococcus 173, 174
— des unteren Oesophagus und der Cardia nach PHEMISTER und HUMPHREYS 225
Resektionstherapie 1
Reserveluft 164
Reticuloendotheliales System 8, 191
Retransfusion des Leberblutes 90
Retropneumoperitoneum 254
Riedelscher Lappen 134
Rimae coecae 121
Rippenbogen, temporäre Aufklappung 92
Röntgendiagnostik und Fermentkonstellationsdiagnostik 282
Röntgenuntersuchung bei Leberechinococcus 171
Rubinikterus 201
Ruhrinfektionen 254
Ruptur, zentrale 85
—, zweizeitige 85
Rupturen der Leber 117

Säuglingsleber 86
Sammelvenen 58
Sarkom 144
—, Angio- 144
—, Fibro- 144
—, Melano- 144
—, Retothel- 144
—, Riesenzellen- 144
—, Rundzellen- 144
— der Leber 116
Saugdrainage nach STRUPPLER 182
Saugmann-Nadel 37
Schädelhirntrauma 86
Schafhaltung bei Echinoccocose 167
Schlesingersche Reaktion 33
Schnellschnittuntersuchungen 122, 149
Schnittführung bei Leberresektion 121
— nach OCHSNER 273
Schnittverletzungen 98
Schnürlappen 116
Schnürleber 112
Schnupfkymogramm 242
Schockbehandlung 79, 87
Schockbekämpfung 90, 284
Schocksyndrom 79ff., 86
Schocktherapie 90
Schultzesche Schwingungen 86
Segmenteinteilung der Leber nach COINAUD 68
— — nach HJORSTJÖ 64
— — nach REIFFERSCHEID 68
Segmentektomie 129
Segmentspalten 66
Selbsttamponade der Leber 88
Seldinger-Methode 38
Senkleber 254
Senkniere 255
Septum transversum 235
Serumphosphatase, alkalische 33, 201
Serumproteinsynthese 115
Sexualhormone 16
Shunt, splenorenaler 227
Shuntoperation 223, 227, 232
— nach LINTON 228
Shuntwege, natürliche 230
Sicherheitszonen 131
Sickerblutungen 87
Sinus phrenicocostalis 272
Sklerose des Sphincter Oddi 181
Solitärherd bei Echinococcus 177
Spätikterus 84
Spätkomplikationen bei Steckschußverletzungen 101
Spannungspneumothorax 242
Spasmolytica 91
Spasmus des Sphincter Oddi 181
Spechtschlagphänomen 27
Sphärocytose 193
Sphincter Oddi 181
Spirometrie 264
Splenektomie 194, 223, 228
— und Hyperspleniesyndrom 229
Splenogene Markhemmung 228
Splenomegalie 37, 222
Splenopexie 223

Splenoportogramm 137
Splenoportographie 7, 36f., 172, 256
—, indirekte 38
—, laparoskopische 220
— und Operationsindikation 38
—, perkutane 36, 220
—, Technik 37
Splenorenale Anastomose 227
Spreiztechnik 283
Staphylokokken 269
Stercobilinogen 193
Stichverletzungen 98
Streptokokken 269
Subkapsuläres Hämatom 77
Subphrenischer Absceß 157, 234, 271
Subphrenium, chirurgische Anatomie 269
Subtotale Magenresektion nach NISSEN 225
Succinyl 44
Sulfhydrylgruppen, Funktionen 46
Sympathektomien 206ff., 286
— der A. hepatica 232
— bei Cholostase 202
—, periartielle 207
Sympathicus 8
Sympathikoblastom 268
Syncarcinogenese 147
Syphilis 165
Syphilome 165

Taenia Echinococcus 169
Takata-Ara-Reaktion 33
Talma-Operation 223
Tampon, Gelfoam 96
Tamponade 92
Tamponbehandlung 96
Tantalum-Drahtnetz 212
Technik der Marsupialisation 177
—, operative, Absteppnähte 122
—, —, bei Leberresektionen 121
—, —, Matratzennähte 122
—, —, nach GEROULANOS 177
—, transdiaphragmale 121
—, transpleurale 121
Teratome 138, 264
Thorako-abdominale Operation 103
Thorakotomie 283
Thoraxchirurgie 284
Thorotrast-Granulome 279
Thorotrastose 279, 280
Thorotrastsarkome 144
Thorotrastschäden 279
Thrombinschaum 97
Thymol-Trübungstest 33, 201
Thyroxin-Leber 16
Tomographie 265
Totale Magenresektion nach WANGENSTEEN 225
Transaminasen 26
Transhepatische Voelcker-Drainage 196
Transplantate von freien Netzstücken bei Echinococcose 180
Tres ejus rami primarii in universum fere hepar distributi 9
Trigonum lumbo-costale 235
Tripus Halleri 35, 56

Trockenspirometer 164
Tuberkulöse Affektionen 241
Tuberkulose 269
Tularämie 165
Tumoren 234
— des rechten Herz-Zwerchfellwinkels 264 ff.

Ulcus duodeni 191
— ventriculi 254
Ulcusleiden 256
Unfallhernie 236
Unterkühlung 44, 231
Urämie 24, 25
— und Austauschtransfusionen 24
— und Hammersmith-Cocktail 25
— und Intestinalspülungen 25
— und künstliche Niere 25
— und Nierendekapsulation 25
— und peritoneale Dialysen 25
Ur-Niere 235
Urobilin 33, 219
Urobilinogen 33, 191, 192, 201, 219

Varicenblutung 222
—, Ballontamponade bei 222
—, —, Technik 222
Varicenligaturen 232
Varicensklerosierung 223
Varicenverschorfung 223
Vasorum horum concursus 9
Vena azygos 217
— cava, ubi diaphragma pertransit 9
— — inferior 52, 57, 58, 60, 61, 66, 68, 121
— coronaria ventriculi superior 56, 57, 62
— gastrica sinistra 52
— hemiazygos 217
— lienalis 38, 52, 56, 57, 62
— mesenterica caudalis 52, 56, 57, 62
— — cranialis 52, 56, 57, 62
— porta sursum reflexa, ut alia vasa facilius in conspectum veniant 9
— portae 52, 54, 56ff., 57, 62, 64, 68, 69, 71, 229
— —, Durchmesser 56
— —, Länge 56
— —, ramus dexter 57
— —, — sinister 57
— umbilicalis 57
— — in ligamentum degener 9
Venae gastricae breves 62
— hepaticae 68, 118
— pancreaticae 62
Venenligatur, subcardiale 224
Venensinus 124
Venogramm, postmortales 128
Verdinikterus 201
Vitalkapazität 164
Vitamine 17 ff.
Vitamin A 17

Vitamin B 17
— B_{12} 17
— B-Komplex 17
— C 17
— E 17
— F 18
— K 16
Vitamin-K-Test 33, 201
Voelckersche Drainage 196
Vollbluttransfusion 90
Volhardscher Wasserversuch 33

Wasserhaushalt 45
—, Störungen 45
Weltmannsches Koagulationsband 33, 201
Winterschlaf 43 f., 90, 91
Wollheimscher Wasserversuch 33, 34

Zellophan-like-diaphragm 246, 247
Zentralvenen 58, 71
Zentrum tendineum 92
Zipfelplastik nach GOETZE 194
— —, Technik 195
Zuckergußleber 195
Zweihöhlenschüsse 99, 102 ff., 278
Zweihöhlenverletzungen 234, 258 ff.
Zweistromhypothese 154
Zweizeitige Leberruptur 86
Zwerchfell 103
—, frontale Spaltung 256
—, tangentiale Kuppenschüsse 103
Zwerchfellblatt, hinteres 256
Zwerchfellbuckel 238, 241
Zwerchfelldurchschüsse 102
Zwerchfellentspannung und Defektdeckung nach REHN und SCHWAIGER 247
Zwerchfellexcision und -doppelung nach DE BORD und GIUNTA 246
Zwerchfellhernie 234
—, echte 235
—, parasternale 267
Zwerchfellhochstand 241
— rechts 85
Zwerchfellinsuffizienz 239
Zwerchfell-Lähmung 239
—, inkomplette 239
—, komplette 239
Zwerchfell-Lücken 235
—, angeborene 235
—, erworbene 235
Zwerchfellparalyse 239
Zwerchfellparese 239
Zwerchfellplastik nach SAUERBRUCH 245
Zwerchfellrelaxatio 235
Zwerchfellruptur 242, 258
—, Symptomatologie 259
Zwerchfellstand 241
Zwerchfelltiefstand 241
Zwerchfellverletzungen 258
Zwischenhirn 8

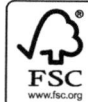

MIX
Papier aus verantwortungsvollen Quellen
Paper from responsible sources
FSC® C105338

If you have any concerns about our products,
you can contact us on
ProductSafety@springernature.com

In case Publisher is established outside the EU,
the EU authorized representative is:
**Springer Nature Customer Service Center GmbH
Europaplatz 3, 69115 Heidelberg, Germany**

Printed by Libri Plureos GmbH
in Hamburg, Germany